メディカルスタッフ専門基礎科目シリーズ

精神医学

飯高哲也 編著

理工図書

メディカルスタッフ専門基礎科目シリーズ　精神医学

編集者

飯高哲也　名古屋大学大学院医学系研究科 作業療法学講座　教授

執筆者

第1章　飯高哲也　名古屋大学大学院医学系研究科 作業療法学講座　教授

第2章　山本真江里　名古屋大学医学部附属病院 精神科　助教

第3章　木村大樹　名古屋大学大学院医学系研究科 精神医療学　助教

第4章　小笠原一能　名古屋大学医学部附属病院 生命倫理統括支援室　特任助教

　　　　尾崎紀夫　名古屋大学大学院医学系研究科 精神医学・親と子どもの心療学　教授

第5章　牧野拓也　福井大学 子どものこころの発達研究センター　特命助教

　　　　鈴木　太　福井大学 子どものこころの発達研究センター　准教授

第6章　田中　聡　名古屋大学医学部附属病院 精神科　助教

第7章　入谷修司　名古屋大学大学院医学系研究科 精神医療学　教授

　　　　羽渕知可子　愛知県精神医療センター

第8章　木村宏之　名古屋大学大学院医学系研究科 精神医学　准教授

第9章　宮田聖子　名古屋大学大学院医学系研究科 医学教育研究支援センター　特任助教

　　　　藤城弘樹　名古屋大学大学院医学系研究科 睡眠医学　講師

第10章　鳥居洋太　名古屋大学医学部附属病院 卒後臨床研修・キャリア形成支援センター　病院助教

第11章　石塚佳奈子　名古屋大学医学部附属病院 親と子どもの心療科　助教

第12章　徳倉達也　名古屋大学医学部附属病院 精神科　助教

　　　　足立康則　安城厚生病院 緩和ケア内科　代表部長

第13章　梶田泰一　国立病院機構 名古屋医療センター 脳神経外科　医長

第14章　吉見　陽　名城大学 薬学部 病態解析学Ⅰ　助教

　　　　岩本邦弘　名古屋大学大学院医学系研究科 発達老年精神医学　講師

第15章　星野藍子　名古屋大学大学院医学系研究科 作業療法学講座　講師

第16章　飯高哲也　名古屋大学大学院医学系研究科 作業療法学講座　教授

第17章　星野藍子　名古屋大学大学院医学系研究科 作業療法学講座　講師

メディカルスタッフ専門基礎科目シリーズ　精神医学

初版の序

　最近20年ほどの間で、精神疾患に対するわれわれの見方は劇的に変化している。以前は一部の人々の病気と考えられていた精神疾患は、今では日本人のほとんどが罹患しうる病気となった。そのため厚生労働省は2011年に、それまでの4大疾病（がん、脳卒中、急性心筋梗塞、糖尿病）に精神疾患を加え、これら5大疾病に対して広範かつ継続的な医療を提供することを定めた。このような状況で精神医療の場も変革の時を迎え、入院主体の医療から通院と社会復帰へ向けて大きく舵を取る必要があった。病棟から外来へ、さらに社会的スキルの獲得や認知リハビリテーションなどを含め、多職種の密接な連携が求められる時代になったのである。

　今まではそれぞれの職種で異なった言葉の用法や、独自の疾患・治療モデルを持っていることが少なくなかった。しかしこれから精神医療に携わる人々の間では、同じ言葉と疾患モデルを持って互いに協力していかねばならない。本教科書は作業療法士や理学療法士をめざす学生はもとより、広く臨床精神医学を学ぼうとする人々を対象として編集された。とりわけ診断基準は最新のDSM-5により統一され、他の診断体系との比較表が添付されている。ぜひ多くのメディカル・スタッフにも目を通していただき、共通の理解と認識を持って患者の社会復帰に向けて歩んでいきたいと思う。

　私自身は大学教員として、学生に既存の教科書を用いて臨床精神医学を教えてきた。その中で自分の考えと教科書に若干の相違があり、また診断基準や医学用語などにも改訂の余地があると感じていた。このような問題点を解消できないかと思っていたところ、2016年晩秋に出版社から依頼を受け、本書の編集に着手することになった。最初は自分には荷が重いと感じたが、名古屋大学の優秀な人材と共同して徐々に執筆と編集を進めることができた。本書は第一線の臨床医学者の豊富な知識と経験に基づいており、職種を超えて精神疾患を理解するために最適な内容を含んでいる。その初版を上梓できたことは、編集者として歓喜の念もひとしおである。

　執筆者のほとんどは名古屋大学大学院医学系研究科・精神医学および親と子

どもの心療学に在籍していたか、または何らかの形でその臨床・教育・研究に関与していた方々である。従って内容に関しては、類似の教科書と比べて統一性のとれたものになっていると自負している。また作業療法士国家試験問題とその解答例が、本書の末尾に収録されているので参考にされたい。最後に理工図書株式会社の編集諸氏をはじめ、本書の出版に携わった方々のご尽力に感謝の意を表したい。

2018 年 7 月

編著者　飯高哲也

目　次

第1章　精神症状の診かた　　1

1 総論　　2
1.1 精神症状とは何か　　2
1.2 予診と初診さらに初期治療　　4
1.3 共感性と感情伝染　　5
1.4 発達過程の確認　　8
1.5 聞き方と話し方　　9
1.6 診断と分類　　11
1.7 精神医療の歴史　　15

2 各論　　17
2.1 意識　　17
2.2 運動　　18
2.3 知覚　　19
2.4 注意　　20
2.5 記憶　　21
2.6 言語　　22
2.7 学習　　22
2.8 知能　　23
2.9 思考　　23
2.10 意志と欲動　　26
2.11 感情と気分　　28
2.12 不安と恐怖症　　30
2.13 自我意識　　31
2.14 社会的認知　　32
2.15 パーソナリティ　　33

第2章　診断と検査　　35

1 診断　　36
1.1 精神科診断面接　　36
1.2 身体的診察　　39
1.3 診断基準　　39
1.4 構造化面接　　41
1.5 精神症状評価尺度　　41

2 検査　　43
2.1 臨床化学検査　　44
2.2 毒物検査　　45
2.3 脳脊髄液検査　　45
2.4 脳波検査　　45
2.5 神経画像検査　　49
2.6 知能検査　　52
2.7 神経心理学的検査　　53
2.8 人格検査　　60

第3章　統合失調症　　65

1 統合失調症とは　　66
1.1 概念・定義　　66
1.2 歴史的背景　　66
1.3 疫学　　68
1.4 成因と機序　　68
1.5 症状　　72
1.6 症状評価　　75
1.7 病識について　　75

2 診断・分類・亜型 ……… 76
- 2.1 診断 ……… 76
- 2.2 分類 ……… 76
- 2.3 統合失調症の亜型 ……… 78

3 経過と予後 ……… 80
- 3.1 経過 ……… 80
- 3.2 予後 ……… 82

4 治療 ……… 84
- 4.1 薬物治療 ……… 84
- 4.2 再発予防 ……… 85
- 4.3 非定型抗精神病薬について …… 85
- 4.4 抗精神病薬の副作用 ……… 86
- 4.5 電気痙攣療法 ……… 86
- 4.6 心理教育 ……… 87
- 4.7 家族教育 ……… 87
- 4.8 認知行動療法 ……… 87
- 4.9 社会療法（社会復帰の
  ための治療法) ……… 88
- 4.10 その他 ……… 89

第4章 うつ病・双極性障害 　　　91

1 うつ病・双極性障害とは …… 92
2 基本的な症候～①抑うつ
エピソード ……… 93
3 基本的な症候～②躁病
エピソード ……… 97
4 基本的な症候～③軽躁病
エピソード ……… 100
5 抑うつ障害の診断と特徴に
ついて ……… 102
- 5.1 うつ病 ……… 102
- 5.2 持続性抑うつ障害 ……… 104
- 5.3 医薬品・物質誘発性
  抑うつ障害 ……… 105
- 5.4 身体疾患による抑うつ障害 … 106
- 5.5 月経前不快気分障害 ……… 107
- 5.6 重篤気分調節症 ……… 107
- 5.7 他の特定される抑うつ障害 … 108
6 双極性障害の診断と特徴に
ついて ……… 108
- 6.1 双極Ⅰ型障害 ……… 109
- 6.2 双極Ⅱ型障害 ……… 109
- 6.3 気分循環性障害 ……… 109
- 6.4 他の特定される双極性障害
  および関連障害 ……… 109
- 6.5 物質・医薬品誘発性双極性
  障害および関連障害 ……… 111
- 6.6 身体疾患による双極性障害
  および関連障害 ……… 112
7 うつ病・双極性障害に
関連する臨床的特徴 ……… 112
- 7.1 混合状態 ……… 112
- 7.2 不安による苦痛 ……… 113
- 7.3 精神病症状 ……… 113
- 7.4 周産期の発症 ……… 114
- 7.5 季節性 ……… 114
- 7.6 急速交代型 ……… 115
- 7.7 メランコリア ……… 115
- 7.8 非定型うつ病 ……… 115
8 疫学 ……… 116
- 8.1 頻度（有病率) ……… 116
- 8.2 年齢による頻度の差 ……… 116
- 8.3 うつ病と双極性障害の
  頻度の性差 ……… 116
- 8.4 他の精神障害との併存 ……… 116
- 8.5 身体疾患との併存 ……… 117
- 8.6 発症危険因子：遺伝的要素 … 118
9 経過・予後 ……… 118
- 9.1 うつ病 ……… 118
- 9.2 双極性障害 ……… 119
- 9.3 自殺リスク ……… 119
10 治療 ……… 120

10.1 治療場面の選択 ……… 120	10.5 うつ病・双極性障害の
10.2 治療の原則 ……… 120	リハビリテーション：
10.3 うつ病の治療 ……… 121	リワークプログラム ……… 123
10.4 双極性障害の治療 ……… 123	**11 おわりに** ……… 124

第5章 不安症・強迫症・心的外傷後ストレス障害 127

1 はじめに ……… 128	**7 経過と予後** ……… 142
2 概念・定義 ……… 128	7.1 限局性恐怖症 ……… 142
3 疫学 ……… 130	7.2 社交不安 ……… 142
4 成因と機序 ……… 130	7.3 パニック症 ……… 143
5 臨床症状 ……… 130	7.4 全般不安 ……… 143
5.1 限局性恐怖症の臨床症状 ……… 131	7.5 強迫症 ……… 143
5.2 社交不安症の臨床症状 ……… 132	7.6 心的外傷後ストレス障害 ……… 143
5.3 パニック症の臨床症状 ……… 133	**8 治療** ……… 143
5.4 全般不安症の臨床症状 ……… 135	8.1 限局性恐怖症の行動療法 ……… 144
5.5 強迫症の臨床症状 ……… 136	8.2 社交不安症の認知行動療法 ……… 144
5.6 心的外傷後ストレス障害の	8.3 全般性不安症の認知行動
臨床症状 ……… 137	療法 ……… 144
5.7 複雑性心的外傷後ストレス	8.4 パニック症の認知行動療法 ……… 144
障害の臨床症状 ……… 140	8.5 PTSD の治療 ……… 145
6 併存症 ……… 142	8.6 複雑性 PTSD の治療 ……… 145

第6章 摂食障害 149

1 概念・定義（および	**3 成因と機序** ……… 159
歴史的背景）・症状 ……… 150	3.1 神経性やせ症/神経性
1.1 神経性やせ症/神経性	無食欲症 ……… 159
無食欲症 ……… 150	3.2 神経性過食症/神経性
1.2 神経性過食症/神経性	大食症 ……… 161
大食症 ……… 154	3.3 その他の摂食障害 ……… 161
1.3 その他の摂食障害 ……… 157	**4 経過と予後** ……… 162
2 疫学 ……… 158	4.1 神経性やせ症 ……… 162
2.1 神経性やせ症/神経性	4.2 神経性過食症/神経性
無食欲症 ……… 158	大食症 ……… 162
2.2 神経性過食症/神経性	4.3 その他の摂食障害 ……… 162
大食症 ……… 158	**5 治療** ……… 162
2.3 その他の摂食障害 ……… 159	5.1 神経性やせ症 ……… 162

5.2 神経性過食症/神経性
　　大食症 ……………… 164

5.3 その他の摂食障害 ……………… 166

第7章　物質使用障害　169

1 物質使用障害とは …………… 170

2 物質使用障害にみられる
　依存症状 …………………… 170

2.1 物質使用障害の多側面 … 172

2.2 物質関連の医療社会的
　　コスト ………………… 174

3 診断基準 …………………… 175

3.1 DSM の診断基準 ……… 175

3.2 ICD -10 による診断基準 … 175

4 疫学 ………………………… 178

4.1 日本 …………………… 178

4.2 世界 …………………… 179

5 対象となる物質と
　その症状 …………………… 180

5.1 非違法（流通）物質 ……… 180

5.2 違法物質 ………………… 182

6 代表的な物質使用障害の
　特徴 ………………………… 182

6.1 アルコール使用障害 …… 182

6.2 覚醒剤等の使用障害 …… 189

6.3 いわゆる危険ドラッグ … 190

6.4 （治療薬による）医原性
　　依存　処方薬依存症 … 191

7 社会的対策 ………………… 192

7.1 法的規制と現状 ……… 192

7.2 海外の状況 …………… 192

8 まとめ ……………………… 193

第8章　パーソナリティ障害　195

1 はじめに …………………… 196

2 パーソナリティ障害の
　歴史的変遷 ………………… 196

3 診断とアセスメント ……… 197

3.1 境界性パーソナリティ
　　障害 …………………… 198

3.2 自己愛性パーソナリティ
　　障害 …………………… 200

3.3 その他のパーソナリティ
　　障害 …………………… 203

4 パーソナリティ障害の
　精神療法的接近 …………… 211

4.1 精神病理 ……………… 211

4.2 精神療法的接近の
　　基本技能 ……………… 212

4.3 精神療法的接近の
　　ポイント ……………… 215

4.4 困難な状況 …………… 218

第9章　睡眠・覚醒障害　　223

1 正常な睡眠とその変動 ……… 224

　1.1 睡眠と発達・加齢の影響 ……… 224

　1.2 睡眠の性差 ……… 224

　1.3 環境要因と睡眠 ……… 224

2 不眠障害 ……… 226

　2.1 臨床的特徴 ……… 226

　2.2 検査所見 ……… 227

　2.3 治療 ……… 228

3 過眠障害 ……… 230

　3.1 臨床的特徴 ……… 230

　3.2 検査所見 ……… 230

　3.3 治療 ……… 230

4 ナルコレプシー ……… 230

　4.1 臨床的特徴 ……… 230

　4.2 検査所見 ……… 232

　4.3 治療 ……… 232

5 呼吸関連睡眠障害 ……… 232

　5.1 閉塞性睡眠時無呼吸低呼吸 … 232

　5.2 中枢性睡眠時無呼吸 ……… 234

6 概日リズム睡眠－覚醒障害群 ……… 236

　6.1 睡眠相後退型 ……… 236

　6.2 睡眠相前進型 ……… 238

　6.3 不規則睡眠－覚醒型 ……… 238

　6.4 非24時間睡眠－覚醒型 ……… 239

　6.5 交代勤務型 ……… 239

7 睡眠時随伴症群 ……… 240

　7.1 ノンレム睡眠からの覚醒障害 ……… 240

　7.2 悪夢障害 ……… 242

　7.3 レム睡眠行動障害 ……… 243

　7.4 レストレスレッグス症候群（むずむず脚症候群） ……… 245

8 物質・医薬品誘発性睡眠障害 ……… 247

　8.1 臨床的特徴 ……… 247

　8.2 検査所見 ……… 247

第10章　認知症　　251

1 認知症総論 ……… 252

　1.1 認知症の定義 ……… 252

　1.2 認知症の疫学 ……… 256

　1.3 認知症を呈する主な疾患 ……… 256

　1.4 認知症の症状 ……… 257

　1.5 診断・検査 ……… 262

　1.6 軽度認知障害 ……… 264

2 認知症各論 ……… 265

　2.1 アルツハイマー型認知症 ……… 265

　2.2 血管性認知症 ……… 269

　2.3 レビー小体型認知症 ……… 272

　2.4 前頭側頭葉変性症 ……… 276

　2.5 その他の認知症 ……… 278

第11章　神経発達症　281

1 はじめに ……… 282
1.1 知的能力障害群 ……… 284
1.2 自閉スペクトラム症 ……… 288
1.3 注意欠如・多動症 ……… 292
1.4 限局性学習症 ……… 296

1.5 コミュニケーション症群 ……… 298
1.6 運動症群 ……… 301
2 症例提示 ……… 304
3 終わりに ……… 307

第12章　身体症状症と総合病院精神医学　311

1 身体症状症の定義と概要 ……… 312
1.1 身体症状症 ……… 313
1.2 病気不安症 ……… 314
1.3 変換症（または転換性障害、
　機能性神経症状症） ……… 316
1.4 作為症
　（または虚偽性障害） ……… 317
1.5 他の医学的疾患に
　影響する心理的要因 ……… 319
1.6 基本的対応と治療 ……… 320
2 コンサルテーション・
　リエゾン精神医学の
　定義と概念 ……… 325
2.1 歴史 ……… 326
2.2 コンサルテーション精神
　医学における介入の実際 ……… 327
2.3 リエゾン精神医学における
　介入の実際 ……… 328

2.4 法的・倫理的な問題 ……… 329
3 症状性を含む器質性
　精神障害 ……… 331
3.1 定義 ……… 331
3.2 病態 ……… 331
3.3 治療・ケアにおける注意点 ……… 333
4 せん妄 ……… 333
4.1 定義 ……… 333
4.2 症状 ……… 334
4.3 原因 ……… 334
4.4 予防、治療とケア ……… 334
5 緩和医療 ……… 336
5.1 緩和ケア、サイコオン
　コロジーの定義 ……… 336
5.2 がん患者における
　精神症状 ……… 337
5.3 終末期医療における
　治療目標の設定 ……… 339

第13章　てんかん　343

1 はじめに ……… 344
2 病態 ……… 344

2.1	てんかんの定義	344	3.5 髄液検査	353
2.2	疫学	344	3.6 神経心理検査	353
2.3	予後	345	**4 てんかんの治療**	**354**
2.4	原因	345	4.1 内科的治療	354
2.5	てんかんまたはてんかん		4.2 外科治療	356
	症候群の分類	346	**5 てんかんの包括治療**	**360**
2.6	発作症候	349	5.1 てんかんと	
2.7	てんかんの診断	349	作業・理学療法	362

3 てんかんの検査 350

3.1 脳波検査 350

3.2 脳磁図検査 351

3.3 神経画像検査 352

3.4 血液生化学検査 352

6 てんかんと社会 362

6.1 運転免許 362

6.2 てんかん患者の受けられる
医療支援制度 363

7 おわりに 363

第14章　精神科薬物療法 365

1 概念・定義 366

2 向精神薬の分類 367

2.1 抗精神病薬 367

2.2 抗うつ薬 373

2.3 気分安定薬 378

2.4 抗不安薬 381

2.5 睡眠薬 385

2.6 薬物依存治療薬（アルコール
依存治療薬、ニコチン依存
治療薬） 388

2.7 精神刺激薬 390

2.8 抗認知症薬 393

2.9 抗てんかん薬 395

第15章　精神科ハビリテーション 401

1 概念・定義 402

1.1 精神科リハビリテーション
の歴史 402

1.2 リハビリテーションでの
モデル変化 402

**2 個人に対するリハビリ
テーションの介入と評価** 405

2.1 ベーシックな認知機能からの
評価・介入 406

2.2 活動レベルでのパフォーマン
　　スを切り口とした
　　評価・介入 ……………… 409
2.3 全般的な社会機能を切り口と
　　したリハビリテーション …… 414

2.4 環境（全体のシステムや取り
　　組み）を切り口とした
　　リハビリテーション ……… 417
3 まとめ ……………………… 418

第16章　精神医療関連法規　　　　　　　　423

1 はじめに ………………… 424
2 精神医療関連法規の
　歴史的変遷 ……………… 424
3 精神保健及び精神障害者
　福祉に関する法律 ……… 426

4 隔離と身体拘束 ………… 431
5 心神喪失等の状態で重大な
　他害行為を行った者の医療
　及び観察等に関する法律 …… 432
6 発達障害者支援法 ……… 433

第17章　国試問題と解説　　　　　　　　　　437

1 統合失調症 ……………… 438
2 うつ病・双極性障害 …… 439
3 不安症・強迫症・心的
　外傷後ストレス障害 …… 441
4 摂食障害 ………………… 443
5 物質関連障害 …………… 444
6 パーソナリティ障害 …… 445

7 認知症 …………………… 447
8 神経発達症 ……………… 448
9 てんかん ………………… 449
10 治療技法・リハビリ
　　テーション技法 ……… 449
解答と解説 ………………… 452

索　引　………………………………………………………… 457

第1章

精神症状の診かた

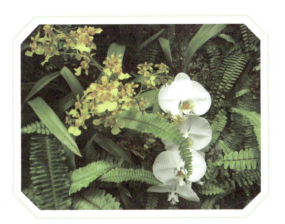

1 総論

1.1 精神症状とは何か

　精神症状とは脳内で起こっている何らかの病的な働きが、動作、表情、行動、言語、認知、感情などの変化として現れたものである。精神障害により生じるさまざまな症状が病気の徴候であると判断するには、まず正常なこころの働きを十分に理解することが必要である。なぜなら精神障害による症状として患者に認められるものが、健康な者にまったく存在しないとはいい切れないからである。その例としては「抑うつ」がある。抑うつは誰でも日常的に遭遇する感情的な体験であり、社会のなかで生活するうえで避けることのできないこころの働きである。または「不安」もそうである。もし不安がなければ、人はどうなるだろうか。古代人に不安がなかったら、人類は長い歴史のどこかで消滅していたに違いない。不安があるからこそ、われわれは危険を回避したり何かを考案したりするのである。これは「痛み」について考えてみると理解しやすい。痛みを感じなければ人は危険な物に安易に近づき、その結果として身体に重大な障害を負うことになるだろう。われわれは病気には至らないまでも、何らかの軽い徴候が存在することによって、人間として生存し続けることが可能なのである。

　正常なこころの働きは個人によって、また文化や生育環境によって、大きく異なるものである。われわれは自分が生育してきた経験をもとにして、何かを考えたり評価したりするのが普通である。その狭い経験の範囲で精神症状の診断を行うことは、間違いを起こす可能性が大きくなる。ある環境で生育した人には理解できても、異なる環境で生育した人には理解できない行動や考えがある。例としては、長時間労働による過労と精神障害との関連がある。長時間労働を強いられたことでうつ病などを発症し、その後自殺に至るケースがたびたび報道されている。これを受けて、長時間労働を規制すべきであるという意見が出されている。しかし長時間労働がストレスになる理由が分からないとか、病気になるのはその人が特殊だからではないかとの意見をいう人もいる。そのような見方に対し、近年では職場のなかで脆弱性をもつ人を基準として健康対策を取るような指導が行われるようになった。こころの働きやその疾患における多様性を、自分の経験だけで理解することは極めて難しいことなのである。

　もうひとつ、こころの働きにおける正常と異常の間には、広大な境界域が存在していることを知るべきである（図1.1）。ある一点をもって正常と異常（病的）を区

別することは、現時点では不可能である。ほとんどすべての精神症状は、スペクトラムとして理解しなくてはいけない。スペクトラムとは、「一定の分布範囲をもった連続体」ということである。例として不安をあげるとしよう。すでに述べたように、不安を感じたことのない人間はいない。しかしそれは病的なものではなく、放置しておいても自然に消失する性質のものである。一方でパニック発作にみられるような、このまま死んでしまうかもしれないと感じるような極度の不安もある。正常な不安と病的な不安は、質と量においてかなり大きな違いがある。しかしその両者は連続しており、どこかで明確に区別ができるものではない。精神障害をもつ人が、いつどこでも精神症状を示していると考えることは間違っている。人のなかには、正常な部分と病的な部分が、モザイク状に入り混じっていることがほとんどである（図1.2）。もし患者の正常な部分しかみなければ、その人は病気にはみえないだろう。逆にいえば、健康な人のなかにも何らかの病的な部分があって、そこだけをみれば健者と病者の区別などつかなくなってしまうのである。

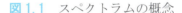

こころの病気においては、健康と疾病を一点で明確に分離することはできない。健康な状態と疾病の状態の間には広い境界域があり、一人の患者でもそのなかを行ったり来たりすることがある。

図1.1　スペクトラムの概念

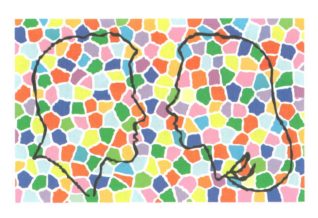

人のこころの働きは、健康な部分とそうでない部分がモザイク状に入り混じっている。精神疾患に罹患している人のこころの働きが、常に病的であるということはない。健康な部分をみつけて、それを伸ばしていくことがリハビリテーションの目標である。

図1.2　モザイクの概念

精神症状の診かたについて、始めに述べておきたいことは以下の3点である。

第一には、病的なこころの働きにはそれが存在する何らかの理由があるということである。それがある時にある人に出現するには、その人の人生において何らかの理由が存在するはずである。その意味を探していくことで、病気からの回復への糸口がみつかる場合もある。

第二に、医療者の限られた経験だけで他人を評価することが、いかに間違いを起こしやすいかを認識する必要がある。常に患者の立場で成育歴や現病歴を整理し、その病気の成り立ちについて考えていくことが重要である。

第三に、精神症状はスペクトラムとして捉え、どんな人であっても健康な部分とそうでない部分が混ざった存在であると考えるべきである。病的な部分だけをみるのではなく、いかに健康な部分を引き出すかということをリハビリテーションの目標とするべきである。

1.2 予診と初診さらに初期治療

初診とは患者が、病院やクリニックを診療のために初めて訪れることである。そこでは当然のことながら、過去の病歴や生活歴などが長い時間をかけて話し合われる。予診とは初診の前に、あらかじめ初診に向けて基本となる医学的情報を集め手際よく診療録（カルテ）に記載することである。予診は初級者が上級者の診察の前に行い、上級者の前で患者紹介（プレゼンテーション）を行うことが多い。したがって予診と初診は連続して行われ、場合によって患者は同じことを何回も話すことになる。このような手順は大学病院や一部の教育機関で行われているが、初級者にとってはきわめて勉強になるものである。一方で患者のほうはといえば、何回も同じ質問をされたり診察時間が長くなったりすることで、かえってストレスに感じる可能性もある。精神医療の特殊性として常々いわれていることは、この初診の時点から病気の初期治療が始まっているということである。診察室で患者確認と医療者の自己紹介が行われる瞬間から、既に治療的アプローチが開始されていることを忘れてはいけない（図1.3）。

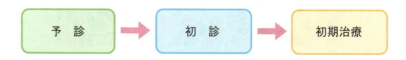

病院を始めて訪れるとき　患者は予診を経て初診の診察に入るが、この時点から初期治療は始まっていると考えて対応すべきである。

図1.3　初期治療への診察の流れ

最近では初診時に紹介状を要求することが多くなっているが、これも見方によっては考え物である。なぜかというと、どうしても前医の紹介状にある診断名や経過の記述に自分の判断が影響を受けるからである。そうではなく、まったく白紙の状態で一人の患者と対峙し過去から現在までの話を聞く。そのうえで最終的な臨床診断に至る、そういう過程こそが重要ではないかと考えるのである。実際のところ初診患者から、紹介状をもってきたがそれに捉われずに自分の病気を診てほしい、と真剣に頼まれたことも何回か経験している。紹介元が同じく精神科である場合は、何か転医するにあたって不都合があったのだろうかと心配になってしまうこともある。病気の治療が順調に進んでいれば、わざわざ紹介状をもってこないだろう。そういう先走った考えや過剰な懸念が、初診時の診断を迷わせたり対応に不手際を生じさせたりすることを何度も経験している。初診や患者に初めて面接するときの対応は、その後の転帰を左右する可能性があり、注意して行うことが必要である。

医療者のなかには、そもそも初診時から患者に継続して関わるということが少ない職種もある。例えば入院後に初めてリハビリテーションを開始する場面で、急性期を過ぎて回復に向かっている患者の担当になるような場合である。そういうときは最初にカルテを読んで現在までの病歴を把握し、担当医や看護師に患者の状態像や接し方の注意点を聞くなどの準備が必要である。このような下準備は可能な限り行うべきであり、いきなり今日から担当の何某です、などといって不用意に自己紹介するようなことは避けたほうがよい。患者にとって新たな対人関係を結ぶということは、強い心理的ストレスとなり得るからである。医療者の対応次第では、せっかく落ち着いてきた病状がまた不安定になったりすることがある。治療グループに新たなメンバー（患者にしろ医療者にしろ）を迎え入れるときも、古くから参加しているメンバーに動揺がみられることがある。そのような集団内の力動は避けられるものではないが、注意深く観察していく必要がある。

1.3 共感性と感情伝染

患者と対話するときには、どういう態度で臨んだらいいだろうか。これには正解はない。うつ病の患者はいつも深刻な表情で話しているが、医療者も同じように深刻な顔で話を聞いたほうがよいだろうか。また統合失調症の患者は表情の変化が乏しいが、医療者も同じように表情を変えないで接するほうがよいだろうか。必ずしもそうではないだろう。双極性障害（躁うつ病）の患者は気分変動が大きいが、それにあわせてこちらの対応が変化するのはよくない。患者がどのような状態で現れても、医療者は動じる様子はみせないようにしたいものである。つまり、「その程度

の病状の悪化は何度も経験しています」という感じをみせたほうがよい。患者は、結構しっかりと医療者をみているのである。どんなに泣き叫んでいたり取り乱したりしていても、それに反応して医療者も動揺するようでは患者やその家族から信頼は得られない。常に感情的に一定の範囲で対応し、患者の状態に左右されない素振りが必要である。もちろん、内面はそうでないとしても。

　一般的に患者に接する態度としては、支持的かつ共感的な態度が好ましいとされている。共感性とは相手のこころの状態を察する能力であり、認知的共感性と感情的共感性に分けられる（図1.4）。認知的共感性は、相手の考えや動機、意図、信念などを推察するこころの働きである。感情的共感性は、目の前にいる相手の感情を推し図る能力である。これらはいずれも人間に元来備わっている能力であり、それを効果的に使うことで多くの場合は対応が可能である。相手の行動、動作、視線、言語内容などからその思いを推察し、理解しさらにその後に起こる事態を予測する。すなわち患者の一挙手一投足に注意を向け、感覚を研ぎ澄ませることである。この機能を十分に働かせることで、患者についてかなりのことが分かってくる。しかし予期せざる事態が生じることもあるので、過信は禁物である。相手の気持ちを推し量る能力については「こころの理論」として、主に自閉スペクトラム症において働きが低下していると考えられている。

　相手の表情、声の抑揚、行動や態度などから、その人の気分や感情状態を把握することは大事な臨床技能である。心理学では人の表情には、基本的な6個の要素があるとされている。これらは世界標準であり、どんな文化や民族にも存在すると考えられている。これらは、怒り（angry）、嫌悪（disgust）、恐怖（fear）、悲しみ（sad）、喜び（happy）、驚き（surprised）の6種類である（図1.5）。これらの6種類の表情は、それぞれを生み出す脳内の感情要素が存在する。現在の脳科学では、これらの感情要素が脳の前頭葉内側面に分布していることが分かっている。

　基本感情のうえには社会的あるいは倫理的に規定された、より高次の感情が存在する。それらは例えば、愛情、憐み、懐かしさ、嫉妬、羨望、恨みなどという感情である。これらの高次感情にはそれぞれに対応するような表情はなく、上記の基本表情の入り混じった複雑な表情となる。精神障害では感情や気分が大きく変動したり、逆にまったく感情が生起されない状態になることがある。そのような状態をみて、短時間で的確に相手の感情を判断する能力を高める必要がある。

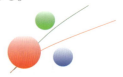

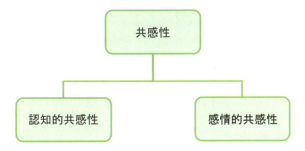

相手の気持ちを理解する共感性の働きは、人にそもそも備わっているこころの機能である。一般的に共感性は、認知的共感性と感情的共感性に分けられる。認知的共感性は、相手の思考内容、意図、信念などといったものを理解する働きである。感情的共感性は、相手の感情や気分などを把握するこころの働きである。

図 1.4　共感性の分類

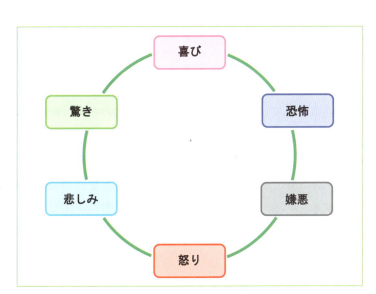

人の感情およびその発露である表情は、基本的に6種類が存在すると考えられている。この6種類の基本感情は、人種や文化、民族などによらず世界共通に存在する。

図 1.5　6つの基本感情

　一方で重要なことは、人間には感情伝染というこころの働きが存在することである。これは相手が示しているのと同じ感情が、観察者にも自働的に生じてしまう現象である。簡単な例では、あくびをしている人をみると自分もあくびをしたくなるのと似ている。このような現象は運動反応で起こりやすい。例えば野球観戦をしていたとしよう。投手が投げた球を、打者が打ち返す情景を思い描いてほしい。打球は一直線に投手の頭部に向かったが、投手は素早く手にはめたグラブでそれを捕球する。間一髪でアウトの瞬間である。このような瞬間には、みているほうも思わず手で頭を覆うような、投手が行った動作と同じ動作をしてしまうものである。この

第1章　精神症状の診かた

現象が起こる頻度はテレビで観ている場合より、実際に球場で観戦している場合のほうが多いであろう。それと類似の現象が、感情の領域でも生じるのである。つまり患者の示している感情の変化と類似した状態に、医療者が陥ってしまうという事態になる。それもその患者に対して、長期間にわたり密接に関わっている医療者に起こりやすい。これには注意が必要で、患者に対する支持的共感的態度が強い人に起こりやすい。医療者が患者に心理的に接近することは重要だが、十分に注意して行うべきである。

1.4 発達過程の確認

　例え成人の患者から病歴を取る場合においても、その人の幼少期における発達過程を知ることには十分な臨床的意義がある（図1.6）。まず出産とその直後に何か問題はなかったかどうかを尋ねる。出産時の合併症や長期間の保育器使用などは、いずれも後の精神障害発症の危険因子になると考えられている。母親の妊娠後半から産褥期（出産後約2カ月）における、心理社会的な状態を把握することも重要である。産褥期は女性にとって精神障害を発症する危険性の高い時期であり、その間の母子関係は児の発育に影響を与えることがある。その後の発達については、日本では母子保健法の制度があるので、母子健康手帳の記載を参考にすると分かりやすい。

　1歳6カ月と3歳における健診結果は、知的能力障害や自閉スペクトラム症などの診断に重要である。しかし大方の患者はそのような資料を持参しないので、実際には本人に幼少期のことを想起して主観的に述べてもらうことになる。例えば幼稚園に入った頃を思い出して、自分がその当時どのような子供だったかを述べてもらう。通園を嫌がって泣いていたとか、他の園児と交流が乏しかったなどという記述を得ることもある。一人遊びが好きで、いろいろな形や色の石を集めて満足していたという人もいるだろう。もし養育者の話を聞くことができれば、人見知りの程度や児の育てやすさについて意見を求めることもできる。

　幼稚園には入らない人もおり、また園児や養育者への要求度は義務教育より高くない。したがって小学校入学から低学年における学校での様子が、注意欠如・多動症 ADHD）や自閉スペクトラム症の診断に重要である。授業中にきちんと座って、正しく先生の話を聞くことができていたかどうかを尋ねるとよい。先生から落ち着きのない生徒だと注意されたり、通知表にそのような意見を書かれたことはないかと聞く。多動性は目立つので分かりやすいが、不注意傾向は判断が難しい。日常的に提出物や宿題を忘れ、親や先生に注意されていたという経験はないか。授業中に庭から歓声が聞こえたりすると、そちらへ注意が向いて授業が上の空になってしまう。

そういう経験が多々あり、授業の進行について行けなくなったことはないか。一般的に多動性は小学校高学年から中学生にかけて目立たなくなっていくが、不注意は青年期以降も持続することが多い。成人のADHDには、このようなタイプの人が多い。さらに近年でこそ学校関係者に発達障害の概念と知識が広まってきているが、10年以上前にはそのような知識は乏しかった。発達障害に対する理解のない人々からの度重なる叱責や無理強いによって、自己肯定感の乏しい性格になることもある。

学童期は精神障害の発症がそれほど多くはなく、統合失調症の好発年齢である青年期と比較すると平穏な時期と考えられてきた。しかし近年では学校でのいじめや家庭での虐待の増加により、学童期も決して平穏な時期とはいえなくなってきている。成人の患者の話を聞いていると、しばしば言及されるのが学校でのいじめである。うつ病や不安症などに罹患している患者に、小学校から中学校時代における深刻ないじめとそれによる不登校が認められることがある。いじめの被害者は自己肯定感がもてず、成人期以降もさまざまな精神障害に罹患しやすくなる傾向がある。このような傾向がより顕著なのは、虐待や育児放棄などの被害にあった子供たちである。とりわけ性的虐待の事実は語られることなく、患者のこころの奥底に潜んだまま自傷などの行動化だけが表に出ることが多い。

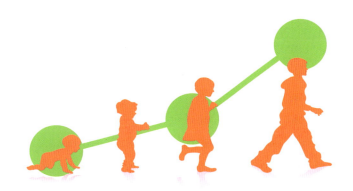

たとえ成人や中年期以降の患者であっても、その人の幼少期の発達過程について聞くべきである。そこには驚くほど現在の病気に至る発端や、その解釈に結びつく発見があるはずである。

図1.6　発達過程の問題を探る

1.5 聞き方と話し方

患者の話をただ聞いているだけでは、埒が明かないことが多い。それだけでカルテが上手くまとまることはないし、正確な臨床診断に至ることは難しい。患者の自由な話は、時間と空間を易々と飛び越して行く。昨日のことを話していたかと思う

第1章　精神症状の診かた

と、数十年前のことを話し始めたりする。夫との会話における互いの行き違いを嘆いていたと思うと、子供の頃に親から受けた叱責について不満をいうなどである。しかしこのようなまとまりのなさは、ごく普通の人の会話でもみられるものである。簡潔に手際よく、過去から現在までを時系列に従って話すことができる患者は、既にもう何回となく病院へ行き初診時の診察を受けている人である。精神科を受診する人は話を聞いてほしいと願っているから、それを叶えてあげることも重要である。

　しかし一方で診療であるから、的確な診断と治療方針の決定には、相手のいわないことも尋ねなければいけない。最近の医学教育では、患者の話をできるだけ遮らないことが大事であるとされている。しかし精神科診療では、しばしば相手の話を遮ることがある。それは聞かなければいけないことが多過ぎるからであり、後で検査すれば分かるというようなものではないからである。診察時の医療者の脳裏には、患者の過去から現在までの経過が要点を押さえた形でみえてくるのである。その患者がそのときにその病院を受診するまでのことが、鎖でつながれたようにひとつの物語となって浮かび上がるのである。そうなると患者の記憶がいつまでも残り、時が経っても「ああ、あの患者さん」といって思い出せるのである。そういう診察ができると、その後の診療もうまくいくことが多い。

　話を聞いているときの様子は、既に述べたように共感的かつ支持的な態度が望ましい。共感的態度とは、「あなたのいっていることは理解できます」という様子をみせることである。しかしこれをあまりに強調すると、かえって逆効果になることがある。そんなに簡単に自分の受けた辛さや苦しみが分かるはずがない、と考える患者もいるのである。相手のいうことに、軽くうなずく程度の反応でいいだろう。支持的態度とは、「あなたの意見には強いて反対はしません」という程度であり、どんなこともすべて積極的に支持するというような強いものではない。患者の意見のなかに明らかに誤まった内容がある場合は、直ちにそれを指摘することは避けておくほうがよい。誤りについては、患者－医療者の関係性が確立してからゆっくりと訂正していくような手法が好ましい。例え患者が年下であったとしても、年長者を気取った態度は好ましくない。患者は診察に来るまでに、多くの人から繰り返し注意やけん責を受けたり、逆に叱咤激励されたりしていることを忘れてはいけない。そういう平凡な言葉にはあきあきしている。専門家が一般の人と同じようなことをいうと、この人も同じことをいっていると諦めに似た感情をもってしまう。

　患者と話す場合は、至近距離で相手と面と向かって対峙することは避けた方がよい（図1.7）。日本人は欧米人と異なり、相手の目をみて話すことに慣れていない人が多い。相手の目をまじまじとみつめることは、不安や嫌悪感を惹起する要因とな

りやすいから注意が必要である。その代わりに相手の口元や、肩のあたりをみながら対応するとよいだろう。とりわけ初対面の場合は、このほうが互いに緊張感が少なくて済むのである。しかし最近では電子カルテの普及により、医療者がモニターとキーボードのほうばかりみているケースが多い。これは精神科診療においては、マイナス面が大きいと感じている。相手の発語に対する医療者のリアクションは、共感的態度を示すためにきわめて重要である。パソコンの画面ばかりみていると、この部分が大きく損なわれる可能性が高い。

　患者とは斜め45度位の角度をもって対面することが、緊張感を和らげるにはよいだろう。精神科診療では身体的な診察をする場面は少ないので、相手との距離も内科や外科の診察に比べて遠いほうが望ましい。声の出し方は自分ではやや大きいかなと感じる程度でないと、患者にはうまく伝わらない。医療者のほうが不明瞭な発語で会話するようでは、患者の信頼は得られない。患者が「はい」と返事をしても、それは必ずしも内容を理解したということではない。重要なことは何回も繰り返して伝えることが、後のトラブルを防止するよい方法である。

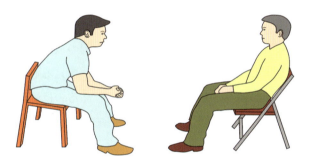

診察場面では、至近距離で対峙する形のレイアウトは避けたほうがよい。身体的な診察場面を除き、適度な距離感と斜め45度位の角度をつけた形が好ましい。視線は相手の口元から肩のあたりに置き、相手の目を凝視することはしない。声はやや大きめで発語は分かりやすく、重要なことは何回か繰り返すほうがよい。

図1.7　診察場面での姿勢

1.6　診断と分類

　患者の話を一通り聞き終えたら診断を下すのだが、実際には話を聞きながらさまざまな鑑別診断を同時進行で考えていることがほとんどである。ある疾患に特徴的な症状がない場合や、一定の年齢までに症状が出現していない場合など、診断基準にあわない病気は外していく。このときには、あまり予断をもたないようにしたほうがよい。事前に耳に入る患者に関する評判などは、可能な限り意識しないで診断

を下すのが適切な方法である。精神医療の特徴としていわれていることに、「関与しながらの観察」という言葉がある。患者を入念に観察しなければ適切な診断はできないが、だからといって相手を実験サンプルのように扱うことは決して行ってはいけないのである。そこには常に治療を目的とした、人と人との関係性が存在しなくてはいけない。質問にしてもこれを聞かれたら相手がどう感じるだろうか、という点を念頭に置く必要がある。

古くからある概念だが、診断を進めるうえで今でも重要なものに「内因・外因・心因」がある。内因とはまだ科学的には解明されていない、精神疾患の発症に関わる生物学的な要因である。外因とは、脳疾患または身体疾患で精神機能に影響を与えるもの、アルコールや薬物、化学物質などで精神機能に影響を与えるものなどが該当する。心因とは患者の発育過程から現病歴に至るまでに受けた心理的社会的な因子で、精神疾患の発症に影響を与えたものである。最近の脳科学では、精神疾患の多くに脳の機能的あるいは形態的変化があると報告されている。したがって、厳密にいうと、内因と外因には重なる部分があることも事実である。しかし日常臨床で用いられるような、精神疾患の脳科学的バイオマーカー[*1]はいまだに発見されていない。そこで現時点で内因と外因を区別することは、患者の臨床診断や予後の判定に役立つ重要な判断過程と考えられる。問題は心因の取り扱いである。支持的かつ共感的立場で診察すると、当然のことながら患者の訴える心因に病気の原因を求めやすくなる。しかし、最初から心因性の疾患を考えるのは間違いである。診断の過程としては、最初に外因について検討し、次いで内因、最後に心因という順番で検討していくのである（図 1.8）。

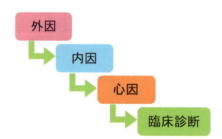

外因は脳疾患や身体疾患で精神症状を示す可能性のあるものをさす。内因はその人に生まれながらに備わっていると考えられる、精神疾患への脆弱性をさす。心因は発達過程から現病歴に至るまで、その人が受けた心理的社会的因子で発症に関わるものである。

図 1.8　診断プロセス

[*1] **バイオマーカー**：血液検査や生理学的検査により測定される、疾患に特徴的な指標のこと。例としてはウィルス性肝炎における血清抗体価や、心筋梗塞で現れる心電図異常などがある。

最初に外因について検討するというのは、例えば脳腫瘍やその他の身体疾患によってうつ状態や幻覚妄想状態となる可能性があるからである。もし精神症状の原因がそれらの疾患であるならば、まずその治療を開始しなくては生命に関わる事態となる。自験例としては、他院から難治性うつ病として紹介されてきた患者が、実は肺がんの脳内転移であったことがある。この症例では前医で詳細な身体疾患の除外診断が行われていたにもかかわらず、肺がんは発見できなかったのである。

外因がなさそうだと判断されると、次いで内因について考えを進めていく。内因とは遺伝的因子に基づいて脳の発達に何らかの偏りが生じ、それが青年期以降に精神障害として明らかになってくる過程である。すなわち統合失調症や双極性障害などといった、精神疾患のなかでも重要な位置を占める病態が含まれていないかどうかを見極めることになる。

最後に心因について考えていくのである。患者やその家族は心因を重要視しやすいので、そういう内容の陳述が多くなるが、それによって診断に偏りが生じることもある。しかし実際には外因・内因・心因のそれぞれが単独で関わっていることはなく、複数の要因が重なって病気になることがほとんどである。

患者の病状を判断するうえで、もうひとつ重要な概念は精神病性か否かということである。精神病性（psychotic）とは、病状が幻覚または妄想を伴う特徴をもっている様子を示す用語である。これは上にあげた、外因、内因、心因のいずれに関しても生じる可能性がある。精神病性の有無は治療方法や、短期的予後を判断するうえできわめて重要である。

診断名は、米国精神医学会が開発した精神疾患の診断・統計マニュアル（Diagnostic and Statistical Manual of Mental Disorders : DSM）、もしくは世界保健機関（World Health Organization : WHO）の国際疾病分類（International Classification of Disease : ICD）に基づいて記載することが望ましい。DSM と ICD は共通性のある診断基準を採用しているものの、疾患名や下位分類などを含めて異なる点も多い。また臨床研究では DSM 診断を用いることが多いが、年金など公的な診断書には ICD 診断が求められる。DSM は精神科領域のみが対象であるが、ICD は全科の疾病を対象としている。したがって国民の健康について年を追って調査するなど、公衆衛生的観点からは ICD による疾病分類のほうが重要である。診断の目安がつき、さらに確信が得られた場合には初期治療に移行するが、それは本章の範囲を超えるのでここでは述べないことにする。次に精神科診療でしばしば用いられる用語について、簡単に表で説明しておく（表 1.1）。

表1.1　精神医療で用いられる頻度の高い用語

病相	ある病気に特徴的な幾つかの症状が、一定の期間持続している状態をさす。例として、双極性障害ではうつ病相と躁病相が認められるなどという使い方をする。
エピソード（挿話）	病気の症状が一定の期間内に存在し、その人に病前の機能からの変化を起こしている状態をさす。エピソードとエピソードの間に完全な回復を示す場合と、示さない場合がある。
再燃	一旦は回復していた病状が、再び悪化すること。
寛解	症状が一時的に軽くなったり消えたりして、診断基準を満たさなくなった状態のことである。しかし病気が治癒したわけではなく、場合によっては再発するかも知れない状態をさす。
転帰	ある時点での病気の帰結のことで、軽快、寛解、治癒、増悪、死亡などに分類される。
予後	今後の病状についての医学的な見通しのことで、病気の進行や治療効果などを含めた全体的な見方である。この先に病気がよくなるか、悪くなるかの見通しをさすこともある。
危険因子	病気を発症させるかまたは経過中に病状を悪化させる要因として考えられるもので、狭義には病気自体によるもの以外をさす。
慢性	確立した定義はないが、診断基準を満たすような病状が過去2年間にわたって持続している場合に用いられることが多い。

　最後に診断名を患者に知らせる場合であるが、これには細心の注意を払って行うほうがよい。過去には統合失調症（当時は精神分裂病）の診断の告知を十分にせず、神経衰弱などというあやふやな病名を知らせていたこともあった。しかし現在では自分の診断名を知ることは患者の権利であり、それを無視することは到底できないのである。また紹介医がいるような場合は、前医と診断名に関して齟齬が生じることも少なくない。これは精神疾患の診断に、現時点で臨床的に有用なバイオマーカーが存在しないことによる。例えばうつ病の診断をつけても、その数年後に躁状態が出現し、双極性障害であったことが分かることもしばしばある。急性一過性に精神病症状が出現するような症例では、幻覚妄想やまとまりのない思考などがあっても、意外と短期間で病前の状態に回復することがある。このような症例に対し拙速に統合失調症という診断をつけて、必要以上に予後不良の告知をすることも問題である。診断は患者に対して「関与しながらの観察」を十分に行ったうえで、単なるレッテル貼りにならないようにすべきである。

1.7 精神医療の歴史

　本章ではごく短く、精神医療の歴史について触れる。こころの病気が存在するということは、われわれ人類にとって古くから知られた事実である。新約聖書にはキリストが、てんかんまたは精神障害と推測される人物を治す場面が記されている。また、わが国では8世紀に編纂された大宝律令の医疾令に、皮膚病、感染症、身体障害とともにてんかんと精神疾患に関わる記述が存在する。しかし近代医学が発展するまでの長い期間、精神障害者は医学的および社会的に不当で非人道的な扱いを受けてきた。歴史的に最も早く精神障害者を拘束や隔離から解き放とうと尽力したのは、18世紀のフランス革命直後におけるフィリップ・ピネルであった（図1.9）。それと前後して道徳療法とよばれる治療法があり、患者の自然治癒力を高める方法として作業療法やレクリエーション療法が導入されるようになったのである。

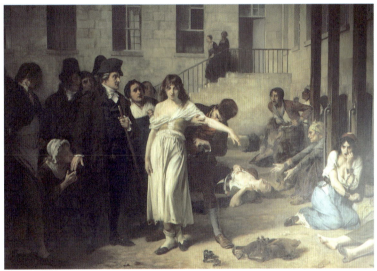

出典) Wikimedia Commons より

パリ郊外のサルペトリエール病院において、女性の精神障害患者（中央）の拘束を解く様子を描いた有名な絵画である。中央やや左に立つ帽子をかぶった男性がピネルで、女性の右に立つ人物が彼の部下である。当時としては画期的なことであるが、フランス革命直後という時代的な背景も影響している。

図1.9　ピネルの精神病者開放

　一方で18世紀にイギリスで始まった産業革命は、19世紀半ばには欧州の多くの国に伝播した。その過程において国内で近代化と都市化が進むようになると、かえって精神障害者は巨大な精神科病院へ収容されることが多くなった。この時代のドイツで精神医学の体系化が進み、病院における臨床研究により疾患単位が明確になったことはよく知られている。ハイデルベルグ大学のエーミール・クレペリンは、

既に発表されていた緊張病と破瓜病という 2 種類の病型に妄想病を加えて早発性痴呆（デメンチア・プレコックス）という疾患単位を提唱した。さらにスイスの精神医学者であるオイゲン・ブロイラーはこれを Schizophrenie と改名し、その名前が今日まで残っている。

　ほぼ同時期にフランスの神経学者ジャン・マルタン・シャルコーは、ヒステリー（現在では転換性障害）の症状における心因の役割と催眠療法について研究していた。神経学における心因論はジグムント・フロイトによって引き継がれ、欧州では精神分析学として体系化する。しかし多くの精神分析医は第 2 次世界大戦により欧州を離れてアメリカへ渡り、北アメリカの精神医療に大きな影響を与えることになる。欧州で下火となった道徳療法もアメリカに伝えられ、アドルフ・マイヤーらより作業療法士の育成が進められた。

　現在のアメリカではいわゆる生物学的精神医学の考え方が主流であるが、それに変わる以前は精神分析や力動的手法が主体であった。このような大きな医学的思想の変化は、1950 年代のクロルプロマジンから始まる向精神薬の開発により精神疾患の薬物療法が可能になったことが影響している。次いで 1980 年代には操作的診断法を用いた精神疾患の診断・統計マニュアル（DSM）が発表され、全世界的な診断基準として用いられるようになった。

　わが国では明治政府がドイツの医学体系を採用したため、精神医学もそれに倣うことになった。日本の近代的な精神医学の創始者である呉秀三は、ドイツへ留学しクレペリンの診断体系と患者の人道的処遇をわが国に始めて導入した。さらに作業療法の先達として加藤普佐次郎は、薬物療法が開発される以前に患者の開放的処遇と作業の治療的有用性を報告した。

　一方でわが国においても近代化は患者の施設化を促進し、そのほとんどは民間の精神科病院によって行われた。戦前の精神病院法から戦後の精神衛生法、さらに現在の精神保健福祉法に至る法律の整備も行われてきた。そのなかで患者の社会復帰が強力に進められているが、わが国の精神病床数は約 30 万床と先進国のなかでは最も多いままである。1990 年代におけるバブル経済の破たんとその後の不況により、一般の人々が強い心理社会的ストレスを受けるようになった。1998 年からは年間の自殺者数が 3 万人を超える状況が続いたが、国をあげての施策により 2010 年頃からは低下傾向にある。精神障害は一部の限られた人々だけに生じるものではなく、広く国民全体の健康問題として捉えていくことが必要な時代になっているのである。

2 各論

2.1 意識（consciousness）

　意識とは人間の精神活動ので最も基礎的な領域であり、医学だけでなく哲学や心理学の分野でもそれぞれ定義がなされている。本章では意識を、環境から受ける刺激を認識し、自分の内面を把握してそれを外界に表現するこころの働きと考える。この働きが正常に保たれている状態を、意識清明とよぶ。

(1) 意識障害

　意識が何らかの原因により障害されている場合、外界の認識が低下し自分の内面を理解し表現することができなくなる。意識障害の程度を量的な面から大まかに区別すると、軽度（昏蒙：ややぼんやりとしている状態）、中等度（傾眠：放置すると眠り込む状態、昏眠：昏睡に至る直前）、高度（昏睡：刺激を与えても覚醒しない状態）に分けることができる。臨床的には、Japan Coma Scale（表 1.2）を用いて数値化される。面接で意識障害が疑われる場合は、最初に患者の見当識を評価する（表 1.2：Grade Iの2）ことが重要である。見当識を調べるにはそのときの状況、すなわち日時、今いる場所、そこにいる人物などに関する質問をして反応をみる。

表1.2　Japan Coma Scale（JCS）

Grade I (1桁の点数で表示)	刺激しないでも覚醒している状態 (delirium, confusion, senselessness)	1. 意識清明とはいえない 2. 見当識障害がある 3. 自分の名前、生年月日がいえない
Grade II (2桁の点数で表示)	刺激すると覚醒する状態 (stupor, lethargy, hypersomnia, somnolence, drowsiness)	10. 普通のよびかけで容易に開眼する 20. 大きな声または休を揺さぶることにより開眼する 30. 痛み刺激を加えつつよびかけを繰り返すと辛うじて開眼する
Grade III (3桁の点数で表示)	刺激をしても覚醒しない状態 (deep coma, coma, semicoma)	100. 痛み刺激に対し、払いのけるような動作をする 200. 痛み刺激で少し手足を動かしたり顔をしかめる 300. 痛み刺激に全く反応しない

意識清明から昏睡に至る量的な障害に加えて、意識には質的な障害が加わることがある。代表的なものはせん妄であり、それとの鑑別が必要な状態にもうろう状態、アメンチアなどがある。

1) せん妄

軽度から中等度の意識障害に意識変容が加わり、活発な幻覚や錯覚（視覚的なものが多い）、妄想、不安焦燥、精神運動興奮などが出現する。多くの場合は脳機能に影響を与える薬物、手術、アルコール離脱に伴って生じるが、高齢者では入院など環境の変化だけでも出現し、夕方から夜間にかけての時間帯に起こりやすい（夜間せん妄）。低活動性せん妄では興奮などの精神症状がなく、不活発になるだけなのでうつ病や認知症と間違われることもある。

2) もうろう状態

意識野が狭まった状態になるが、限られた時間と状況においてはまとまった行動をとっているようにみえる。電車に乗って、遠方まで出かけるなどの行動がみられることもある（分別もうろう状態）。興奮や幻覚などは少ないが、その間の行動について健忘を残すことが多い。てんかん発作による場合や、解離症で認められる状態である。

3) アメンチア

意識障害の程度は軽度であるが、周囲の状況についての認識が困難となり、まとまりない行動や困惑状態を示す。

2.2 運動（motor）

随意運動は精神活動の現れであるが、不随意運動は本人の意思によらない運動である。ここでは精神疾患やその治療に伴って生じ、面接時に認められることの多い不随意運動について述べる。

(1) 振戦と固縮

抗精神病薬による薬剤性パーキンソン症状として、上下肢の震え（振戦）と筋肉の硬直（固縮）を示す。同時に仮面様顔貌と運動緩慢を認めることが多い。薬剤によらないものとして本態性振戦があり、これは動作をしているときや特定の姿勢で震えが出るものである。

(2) アカシジア

主に下肢が落ち着かず、じっとしていられない状態である。抗精神病薬の副作用として認められる。

(3) 口唇ジスキネジア

舌を絶え間なく捻転させたり、顎をもぐもぐと動かすなどの不随意運動がみられる。抗精神病薬の長期服用により生じることがある。

(4) チック

頭頸部や肩に生じる、一過性で繰り返し生じる筋肉の素早い動きである。瞬目、しかめ顔、首や肩を動かすなどの動作が頻回に認められる。

(5) 不穏脚症候群

入眠時に両下肢がむずむずしてきて、そのままじっとして横になっていられず、不眠症の原因となる状態である。むずむず脚（レストレス・レッグ）症候群ともよばれる。

2.3 知覚 (perception)

知覚とは感覚器官（鼻、眼、耳、皮膚、舌、内臓など）を通して、環境からの刺激を受容し意識的に取り上げることである。知覚にはそれぞれ閾値があり、それ以下の刺激強度では認識されない。しかし閾値以下の弱い刺激であっても、意識下に処理され行動に影響を与えることが実験的に示されている。

知覚の障害には感覚変容と妄覚がある。感覚変容とは知覚自体は正常だが、量的または質的に変化がみられる場合（感覚過敏や感覚鈍麻など）である。それ以外にも既視感（初めてみる物や場所を既にみたことがあると感じる）や未視感（過去にみたことのある物や場所を初めてのように感じる）も感覚変容に含まれる。

錯覚と幻覚をあわせて妄覚という。

(1) 錯覚

実際に存在する対象を知覚しているが、その内容が誤っている場合である。主に視覚（錯視）と聴覚（錯聴）の領域で起こる。典型的な例では、天井のシミが人の顔にみえる錯視（パレイドリア）がある。健康な人にも特殊な刺激を用いて、実験的に錯視や錯聴を生じさせることができる（例：ミュラー・リヤー錯視[2]など）。

(2) 幻覚

実際にはない対象を知覚したように感じること。各感覚器官でそれぞれ異なった

＊2：**ミュラー・リヤー錯視**：線分の両端に矢羽がある場合、矢羽が外向きの場合より内向きのほうが同じ線分でも長く感じる現象。

幻覚を生じる（例：幻視、幻聴、幻臭、幻味、幻触）が、頻度が多いのは幻聴と幻視である。統合失調症では意識清明の状態で、ありありとした話し声の幻聴が生じることが特徴である。幻視は統合失調症でもみられるが、最近ではレビー小体型認知症での報告が多い。アルコール依存症の断酒後に生じる振戦せん妄では、小動物などの幻視が出現する。幻味や幻臭は、統合失調症などで毒を盛られているという妄想に関連することがある。体感幻覚とは体性感覚や内臓感覚における幻覚で、妄想的な解釈が加わることが多い。

(3) 共感覚

刺激を受けたときに、その感覚器官に起こる通常の反応だけではなく、別の種類の感覚が誘発されること。例えば特定の単語を聞く（聴覚）と、特定の色がみえる（視覚）などの主観的体験が生じる。

2.4 注意 (attention)

注意とは意識を特定のひとつまたは複数の対象に集中させ、その他の対象には向けないようにする働きである。対象を焦点化することにより、その認知的処理を効率的に進めることができる。例としては、カクテル・パーティー現象がある。これは多くの参加者がいるパーティーで特定の一人に注意を向けると、その人の話し声がよく聞こえ他の人の話し声が聞こえにくくなる現象である。注意はスポットライトのように、特定の刺激を浮かび上がらせ、その他の刺激を背景化する役目がある（図1.10）。注意の障害は多くの精神疾患で認められるが、なかでも注意欠如・多動症ではそれが顕著である。患者はひとつの対象に持続して注意を向けることができず、他の刺激を受けると容易に注意がそちらへ転導してしまう。

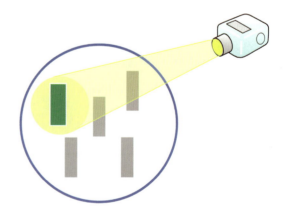

注意は特定の対象に意識を焦点化させることで、他の対象を背景化する作用がある。あたかもスポットライトによって照らされた刺激が、他の刺激よりも鮮明に浮かび上がるのに似ている。注意の働きによって、特定の対象に関する認知処理が促進される。

図1.10 注意の働き

2.5 記憶 (memory)

　記憶とは情報を痕跡として心の中に残し、それを後で自由に取り出すことができる能力である。記憶の処理過程としては、記銘、保持、再生（および再認）がある。記銘は情報を記憶痕跡に変換すること、保持はそれを一定の時間保存すること、再生はそれを情報として取り出すことである。再生とは情報を再生成することで、再認は新旧の情報が一致しているかを判断することである。記銘から再生までの時間を基準として、即時記憶（数秒から1分）、近時記憶（数分から数日）、遠隔記憶（数週から数年）に分けることができる。また短期記憶と長期記憶という分け方もあり、短期記憶は作業記憶（ワーキング・メモリー）と同一であると考えられている。

　長期記憶の細分化についての代表的なモデルとして、陳述記憶と非陳述記憶に分ける方法がある。陳述記憶は過去の経験（エピソード記憶）や、辞書的な単語や事物の意味（意味記憶）など言語的に記述することができる記憶である。非陳述記憶は手続き記憶、プライミング、古典的条件づけなど、言語的に表現できない記憶をさす（図1.11）。陳述記憶は顕在記憶、手続き記憶とプライミングは潜在記憶といわれることもある。

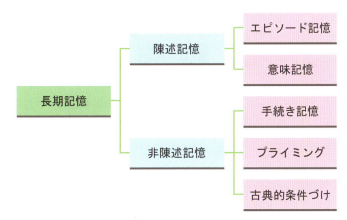

記憶は言語的記述の可能な陳述記憶と、言語的に表せない非陳述記憶に分類される。陳述記憶には過去の経験などを含むエピソード記憶と、辞典的内容を含む意味記憶がある。非陳述記憶には自転車の乗り方など身についた運動技能を含む手続き記憶、同じ刺激が繰り返されたときに生じるプライミング、パブロフの犬の実験に代表される古典的条件づけが含まれる。

図1.11　記憶の分類

　記憶の障害はその過程である記銘、保持、再生のどの段階でも起こる可能性があり、臨床的には健忘とよばれる。

(1) 全健忘

　ある一定期間に起こった事象をすべて想起できないこと。

(2) 部分健忘
ある一定期間に起こった事象の一部を想起できないこと。

(3) 逆向性健忘（図1.12）
障害を受けた時点からみて、過去に起こった事象を想起できないこと。

(4) 前向性健忘（図1.12）
障害が起こった時点からみて、その後に起こった事象を想起できないこと。

(5) 全生活史健忘
自分の名前や住所、家族関係や成育歴などを含めて生活史のすべてを想起できないこと。心因性に生じることが多い。

(6) 意味性健忘
言葉の意味や学習した知識などを想起できないこと。

(7) コルサコフ症候群
アルコール依存症の振戦せん妄に引き続いて生じる、特殊な健忘症候群である。記銘力障害、失見当識、作話(さくわ)を主要な症状とする。作話では記憶の想起できない部分を、自分で勝手につくった内容で補うという特徴がみられる。

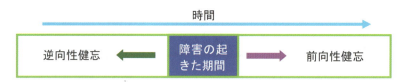

逆向性健忘では、障害の起きた期間から遡って過去の出来事を想起できない。前向性健忘では、障害の起きた期間から後に起こった出来事を記憶することができない。

図1.12 健忘の種類

2.6 言語（language）

言語はヒトに特徴的に存在する機能で、音声や文字を介して自分の考えを伝え、また他者の考えを知るために用いられる。脳の器質的疾患によって生じる音声言語の障害は失語（症）、読みの障害は失読（症）とよばれる。発達過程における言語獲得の障害により生じるものは、発達性失読（症）として区別される。統合失調症では失語・失読などの障害はなく、思考の障害が特徴的な言語内容として表現される。

2.7 学習（learning）

繰り返し体験することで、認知あるいは運動の処理が上達し行動様式に変化が生じる過程を学習とよぶ。限局性学習症では、学習困難に対する介入がなされているにもかかわらず症状が持続する。障害の領域により読字、書字、算数などに分けら

れる。特定の領域ではなく全般的に学習能力が低い場合は、次の知的能力障害に含まれる。

2.8 知能 (intelligence)

知能とは学習などにより得られた記憶、言語、注意、判断、思考、推論、問題解決、創造性などの総称である。教育や臨床の場面では、種々の知能検査を用いて知能指数 (intelligence quotient : IQ) として数値化される。

(1) 知的能力障害 (精神遅滞)

先天性かもしくは出生後早期の障害により、知能の発達が実年齢に比して遅れていること。その重症度は IQ により区別される（軽度：50〜55 から 70、中等度：35〜40 から 50〜55、重度：20〜25 から 35〜40、最重度：20〜25 以下、DSM-IV に準拠）。

(2) 認知症

一旦は正常に発達した知能が、後天的な脳の疾患により持続的に低下した状態をさす。

(3) 軽度認知障害

正常の老化より認知機能の低下は強いが、認知症とはいえず日常生活動作が自立しているもの。

(4) 偽 (仮性) 認知症

心因性に認知症に類似した知能の低下を示すが、脳の器質的疾患は認めない。うつ病の患者や拘禁状態にある者に生じることがある。

2.9 思考 (thinking)

思考とは主に言語を用いて物事の本質や相互の関係性を理解し、何らかの問題を解決するために判断を積み重ねていく過程である。思考の要素としては内容、流れ（思路）、体験があり、それぞれに特有の障害が認められる。

(1) 思考内容の障害

思考の内容が誤っていたとしても、それを認識して訂正することができれば異常ではない。しかしある物事について誤った確信をもち、それを自ら訂正することができなければ、それを妄想とよぶ。

1) 一次 (真性) 妄想

主に統合失調症にみられるもので、何の関連性もなく唐突に妄想が出現するものである。これには妄想気分、妄想知覚、妄想着想が含まれ、いずれも了解が不可能な内容である。

（ⅰ）妄想気分

何かとんでもないことが起こりそうな、極度に不安な気分になること。

（ⅱ）妄想知覚

知覚したものを、直ちに妄想的に解釈すること。例えば家の近くに駐車している車をみて、直ちに自分を監視していると解釈するなどである。

（ⅲ）妄想着想

何の前触れもなく、いきなり妄想的な考えが頭に浮かぶこと。

統合失調症の妄想は、被害的な内容（迫害妄想、被毒妄想、注察妄想、関係妄想など）であることが多い。

（a）迫害妄想

自分が他の誰かにいじめられ痛めつけられているという妄想。

（b）被毒妄想

自分の食事や飲み物に毒が入っているという妄想で、幻味や幻臭からくることが多い。

（c）注察妄想

自分が他の誰かからみられているという妄想で、統合失調症の妄想のなかでも頻度が高い。

（d）関係妄想

自分に無関係な物事を自分と関連づけ、かつ被害的に解釈すること。

2）二次妄想

その人の性格、置かれている状況、その時の気分などから、妄想の内容がある程度は了解できる場合である。これにはうつ病でみられる微小妄想、心気妄想、貧困妄想、罪業妄想などや、双極性障害でみられる誇大妄想がある。

（ⅰ）微小妄想

自分の存在がちっぽけで取るに足らないものであるという妄想。

（ⅱ）心気妄想

自分が難治性の重い病気にかかっているという妄想。

（ⅲ）貧困妄想

自分が経済的にきわめて困窮しているという妄想。

（ⅳ）罪業妄想

自分が重大な罪を犯しており、捕まってしまうという妄想。

（ⅴ）誇大妄想

自分が大金持ちである、天賦の才能がある、血統的に優れているなどという妄想。

(2) 思路の障害

思考の流れ（思路）は考えの内容により回り道をしたり、早くなったり遅くなったりしながら最終的には目標に達するのが普通である。思路の障害では、その速度が異常なほど遅くまたは早くなったり、途中で途切れたり、同じことを何回も繰り返したりするなどの異常が認められる。

1) 思考制止

うつ病にみられる症状で、思考の流れが極端に遅くなり、重症な場合は停止したようになる。

2) 観念奔逸

双極性障害の躁状態で認められ、思考の速度が極端に早くなり、さまざまな観念がほとばしるように浮かんでは次々と移り変わっていく状態である。

3) 思考途絶

統合失調症にみられる症状で、思考の流れが何の前触れもなく急に途切れてしまうことである。

4) 連合弛緩

統合失調症にみられる症状で、思考の過程で観念相互の関連性が乏しくなり、まとまりがなくなった状態になることである。

5) 支離滅裂

観念相互の関係性がなくなり、思考の理解が難しくなった状態で、さらに進むと「言葉のサラダ」と形容される状態となる。

6) 迂遠

てんかんや脳器質性疾患でみられる症状で、思考が最終的な目標に達するまで回り道が多く、細部にこだわるため速度も遅くなっている状態。

7) 保続

主に認知症などの脳器質性疾患で認められる症状で、同じ思考過程を何回も繰り返してしまい、なかなか先へ進まない状態をさす。

(3) 思考体験の障害

思考は自らの体験であるが、病気によりそれが他者から影響を受けたり、押しつけられたように感じることがある。

1) させられ（作為）思考

統合失調症に認められる症状で、自分の考えが誰かに影響され、支配されたと感じるものである。

2) 考想吹入

考えが外部から自分のなかに押し入れられたように感じること。

3) 考想奪取

自分の考えが誰かに抜き取られてしまったように感じること。

4) 考想伝播

自分の考えが、周囲の人々に伝わってしまっていると感じること。

5) 強迫観念

自分自身でも不合理でばかばかしいと思うような考えで、それが頻回に頭のなかに浮かんできて制御できないこと。例としては外出時に鍵が閉まっていることを何度も確認するが、すぐにまた心配になってしまい結局は家から出られなくなるような状態である。これは強迫性障害や統合失調症でみられるが、うつ病でも認められることがある。強迫観念に基づいて、繰り返し行われる行動を強迫行為という。

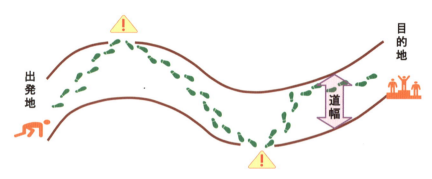

思考は出発地から目的地に向かって、観念相互の関連性を積み重ねながら進むのが普通である。その過程は必ずしも一直線ではなく、時には道を外れそうになるが、また本来の範囲に戻ってくる。この道幅が思考の了解可能性の範囲である。思考の障害では、この範囲を逸脱して戻って来れなくなったり、歩みが途中で止まってしまうのである。

図 1.13　思考の過程

2.10 意志 (will) と欲動 (drive)

人間に限らず動物には生理的な欲求（欲動）があり、これには食欲や睡眠欲など個体の生存に必要な欲求と、性欲など種の保存に必要な欲求がある。人間にはそれらに加えて、社会的な欲求である金銭欲や支配欲などが存在する。欲動に促されてそれを満たすため、目的にあった行動を起こす、または行動を抑制するものが意志である。

意志や欲動の障害としては、その発現が強過ぎるか逆に弱過ぎる状態、ないしはその内容が不適切な状態がある。一般的に意志や欲動は行為として表現され、それを観察することで病的かどうか判断する。

(1) 衝動行為

欲動を満たす行為を制御できず、不適切な場面で行うかまたは不適切な内容で行うこと。

(2) 脱抑制

衝動行為と類似した状態であり、欲動に基づく行為を適切に抑制できないこと。

(3) 多動

衝動行為には欲動を満たす目的があるが、多動はそのような目的がなく生じる。患者は始終体を動かしていてじっとしていられない、または落ち着いて行動することができない状態となる。

(4) 無為

欲動が全般的に低下し、それに基づいた意志の発動がきわめて乏しくなっている状態である。無為は統合失調症の慢性状態で、しばしば認められる精神状態である。

(5) 精神運動興奮

急性期の統合失調症、双極性障害の躁状態、てんかんなどを含め、さまざまな精神障害で出現する状態像である。幻覚妄想に基づく病的な思考や躁的気分により、意志や欲動の発露である行為が異常なほど活発になった状態である。大声や奇声を発したり、むやみに動き回ったりするが、理性的にまとまったことはできない。

(6) 精神運動制止

うつ病でみられ、思考の速度が極端に遅くなった状態である。それに伴い行動や言語もきわめて遅くなり、なかなか先へ進まないようにみえる。

(7) うつ病性昏迷

制止の悪化した状態であり、意識障害がないにもかかわらず外界からの刺激に対して自発的な応答や行動がなくなってしまう。昏迷はうつ病以外にも、統合失調症や解離症によって生じることがある。

(8) 緊張病

主に統合失調症でみられ、カタレプシー（蝋屈症を含む）、精神運動興奮、昏迷、拒絶症、常同症、衒奇症、反響言語、反響動作などいくつかの症状があわさった状態をさす。多くは興奮と昏迷を短時間で交互に繰り返すなかで、その他の症状が現れては消えるような一連の病態である。

1) カタレプシー

他動的に与えられた肢位や姿勢を、そのままの形で保ち続けることをいう。場合によっては数時間以上にもわたり同じ姿勢でいるため、蝋人形のようだということで蝋屈症とよばれる。

2) 拒絶症
他者からの指示に従わず、強く拒否的な態度を示すことである。

3) 常同症
同じ行為や動作を無意味に繰り返すことである。

4) 衒奇症
わざとらしく、不自然で奇妙な行為や動作を取り続けることである。

5) 反響言語
他者から聞かされた言葉を、そのままオウム返しに繰り返していうことである。

6) 反響動作
他者の動作をそのまま真似て行うことである。

(9) 両価性

ひとつの対象に異なった正反対の考えが出現することで、そのため具体的な行為ができなくなる。例えば目の前にある食事に対して、「食べる」と「食べない」という観念が同時に出現するため、結果として食べるという行為がとれないのである。

その他に生理的欲求そのものが、精神障害により異常を来すことがある。例えばうつ病などによる睡眠障害や、摂食障害（拒食、過食）などである。

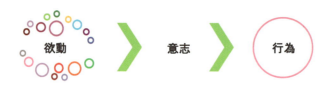

人間にはさまざまな生理的欲求（欲動）があり、それを意志の力で発動したりまたは抑制したりしている。その最終的な結果として、発現したものが行為である。われわれは行為の内容から、それを生み出した意志や欲動について解釈している。

図 1.14 意志と欲動

2.11 感情 (affect) と気分 (mood)

感情とは快・不快や、喜怒哀楽に代表される主観的なこころの動きである。欲動（生理的欲求）に伴う目標が満足されるか、または妨害された場合、あるいは葛藤が生じた場合に起こる。その反応様式は比較的強く一過性であり、同時に自律神経系や内分泌系の反応を伴う。自律神経系の反応は心拍や呼吸数の上昇、発汗、腸管運動の亢進など、内分泌系の反応はストレスホルモンの分泌亢進などである。この点において、感情を研究することは心と体の相互作用を解明する糸口になると考えられている。

類似の言葉に情動（emotion）があるが、一般に感情は人間がもつこころの働きで、情動は人間以外の動物にもみられるものとされる。一方で気分は感情や情動のような一過性の反応を示さず、ある期間（数日から数カ月）は持続するものである。すなわち欲動を満足するかどうかとは無関係に、持続的でその人の精神活動の基盤となる状態といえる。例として気分は数日間の天候（曇り）であり、感情は1日のなかでの天気の変化（時々雨）と考えると分かりやすい。

(1) 感情の障害

感情の障害には、何らかの原因で感情が弱まるか生成されなくなる状態と、必要以上に強く感情が生成されてしまう状態がある。

1) 感情鈍麻

ほとんどすべての種類の感情が弱まるか、生成されにくくなることをいう。主に統合失調症で起こる症状である。感情平板化ともいう。

2) 情動麻痺

強い心理的なストレス（災害や犯罪被害などを含む）を受けた場合に、その後から通常では起こる情動反応がみられなくなること。一過性であることが多い。

3) 失快感

うつ病や統合失調症で現れる症状で、健康なときにはあった快感情がみられなくなること。

4) 易刺激性

些細なことがらで普通よりも強く不快感情が生成されてしまい、いらいらして怒りっぽくなること。

5) 感情失禁

心理的なストレスがあった場合などに、普通なら感情が生成されないような場面や事柄に感情反応が出現すること。通常は涙もろくなったり、泣き出したりすることが多い。認知症や脳器質性疾患の症状として現れることがある。

6) 両価性

ひとつの対象に「好き」と「嫌い」など正反対の感情が生まれること。

7) アレキシサイミア（失感情症）

自分に起こっている感情を認識できず、言語的に感情を表現することが苦手な性格傾向をさす名称である。心身症になりやすいといわれている。

(2) 気分の障害

気分の障害には抑うつ気分と爽快気分、さらに両方が混在した混合状態がある。

1) 抑うつ気分

　暗く、落ち込んだ、淋しい、悲しい、辛い気持ちが、通常に起こるよりも強くまた長く持続する状態である。いつもなら楽しく感じることに対しても、興味や快感情が生成しなくなる。自分の存在に価値がない（無価値観）と思うなど、思考にも大きな影響を与える。その結果として、病前の社会的機能からの大きな変化が生じる。重症例では快・不快を問わず、一切の感情が起こらなくなったように感じる。

2) 爽快気分

　双極性障害の躁状態でみられる症状である。上機嫌、明朗、快活、発揚した気持ちが、通常に起こるよりも強くまた長く持続する。強い満足感や幸福感を伴い、優越感や自己の過大評価がみられる。その反面で、他者に対しては威圧的で尊大な態度を取ることがある。さらに進行すると多弁多動で過活動が顕著になり、乱費、飲酒量増大、社会的逸脱行為などに及ぶ。怒り感情を伴い、精神運動興奮状態になることもある。

3) 混合状態

　抑うつ状態と躁状態が、一時期に交代して認められること。

4) 多幸

　場面や状況にそぐわない幸福感が、通常では起こらないほど長く続く状態である。認知症などの脳器質性疾患でみられることがある。

2.12 不安（anxiety）と恐怖症（phobia）

　不安と恐怖は人を含む多くの動物に備わっている反応で、生命に脅威を及ぼすような対象や状況に遭遇した場合に生じるものである。このような場面で不安や恐怖が生じると、生物はその場で戦うか逃げるか（fight or flight）の判断を迫られることになる。したがってこれらは個体の生存や、種の保存にきわめて重要な反応であると考えることができる。不安は対象が目の前にない場合でも生じるのに対して、恐怖は対象がある場合に生じるものである。

　不安と恐怖は人において正常な精神活動の一部であるが、それが通常より強く長い時間にわたって生じることがある。一度強い不安を経験すると、また次にいつ不安が生じるかと過剰に心配することになる（予期不安）。これらの症状により顕著な苦痛が生じ、社会的機能が低下した場合には精神障害と診断される。

（1）全般性不安

　日常的な事柄に対する過剰な不安と心配があることで、落ち着きがなく、緊張が強く、疲れやすく、集中力のない状態になる。

(2) パニック発作

きわめて強い恐怖と不安感が数分で頂点に達し、同時に動悸、発汗、震え、息苦しさ、胸部苦悶、過呼吸などの症状を呈するもの。これらの症状は発作の形で出現し、20〜30分程度でもとの状態へ戻る。発作は繰り返すことが多い。

(3) 社交不安

社交的な行為（会話や飲食など）や人前での行動（発言や発表など）に、きわめて強い不安や緊張を示す。患者はこれらの行動を長年にわたり回避しており、それにより社会的な不利益を被っている。

(4) 恐怖症

特定の対象や状況に対し、通常よりも強い恐怖、不安、緊張を生じること。特定の対象には動物（蜘蛛、虫など）、血液、先の尖った物（針）などがあり、状況には狭い空間や高所などがある。

2.13 自我意識 (self awareness)

自分自身に関する意識のこと。自己の存在は単一であり、自己と外界との区別は明瞭に意識され、その境界があやふやになることはない。自分の考えと行為は、他人の考えや行為と別のものであると認識することができる。しかしこれらの区別が不鮮明になり、自我同一性に変化が生じることがある。

(1) 離人症

感覚刺激がありありと鮮明に認識できなくなり、みたものや聞いたものに現実感がなくなってしまう状態である。感情が減退して、喜怒哀楽を感じにくくなることもある。うつ病や統合失調症の症状としてみられるが、離人症だけ単独で生じることもある。

(2) させられ（作為）体験

統合失調症にみられる症状で、自分の考えや行為が他者により操作されていると感じる。

(3) 解離

不安や葛藤が生じた場合に自我の同一性が容易に破綻し、一過性の健忘や行動異常が生じること。

(4) 交代（多重）人格

同じ人のなかに複数の人格が存在し、それらが交代して出現しているようにふるまうこと。

第1章　精神症状の診かた

(5)　憑依状態
ひょうい

自分のなかに超自然的な存在（霊魂など）や動物（キツネなど）がのり移った状態となること。

2.14 社会的認知 (social cognition)（図1.15）

人が社会のなかで生きていくために必要な知識の内容や構造、および認知の過程をさしていう言葉である。社会的行動は本章で述べてきた意識、注意、言語、記憶、意志などの精神機能を対人的あるいは社会的場面で発揮することで可能になる。しかし既に述べた項目以外に、次に示すような社会的認知に特有な過程があると考えられている。社会的認知の障害は、統合失調症や自閉スペクトラム症において顕著に認められる。

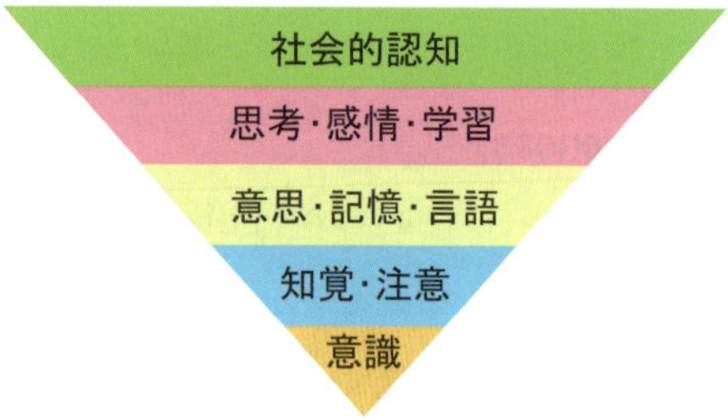

意識がすべての認識の基本にあることは疑う余地がない。意識の清明さがなければ、上の層にある知覚や注意は効率的に働かない。知覚や注意が効率よく働かなければ、さらに上にある言語や記憶などの働きも低下する。社会的認知は認識の階層で、最も上位にあると考えられている。

図1.15　認識の階層性

(1)　メタ認知

自分自身の考えや行動について、自分自身で知っていると考えること。例えば、自分が職場で遅刻が多い社員であることを知っていること。

(2)　共感性

相手の考え、行動、感情を推し量るこころの働き。

(3)　こころの理論

共感性に関わるこころの働きを人とそれ以外の霊長類で比較したり、共感性の年齢や疾病による変化を発達心理学の観点から述べた理論。

(4)　感情伝染

相手の表出している感情が、自分のなかにも生じてくる現象。

(5)　視線検知

相手の視線の動きを追従し、相手が何をみているか、何に注意を向けているかを把握する能力。生後数カ月の乳児でも養育者の視線を追う眼球の運動が認められる。

(6) 視点取得

他者の立場や状況に自分を置いて、その視点から物事を認識し判断を行うこと。

(7) 共同注意

同一の対象物に対して他者と同様に注意（視線）を向ける現象であり、その存在は乳児においても認められている。

2.15 パーソナリティ (personality)

その人の考え方や行動を特徴づける持続的な様式であり、遺伝的要因に基づいた気質（temperament）と、成長発達や社会的経験により形成される性格（character）に分けられる。人格という言葉は道徳的な価値観を含んだ形で用いられることが多いため、医学用語としてはパーソナリティを用いることが多くなっている。

(1) パーソナリティ障害

その人の考え方や行動が所属する社会規範から大きく偏った特徴をもち、本人もしくは周囲に苦痛を与えている場合をさす。

(2) 人格変化

認知症や脳器質性疾患により、病前の性格・人格が大きく変化している場合をさす。

(3) 病前性格

精神障害が発症する前に認められる性格傾向で、その疾患の経過に影響を与えるものをさす。うつ病では几帳面、完璧主義、執着気質（下田光造）、メランコリー親和型（テレンバッハ）などが知られている。クレッチマーは双極性障害と循環気質、統合失調症と分裂気質がそれぞれ関連しているという説をとなえた。

コラム　海外での精神障害を扱った名画

精神医学の講義では、精神症状を言葉で伝えることの困難さを痛感する。精神症状は発語、表情、行為、動作などを通してしか、本当には知ることができないからである。最近では教育用ビデオなど、精神疾患の様子を写した教材を使うことがある。しかし実際の患者を撮ったビデオはなく、役者が精神疾患を演じているのである。精神疾患を演ずるのは、かなりの経験と素養が必要である。俳優が普段から患者と接する機会があるとは思えないからである。しかし海外では精神

障害を扱った映画に、名画といわれるものが多い。

　例えば「カッコーの巣の上で：One Flew Over the Cuckoo's Nest、1975年)」は、患者のふりをして精神科病院に入り込んだ男の解放までを描いている。「レインマン：Rain Man、1988年」は、特異な記憶力をもった発達障害の男性と弟の交流を描いている。「シャイン：Shine、1996年」では、統合失調症に罹患した実在の音楽家が描かれている。「ビューティフル・マインド：A Beautiful Mind、2001年」も、ノーベル経済学賞を受賞した学者が統合失調症で苦しむ様子が描かれている。この4作品はいずれも力作で、米国アカデミー賞を受賞している。患者役となった俳優の演技力には目を見張るものがあり、医療者として参考になる場面もあった。主題としては才能ある個人が苦悩により変わっていく様子と、それを支える周囲の人々との愛憎であろう。

参考文献

1)　野村総一郎・樋口輝彦監修「標準精神医学　第6版」医学書院
2)　加藤進昌・神庭重信・笠井清登編集「TEXT　精神医学　第4版」南山堂
3)　沼　初枝著「心理のための精神医学概論」ナカニシヤ出版
4)　M.W. アイゼンク編「認知心理学事典」新曜社
5)　田崎義昭・斉藤佳雄著「ベットサイドの神経の診かた」南山堂

第2章

診断と検査

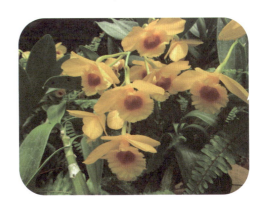

1 診断

　精神疾患の診断は、患者の精神状態を把握することが中心となる。初回の精神科診察では、診断をするための情報を得ることが目的のひとつになる。したがって、面接の重要な要素は、患者の病歴の把握と精神状態の考察である。また、必要に応じて神経学的診察や、種々の身体的検査や心理検査などが行われる。得られた情報から、診断基準をもとに最もあてはまる診断と鑑別診断を検討する。鑑別診断では、その精神症状が一般身体疾患によるものや物質使用による器質的および症状性精神障害ではないことをまず検討する。このような疾患が精神症状の背景にある場合、その疾患が改善しなければ精神症状が改善しない場合が多いからである。

　この節では、精神疾患の診断を行うために必要な、精神科診断面接、精神疾患の診断基準、構造化面接、精神症状評価尺度について解説する。

1.1 精神科診断面接

(1) 主訴

　患者が治療を必要としている症状のなかで最も重要なものを見分ける手がかりを得ることができる。患者あるいは家族の言葉をそのまま記載するとよい。主訴の内容は誰が感じている問題か、例えば、患者自身か家族か、などを明確にする。患者と同伴者の主張に大きな食い違いがあることも多い。

(2) 受診の経緯・契機の確認

　精神疾患患者は自ら希望して医療機関を受診する場合と、そうでない場合がある。本人が精神疾患と考えていない場合や、精神疾患かもしれないと考えていても受診に消極的な場合、家族にむりやり連れてこられる場合など受診に拒否的な場合などがある。診察時に受診を希望したのは誰か、本人は自分のことを精神疾患と考えているかなど、受診の経緯を確認する必要がある。

　また、精神疾患の症状の多くは徐々に始まるので、受診に至るには何か契機があることが多い。したがって、それを確認することが治療の手がかりとなることが多い。

(3) 現病歴

　現病歴は現在の精神症状が、いつ頃から始まり、時間とともにどのように変化していったかということを詳しく聞く。症状の出現が急性か、亜急性か慢性か、経過が、発作性か、持続性、周期性か、また、症状が進行しているかなどを確認する。

学校や職場での人間関係のトラブルや、受験や就職の失敗、仕事でのトラブル、家族との離死別など、精神症状との関連が想定されるイベントの有無を確認する。精神症状により睡眠や食事、身だしなみなどの変化がないか、交友関係の変化や、学校・職場での変化など社会生活への影響を確認する。

(4) 精神疾患の既往歴

患者の今までの精神疾患を症状と治療を含めてその経過についての情報を収集する。過去の症状については、いつから、どのくらいの期間、何回か、どの程度の重症度が続いたかを確認する。どのような診断をされたか、どのような治療がなされたか確認し、その治療法への反応や副作用の有無も確認する。

自殺行動の既往についても、現在のリスクを考えるために検討するべきである。また、自傷行為の既往歴も扱う。

(5) 身体的既往歴

身体疾患は精神症状の原因になる可能性がある。がんと診断された人が不安を来すことがあるように身体疾患が精神症状を引き起こしたり、身体疾患の治療によって精神症状を来すことがある。逆に、精神疾患の治療により身体疾患が引き起こされることがある。また、身体疾患が精神症状の治療に影響を与えることがある。頭部外傷や意識喪失、周産期の問題など脳への影響があるイベントも聴取する。女性の場合は、妊娠や月経についても確認を要する。

現在服薬している薬物について聴取する。これらによる副作用や現れる精神症状について検討が必要だからである。薬物治療の際に、薬物相互作用を検討するうえでも重要である。処方薬以外にも市販薬、ビタミン剤、違法薬物などについても聴取する。薬剤によるアレルギーについても聴取する。

(6) 家族歴

家族については、精神疾患が疑われる人はいなかったかを質問する。明らかな精神科受診歴がなくても、自殺をした、お酒を飲んで暴れていた、など精神疾患の関連が疑われるイベントが聴取できれば記録する。家族に自殺者がいる場合、自殺のリスクが高くなることが立証されている。

家族の身体疾患や神経疾患の既往も患者の診断と治療にとって重要である。例えば、糖尿病や高脂血症の家族歴がある場合、このような疾患のリスクが高くなる抗精神病薬を選択しないほうがよい場合がある。

精神疾患や身体疾患の家族歴だけではなく、家族構成と同居者を確認する。幼少期の家族関係や、近親者との別居や死別などの喪失体験があったかなど、家庭における人間関係についても確認する。治療の上では、現時点での家庭の状況を把握す

るように努める。家族が心理的な面で機能しているか（家族機能）、本人の状態をどのように捉えているか、治療におけるキーパーソンが誰であるかなどを把握する。

(7) 発達歴

母親の出産年齢と妊娠期間中の心身の健康状態や、薬物、アルコールなどの摂取、喫煙、風疹などの感染症の既往の有無を確認する。早産や、分娩時の異常、黄疸の有無、出生児体重を確認する。

学童期の友人や教師との対人関係や、学習態度や学業成績、遊び、夜尿、チックなどの情緒的問題を確認する。

(8) 生活歴

生活歴は、養育歴・学歴・職歴などである。学校名や会社名だけでなく、勉強した専門分野や仕事の内容など具体的なことを尋ねるとイメージがわきやすい。不登校やいじめの有無、学校の成績や友人関係も確認する。家庭内暴力がないかも尋ねる。職場での人間関係や、遅刻や早退、突発的に休むことなく出勤できていたか、などについても確認する。転職を繰り返している場合にはその理由を尋ねておく。

(9) 生活習慣

食欲、睡眠、便通、アルコール摂取、喫煙、月経、妊娠の有無などは基本情報として必要である。

(10) 病前性格

性格については、病気で不調になる前の本来の性格（病前性格）を尋ねる。患者本人や同伴者の言葉そのままの形で記録するのがよい。診断が推測できているときには、その疾患についての病前性格とされる特徴について尋ねるのもよい。性格についての理解は、患者本人と同伴者で食い違うことがある。

(11) 精神的現症

患者の外見や立ち振る舞いはその精神面を表していることが少なくない。外見、行動・態度、話し方などをチェックする。

服装や整容が整っているか、清潔か不潔かなどをみる。表情は精神状態をよく表す。うつ状態では元気がなく沈んでいたり、悲しそうである。躁状態では爽快で自信に満ちた表情を示す。統合失調症では堅く緊張しており、不安げな様子がみられることが多い。

診察に対する態度が、協力的か拒否的か、緊張や落ち着きのなさ、攻撃的かなどを観察する。

動作は標準的、俊敏か緩慢か、ぎこちなさはないかなどをみる。これらの観察は抗精神病薬による不随意運動、アカシジア、錐体外路症状などの副作用の評価にな

る。また、注意欠如・多動症のような疾患の症状を示唆することもある。

話し方は、話の調子、速さ、量、流暢さ、筋道が通っているかなどが参考になる。量の評価は、少ない場合は、不安や無関心、思考途絶などさまざまである。多い場合は、行動量と相関することが多い。しばしば躁状態が示唆される。調子や音量は、おこりっぽい、不安な、不快な、うるさい、内気な、子供っぽいなどである。統合失調症では、思考途絶や思路障害、滅裂思考などの思考異常が、うつ病では思考制止が話し方に現れる。

1.2 身体的診察

精神科の診療においても、身体診察が必要な場合がある。例えば、動悸や胸部不快感を訴える患者に対して、脈拍を測ったり、血中酸素飽和度を測定したりすることが必要になる。

神経学的診察については、精神科では特に必要である。器質性精神病では、意識障害や神経学的異常を認めることが多い。また、抗精神病薬の副作用により錐体外路症状などを来すことがある。必ずしも患者全例に対して神経学的診察を行う必要はないが、病歴から器質性精神病が疑われる場合は、神経学的診察を行い、必要があれば神経内科などに診察を依頼すべきである。

また、手指振戦、筋強剛、歩き方などの簡単な所見は常に取っておく必要がある。

身体診察や神経学的診察方法については、専門書を参照されたい。

1.3 診断基準

現在、日本で使用している精神疾患の診断基準で代表的なものは、米国精神医学会（American Psychiatric Association）の「精神疾患の診断・統計マニュアル第5版（Diagnostic and Statistical Manual of Mental Disorders : DSM）」と世界保健機関（WHO）が作成した「国際疾病分類第10版（International Classification of Diseases : ICD）」である。DSM-5 と ICD-10 の疾患分類をあげておく（表2.1、表2.2）。日本では政府公式統計は ICD-10 に基づいている。

これらの診断基準が作成されるまでは、精神疾患の診断で不一致を来すことが指摘されており、その要因として、誰からどんな内容を質問するかが異なる、同じ情報に対しても面接者の着目点が異なり、診断に導く基準が異なるという点が指摘された。診断評価のための情報を得る方法や面接基準を統一し、得た情報から診断を導く方法を統一することが対策となる。精神疾患の診断を標準化するために、操作的診断基準が設定されるようになった。

第2章　診断と検査

表2.1　DSM-5における精神疾患の分類

1.　神経発達症群/神経発達障害群
2.　統合失調症スペクトラム障害および他の精神病性障害群
3.　双極性障害および関連障害群
4.　抑うつ障害群
5.　不安症群/不安障害群
6.　強迫症および関連症群/強迫性障害および関連障害群
7.　心的外傷およびストレス因関連障害群
8.　解離症群/解離性障害群
9.　身体症状症および関連症群
10.　食行動障害および摂食障害群
11.　排泄症群
12.　睡眠-覚醒障害群
13.　性機能不全群
14.　性別違和
15.　秩序破壊的・衝動制御・素行症群
16.　物質関連障害および嗜癖性障害群
17.　神経認知障害群
18.　パーソナリティ障害群
19.　パラフィリア障害群
20.　他の精神疾患群
21.　医薬品誘発性運動症群および他の医薬品有害作用
22.　臨床的関与の対象となることのある他の状態

表2.2　ICD-10における精神疾患の分類

1.　症状性を含む器質性精神障害
2.　精神作用物質使用による精神および行動の障害
3.　統合失調症、統合失調型障害および妄想性障害
4.　気分（感情）障害
5.　神経症性障害、ストレス関連障害および身体表現性障害
6.　生理的障害および身体的要因に関連した行動症候群
7.　成人のパーソナリティおよび行動の障害
8.　精神遅滞［知的障害］
9.　心理的発達の障害
10.　小児期および青年期に通常発症する行動および情緒の障害

精神疾患の操作的診断基準は 1970 年代に始まるが、世界的に影響をもつようになったのは 1980 年に発表された、DSM‑Ⅲ以降である。また、ICD は第 10 版から操作的診断基準を備えるようになった。

これらの診断基準は、存在する症状の数、症状の持続期間が決められているので、簡便かつ、機械的に診断できるようになっている。

1.4 構造化面接

構造化面接（structured interview）とは、決められた質問項目に沿って質問しながら行われる面接手法である。診断基準に沿って質問が構成され、それに伴う回答に対する採点方法と評価、診断に至る手順が定められている。

問題点としては、患者に固有の問題に焦点をあてることが困難なこと、広い範囲の症状をカバーしようとするため、面接が長くなるか、浅い内容になってしまうことがある。

DSM のための構造化された臨床面接（Structured Clinical Interview for DSM-Ⅳ：SCID）の手法がよく用いられる。

1.5 精神症状評価尺度

精神障害の各種症状の程度を客観的、定量的に測定する尺度がある。利点としては、さまざまな実施者によって得られた情報を標準化できることになる。標準化により、一貫性のある評価を確実にすることで、診断の確定、症状の的確な記述が可能となる。さらに、評価尺度により経時的な疾患の進行や特定の介入に対する反応の経過観察が可能になる。これは、複数の臨床医が関与する場合は、グループでの診療や精神医学的調査を行う場合に役に立つ。

大きく分けて、患者が自分で記入する自記式と、医療者が客観的に判定する方式のものがある。

(1) 精神病性障害の評価尺度

1) 簡易精神症状評価尺度 (Brief Psychiatric Rating Scale：BPRS)

BPRS は 18 項目からなるスケールで、幻覚による行動、概念の統合障害、情動の平板化、敵意や猜疑心、興奮や誇大性、不安や抑うつ、心気症、緊張、失見当識などを含む広範囲の分野をカバーしている。評価は 7 段階で、各尺度の各段階について評価基準があり、質問の仕方の具体例が用意されている。簡便で包括的な精神症状評価尺度として統合失調症をはじめ精神疾患の症状評価に広く使用されている。

2) 陽性・陰性症状評価尺度 (Positive and Negative Syndrome Scale：PANSS)

　PANSS は主に統合失調症の精神状態を全般的に把握するための評価尺度である。BPRS の 18 項目を含む全 30 項目で構成されており、内訳は陽性尺度 7 項目、陰性尺度 7 項目、それに総合精神病理評価尺度の 16 項目からなっている。各質問項目には具体的なアンカーポイントが示されており、その重症度は「なし」から「最重度」の 7 段階に分けられている。治療の変更に対して感度が高いことが示されており、臨床現場で、病状の重篤度の経過を追跡するのに有用である。

(2) 気分障害の評価尺度

1) ハミルトンうつ病評価尺度 (Hamilton Depression Scale：HAM-D)

　HAM-D は世界で最も広く使用されているうつ病用評価尺度のひとつになっている。うつ病の重症度を表す 17 項目で構成された主要 17 項目版とこれにうつ病をタイプ分けするための追加の 4 項目を加えた 21 項目版が用いられている。HAM-D は治療に対する変化の評価に使用されることが多く、さまざまな治療法の比較に有用である。

2) ベックうつ病評価尺度 (Beck Depression Inventory：BDI)

　BDI は自己評価尺度であり、21 項目から構成されている。過去 2 週間の精神症状の自覚的評価が中心となる。各項目に 0〜3 点が配点され、合計得点の範囲は 0〜63 点である。合計得点でうつ病の重症度が評価される。所用時間は 5〜10 分である。治療反応の評価やうつ病のスクリーニングに使用される。

3) ヤング躁病評価尺度 (Young Mania Rating Scale：YMRS)

　気分高揚、活動の増加、性的関心、睡眠、易怒性、会話、言語・思考障害、思考内容、破壊的・攻撃的行為、身なり、病識の 11 項目からなる評価尺度である。15〜30 分間の面接による行動観察に重きを置き、患者の主観的な陳述もあわせて評価する。

4) 気分プロフィール検査 (Profile of Mood States：POMS)

　POMS は、「怒り－敵意」「混乱－当惑」「抑うつ－落ち込み」「疲労－無気力」「緊張－不安」「活気－活力」「友好」の 7 尺度と、TMD 得点（総合的気分状態得点）から気分の状態を評価する自己評価尺度である。成人用（18 歳以上）と青少年用（13 歳〜17 歳）がある。65 の質問項目に答える質問紙式で、所用時間は約 15 分である。臨床、職場、学校など多方面で活用されている。

(3) 不安障害の評価尺度

1) ハミルトン不安尺度 (Hamilton Anxiety Scale：HAM-A)

　不安障害の際に認められるさまざまな症状を身体的および認知的面から評価する。評価項目には不安に伴う精神症状や不安の自律神経症状、不眠、認知障害、抑うつ気分、面接時の行動などが含まれている。重症度は 0 から 4 までの 5 段階に分けら

れており、各重症度に該当する諸症状が列記されている。HAM‐A は全般不安症の臨床で治療反応のモニタリングをするために使用されている。

（4）全般的機能水準の評価尺度

精神疾患のある患者の全般的機能水準を評価する尺度として機能の全般的評価尺度（Global Assessment of Functioning：GAF）が広く使用されている。2010 年には、WHO の世界保健機関能力低下尺度第 2 版（The World Health Organization Disability Assessment Schedule 2.0：WHODAS 2.0）が発表された。

1）GAF

精神症状と社会的職業的機能の両面を総合的に評価し、100 点から 1 点までの得点で示す。DSM‐Ⅳ‐TR の多軸診断方式の第Ⅴ軸でもある。通常、GAF の評価は現在の症状に対して行われるが、GAF の点数を治療開始および終了の時点で記録することが推奨されることもある。治療の計画や効果測定、転帰予測に役に立つ。問題点として、GAF は機能障害と精神症状の重症度がひとつの尺度を構成しており、機能状態よりも精神症状に影響されることが指摘されている。

2）WHODAS 2.0

WHODAS 2.0 は WHO により健康と障害の程度を評価するために開発され、WHODAS 第 1 版を継承する形で作成されたが、WHO の国際生活機能分類（International Classification of Functioning, Disability and Health：ICF）の障害概念を基盤とする。WHODAS 2.0 で把握される機能の領域は、「認知（Cognition）」「可動性（Mobility）」「セルフケア（Self-care）」「他者との交流（Getting along）」「日常生活（Life activities）」「社会への参加（Participation）」の 6 領域である。被評価者の直近 30 日間における 6 領域の問題がどの程度生じていたかを 5 段階で評価する。

2 検査

精神疾患の診断・評価・治療のために問診だけではなく、検査を利用することがある。精神疾患を脳機能と心理機能という面から捉えるためにこの両面についての検査を利用する。脳機能を評価する検査としては、脳画像検査と脳波などがある。心理機能を評価する検査としては、知能検査、心理検査、神経心理学的検査がある。また、精神症状が一般身体疾患や物質に関連するものではないことを確認するために、スクリーニング検査として、血液検査や尿検査、脳脊髄液検査などの臨床化学検査が用いられる。病歴や症状からそれらの器質的原因が疑われる場合、どの疾患を疑うかにより、さらに行うべき検査は異なる。精神疾患は検査のみでは診断する

ことはできないため、これらの検査は補助的なものである。

2.1 臨床化学検査

(1) 血清電解質

　血清電解質検査は患者の初期評価に有用である。血清電解質の値は、せん妄患者では異常を示すことがある。電解質異常は向精神薬の服用によっても起こる。摂食障害患者では自己誘発性嘔吐や緩下剤乱用によって、低カリウム血症などの血清電解質の異常を示すことがある。低カリウム血症では、筋力低下や心電図でU波、T波の平坦化、ST低下などの変化が起こり、不整脈を来すことがある。マグネシウム値はアルコール乱用患者で低くなることがある。低マグネシウム値は、興奮、混乱、せん妄を来すことがある。リンの低値は排出行動のある摂食障害患者にみられる。副甲状腺機能亢進症では低血清リン値を認め副甲状腺機能低下症では血清リン濃度の上昇を認める。低ナトリウム血症は、心因性多飲症やADH分泌異常症候群などでみられる。低ナトリウム値はせん妄を起こすことがある。血清カルシウム異常は多様な行動異常を起こす。低カルシウム血症は、抑うつ、せん妄、易刺激性と関連する。高カルシウム血症は、抑うつ、精神症状、筋力低下と関連する。副甲状腺機能低下による低カルシウム血症は、甲状腺疾患の手術を受けたものに起こることがある。銅代謝異常を示すウィルソン病では、血清銅の値が低くなる。銅は脳や肝臓に蓄積し、知的機能低下、パーソナリティの変化、精神病、運動障害を起こす。

(2) 内分泌検査

　内分泌疾患によって精神症状を来すことがあり、内分泌疾患のスクリーニングが精神科診療で必要なことがある。甲状腺機能検査、副甲状腺機能検査、副腎皮質機能検査などが行われる。代謝疾患に伴う精神症状の詳細については第12章を参照されたい。

　その他、プロラクチン濃度は抗精神病薬の副作用で上昇することがあるため、精神科診療でよく測定される。

(3) 感染症検査

　感染症が精神症状の原因となることがあり、ヒト免疫不全ウイルス（HIV）検査や梅毒検査を行うことがある。

(4) 薬物血中濃度検査

　特定の向精神薬の血中濃度を測ることで血中濃度が治療域にあるか、達していないか、中毒域かを判断できる。処方された薬物が中毒域にあると、精神症状が現れることは珍しくない。高齢者では、治療域の血中濃度でも病的症状を呈することが

ある。正常値は、検査室によって異なるのでその検査を行った検査室の正常値を知っておくことが大切である。

2.2 毒物検査

乱用薬物スクリーニングは薬物の尿中濃度で測定する。迅速な検査によって、1時間以内に結果が得られる。これらはスクリーニングテストであり、その結果を確認するにはさらなる検査が必要である。また、血液、呼気、毛髪、唾液、汗の検体によって行う場合もある。尿によるスクリーニングは、アルコール、アンフェタミン、コカイン、マリファナ、オピオイド、フェンシクリジン、3,4-メチレンジオキシメタフェタミン（エクスタシー）などの薬物の使用に関する情報を提供する。

アルコールは、血中および呼気中のアルコール濃度によって評価できる。

2.3 脳脊髄液検査

脳脊髄液（髄液ともいう）は、脳室にある脈絡叢で産生される。脳脊髄液は中枢神経系の疾患、例えば感染や炎症、血管障害、外傷、腫瘍などで変化を来す。精神医学領域で重要なのは、髄膜炎や脳炎などの中枢神経系の炎症性疾患である。採取は腰椎穿刺による。禁忌は、頭蓋内圧亢進状態、穿刺部位の感染であり、くも膜下出血・脳出血の場合は慎重を要する。検査項目は、液圧、外観、細胞、蛋白、糖などである。中枢神経系の感染症の診断には病原体の分離・同定が必要である。

2.4 脳波検査

脳波は脳の神経細胞の電気活動を頭皮上から記録し、大脳の神経活動の機能を評価することができる。空間的情報だけではなく、脳機能の時間的変化の情報も得ることができる。脳波は主に大脳皮質の電気活動を電極により検出、波形として表示する。脳波検査は、脳の機能を継続的に観察でき、安全で侵襲が少なく、繰り返し検査が可能という長所がある。

(1) 適応

1) てんかんの診断、治療の評価

てんかん特有の脳波を確認することが診断に必要である。発作の型を同定することができ、薬物選択に役立つ。また、部分発作のてんかん焦点を同定できる。薬物治療の効果を判定し、抗てんかん薬の用量を決定することができる。

2) 意識障害の判定と評価

代謝性疾患、せん妄、脳炎・髄膜炎、薬物性の意識障害などが対象になる。意識

障害では、一般に徐波化し、α波の減少がみられる。特に、肝性脳症、クロイツフェルトヤコブ病、亜急性硬化性全脳炎では、特異的な脳波所見を認め、診断上の意義が大きい。

3) 脳の機能の状態の評価

認知症、神経変性疾患などが対象となる。

機能低下により、局在性、全般性の徐波が出現する。

4) 覚醒度の評価

睡眠・覚醒障害の診断（睡眠時無呼吸症候群、ナルコレプシーなど）

5) 脳死の判定

平坦脳波の確認に使われる。

（2）方法

頭皮上に電極を国際標準法（国際 10-20 法）に従って頭皮に配置し（図 2.1）、発生する微弱な電圧を増幅器で増幅し、記録する。脳波の導出法には、耳朶につけた基準電極と頭皮上の電極との差をみる基準導出法（単純導出法）と、2 つの頭皮上の電極間の差を記録する双極導出法がある。脳波は周波数と振幅で表現する。

安静時の脳波では、はっきりしない異常を発現、顕在化させる操作を脳波賦活法という。通常は、①開閉眼、②過呼吸賦活、③睡眠賦活、④光刺激賦活を行う。

（3）所見

1) 正常脳波

脳波は周波数に応じて、δ波（0.5〜3Hz）、θ波（4〜7Hz）、α波（8〜13Hz）、β波（14Hz〜）に区分する。正常脳波は年齢により変化する。成人の安静覚醒閉眼時の基礎律動は、α波で、振幅が 20〜60μV で、頭頂・後頭部優位に連続的・律動的に出現する。左右差はなく、突発性異常波がみられず、著明な徐波（θ波とδ波）がないのが正常である。

2) 異常脳波

異常脳波には持続的に出現する非突発性異常波と突発性異常波がある。非突発性異常波は、全般性の脳機能低下、意識障害や脳腫瘍などの局在性の異常を疑う所見である。基礎律動の徐化や、散発性あるいは持続性、局在性あるいは全般性に出現する徐波などである。突発性異常波は、持続は 70 msec 未満の先鋭な波形をもつ棘波（spike）と、持続が 70msec 以上で先鋭な波形をもつ鋭波（sharp wave）がある。これらが徐波と結びついた棘徐波複合（spike & wave complex）や鋭徐波複合（sharp & wave complex）、徐波が背景脳波からきわだって突発的に出現する徐波群発（slow wave burst）などがある（図 2.2）。

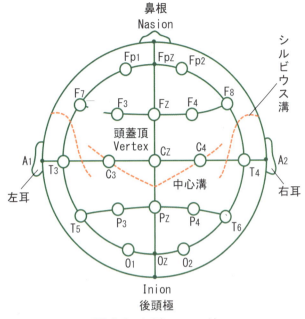

図 2.1　国際 10-20 法

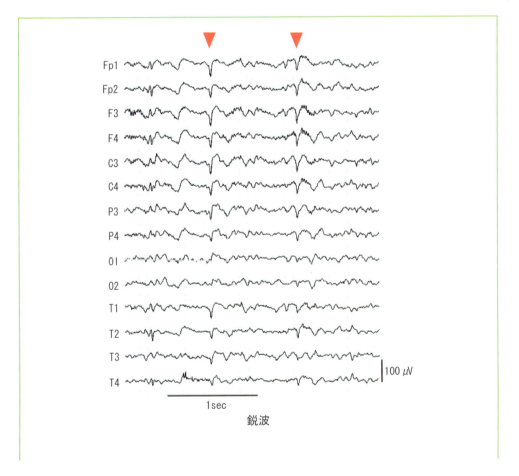

鋭波

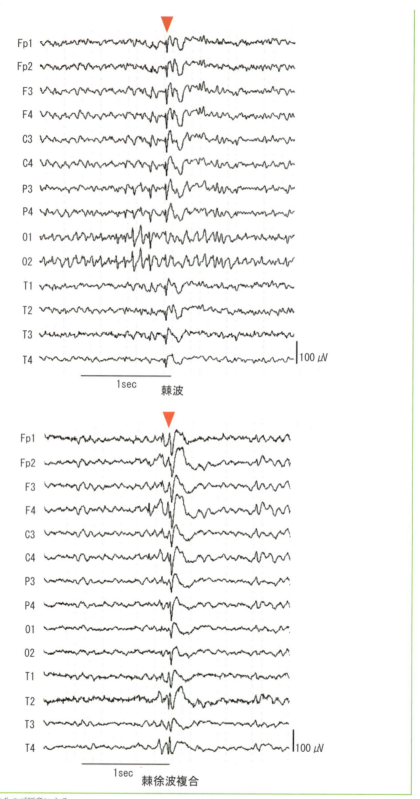

出典）寳珠山稔先生のご厚意による　図2.2　異常脳波の例

2.5 神経画像検査

　精神科診療で重要な画像検査は、脳画像検査である。脳画像は脳の形態をみるための脳解剖画像と、脳の働きをみるための脳機能画像に分類される。脳解剖画像は脳の形態を詳細に、非侵襲的に示すことができる。脳解剖画像としてはCT（X-ray computed tomography）、磁気共鳴画像（magnetic resonance imaging：MRI）がある。

　解剖画像検査の目的は脳器質疾患を診断あるいは鑑別することである。急性の器質性精神疾患が疑われた場合、頭蓋内病変の鑑別目的で速やかに頭部CTを施行する。脳挫傷、急性硬膜下血腫、脳内出血、脳梗塞、脳ヘルニア、くも膜下出血などはCTでおおむね診断が可能である。出血や梗塞、浮腫の有無、midline shiftがないことの確認を行う。

　MRIはCTよりも急性期の虚血性病変の検出、解剖学的描出力にすぐれているという長所がある。一方、CTと比べると撮像時間が長いことが短所である。患者が落ち着かない場合は軽い鎮静をかけることもある。また、撮像条件を拡散強調画像やT2強調画像のみにするなどし、検査時間を短縮することも必要である。患者の病態や状況に応じて、CTとMRIを適切に使い分けることが重要である。

　機能画像には、陽電子放出断層撮影（positron emission tomography：PET）、単一光子放出断層撮影（single photon emission computed tomography：SPECT）、機能的磁気共鳴画像（functional magnetic resonance imaging：fMRI）、磁気共鳴スペクトロスコピー（magnetic resonance spectroscopy：MRS）、近赤外線スペクトロスコピー（near-infrared spectroscopy：NIRS）などがある。脳の全般的な賦活、局所的な機能低下・亢進を評価するために用いられる。

　以下、臨床的に用いられる脳画像検査について解説する。

(1) 脳解剖画像

1) CT

　CTは、組織によるX線の吸収率の差を利用して断層画像を得る。X線の吸収率は水や空気で低く、骨では高い。したがって、頭蓋骨や血液は白く、髄液や脂肪が黒く、脳はその中間の濃さになる。CTはMRIに比べ、撮影時間が短く、装置、撮影コストが安い。

　CTは、出血、腫瘍、石灰化あるいは膿瘍の診断に有用である。造影剤を使用することで（造影CT）、腫瘍、発作、膿瘍、感染症などの血液−脳関門に変化を起こす疾患の視覚化を増強することができる。

　精神症状と関連する所見は、脳室拡大の有無、脳溝拡大の有無、脳梗塞や脳出血の有無、奇形の有無などである。また、病変のある部位と精神症状との関連も重要

である。

2) MRI

　MRIは、強い磁場に置かれた水素原子の物理的反応特性を利用して多方向から信号を検出し、組織の断層像を得る検査方法である。撮像法は、T1強調画像（図2.3）、T2強調画像、プロトン強調画像、FLAIR画像、拡散強調画像などが用いられる。検査はCTより長時間を要し、コストも高いが、頭蓋骨による影響は少なく、解像度の高い画像が得られる。磁場の傾斜を変えることで、水平、矢状、冠状のさまざまな方向の断層像が得られる。

　MRIでは、脳梗塞、脱髄性疾患、脳炎などの診断に有用である。それぞれの病変をみつけやすい撮像条件があるため、考慮する必要がある。また、記憶に関連の深い海馬の形状を冠状断で検討することができる。MRIは患者がペースメーカーや動脈瘤クリップなどの、強磁性の物体を装着している場合、禁忌となる。

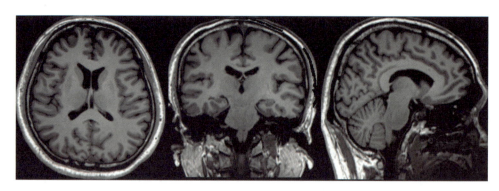

横断面（左）、冠状面（中）、矢状面（右）の３方向の画像が示されている。
図2.3　健常成人の高解像度Ｔ１強調画像

(2) 脳機能画像

1) SPECT

　SPECTは、放射性同位元素（^{99m}Tc、^{123}I、^{133}Xeなど）を含む薬品を投与し、これらの放射性同位元素が出すγ線を検出しコンピューターで放射性同位元素の集積状態の断層画像を得る検査である（図2.4）。血流の多い部位ほどγ線の密度が高いので、血流分布がカラースケールで表示される。一般に脳血流は大脳皮質や視床、基底核など神経細胞が主体の灰白質で高く、神経線維の走行する白質では低い分布を示す。例えば、アルツハイマー型認知症では、脳の萎縮を認める前に脳機能の低下を反映する血流低下を検出することができる（図2.5）。また近年では、SPECTによりドーパミンなど神経伝達物質の受容体やトランスポーターを画像化できるようになってい

る（図2.6）。短所としては、放射線被曝が問題となること、放射性物質の管理が必要となることである。

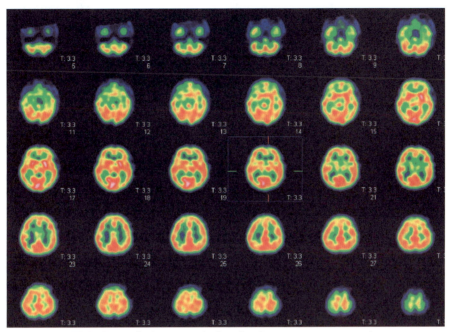

図2.4　健常成人の脳血流画像（Tc-99m ECD SPECT）

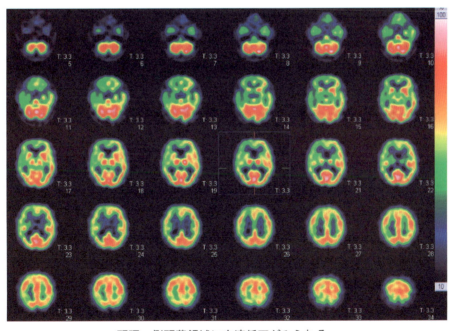

頭頂・側頭葉領域に血流低下がみられる。

図2.5　アルツハイマー病の患者の脳血流画像（Tc-99m ECD SPECT）

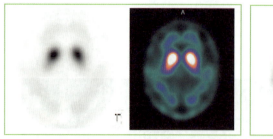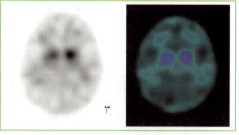

図 2.6　DATスキャンの正常像(左)とパーキンソン患者の像(右)

(図 2.4〜2.6 は加藤克彦先生のご厚意による)

2) PET

　PETはポジトロン（陽電子）を放出する放射性同位元素（^{15}Oや^{18}F）を用い、放出された陽電子が崩壊するときに出るγ線を検出器で測定し、コンピューターを用いて放射性同位元素の集積状態の断層像を表示する。脳血流、酸素やグルコースの代謝、神経伝達物質の受容体を測定できる。高感度、高分解能で定量性にも優れている。SPECTは脳血流を反映するのに対し、PETは血流の他に酸素代謝や酸素摂取率、糖代謝が測定できる。PETはSPECTに比べ空間分解能が高く感度が優れている。PET検査にはトレーサーを合成するためのサイクロトロンが必要であり設備と維持に高額な費用が必要なため、PET検査を行える施設は限られている。

2.6 知能検査

　知能とは、新しい課題を解決するための合理的思考、効率的対処するためにこれまでの経験を効率的に再構成する能力といえる。知能の程度は知能指数（intelligence quotient : IQ）で評価される。知能の障害には、年齢に応じた知能の発達がみられない知的障害と、一旦正常に発達した知能が、後天的な脳の器質性障害で持続的に低下した認知症がある。ここでは、知能検査の代表であるウェクスラー法、田中・ビネー法について述べる。

(1) ウェクスラー法

1) ウェクスラー成人知能検査 WAIS-Ⅲ知能検査（16歳以上）

　成人の知能検査として最も一般的に用いられている。現在、日本で使用しているものは第3版であるが、アメリカでは、第4版（WAIS-IV）が既に刊行されている。検査は言語の関与の有無により大きく2つに分かれ、言語性検査（単語・類似・算数・数唱・知識・理解・語音整列）と動作性検査（絵画完成・符号・積木模様・行列推理・絵画配列・記号探し・組み合わせ）のそれぞれ7下位検査で検討する。成績は平均100点、標準偏差15点に換算した知能指数IQ（intelligence quotient）で表され、言語性知能指数（Verbal intelligence quotient : VIQ）、動作性知能指

数（Performance intelligence quotient：PIQ）、全検査知能指数（Full intelligence quotient：FIQ）の 3 指標、および言語理解（verbal comprehension：VC）、知覚統合（perceptual organization：PO）、作動記憶（working memory：WM）、処理速度（processing speed：PS）の 4 群指数が算出できる。対象は、16〜89 歳である。施行には 60〜90 分を要する。

2) ウェクスラー児童用知能検査 WISC-IV（5〜16 歳）

小児の知能検査として最も使用されている検査である。現在、日本で使用されている最新版は第 4 版である。第 3 版では、WAIS と同様に VIQ・PIQ・FIQ、および言語理解・知覚統合・作動記憶・処理速度が算出できたが、第 4 版からは、VIQ、PIQ が廃止になり、検査では、下位検査は、積木模様、類似、数唱、絵の概念、符号、単語、語音整列、行列推理、理解、記号探しからなる。下位検査が正しく施行できなかった場合の代替検査として、（絵の完成）、（絵の抹消）、（知識）、（算数）、（語の推理）がある。全検査（FSIQ）および、言語理解、知覚推理、ワーキングメモリー、処理速度の 4 指標が算出できる。同年齢集団の中での知能水準の位置、個人内差を把握することができる。対象は 5〜16 歳の子供である。施行には 60〜70 分を要する。

(2) 田中・ビネー法

本検査は、2 歳以上を対象としているが、日本では主に幼小児を対象として使用されている。検査問題は日常的で身近にある素材をもとにつくられている。やさしい問題から難しい問題まで順番に構成されている。どの問題まで正答にできたかに応じて推定した精神年齢と暦年齢の比から、知能指数を算出する。さらに、結果より偏差知能指数（deviation intelligence quotient：DIQ）も算出される。

2.7 神経心理学的検査

神経心理学は、脳の局所性の損傷により生じる、言語、行為、認知などの機能障害を対象とする。神経心理学検査が対象とするのは、失語・失行・失認などの巣症状、より広範囲の障害による前頭葉症候群、側頭葉症候群、頭頂葉症候群などの脳局在症候群である。

(1) 巣症状

1) 失語

失語症は、一旦獲得された言語能力が、大脳の言語中枢の損傷によって障害された状態である。発語に関する筋や末梢神経には異常がない、知能や意識の低下もなく、聴力の障害もないのに言語による表現や文字の理解ができないことをいう。失語の分類としてよく用いられるウェルニッケ・リヒトハイムの失語図式を示す。言

葉を聞いてから、中枢処理を行い、言葉を理解して話すまでの経路として、皮質下聴覚言語中枢（a）→ 聴覚言語中枢（ウェルニッケ中枢；A）→ 概念中枢（B）→ 運動言語中枢（ブローカ中枢；M）→ 皮質下運動言語中枢（m）という図式を想定する（図 2.7）。障害部位に応じて 7 通りの失語型がある。理論的、解剖学的には問題が多いが、失語を理解するためには有用である。大きく分けると、理解は比較的よいが表現がうまくいかない運動性失語と、理解が悪く表現にも問題のある感覚性失語がある。失語症の分類とその症候を表に示す（表 2.3）

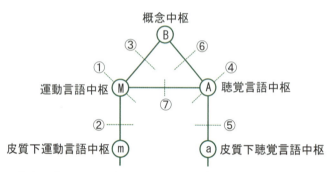

①皮質運動失語、②純粋運動失語、③超皮質性運動失語、④皮質感覚失語、⑤皮質下感覚失語、⑥超皮質感覚失語、⑦伝導失語

図 2.7　ウェルニッケ・リヒトハイム失語図式

表 2.3　失語症の分類

病　型		自発言語	復唱	言語了解	文字了解	音読	自発書字	書取り
運動性失語	ブローカ（皮質性運動性）	×	×	△	△	×	×	×
	純粋運動性（皮質下性運動性）	×	×	○	○	×	○	○
感覚性失語	ウェルニッケ（皮質性感覚性）	語健忘 保続 錯誤 錯文法	×	×	×	×	錯書	×
	純粋感覚性（皮質下性感覚性）	○	×	×	△	○	○	×
全失語（表出−受容性失語）		×	×	×	×	×	×	×
伝導性失語（中枢性失語）		錯誤	×	○	○	錯読	錯書	錯書
健忘性失語		語健忘	○	○	○	○	△	△
超皮質性失語	超皮質性運動性	×	○	○	○	△	△	△
	超皮質性感覚性	錯誤	○	×	×	錯読	錯書	△

○正常　×障害　△軽度障害

出典）田崎義昭、斎藤佳雄 著「ベッドサイドの神経の診かた（改訂 18 版）」p. 250　南山堂　2017

2　検査

2）失認

　ものをみたり、聞いたり、触ったりして、それが何かを認知するには、それらの感覚路とそれを認知する大脳の機能が正常でなければならない。ある感覚に対して知覚は保たれ、対象の概念も保たれているのに、その感覚を通しては対象が認知できないことを失認という。認知症ではなく、失語がないことが前提となる。視覚失認（visual agnosia）、聴覚失認（auditory agnosia）、触覚失認（tactile agnosia）、身体失認（asomatognosia）がある。（表2.4）

3）失行

　失行とは、運動麻痺や、運動失調、不随意運動などの運動障害がなく、しかも行うべき動作や行為も十分理解しているにも関わらず、これを行うことができない状態である。失行は観念運動性失行と観念性失行、肢節運動性失行の3つが主である。他に構成失行や着衣失行がある（表2.5）。

表 2.5　失行の分類

分類	症　状	障害部位
肢節運動性失行	習熟していた動作が拙劣になる。紐を結ぶ、ボタンをはめるなど、巧緻な手指の操作を必要とする動作が障害される。	前中心回から上前頭回脚部 症状は、通常障害部位の反対側の一側手に現れるが、障害部位が優位半球の場合両側に現れる
観念運動性失行	自動的にはできる行為が、口頭指示や模倣を意図的に行おうとするとできない（自動的行為と意図的行為の乖離）。慣習的な身振り（さよならやジャンケンなど）、物品使用パントマイム（櫛を使うふりなど）の障害がある。	優位半球の側頭頭頂領域から運動前野
観念性失行	日常慣用の物品を実際に利用する運動の障害。使用する物品を正しく認識し、使用方法を述べることができるが、櫛で歯を磨こうとするなど、誤って使用する。	優位半球頭頂葉後方から後頭葉前方、中側頭回最後方部
構成失行	部分を空間的に配置してまとまりのある形態を再現・模倣する能力の障害。形態の模倣、図形の描画、姿位の模倣の障害を認める。積み木でつくった手本を真似できない、指パターンを模倣できないなどの症状を認める。	優位半球頭頂葉の場合と劣位半球頭頂後頭葉の場合がある
着衣失行	着衣の際、袖に反対の手を通したり、袖の出口に手を入れたりするなどの誤りを認める。視空間失認や身体失認、構成障害などを合併することが多い。	劣位半球頭頂葉

第2章　診断と検査

表 2.4　失認の分類

分類	症状	障害部位
視覚失認		
物体失認	物体をみることはできても、それが何であるかを認知できず、触ったり音を聞いたりすることで認知できる。	両側後頭葉基底部
同時失認	絵や図の細かい部位は正確に認知できるが、全体を同時に認知できないため、全体の意味が理解できないもの。	優位半球頭頂・後頭葉
相貌失認	人物、顔貌、表情が認知できない。	劣位半球後頭葉
色彩失認	色彩の意味的把握の障害	優位半球後頭葉の側面または基底面
視空間失認		
視覚性定位障害	対象が空間内のどこにあるか認知できない、複数の対象の相互の位置関係や大きさを比較する能力の障害	一側頭頂葉
半側空間失認	空間の半側にあるものが認知されない。	劣位半球頭頂・後頭・側頭境界部
地誌的失見当	熟知した場所や道を認知することができない。	頭頂後頭葉
地誌失認	地図や写真などで熟知している都市の位置が示せない。	頭頂後頭葉
Balint 症候群	精神性注視麻痺：視線が一定に定まらず、一旦対象に到達すると固定する。 視覚性運動失調：視野内の標的を上肢でつかもうとしても、大きく見当がずれる。 視覚性注意障害：注視したものにしか注意を払わず、他のものや背景に注意が向かない。	両側頭頂後頭葉
聴覚失認		
純粋語聾	言語音が認知できない。	優位半球側頭葉
感覚性失音楽	音楽に関連したメロディ、リズム、ハーモニーが認知できない。	優位半球上側頭回
精神聾	すべての種類の音が認知できなくなる。	
感覚失認		
素材失認	手で触っても素材（金属、紙、布など）が認知できない。	一側頭頂葉
形態失認	手で触れても形が認知できない。	一側頭頂葉
（狭義の）感覚失認	素材も形も認知できるが対象の認知ができない。	一側頭頂葉
身体失認		
片麻痺病態失認	自身の片麻痺に無関心であったり、否認する。	劣位半球頭頂葉
半側身体失認	自身の半側を無視し、半身が存在しないかのような行動を示す。	劣位半球頭頂葉
手指失認	指の呼称・指示・同定ができない。	
左右見当識障害	自己・他者の左右が認識できない。	
Gerstmann 症候群	4 徴候：手指失認、左右見当識障害、失書、失算	優位半球の頭頂−側頭−後頭葉

(2) 脳局在症候群

脳葉の病変により、巣症状より高次な精神機能障害が生じる場合がある。

1) 前頭葉症候群

ｉ) 遂行機能障害

背外側面の障害により生じる。目的のある行動を有効に進めるために必要な機能である。遂行機能の障害は、仕事の段取りの悪さ、柔軟さの欠如などが生じる。目的を達成するために必要な情報に注意を向け、計画を立て、複数の作業と同時に進めることができない。

ｉｉ) 脱抑制

眼窩面の障害により生じる。楽天的で上機嫌の傾向が出現し、ダジャレをいってふざけるふざけ症（モリア）、積極性や創造性がなくなり、抑制が低下、道徳感情低下など人格変化が生じる。

ｉｉｉ) 意欲低下

内側面の障害により生じる。自発的な運動や発語が少なくなる。命令に応じる動作も遅く途中で止まってしまう。周囲への関心もなくなってしまう。

2) 側頭葉症候群

ｉ) ウェルニッケ失語 （失語の項を参照）

ｉｉ) 記憶障害

側頭葉内側面、特に海馬が両側性に障害されると記憶障害を生じる。

ｉｉｉ) 幻覚

側頭葉にある種々の感覚中枢の障害で、幻聴、幻臭、幻視などの幻覚、錯視などが生じる。海馬鉤の障害による幻臭発作は鉤回発作として知られている。

ｉｖ) 情動障害

側頭葉嗅脳部や扁桃体の刺激によって情動発作が起こる。側頭葉てんかんでは、易刺激性、衝動性、攻撃性などの情動変化、人格変化を認める。

ｖ) クリュバー・ビューシー症候群

猿の両側側頭葉を切除した場合に認められる。危険物に平気で近づく（ヒトの視覚失認に相当する）、あらゆる物を口にもっていく傾向（口唇傾向）、すべての視覚刺激に注意する、情動行動の欠如、性行動の亢進などを認める。

3) 頭頂葉症候群

失行、失認、ゲルストマン症候群などが生じる。その他、知覚障害も生じる。

4) 後頭葉症候群

同名半盲、視覚失認、視空間失認、アントン症候群などが生じる。

(3) 神経心理学的検査

1) 言語検査

　失語症を調べるには、自発言語・復唱・音読・呼称・聴覚的理解・読解・自発書字・書き取り・写字を検査する。失語症の検査時の注意として、意識が清明であるか、視力や聴力の障害がないかを確認する。

ⅰ）標準型失語検査（Standard Language Test of Aphasia：SLTA）

　日本で最も頻用されている失語症検査である。「聴く」「話す」「読む」「書く」「計算」の5つの大項目からなる。26の小項目には単語、単文、文章のレベルの問題があり、問題の採点は6段階評価を用いる。失語型の判定はできないが、失語症の経時的変化を捉えるのにすぐれており、リハビリテーションの効果判定に用いられることも多い。

ⅱ）WAB 失語症検査（Western Aphasia Battery）

　Western Aphasia Battery の日本語版である。①自発話、②話言葉の理解、③復唱、④呼称、⑤読み、⑥書字、⑦行為、⑧構成・視空間行為・計算の8項目からなる。得点から失語指数（AQ）が算出でき、定量的に評価できる点が特徴である。また、失語型の判定の他、失行、半側空間無視、非言語性知能検査を含んでいる。

2) 失認

　失認の評価の前に、要素的な知覚、注意機能、知能、言語機能、記憶機能の障害がないことを確認する。

　視覚認知の障害を検査するものとして標準高次視知覚検査（Visual Perception Test for Agnosia：VPTA）がある。

ⅰ）標準高次視知覚検査（Visual Perception Test for Agnosia：VPTA）

　視覚失認のスクリーニングには、VPTAが適している。視知覚の基本機能、物体・画像認知、相貌認知、色彩認知、シンボル認知、視空間の認知と操作、地誌的見当識から構成されている。結果を成績プロフィールに記載することで、おおよその障害パターンを把握できる。

　VPTA には聴覚性呼称課題、触覚性呼称課題も含まれている。

3) 失行

　失行の検査は、簡単な動作、手指の繊細な動作、顔面の動作、起立、歩行などをさせてみる。これらの動作に障害があったら肢節運動性失行である。さらにじゃんけんのチョキや影絵の狐の真似をさせる。このように単純な動作が口頭指示ではできないが自発的運動では保たれているのが観念運動性失行である。次に、日常に用いる物品を正しく使用できるかをみる。おかしな動作をするようであれば観念性失

行という。失行を中心とした高次動作障害の標準化された検査として標準高次動作性検査（Standard Performance Test for Apraxia：SPTA）がある。失行の検査を実施する前に、神経症状、失語や認知症の有無を正確に把握しておく必要がある。

ⅰ）標準高次動作性検査（Standard Performance Test for Apraxia：SPTA）

　失行をすべて評価することができる。行為を完了するまでの動作過程が詳細に記録でき、分析が可能である。誤反応の内容が失行の鑑別上重要なため、注意深く観察することが大切である。SPTA の課題の大項目と、評価される高次動作を表 2.6 に示す。

　スクリーニング検査の際は、顔面動作、上肢（片手）手指構成模倣、上肢・描画（模倣）を使用する。

表 2.6　SPTA の大項目と、評価される高次動作性障害

大項目	評価される高次動作性障害
① 顔面動作	口部顔面のパントマイム動作能力の障害
② 物品を使う顔面動作	
③ 上肢（片手）慣習的動作	パントマイム動作能力の障害（観念運動性失行）
④ 上肢（片手）手指構成模倣	構成障害
⑤ 上肢（両手）客体のない動作	－
⑥ 上肢（片手）連続的動作	－
⑦ 上肢・着衣動作	着衣障害
⑧-1 上肢・物品を使う動作（物品なし）	パントマイム動作能力の障害（観念運動性失行）
⑧-2 上肢・物品を使う動作（物品あり）	道具使用能力の障害（観念性失行）
⑨ 上肢・系列的動作	
⑩ 下肢・物品を使う動作	－
⑪ 上肢・描画（自発）	構成障害
⑫ 上肢・描画（模倣）	
⑬ 積木テスト	

＊ －：該当する高次動作性障害なし

出典）臨床精神医学第 44 巻増刊号 p.215 2015 より引用改変

4）前頭葉機能検査

　前頭葉機能は遂行機能の障害で評価することが多い。検査には、ウィスコンシン カードソーティング テスト、語流暢性課題（verbal fluency test：VFT）、保続の検査、Trail Making Test（TMT）などがある。ここでは、臨床で使用される機会が多い、ウィスコンシン カードソーティング テストについて解説する。

ⅰ）ウィスコンシン カードソーティング テスト（Wisconsin Card Sorting Test：WCST)

遂行機能を評価する検査で、概念の変換と維持に関する能力を検討する。ここでは日本でよく使用される慶應版 WCST について解説する。カードは 48 枚あり、赤、黄、緑の三角、星、十字、丸からなる図形が 1 から 4 個が描かれている。色・形・数の 3 つの分類カテゴリーでカードを分類することが求められる。被験者が行った分類に対して、正しいか、誤っているかがフィードバックされる。連続して 6 枚正しい分類が続くと、予告なしに他の分類基準に変更される。成績は、達成カテゴリー、保続、セットの維持困難などの指標によって評価される。

2.8 人格検査

精神医学で人格の検討を行う場合、パーソナリティ障害の診断や治療において人格そのものが診療の対象となる場合と、精神疾患の診療に役立てるために人格を考慮する場合がある。

人格検査は大きく分けて質問紙法、投影法、作業検査法の 3 つに分かれる。

(1) 質問紙法

質問紙法は、被験者自身が質問に回答する。比較的簡便で定量化しやすい。ここでは代表的なミネソタ多面人格検査（Minnesota Multiphasic Personality Inventory：MMPI)、矢田部・ギルフォード性格検査（YG 性格検査)、モーズレイ性格検査（Maudsley Personality Inventory：MPI）について述べる。

1) ミネソタ多面人格検査（Minnesota Multiphasic Personality Inventory：MMPI）

MMPI は 550 項目の質問に「はい、いいえ」で回答する。基礎尺度（疑問尺度？、虚構尺度 L、妥当性尺度 F、修正点 K）と 10 臨床尺度（心気症尺度 Hs、抑うつ尺度 D、ヒステリー尺度 Hy、精神病質的遍倚尺度 Pd、男子性・女子性尺度 Mf、パラノイア尺度 Pa、精神衰弱尺度 Pt、統合失調尺度 Sc、軽躁病尺度 Ma、社会的内向性尺度 Si）から構成されている。今日では臨床尺度の高得点者が尺度名で表される症状を持つとは考えられておらず、また尺度名に現在使用されていない診断名もあることから尺度番号名を使用する傾向にある。解釈はプロフィールにも基づいて行われる。臨床場面での使用頻度が高い。

2) 矢田部・ギルフォード性格検査（YG 性格検査）

YG 性格検査は 120 項目の質問に回答することで、12 尺度の得点が得られる。12 尺度は、抑うつ性 D、回帰性 C、劣等感 I、神経質 N、客観性がないこと O、協調性がないこと Co、愛想のないこと Ag、一般的活動性 G、のんきさ R、思考的外向 T、

支配性 A、社会的外向 S である。使用が容易であり、教育・産業分野での利用が多い。

3) モーズレイ性格検査 (Maudsley Personality Inventory：MPI)

MPI は、外向性－内向性 (E) と神経症的傾向 (N) を測定するために開発された検査である。日本版 MPI は E、N にそれぞれ 24 項目を含み、さらに MMPI の L 尺度に準じた虚偽発見 (L) 尺度 20 項目と干渉項目 12 項目を加えた計 80 項目から構成されている。E と N の二次元からなる測定チャートに得点がプロットされ、その位置する領域によって性格特徴が判定される。

(2) 投影法

投影法では、非構造的なあるいはあいまいな刺激を与えられた際に被験者がどのようなものとして捉えるかに無意識的な人格傾向が反映されると考えられている。投影法は実施に時間がかかり評価に熟練を要することが多い。

1) ロールシャッハテスト (Rorschach test)

ロールシャッハテストは、ほぼ左右対称のインクのシミでできた図版 10 枚のそれぞれについて何にみえるかを問い、後でその判断についての説明が求められる。得られた反応は、図版のどこを、どのように、何をみたかなどに従って記号化され、集計され、解釈される。

2) P-Fスタディ

絵画欲求不満テスト (Picture-Frustration Study) は日常的な 24 の欲求不満場面が曖昧な線画で描かれており、その場面の人物に対する言語反応を求めるものである。その場面の人物に対する言語反応を通して人格の判定が行われる。

3) バウムテスト (Baum test)

バウムテストは実のなる木を描くように求める描画検査である。描かれた木は発達的指標、病理的指標などをもとに検討される。実施が簡便なこともあり臨床場面での使用頻度は高い。

(3) 作業検査法

作業を課して、それを遂行する行動と経過を観察し、結果の量と質について分析・解析し、作業能力とあわせて人格特性を診断する。

1) 内田－クレペリン検査 (Uchida-Kraepelin test)

1 桁の数字が 1 行に 121 個並び、これが上下 2 段に 17 行ずつ並んでいる。隣り合う 2 個の数字の和の 1 の位の数字を間に記入していく作業を被験者に行わせ、その作業量の変化を分析する。作業量、誤答率、初頭努力、休憩効果、作業曲線などから作業能力を中心とした性格を測定する。作業量の変化は、意思、緊張、興奮、慣

れ、練習、疲労の5つの主要因子によって規定されると考える。

> **コラム　脳の構造と機能の基礎知識**
>
> 　精神機能は脳が担っており、高次の精神機能は大脳が担っているため、精神神経症状の理解のために、脳の構造と機能についての知識が必要である。
>
> 　大脳は、正中の大脳縦列により、左右半球に分けられる。構造的には対称だが、機能的には非対称で、特定の機能がいずれかの半球に偏在する傾向がある（優位半球）。例えば、右利きでは、言語機能が左半球優位である者が多い。
>
> 　大脳半球は前頭葉、頭頂葉、側頭葉、後頭葉に分けられる。それぞれ主に、運動・体性感覚・聴覚・視覚の情報を処理している。筋を動かす1次運動野は、前頭葉の中心前回、体性感覚情報を最初に受容する1次体性感覚野は、中心後回、1次聴覚野は側頭葉ヘシュル回、1次視覚野は鳥距皮質（後頭葉内側面鳥距溝周囲）にある。各1次野の周囲を連合野が取り囲み情報を詳しく分析する。前頭前野と、頭頂側頭後頭葉接合部は、それらの情報を統合して高次の認知や行動をとるための超様式的連合野がある。
>
> 　大脳半球の外層は大脳皮質といい、皮質の下部には神経線維の束が交錯する白質がある。大脳基底核は、脳の深部にある灰白質で線条体（尾状核、被殻）、淡蒼球、間脳の視床下核、中脳の黒質からなる。大脳基底核は、大脳皮質や視床と神経回路を形成し運動の調節機能に関連する。これを錐体外路という。その障害はパーキンソン病や不随意運動の原因となる。視床は、間脳に由来する灰白質で、大脳皮質や大脳基底核と神経連絡があり、大脳皮質－大脳基底核－視床－大脳皮質の神経回路を形成し、運動コントロール、認知機能など多くの機能に関連する。視床下部は、大脳辺縁系に属し、脳下垂体と自律神経をコントロールする。側頭葉内側に位置する重要な構造物として、海馬と扁桃体がある。海馬は記憶に関わり、扁桃体は情動反応に関連する。

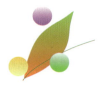

参考文献

1) 標準精神医学　第 6 版　野村総一郎・樋口輝彦監修　医学書院

2) TEXT　精神医学　第 4 版　加藤進昌・神庭重信・笠井清登編集　南山堂

3) ベッドサイドの神経の診かた　田崎善昭・斎藤佳雄著　南山堂

4) 精神科診察診断学　古川嘉亮・神庭重信編集　医学書院

5) 精神科臨床評価マニュアル 2016 年版　臨床精神医学第 44 巻増刊号 2015 年　アークメディア

6) カプラン臨床精神医学テキスト　日本語版第 3 版　井上令一監修　メディカル・サイエンス・インターナショナル

第3章

統合失調症

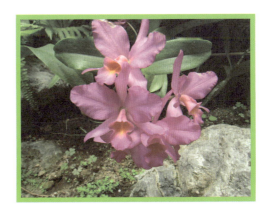

第3章　統合失調症

1 統合失調症とは

1.1 概念・定義

　統合失調症は、主に思春期・青年期に発病し、慢性進行性の精神疾患であり、あらゆる社会階層において、100人に1人が罹患する精神疾患である。主症状として、1) 妄想と幻覚などの陽性症状、2) 感情鈍麻や自発性減退、社会的ひきこもりなどの陰性症状、さらには、3) 記憶、注意、実行機能などの認知機能障害があげられる。

　統合失調症は、単一疾患のように議論されることが多いが、実際にはさまざまな原因に端を発する障害群によって構成され、臨床症状、治療反応、および疾患経過は多様である。症状は長期（生涯）にわたって継続することが多い。

　疾患に対する社会的な理解が進んでいないため、患者とその家族は十分な保護を受けることができず、社会的な疎外に苦しむことが多い。

　発症後、数年で病態が進行し、不可逆的な障害が脳内に引き起こされると考えられているが、診断に有用な検査法はなく、治療的介入が遅れ、その結果、難治化している症例が少なくないのが現状である。したがって、診断に有用な検査法が待望されているが、診断は症状のみに基づいてなされ、生理学的・生化学的な診断法は確立されていない。

　ほとんど解明されていない病気ではあるが、これまでの症候学的考察や、神経科学や遺伝学研究などの生物学的研究により病態生理の解明が進んでおり、薬物療法やリハビリテーションを含めた心理社会的治療法の進歩により、治療効果は向上し、約半数は完全にあるいは軽度の障害を残して回復する。

1.2 歴史的背景

　古代ギリシアから、誇大妄想、妄想症、認知機能の低下などは記録されており、今日の統合失調症で認められる症状は、長い歴史を通じて認められている。実際に統合失調症が治療や研究の対象となったのは、19世紀に入ってからである。

　19世紀には、すべての精神障害の原因はひとつであり、その現れ方が異なるだけであろうという単一精神病とよばれる考え方があった。一方で、精神障害の症状の経過から同一の特徴をもつものをまとめて、疾患単位として分類する努力がなされるようになり、症状だけでなく、発症年齢や、経過、転帰などを詳細に記述し、精神障害の分類が試みられるようになった。

　ドイツのクレペリンは、縦断的な経過と転帰を重視して、精神障害の分類を行っ

た結果、青年期に発病し人格の荒廃（痴呆）に至る一群の精神障害が存在することに注目し、早発性痴呆（dementia praecox）という名称にて記載し、疾患単位として初めて提唱した（1899 年）。その後、スイスのブロイラーは、早発性痴呆は必ずしも青年期には発病しないこと、必ずしも人格の荒廃に至らないことなどを指摘した上で、その病態の本体は、さまざまな精神機能の分裂、つまり精神機能を統合する働きの障害を中核的な特徴と考え、統合失調症（精神分裂病；Schizophrenia）という名称を初めて使用した（1911 年）。

その際に統合失調症に特徴的な症状として、連合弛緩（loosening Association）、感情鈍麻（blunted Affection）、自閉性（Autism）、両価性（Ambivalence）を基本症状（4 つの A）と考え、なかでも連合弛緩を一次的な症状として重視したが、実際には統合失調症の何が中核症状なのかという議論には結論はでなかった。

その後、ドイツのシュナイダーも統合失調症の概念形成に大きな影響を与えた。シュナイダーは、統合失調症に特徴的で、他の疾患には認めがたい一群の症状を特定することにより、臨床現場での診断の信頼性を高めようと目指し、シュナイダーの 1 級症状を提唱した。このように提唱されたシュナイダーの 1 級症状は、純粋に臨床記述的なものであり、その後の統合失調症の診断において、重視されてきた（表3.1）。しかし、1 級症状があっても、統合失調症とはいえないことが最近いわれるようになっている。

表3.1　シュナイダーの 1 級症状

- 考想化声
- 対話性の声、実況解説する声
- 自己の行為を批評する幻聴
- 身体的被影響体験
- 思考奪取、思考への干渉
- 考想伝播
- 妄想知覚
- 感情、欲動、意志のさせられ体験や被影響体験

上述のように、何が統合失調症の診断にとって決め手になるのかという議論は延々と続けられ、国ごとにより、診断において重視する点が異なったりして、診断の一致率が異なるという点が問題となった。そのため、アメリカ精神医学会により、

第3章 統合失調症

精神障害の診断と統計マニュアル（Diagnostic and Statistical Manual of Mental Disorders : DSM）が開発され、そのなかでは、先のシュナイダーの1級症状を中心として、罹病期間を重視し、診断基準を決めて、それにあてはめて診断をするという操作的診断法が開発された。2013年に発表されたDSM-5では、シュナイダーの1級症状の意義が縮小され、DSMにおける統合失調症の診断の幅は広がっている。

1.3 疫学

　統合失調症の生涯有病率は、地域を問わず、先進国では1%〜5%と推定されている。精神科病院の入院患者の50%を占めており、治療を受けている精神疾患患者の16%にも及ぶとされる非常に頻度の高い疾患である。

　発症の男女比は、ほぼ1：1である。発症年齢は、思春期・青年期に発症する。好発年齢が15歳から35歳である。男性とは異なり、女性の場合には好発年齢が2つあり、中年期にも2回目のピークがみられる。10歳未満や、60歳を過ぎてからの統合失調症の発症は極めてまれである。

1.4 成因と機序

(1) 遺伝的要因と環境的要因

　統合失調症の発症には遺伝的要因が強く関与することが知られる。実際に、一卵生双生児の発症一致率は50%であり、二卵生双生児に比べて一卵生双生児の発症一致率は3倍である。また、患者の一親等の発症リスクは10倍であるといわれる（図3.1）。

　近年の遺伝子解析技術の進歩により、統合失調症の発症に関わる遺伝子変異が次々と同定されるようになってきている。例えば、染色体22q11.2領域に欠失（22q11.2欠失症候群）が生じると、統合失調症の発症リスクが40倍以上になることが判明している。

　しかし特殊な例を除いて、統合失調症の発症を、単一の遺伝子によって説明することは困難であり、実際には、効果の小さな多数の遺伝子が脆弱性に関わっており、それらが累積することで発症脆弱性が一定の閾値を超えたときに発症に至るという考え方が認められている。しかし、一卵生双生児においても発症一致率は半分程度であり、例え統合失調症に遺伝的に罹患しやすい個人であっても、必ずしも統合失調症を発症しないことを明瞭に示している（図3.1）。

　遺伝的に脆弱な個人において、その他の生物学的または、心理社会的環境要因が

統合失調症発症を阻止したり、あるいは引き起こしたりする可能性があると考えられている。つまり、統合失調症の発症には、環境などのその他の要因の関与が不可欠である。

実際に、同定されている環境要因として、妊娠・出産時の問題、特に妊娠中の糖尿病、ウイルス感染、妊娠37週未満の出産、出産時の低体重、低酸素状態、脳損傷などとの関連が指摘されている。また、出生場所についても、田舎よりも都会でのリスクが高いことが知られる。

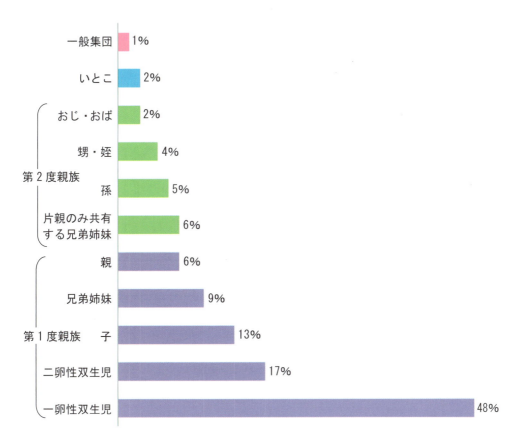

出典) Gottesman, I. I.: Schizophrenia Genesis: The origins of madness. P203. W.H. Freeman, New York, 1991.

図3.1 統合失調症の発症リスク

(2) ドーパミン仮説

脳内の神経伝達物質であるドーパミンが過剰になることがこの病の原因と関係しているとの仮説がある。これは、1) クロールプロマジンを始めとする統合失調症治療薬の多くが神経細胞のドーパミン受容体に作用することで統合失調症の幻覚や妄想症状の改善効果を認めることが判明している、2) ドーパミン活性を亢進する薬物

（特に、コカインやアンフェタミン）は精神病症状を惹起することから、統合失調症ではドーパミン神経伝達が過剰であるために精神病症状が生じるという考え方（図3.2）で、30年以上前から提唱されている。近年は、ドーパミン以外にも、セロトニン、ノルエピネフリン、GABA、グルタミン酸、アセチルコリン、ニコチンなども、統合失調症症状との関連が知られるようになっている。

例えば、グルタミン酸受容体の一種である N–メチル–D アスパラギン酸（NMDA）受容体の拮抗薬（フェンシクリジン）の投与により、統合失調症にきわめてよく似た症状が惹起されることから、グルタミン酸仮説、特にNMDA受容体機能低下仮説が唱えられ、有力な仮説のひとつとなっている。

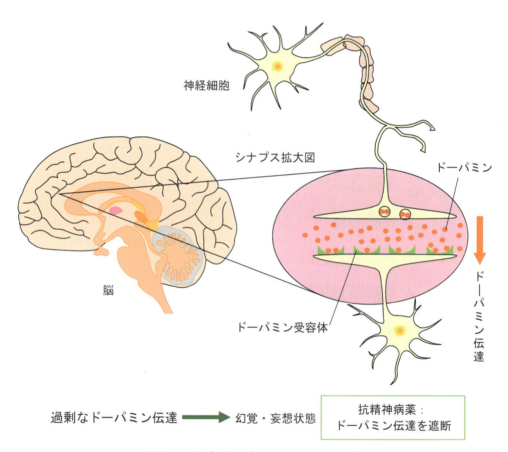

図3.2 統合失調症のドーパミン仮説

(3) 神経発達障害仮説

統合失調症は一種の神経発達障害であるという仮説がある。神経発達障害仮説においては統合失調症は、遺伝要因を含めて胎生期や周産期になんらかの神経発達の障害が生じていて、小児期からの行動や認知的特徴を形成するとともに、思春期に

成熟を迎える脳領域の機能的異常を惹起することによって、青年期に発症に至る、と説明される。

ただ、近年、発症早期に既に脳構造の進行性の変化が生じていることが報告され、単一の機序で説明することは困難になっている。これは、統合失調症を発症した患者においては、1) 幼少児期から注意、言語、運動などの発達の遅れ、器用さや、社交性の乏しさなどの、行動特徴が報告されていること、2) 微細な神経学的徴候（soft neurological sign）が存在していること、3) 微細な身体形成異常や皮膚紋理の異常の頻度が高い、ことなどから考えられている。

(4) ストレス－脆弱性モデル

このモデルは、個体に、先天的・後天的な統合失調症の疾患関連因子が組み合わさり脆弱（弱さのこと）性が形成され、そこにある程度以上のストレス性の強い出来事や強い家族の感情表出（High EE：emotional expression）などが加わると、精神病状態を発症するという考えである。

ここで述べる脆弱性とは、遺伝的、神経発達的などの生物学的脆弱性、情報処理上の欠陥などの認知的な脆弱性などの先天的な脆弱性に加えて、社交性の乏しさや対人能力のまずさなどの心理的脆弱性、出生環境などの社会的脆弱性なども想定されている。

発病に至るストレスは、非特異的なものであり、感染、覚醒剤などの物質使用、進学や家庭環境の変化などのライフイベント、家族の感情的態度などさまざまである。発病や再発に至るストレスの強さは、その個体のもつ脆弱性の程度によって異なる。

脆弱性－ストレスモデルに治療の要因を組み込んだものが、脆弱性－ストレス－対処（coping）モデルである。ストレスを軽減し、対処法を学ぶことで、発症や再発を予防できると考えられる。

最近では、脆弱性と対照的に、発症に対する「抵抗力」や病気からの「回復力」を意味するレジリエンス（resilience）の概念を導入した「レジリエンスモデル」も重視されている。

上述のような概念を用いて、日常生活におけるストレス源を同定したり、本人の症状に対する対応法などに着目したりすることで、早期介入や再発予防の取り組みにとって有用となる。

1.5 症状

統合失調症にはさまざまな症状が認められる（図3.3）が、諸症状は、大別して陽性症状と陰性症状に分けられる。陽性症状は、健常者には存在しない症状で、幻覚・妄想、思考のまとまらなさ、興奮、奇異な動作など、外からみて明らかに正常ではないと分かる症状である。陰性症状は、健常者に存在するはずのものがない症状で、感情鈍麻、会話の貧困さ、無為、自閉など、外からみてもあまりはっきりしない症状である。陰性症状とは見分けが難しいが、抑うつ症状も出現しやすく希死念慮を抱き、自殺のリスクは高い。さらに、近年では認知機能障害が注目されるようになり、リハビリテーションの目標設定や評価に応用されることが期待されるようになっている。

これらの症状がさまざまな程度で存在し、統合失調症患者の、社会機能・生活機能の低下に結びついている。

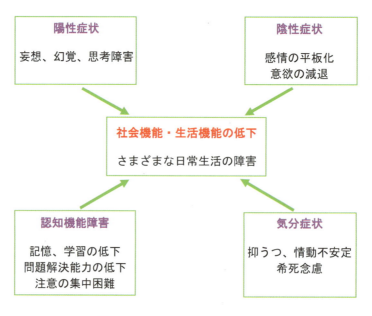

図3.3　症状と日常生活の障害

(1) 思考障害

1) 思考内容の障害：妄想

妄想とは、内容的にあり得ないことを強い確信をもって信じることをいう。単に内容が奇異であるというだけではなく、本人がそれを説明するときの論理に飛躍があり、普通では考えにくい理由づけをし、にも関わらず強く確信して訂正が困難である。

代表的な妄想としては、被害妄想や、誇大妄想があげられる。被害妄想には、「隣に座った人が咳払いをしたのは、私へのあてつけだ」（関係妄想）、「FBIに追われている」（迫害妄想）、「通りかかった人が私をじろじろとみている」（注察妄想）、「薬に毒が盛られている」（被毒妄想）、「狐が乗り移った」（憑依妄想）などがあげられる。また、誇大妄想として、「自分は高貴な家の出身である」（血統妄想）、「自分は、あの人と恋愛関係にある」（恋愛妄想）などがあげられる。

また、妄想の発生の仕方によって、一次妄想と二次妄想に分類される。一次妄想は、その発生が心理的に了解できないものをいう。一次妄想としては、周囲の雰囲気が奇妙に変わり「自分の周辺でただならぬ重大事件が起こっている気配がして不気味だ」と感じる（妄想気分）、「自分は神の子だ」などと根拠がないことを突然思いつく（妄想着想）、「今、すれ違った人が咳払いをしたのは、自分への嫌がらせである」と見聞きしたことに特別の意味を与える（妄想知覚）、などがあり、統合失調症に特徴的である。二次妄想としては、幻覚などを説明するための妄想として、「あれこれ指示する声が聞こえるのは、宇宙人が自分に指令を出しているからだ」など、その妄想の発生がかろうじて了解可能なものをいう。

2) 思考形式の障害：連合弛緩

考えや話がまとまらず、話の筋が通らなくなり、支離滅裂となる。軽症の場合には、会話の文脈がまとまらず話の筋がはっきりしない連合弛緩となる。高度になると、滅裂思考といい、話の内容がばらばらで理解できない。このように単なる言葉の羅列に陥った状態を「言葉のサラダ」という。

(2) 幻覚

1) 幻聴

幻覚とは「対象なき知覚」、つまり「実際には外界からの入力がない感覚を体験してしまう症状」をさす。聴覚、視覚、嗅覚、味覚、触覚などの幻覚を含む。幻覚のなかでは幻聴が最も多く、急性期に最も高頻度にみられる症状である。多くは、他人の声が聞こえてくるという言語性幻聴で、断片的な場合から、複雑な内容までさまざまある。

内容は噂、悪口、批判、命令、強迫など、悪意のあるものが多い。また、複数の声が患者のことを3人称で噂しあう対話性の幻聴、自分の考えや行動を批判する幻聴、自分の考えていることが声になって聞こえるという考想化声など、さまざまな形式をとる。患者に直接話しかける幻聴の場合は、患者は声に左右されてしまうことがある。統合失調症の場合、この知覚には、単に物音がするとか、人が話しているということだけではなく、自分に対して何事かを語りかけているような意味が伴

っている。

2) 体感幻覚

幻覚には、幻聴以外に、体感幻覚として、「脳が溶けて流れ出す」「性器をいたずらされる」「皮膚に寄生虫がいる」「体がゆがんでいる」「内蔵がおかしい」「体の一部がからっぽになった」などと訴えることがある。

(3) 自我障害

統合失調症では、能動意識が障害され、自分の考えや行動が自分のものであるという感覚が失われる。他人の考えが吹き込まれる（思考吹入）、あるいは干渉してくる（思考干渉）、自分の考えではない考えが浮かんでくる（自生思考）、考えが抜き取られる（思考奪取）、他人の意思で自分が操られている（させられ体験、作為体験）、自分が存在するという感覚が薄れる（離人症）などの症状が認められる。また、外界や他人に対する意識の障害として、考えが皆に伝わる（考想伝播）、考えが他人に知られてしまう（考想察知）などがみられる。

(4) 行動の障害

行動の障害というのは、ひどくまとまりがなかったり、または異常な運動行動が出現したりすることで、過度に子供じみた行動から、興奮に至るまで多様な形で現れる。目的にそぐわない行動をしたりするために、ごく簡単な日常生活をすることができなくなる。行動の障害が顕著になると、緊張病性の症状が生じる。緊張病性の症状とは、例えば、指示に抵抗する（拒絶症）、硬直し不適切な、あるいは奇異な姿勢を取り続ける、発語や体動の反応がまったくなくなる（無言症と昏迷）、無目的ではっきりとした理由のない過度な運動活動性（緊張病性興奮）などがある。

(5) 感情の障害

感情の障害としては、感情の平板化、自閉、両値性などがあげられる。感情の平板化は、感情の幅が狭くなることで、通常であれば、喜ぶべきところ、または悲しく思うはずのところで、生き生きとした感情がわかなくなる。また、思考が貧困になり、会話量の減少や、話題や内容の乏しさに現れる。

自閉とは、感情の平板化とともに意欲の欠如が生じ、閉居して人と関わろうとせずに過ごす自閉状態に陥ることをさす。とはいっても退屈はせず、何をするでもなく無為に過ごすことになる。

また、両値性とは、愛と憎しみなど両極端な感情が同時に起こることをいう。これらの感情の障害は、陰性症状となり、薬物療法の効果が得られにくく、患者の生き生きとした生活や社会復帰の機会を奪う重大な症状であり、後の回復を妨げるため、無視できない。

(6) 認知機能障害

　認知とは、私たちがどのように外界を知覚し、情報を取捨選択し、解釈したり記憶したりして、さらにはそれを利用してどのように行動するかという、一連のプロセスのことをいう。近年は、陽性症状、陰性症状と並ぶ、第三群の症状として認知機能障害をあげて、統合失調症の病態において最も重要であるとされることもある。

　認知機能障害は検査によって量的に評価される。近年、日本語版の統合失調症認知機能簡易評価尺度（BACS-J）が開発され、言語性記憶、作動記憶（ワーキング・メモリ）、運動機能、注意、言語流暢性、および遂行機能を評価することができる。統合失調症では、注意や記憶など広い範囲の認知領域について障害を認め、作業記憶や実行機能の障害が特徴的である。また、対人関係や日常生活機能に関わる社会的認知の障害も受ける。

1.6 症状評価

　精神症状を客観的に把握する目的でさまざまな精神症状評価が開発されている。これらは、臨床場面で一般的に広く使用されるまでには至っていないが、臨床研究などでは広く用いられている。

　今日、広く用いられている統合失調症の症状評価尺度には PANSS と BPRS があげられる。陽性・陰性症状評価尺度（positive and negative syndrome scale：PANSS）は、7項目の陽性症状尺度、7項目の陰性症状尺度、16項目の総合精神病理症状尺度の3つの下位尺度があり、合計30個の評価項目数がある。簡易精神症状評価尺度（brief psychiatric rating scale：BPRS）は、PANSS が登場する前から統合失調症の症状評価尺度として使用されてきたが、PANSS に比較して症状評価が比較的簡便に行えるため、今なお使用される場面は多い。

1.7 病識について

　病識とは、自分の内的体験を客観化して、現実であるか否かの吟味を行えるようになることである。患者がどの程度の病識をもっているかを評価することは重要である。病識は、1）精神障害を自覚すること、2）治療に対する理解、3）精神症状に対する理解、の3つをあわせたものである。治療前の患者にとっては、自らが体験している経験は「真実」であるため、治療が進行する以前に病識をもって主体的に治療に参加してもらうのは困難である。実際には、病識をもつことが困難であっても、幻聴が辛い、生きにくい、生きづらい、などといった感覚、健康な自我の部分をもっていることが多い。この健康な自我の部分に働きかけて、生活の困難に関し

第3章　統合失調症

て患者と治療者が共通の物差しをつくることが、治療の原則のひとつである。

2 診断・分類・亜型

2.1 診断

　統合失調症には客観的診断法（生理学的、生化学的、脳画像）が開発されていないため、診断は症候学的に行う。伝統的（従来診断）には、症状、家族歴、生育歴、生活史、経過、臨床検査、性格検査などを総合して診断されてきた。しかし、評価の基準が明確なものとはいい難く、診断する医師の間の評価のばらつきが多かった。そのため、より普遍的な診断基準が求められるようになり、アメリカ精神医学会（APA）の作成した操作的診断基準（DSM‒5）（表3.2）や、世界保健機関（WHO）のICD‒10（表3.3）における、操作的診断が採用されるようになっている。

　DSM‒5で統合失調症とするためには、①妄想　②幻覚、③まとまりのない会話（思考）、④ひどくまとまりのない、または異常な運動行動（緊張病を含む）、⑤陰性症状（情動表出の減少、意欲欠如）の5つの精神病性症状のうち、まず、A.①～③を含む2つ以上が存在することが必要である。さらに、B.仕事、社会的、職業的な機能の低下、C.1カ月間ほとんどいつも存在し、持続的な徴候が6カ月を超えて続くことが必要である。A～Cを満たした上で、これらの症状が物質・医薬品誘発性でもなく、他の医学的疾患によるものでもない場合に統合失調症と診断することにしている。

2.2 分類

　ICD-10、そしてDSM-Ⅳ-TRでは、統合失調症は以下の主に3つの病型に分類されていた。実際には、3つの型を厳密に区別することは難しい。DSM‒5においては、これらの病型記載は削除されている。

(1) 解体型（破瓜型）

　破瓜型（中国では破瓜は16歳を意味する）は、思春期に発症し、月～年単位で徐々に進行していく。幻覚や妄想はあまり目立たず、感情鈍麻や自閉といった陰性症状が比較的最初の頃から目立つ。会話や言動にまとまりがなく、何回かの病状増悪期を繰り返し、人格が徐々に解体する。未治療の場合は、最終的には生活障害が進行し、欠陥状態に至る。

表 3.2　DSM-5 における統合失調症の診断基準

A 以下のうち 2 つ（またはそれ以上）、おのおのが 1 カ月間ほとんどいつも存在する。
　これらのうち、少なくともひとつは（1）か（2）か（3）である。

　(1) 妄想

　(2) 幻覚

　(3) まとまりのない発語（例：頻繁な脱線または発語）

　(4) ひどくまとまりのない、または緊張病性の行動

　(5) 陰性症状（すなわち感情の平板化、意欲欠如）

B 社会的、職業的機能の低下

C 障害の持続的な徴候が少なくとも 6 カ月間持続する。

D 統合失調感情障害と「抑うつ障害または双極性障害、精神病性の特徴を伴う」が除外されている。

E その障害は、物質または他の医学的疾患の生理学的作用によるものではない。

出典）日本精神神経学会（日本語版用語監修），高橋 三郎・大野 裕（監訳）：DSM-5 精神疾患の診断・統計マニュアル．p.99，医学書院，2014

表 3.3　ICD-10 における統合失調症の診断ガイドライン

a)〜d) までの少なくともひとつの症状、あるいは e)〜i) の少なくとも 2 つの症状が 1 カ月以上存在すること。

a) 思考化声、思考吹入、考想奪取、考想伝播

b) 外部から支配、影響されて抵抗できない内容の妄想や妄想知覚

c) 自分の行動を実況中継してきたり、自分のことを話し合う幻聴

d) その国や文化ではまったくあり得ない内容の妄想

e) 浮動性の妄想や支配的な観念を伴い、数週間以上にわたって継続する妄想

f) 思考がまとまらず、あるいは思考が途絶え、会話がまとまらない

g) 緊張病性の行動の異常

h) はっきりとした陰性症状（著しい無気力、会話の貧困、感情鈍麻、自然な感情の発露の発露のなさ）

i) 行動の質的な変化（関心の喪失、目的の欠如、無為、社会的引きこもり）

出典）融 道男 他訳：ICD-10 精神および行動の障害・臨床記述と診断ガイドライン 新訂版．p.98-99 を参考に作成，医学書院，2015

第3章　統合失調症

(2) 緊張型（緊張病：DSM－5）

突然の興奮や昏迷などで発症する。急性期には精神運動興奮、反響言語（オウム返し）やカタレプシー、あるいは突然の激しい緊張状態が生じる。無動や拒絶、常同もみられる。適切な治療（薬物量法に加え、電気痙攣療法も適応となる）を行うことで、改善する場合が多い。DSM－5では統合失調症・緊張型という記載はなくなったが、この緊張型を含む病態を、緊張病として独立させた。緊張病（DSM－5）には暫定的には、うつ病や双極性障害など、統合失調症以外の疾患による同病態も含まれている。

(3) 妄想型

幻覚や妄想のみの症状が目立つ一方、陰性症状や人格の乱れは少ない。したがって、被害関係妄想の程度がひどくなく日常生活に支障を来さなければ、職業生活を継続している者も多い。病識は乏しいことが多く、本人は治療する必要性を感じないので、しばしば治療には至らない。妄想がまとまった体系に発展すると、自分の世界の中で生きているようになる。

2.3 統合失調症の亜型

統合失調症は、最も重篤な精神疾患のひとつであるが、その根本的な原因は依然として、解明されていない。そのため、統合失調症群という症候群としてみなされたり、統合失調症と共通点のある症状を持つ疾患をまとめてDSM-5のように統合失調症スペクトラム障害とよばれたりもする。統合失調症スペクトラム障害には、統合失調症以外にも、表3.4のように、統合失調型パーソナリティ障害、妄想性障害、短期精神病性障害、統合失調症様障害、統合失調感情障害などが含まれている。

表3.4　DSM－5の「統合失調症スペクトラム障害および他の精神病性障害群」

- 統合失調型（パーソナリティ）障害
- 妄想性障害
- 短期精神病性障害
- 統合失調症様障害
- 統合失調症
- 統合失調感情障害
- 物質・医薬品誘発性精神病性障害
- 他の医学的疾患による精神病性障害
- 緊張病
- 他の特定される統合失調症スペクトラムおよび他の精神病性障害
- 特定不能の統合失調症スペクトラム障害および他の精神病性障害

(1) 妄想性障害

妄想性障害とは、長期間継続する妄想が唯一、あるいは中心の症状であり、他の精神症状をほとんど認めない。妄想性障害では、統合失調症とは異なり、幻覚や感情の平板化、自我障害、思考のまとまりのなさ、などは出現しない。しかし実際には、妄想型統合失調症との鑑別は必ずしも容易ではない。妄想性障害の患者は、自ら治療目的で精神科を受診することは少なく、家族が連れてくることが多い。

妄想の内容を受容的な雰囲気のなかで否定しても、その不合理さについて、誠意をもって論理的に説明をしても、本人には受け入れられることはない。そのため、本人が困っている点を話し合い、よりよい生活を目指して努力させる対応が求められる。また、薬物療法を受け入れることはないため、本人がより快適に生活（睡眠の確保、気分の安定など）できる薬であることを経験させ、受け入れてもらう努力が必要となる。

(2) 短期精神病性障害

急激に精神病症状を発症して、しかも1カ月以内に完全に回復して、人格の崩れもなくもとの社会に戻れるような一群をDSM-5では短期精神病性障害として、他の疾患と区別している。統合失調症のような前駆症状がなく1～2週間程度の間に急性に発症し、幻覚妄想、知覚過敏さが顕著にみられるが、その内容は刻々と変化する。また、一過性に幸福感や恍惚感を、あるいは別のときには情動の混乱や不安焦燥を訴える。

(3) 統合失調感情障害

気分障害と統合失調症との両方の特徴を同時期に併せ持った病態を操作的診断では統合失調感情障害という。統合失調感情障害と診断するためには、①気分障害と統合失調症の診断基準Aを満たす状態が同時に存在する、②気分障害を伴わずに、統合失調症の症状（幻覚妄想）だけが少なくとも2週間以上存在する、ことが必要である。

(4) 統合失調型パーソナリティ障害

統合失調型パーソナリティ障害とは、スキゾタイパルパーソナリティ障害ともよばれ、行動や話し方、感情表現が奇妙で、妄想様の知覚や、被害妄想的な疑い深さを持ち、人と関わろうという動機がないことを特徴とするパーソナリティ障害である。現実のことよりも、非現実的な話題を好み、奇異な思考や行動が生活を支配している。周囲の目には風変わりに映ることもある。

3 経過と予後

3.1 経過

　統合失調症の急性期から寛解期にかけての経過は、前駆期（非特異的な精神病症状が継続的に出現し、注意深い経過観察が必要な時期）、急性期（はっきりとした精神病症状が出現し、薬物療法や入院治療を含めた積極的な治療介入が必要となる時期。本人の安心や安全の保障が優先される。）、休息期（急性期の症状を脱すると、感情の起伏が乏しくなり、無気力で何もしなくなるなどの陰性症状が中心となり、いつも寝ていたり、引きこもったりするようになる。この時期は統合失調症後抑うつともよばれるが、精神症状は不安定で、ささいな刺激が誘因となり急性期に戻ることもあるため、過度な刺激を与えないように注意が必要である。）、回復期（休息期の無気力から脱するようになると、熟眠感や空腹感が得られるようになる。しかし、この時期には認知機能障害が目立つこともあり、その後の生活上の障害や社会性低下につながる。）の4段階に分けられ（図3.4）、各病期・症状に応じて、必要な介入（薬物療法やリハビリテーション）を実施する必要がある。

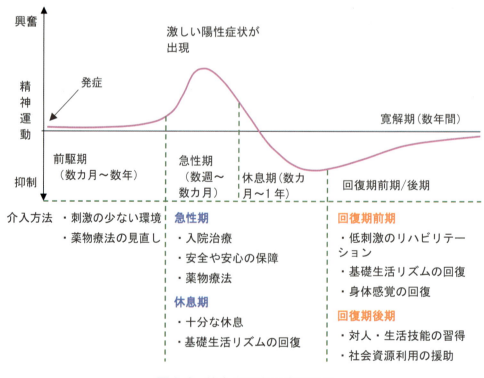

図3.4　統合失調症の症状経過

また、20、30年という長期予後でみると経過（図3.5）は多様である。また、発病に関連して脳機能や社会機能の低下が生じ、日常生活能力や社会生活能力の構築が十分になされないことが多く、本人が発病前から達成できなかった点（対人関係の構築や就労）にも着目して、リハビリテーションを行っていく。以下、統合失調症の生涯経過における各病期について説明する。

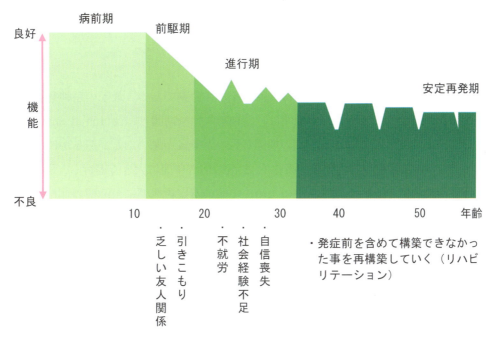

出典）Lieberman, J.A. : J. Clin. Psychiatry, 57 (S11), 68-71, 1996

図3.5　統合失調症の生涯経過（理論的モデル）

(1) 病前期

統合失調症は、発症脆弱性（例えば、家系内に統合失調症が多発する遺伝的素因）を持ちながらも、最初から病気なわけではなく、それだけでは問題を起こさない素因を持っているに過ぎない。しかし、発達期に体験した出来事（妊娠・分娩の際の合併症、小児期・思春期のトラウマ、家族ストレスなど）が、のちの発病に影響を及ぼしている可能性が示唆されている。また、統合失調症に強い脆弱性を有するハイリスク児に、運動機能、社会機能、認知機能の軽度障害、微小な身体形成異常などが観察されることがある。

(2) 前駆期

明らかな精神症状発現前の、不眠、不安、気分症状、引きこもりなどの非特異的症状、または感覚過敏など、わずかな陽性症状を示す時期である。集中力が落ち、

学校の成績が低下するなど、それだけでは統合失調症とはいえない程度の変化が始まる。最初の前駆期症状が出現してから、診断・治療に至るまでの期間は平均3年と考えられている。後述のように、発症早期に治療が開始されることは非常に重要であると考えられており、できれば発症前から何らかの働きかけを開始することが望ましいと考えられている。実際に、統合失調症の発症につながり得る一群を早期に抽出するために、ARMS（At-Risk Mental State ; 精神病発症危険状態）という概念が提唱されている。しかし、ARMSと診断された人の1/3が実際にその後、統合失調症に移行する程度であり、過剰診断には留意する必要がある。

(3) 進行期

明らかな精神病症状を発現し、機能低下を示す時期である。最初の精神病症状発現から診断・治療に至るまでの期間は、精神病未治療期間（Duration of untreated psychosis : DUP）とよばれる。この期間が長いと予後が悪いことが明らかになっている。脳の体積変化などの器質的変化も発症後2〜5年間に大きく進行し、再発するたびに能力の低下を繰り返す。そのため、下記の安定再発期に至る前の進行期の早い時期に十分な薬物治療や適切な心理教育などを行うことで、いかに再発を防ぐかが後の機能に影響すると考えられる。

(4) 安定再発期（残遺期）

進行期が過ぎると、器質的変化は目立たず再発を繰り返すだけの安定再発期に入る。ただ、最も重症度の高い一群においては、老年期を通して機能低下を示す場合もある。

3.2 予後

長期の転帰研究から、統合失調症の予後は、クレペリンが想定したよりも遥かに良好であり、必ずしも欠陥に進行するわけではない。実際に、近年の薬物療法や精神医学リハビリテーションの進歩、地域ケアの導入により、5割程度は社会的・職業的に軽度な障害がある程度で自立した生活を営むことができている。5割は重度の障害を有し、家庭や社会に対する適応が困難な状態であるか、入院中であると考えられている。発症後の早期介入が重要であり、そしてDUPの短縮を目指し、発症後こそ再発予防に努めるべきであることが重要と考えられている。

「治癒」とは、「疾患が消失した状態」を意味し、骨折や感冒などの急性疾患に対して用いられる。「寛解」は「症状が消失しているが、疾患が存在している状態」を意味し、糖尿病や喘息などの慢性疾患に用いられる。統合失調症では、通常、治癒ではなく、寛解が用いられる。再発しやすいと考えられているからである。DSM−5

での寛解の定義は、基準にある5つの症状が、一定期間消失したときに寛解と診断される。また、症状の消失の定義として、PANSSで「妄想」「概念の統合障害」「幻覚による行動」「情動の平板化」「受動性/意欲低下による引きこもり」「会話の自発性と流暢さの欠如」「衒奇症と不自然な姿勢」「不自然な思考内容」の8項目が7点満点中3点（軽度）以下で、その状態が6カ月持続すること、とされ、研究などで用いられている。

　また、不良な予後を予測する因子として、①発症時の重症度、②DUPの長さ、③家族に統合失調症の家族歴があること、④潜行性の発症、⑤病前機能の低さ、があげられている。予後に影響を与える要因としては、上記以外にも、近年、以下に述べるように、自殺の問題や、身体合併症の問題が注目されるようになっている。

(1) 自殺

　自殺は、統合失調症患者における若年死の原因の第1位である。DSM-5によれば、統合失調症患者の約5～6%が自殺により死亡している。統合失調症患者の自殺の事前の徴候の把握は非常に困難であり、常にそのリスクを念頭に置く必要がある。最も重要な要因は、抑うつエピソードの存在であり、統合失調症患者が抑うつ症状を伴う可能性は50～80%ともいわれており、統合失調症患者の30%が希死念慮を抱いていると考えられている。

　統合失調症患者には陰性症状が存在しており、抑うつ症状との見分けが困難となることがあるが、統合失調症が発症して、診断が下された初期に自殺率が高いことが指摘されており、初発期の不安定な時期や、回復直後、そして病名告知の前後には希死念慮の存在に注意すべきでる。

(2) 身体合併症問題

　統合失調症患者においては、さまざまな身体合併症の発症率が一般人口よりも高く、予後にも大きく影響するにもかかわらず、さまざまな理由からきちんとその治療が行われていないことが指摘されている。

　統合失調症患者が罹患しやすい身体疾患として、2型糖尿病、肥満、骨粗鬆症、過敏性腸症候群があげられる。特に、肥満や糖尿病は、心血管系疾患のリスクを高め、予後にも影響を与えやすい。また、抗精神病薬のなかには、糖尿病が生じやすい薬があり、糖尿病の程度に応じて、内服内容を検討する必要がある。

　静脈血栓塞栓症（深部静脈に血栓が生じ、静脈還流に障害が生じるのが深部静脈血栓症）は、しばしば致命的となる肺血栓塞栓症を引き起こすことがある。昏迷や無為などの病状、抗精神病薬による過鎮静、身体的拘束などが静脈血栓塞栓症のリスクを高めるために注意が必要である。

さらに、一部の抗精神病薬によるドーパミン遮断により、プロラクチン濃度を上昇させることが知られている。高いプロラクチン濃度は、男女ともに、性機能障害、乳汁漏出症、性腺機能障害が生じ、女性であれば、無月経や不妊症、男性であれば、女性化乳房が生じ得る。また、長期的には骨粗鬆症のリスクともなり得る。これらの性的な問題は、羞恥心から患者側から訴えにくい面があり、医療者側から問いかける必要がある。

4 治療

統合失調症は、症状の再発と慢性化がしばしば患者の人生に大きな影響を与える。また、急性期の重篤な精神病状態にあってはまれに自傷他害の恐れもあり、その危険が切迫していると判断されたときには、それを未然に防ぐために緊急の医療と保護が必要となる。

治療者−患者関係を確立し、維持していくことが治療の基本である。そのために、患者の要求、葛藤状況、生活上のストレスへの抵抗力などを含めて、患者を全人的に理解する必要がある。治療の原則として、診断が確定すると、患者・家族に病名を告げて、その概要を分かりやすく説明し、病気や治療について医療スタッフ間で共通の認識をもてるように指導する。全人的な評価をもとに、抗精神病薬などの薬物療法、心理教育やデイケアなどの心理社会的治療、さらに福祉などと連携し、包括的な治療の実施を目指す。

しかし、急性期は、リスクの高い危険な行動が生じやすいこと、未治療期間が短い方が予後がよいこと、患者・家族の心理的負担が強く、薬物療法が中心であり、なるべく早期の薬物治療の開始が望ましい。急性期の治療が終了した後にも、長期の上述の包括的医療や生活支援を要し、生涯にわたることも少なくない。

4.1 薬物治療

発症して早期に、脳の構造異常、機能障害が進行する。そのため、可能な限り発症早期に抗精神病薬による治療を開始することが重要である。早期治療により、神経を保護し、病気の経過を改善すると考えられている。急性期の症状は数日から数週間で改善することが多いが、脳の脆弱性（ストレス脆弱性などにより、再発しやすい）は存在するために、その後も抗精神病薬を飲み続ける必要があるが、病気が寛解すると、本人も家族も内服継続の中断を希望するようになるため、以下の再発予防が必要となる。

4.2 再発予防

再発を繰り返すと、脳機能が低下し、人格水準が低下し、生活機能・社会機能障害の程度が強くなることが知られる（図3.5）。また、再発のたびに、症状の改善に要する時間が長くなる。そのため、統合失調症患者の機能低下を予防するためには、いかに再発を予防するかということが重要である。

再発を防ぐためには、1）規則正しい抗精神病薬の治療、2）生活上のストレスが少ない場所に身を置く、3）社会生活技能訓練（SST）などストレスの対処技能を学ぶ、などが必要であると考えられている。実際に、適切に抗精神病薬を飲み続けた場合には、1年以内の再入院率が3割程度といわれるが、早期の抗精神病薬の中断は、高い再発率（1年以内に7割が再入院）につながることが知られている。また、リハビリテーションを併用することで、再入院率は1割程度まで減少するといわれており、急性期の抗精神病薬による薬物治療に加えて、寛解後も内服治療を続けながら、適正なリハビリテーションを継続しつつ、対人・社会的技能を高めて行くことが重要である。

上述のように、再発予防を目指して、服薬アドヒアランスや、服薬コンプライアンスを高めるために、疾患教育を行い、治療者－患者関係を良好な状態にすることに努めるが、どんな患者においても、さまざまな要因により、安定的に内服することが困難となり、再発につながる場合がある。しかし、このような場合には、1カ月や2週間に1回の持効性注射製剤を用いることで、再発予防を図ることができる。近年は、過鎮静などの副作用が軽減された持効性注射製剤も開発されており、使いやすくなってきている。

4.3 非定型抗精神病薬について

従来型の定型抗精神病薬は、興奮や幻覚、妄想などの陽性症状には効果があるが、過鎮静や後述する錐体外路症状など、さまざまな副作用が存在し、リハビリテーションを含めた心理社会的治療を実施することを阻害する要因となっていた。

ところが、1990年代に登場した非定型抗精神病薬は、定型抗精神病薬に比較して過鎮静などの副作用が少ないことで、近年のリハビリテーションを推進していく機運とも重なり、世界中で使用されるようになった。しかし、非定型抗精神病薬の使用により、糖尿病や高脂血症、肥満・体重増加などのメタボリックシンドロームが新たに問題として浮上している。

これらの、非定型抗精神病薬は単回投与が可能となったり、錐体外路症状などの副作用予防の薬を減量できたりするため、患者が内服する回数や、薬の種類が減っ

た。その結果、服薬アドヒアランスの向上が期待されるようになり、昨今の精神科診療所の数の増加とともに、入院ではなく地域での生活を送りながらの急性期治療、あるいは比較的短期間での入院治療が可能となってきている。

　また、従来の抗精神病薬では症状が改善しなかった症例に対する切り札として、2009年にわが国においてもクロザピンが使用できるようになった。クロザピンは、無顆粒球症などの重篤な副作用が出現することがあり、使用には一定の施設基準を満たす必要があるが、難治性の統合失調症患者の治療に期待が寄せられている。

4.4 抗精神病薬の副作用

　抗精神病薬の副作用で注意すべきものとして、錐体外路症状がある。投与早期から出現する錐体外路症状として、急性ジストニア（眼球上転や、斜頸など）、パーキンソン症状（両手振戦、前屈み歩行、固縮、流涎など）、アカシジア（正座不能症：このとき本人は、何だかよく分からないが座っていられない、という訴えをする）が、あげられ、抗コリン薬などを用いることで軽減できる。投与1年ぐらい経てから生じる副作用として、口唇や舌の不随意運動が目立つ遅発性ジスキネジアや、持続的・不随意に筋肉が収縮する遅発性ジストニアがあげられる。これらの発症には個体差が大きいが、本人にとって非常に苦痛を感じやすい。治療には難渋する場合が多く、抗精神病薬のいたずらな大量長期投与は避ける必要がある。

　さらに、抗精神病薬の抗コリン作用の長期内服に伴う、口渇・多飲、イレウス、便秘、排尿障害などが問題となることがあるため、注意を要する。

　的確な治療を迅速に始めなければ死に至る可能性があるものとして、悪性症候群がある。これは、急激な発汗と高熱、激しい錐体外路症状（四肢の振戦、関節の固縮）が出現する。悪性症候群にはダントロレンという薬が第一選択薬となる。

4.5 電気痙攣療法

　昏迷や、強い精神運動興奮状態の患者においては、抗精神病薬内服が困難となる。また、これらの患者においては、自殺の危険性や衝動性がきわめて高く、身体抑制を解くことが困難で、緊急の治療が必要となる。このような場合には電気痙攣療法（Electro-convulsive therapy：ECT）として、頭部に専用の器具を用いて電流を流すことで、症状が改善する場合がある。通常は数日おきに、数週間にわたって行われる。強直間代痙攣が生じ、骨折などのリスクが高かったが、近年は、安全性向上の目的で、麻酔科医の管理のもと、静脈麻酔を投与した上で、筋弛緩薬を投与しながら実施するようになっている。従来から、副作用として、健忘症状が指摘されて

いるが、パスル波を用いることで、少なくなっている。

4.6 心理教育

　心理教育により、統合失調症などの精神障害の患者に、病気や薬物治療について正しい知識を提供することで、統合失調症に対する偏見や誤解を解消して病気を適切に受容できるようにすることを目指す。適切な薬物療法の継続も期待される。心理教育では他に、ストレスを減らすことの必要性を伝えたり、本人が病状を客観的に把握できるようにする方法を伝えたりする。さらに、再発の早期警告サインを確認することで、再発を防ぐことを目指すことも重要である。活用できる社会資源の情報を提供することも役に立つ。

4.7 家族教育

　家族は統合失調症の否定的なイメージや社会的な偏見を恐れ、病気であることを否認し、医学的ではない解釈を試みることがある。そのために、医療者は病気や薬物療法の正しい知識を提供する必要がある。特に、統合失調症は、「親の育て方の問題ではないこと」を伝える。また、患者が挙児希望である場合には、適切な情報を伝えることが必要となる。実際に、子の発症率は一般に比べると高いものの 10%程度であることが知られる（図 3.1）。

　医療者により、正しい医学的知識が家族に提供されると、医療者と患者が家族の協力を得ることができるようになる。さらに、高感情表出 High EE（Emotional expression）の家族は、再発率が高くなることが知られているため、家族の患者に対する問題のある接し方について注意するように伝える。High EE のパターンとしては、「何もしないでごろごろしている」「いい年して何も仕事をしない」（批判的な感情表出）、「いっそ、この子がいなければいい。」「この子のせいで私の人生は台無しになった」（敵意のある感情表出）、「この子には私がいてあげないといけない」「この子の気持ちは私にしか分からない」（情緒的に巻き込まれている感情表出）などが、あげられる。

4.8 認知行動療法

　抗精神病薬による治療ではさまざまな症状が残存することが多く、その残存する症状をターゲットとして、認知行動療法を実施する。幻聴や妄想を生み出す認知の問題に焦点をあてたり、幻聴や妄想に対する確信を揺るがし、その内容に捉われない行動を促したり、幻聴や妄想の解釈に対する苦痛に重点をあてたり、さまざまな

第3章　統合失調症

手法が開発されている。

4.9 社会療法（社会復帰のための治療法）

　統合失調症は基本的には慢性疾患であり、社会生活を行う上では、さまざまな困難を伴うことが多い病気である。社会生活を行う上でさまざまな障害があるという観点から、「精神障害」として捉える必要性がある。また、障害をもちながら社会のなかで生活するためにはノーマライゼイションの考え方が重要である。精神医学的リハビリテーションには生活指導、社会生活技能訓練、レクリエーション療法、作業療法などが含まれている。

(1) 生活指導

　日常生活の基本的な事柄について具体的に指導する。あくまでも患者本人が生活するために必要なことが基本であるため、指導する側がことごとく介入して実行しないように気をつけ、可能な限り患者本人が実行できるような指導に徹するべきである。また、できるだけ個々のケースに応じた柔軟な指導が望ましく、画一的な指導に陥らないようにする。

(2) 社会生活技能訓練（Social skills training：SST）

　統合失調症では、社会生活を送る上での必要な生活技能に障害があるとの理論に基づき、対人関係のもち方や自立した生活を行うために必要な生活技能を身につけ、環境への適応力を高めることを目的とするSSTが有用である。SSTは集団で行い、受容的な雰囲気のなかで、服薬管理、金銭管理、基本的会話、みだしなみや食生活、問題解決技能といった課題を実施する。SSTを薬物療法と組み合わせて実施した場合に、1年間の再発が薬物療法のみでは41％であったのに対して、SSTを併用することで20％になったといわれ、その効果は高い（図3.6）。

治療による1年間の再発率について…

　薬物療法のみ：41％

　薬物＋家族療法：19％

　薬物＋生活技能訓練（SST）：20％

　薬物＋家族療法＋生活技能訓練（SST）：数％

さまざまな治療を組み合わせることで再発率は低下する

出典) Hogarty et al：Arch Gen Psychiatry, 43, 633-642, 1986

図3.6　生活技能訓練SSTの有用性

(3) レクリエーション療法

　スポーツ、ゲーム、絵画や陶芸、音楽などレクリエーションを使って活動性、関心を高めようとする方法である。この場合も患者の主体性を重んじ、またそれぞれ

88

の場所を利用して働きかけることが必要である。

（4）作業療法（デイケア・作業所）

統合失調症患者は通うべき仕事や学校がない場合、しばしば自宅で無為に過ごしてしまいがちである。自宅にばかりいれば自尊心は低下し、家族以外と接する機会は乏しく家族との衝突は増え、活動性は低下する。デイケアや作業所の利用は、家とは違った居場所を得て仲間をつくり、自尊心を回復させ活動性をあげ、また同じように治療を続ける仲間をもつことを目指す。そのことで、患者の治療への積極的参加が促されることも期待される。閉居していた患者が職に就こうとした際、その求められる活動性や社会的スキルのギャップにつまずくことが多く、就職よりは低いステップとしてデイケアや作業所を活用することで、将来の就労可能性を高める。

作業を通して、患者の意欲、自発性、社会性を回復することが狙いである。作業自体が目的ではなく、障害された精神機能を回復することが目的である。

4.10 その他

（1）統合失調症のリカバリーについて

「寛解」は症状の消失、すなわち症候学的軽快であるが、それに心理社会的機能の改善を加えた転帰が「回復（リカバリー）」である。リーバーマンが提唱したリカバリーの概念では、①症状が寛解している、②就労あるいは就学している、③自立した生活をしている、④社会的人間関係を維持している、の4つが2年以上継続的に満たされることとされている。リカバリーの概念は、症状の消失を目指しているのではなく、病気の制約がある人生の中で、満足や希望、貢献を目指すものである。

リカバリーは、これまでに述べてきた、薬物療法や電気痙攣療法、認知行動療法などの「治療」、リハビリテーションや心理教育などの「リハビリ」、就労や就学、居住などの「支援」の3つをあわせて目指すものである。

リカバリーの達成には、その患者の価値観、目標、能力などが関わるため、支援者の押しつけではなく、本人の価値観や希望にあわせた援助の在り方が模索されていく必要がある。しかし、実際の、統合失調症患者の生活特徴や生活類型をアセスメントすることは容易なことではなく、正確なアセスメントには、支援者が患者とともに、社会生活やデイケアなどの模擬社会場面での実人生体験を共有することが必要である。

近年、リカバリーの概念に基づき、これまで統合失調症の重度の症状により長期入院や入退院を繰り返していた患者が、重い精神障害を抱えながらも、住み慣れた場所で自分らしく自立した生活を楽しむことが実現できるように、さまざまな職種

の専門家から構成されるチームが支援を提供するプログラムである ACT（Assertive Community Treatment；包括型地域生活支援プログラム）が、近年注目されている。ACT では、精神保健福祉士、看護師、作業療法士、精神科医など多職種チームにより重い精神障害のある人を対象としたケースマネジメントを行い、利用者との関係性を大切にしながら 24 時間、365 日途切れないサービスの提供を実施する。

(2) スティグマについて

わが国では、かつて統合失調症は「精神分裂病」とよばれていたが、その名称には「精神荒廃に至る予後不良の疾患」という古い疾患概念に基づくイメージや、「人格が分裂する病気」という誤解がつきまとっていた。そこで、そのような偏見（スティグマ；stigma）を払拭するために、2002 年に「統合失調症」へ呼称変更が行われた。病名変更によって、患者が治療に自ら積極的に参加できるようになることも期待されている。

しかし、依然として、統合失調症に対して、スティグマをもつ人は多く、患者の多くは日常生活の場面で差別体験を受けた経験をもつ。差別体験を受ける不安から、統合失調症患者が就労や就学、人間関係などを自ら制限することも多い。また、一般市民だけでなく、医療従事者のなかにも統合失調症に対するスティグマをもつ人はおり、健康サービス受療率の低下や平均寿命の短縮など、深刻な結果と関連している可能性が示唆されている。

これらのスティグマを解消するために、患者や一般市民だけでなく医療従事者が正しい知識の啓蒙・獲得を促していく必要がある。また、正しい知識を生み出すためのエビデンスの創出や、統合失調症の病因・病態解明や新規治療法を目指した研究が望まれている。

参考文献

1) 週間「医学のあゆみ 統合失調症 up to date」医歯薬出版　2017
2) 松崎朝樹「統合失調症のみかた、治療のすすめかた」中外医学社　2017
3) 「新精神保健福祉士養成講座1 精神疾患とその治療 第2版」中央法規出版 2016
4) 野村総一郎ら編「標準精神医学」医学書院　2015
5) 三品桂子「重い精神障害がある人への包括型地域生活支援」学術出版会 2013
6) 佐藤光源ら編「統合失調症ガイドライン第2版」2013
7) 福田正人ら編「統合失調症」医学書院　2013
8) 加藤進昌ら編「TEXT 精神医学」南山堂　2012

第4章

うつ病・双極性障害

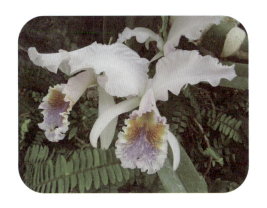

1 うつ病・双極性障害とは

　他の章の精神障害と同様、ひとくちにうつ病・双極性障害といっても、各々について記載すべき事柄は多岐にわたる。そこで初学者の皆さんの理解をなるべく容易にするべく、明確で単純な構図をまず示し、徐々に多彩なものを紹介していくことにする。症候（症状の組み合わせ）や診断の名称は、特に断らない限り、DSM-5のものを使用する。まず出発点として、次の2点を把握してほしい。

- ■ 抑うつ状態 (depressive state)：気分・行動・思考の異常な低下
- ■ 躁状態 (manic state)：気分・行動・思考の異常な亢進

　だれしも、気分のよい日や悪い日があり、何かよいことがあれば気分が晴れやかで口数も増えるが、悲しいことがあると気分は沈みがちで口数も減ってしまう。しかし、この章で扱う「うつ病」と「双極性障害」は、健康なときに起こる気分の浮き沈みと比べると、1)程度が強い、2)持続期間が長い、3)機能の障害（生活や仕事上の不都合）が生じる、という特徴がある。すなわち、1)自分ではコントロールできないほどの躁状態や、苦しくて生きているのがつらいほどの抑うつ状態が、2)気分の切り替えができないまま一定期間以上持続し、3)その人がもっている本来の機能を損なうものが、うつ病と双極性障害であると定義されている。

　うつ病と双極性障害は頻度が高い精神障害で、さらに自殺のきっかけとなる場合や、長期間にわたって就労・就学しづらい状態を引き起こすなど、大きな社会的損失をもたらすため、その対策が重要視されている。また、かかりつけのプライマリケア医など、精神科領域を専門としていない医療機関を受診する場合も多く、適切な診療を受けていない場合も少なくない。さらに、身体疾患患者における発症率が高く、身体疾患の予後悪化因子であることも判明している。したがって、すべての診療科・職種のスタッフは、うつ病と双極性障害がどのような疾患か、そしてどのような対応が必要なのか、その概要を理解する必要がある。

　実際には、さまざまな程度の抑うつ状態を呈する疾患のグループが、うつ病を含む「うつ病性障害群」(depressive disorders) とされ、躁状態と抑うつ状態をさまざまな程度で呈するグループが、双極性障害を含む「双極性障害および関連障害群」(bipolar disorder and related disorders) である。煩雑さを避けるため、本章中では「双極性障害および関連障害」は主として「双極性障害」と略している。

　今、「さまざまな程度の」と述べたが、この多様性は疾患の複雑さと理解しづらさにつながるので理解が混乱しないよう、次に比較的明確で分かりやすい以下の3つ

の「基本的症候」について説明する。

　　　■抑うつエピソード　　■躁病エピソード　　■軽躁病エピソード

「分かりやすい」といいながら、いきなり「○○エピソード」などと耳慣れない言い回しが現れたが、この「エピソード」は、"その人の普段の状態とは明らかに異なる、病的で深刻に捉えるべき状態"という意味で理解してほしい。つまり、抑うつ状態、躁状態、軽躁状態それぞれの典型例がこの3つであると一旦理解願いたい。

2 基本的な症候〜①抑うつエピソード（はっきりした抑うつ状態）

「major depressive episode」は本来、「程度の著しい抑うつ状態」という意味で、DSM-5が発表される以前、まだDSM-IV-TRであった時期には、「大うつ病エピソード」と訳されていた。それがDSM-5になり、日本語に翻訳された際、単に「抑うつエピソード」という訳語に変更された経緯がある。抑うつエピソードの診断基準として、表4.1がDSM-5で示されている。

基準A ━━━━━━━━━━━━━━━━━━━━━━━━━━

ここには、抑うつエピソードの基本的な症状がリストアップされている。ある患者の抑うつ状態がこれら9項目中の5項目以上に、2週間該当すればA基準クリアである。ただし、このうちの(1)(2)は「別格」の項目であり、このどちらかひとつは必ず5項目に含まれていなければならない。また身体的疾患など、明らかに他の医学的疾患によって生じている症状（例・発熱のために興味、関心、食欲、行動が低下している）は含まないことに注意が必要である。

これら9項目の意味を要約すれば、次のようになる。

(1)「抑うつ気分」：持続的に気分が落ち込む

患者は、「気がめいる」「気分が落ち込む」「憂うつ」「悲しい」「希望がもてない」「さびしい」「むなしい」「くよくよ考えこむ」などといった言葉で表現する。また、暗く沈んだ表情、単調で力のない口調、うつむきがちな姿勢、涙もろさ、といった周囲から観察可能な形で表現される場合もある。

(2)「興味・関心や楽しさの欠如」：以前はあった興味・関心・楽しさが持続的にない

趣味や娯楽など、かつては楽しみにしていたことにも興味がもてず、楽しくも感じられない。新聞やテレビなどにも興味が薄れ、仕事や学業にも関心が乏しくなる。

(3) 体重あるいは食欲の変化：低下または増加が持続的に目立つ

食欲の低下は、「おいしいものを食べたい気持ちがなくなる」「おいしいと感じられない」といった興味・関心、楽しさの減退に類似した訴えになることが多い。食

第4章　うつ病・双極性障害

表 4.1　DSM−5 の抑うつエピソード

A 以下の症状のうち 5 つ（またはそれ以上）が同じ 2 週間の間に存在し、病前の機能からの変化を起こしている。これらの症状のうち少なくともひとつは、(1)抑うつ気分、または、(2)興味または喜びの喪失である。

注：明らかに他の医学的疾患に起因する症状は含まない。

(1)その人自身の言葉（例：悲しみ、空虚感、または絶望感を感じる）か、他者の観察（例：涙を流しているようにみえる）によって示される、ほとんど 1 日中、ほとんど毎日の抑うつ気分

注：子どもや青年では易怒的な気分もあり得る。

(2)ほとんど 1 日中、ほとんど毎日の、すべて、またはほとんどすべての活動における興味または喜びの著しい減退（その人の説明、または他者の観察によって示される）

(3)食事療法をしていないのに、有意の体重減少、または体重増加（例：1 カ月で体重の 5%以上の変化）、またはほとんど毎日の食欲の減退または増加

注：子どもの場合、期待される体重増加がみられないことも考慮せよ。

(4)ほとんど毎日の不眠または過眠

(5)ほとんど毎日の精神運動焦燥または制止（他者によって観察可能で、ただ単に落ち着きがないとか、のろくなったという主観的感覚ではないもの）

(6)ほとんど毎日の疲労感、または気力の減退

(7)ほとんど毎日の無価値感、または過剰であるか不適切な罪責感（妄想的であることもある、単に自分をとがめること、または病気になったことに対する罪悪感ではない）

(8)思考力や集中力の減退、または決断困難がほとんど毎日認められる（その人自身の言葉による、または他者によって観察される）

(9)死についての反復思考（死の恐怖だけではない）。特別な計画はないが反復的な自殺念慮、または自殺企図、または自殺するためのはっきりとした計画

B その症状は、臨床的に意味のある苦痛、または社会的、職業的、または他の重要な領域における機能の障害を引き起こしている。

C そのエピソードは物質の生理学的作用、または他の医学的疾患によるものではない。

出典）日本精神神経学会（日本語版用語監修），高橋 三郎・大野 裕（監訳）：DSM-5 精神疾患の診断・統計マニュアル．p.160-161，医学書院，2014

欲の低下から体重減少に至る場合があり、体重の変化も確認する必要がある。

　ときに、食欲が亢進して、体重も増加する場合がある。

(4) 睡眠の変化：不眠あるいは過眠が持続的に目立つ

　不眠の訴えは、頻度が高い。「寝つきが悪い（入眠困難）」「途中で目が覚めて、もう一度寝つくことができない（中途覚醒）」「朝早く目が覚めてしまう（早朝覚醒）」のいずれも起こり得る。睡眠の変化として過眠を呈する場合もあるが、「眠ってもすっきりせず、長い間眠ってしまう」という熟眠感の欠如が過眠の背景にあることが多い。

　なお、過食、過眠は後で述べる非定型うつ病の特徴に入るが、双極性障害患者の抑うつ状態では、過食、過眠がみられることが多く、鑑別の一助になる場合がある。

(5) 精神運動性の焦燥もしくは抑制：

　この項目だけは、他者の観察により有無が判断され、本人の主観に基づく症状ではない（したがって、質問をして確かめる項目ではない）。精神運動性の焦燥（psychomotor agitation）、すなわち内的な緊張感と連動した活動性の亢進、例えば足踏みを頻回にする、手をよじるなどの状態を呈する。抑制（retardation）、すなわち周囲からみて動きが減り、会話も少なくなった状態である。抑制症状が極端に強まるとうつ病性昏迷（depressive stupor）とよばれる状態に陥り、外部からの刺激にも反応を示さず、言葉を発することなく、ひたすら臥床したままの状態になることもある。

(6) 疲労感あるいは気力の減退：疲労感、気力の低下が持続的にみられる

　「疲れやすい」「億劫」「やる気が出ない」「気力がわかない」などといった表現をとることが多い。

(7) 無価値感あるいは自責感：自己評価が極端かつ持続的に下がる

　「自分は役立たずの人間だ」「皆に申し訳ない」といった考え方が、実際の状況と比べて過剰に生じてしまう。

(8) 集中力の減退あるいは決断困難：持続的に、考えたり集中したり、物事を決めたりできない

　「考えが進まない」「決められない」といった訴えが生じる。考えがスムーズに進まず、注意を集中できないと感じられる。また、迷いが生じて、決断がつかない。

　以上の(5)(8)の両項目は、「制止（inhibition）」とよばれる症状であり、従来からうつ病の基本症状とされてきたものである。その結果、「仕事や学業が思うように進まない」といった表現をとる。

第4章 うつ病・双極性障害

(9) 自殺念慮、自殺企図：短時間でも、自殺について考えたり、計画したり、ときに実行する

「役立たずの自分など、この世の中にいないほうがよい」「迷惑をかけて申し訳ないので、消えてなくなりたい」など無価値感・自責感と関連する、あるいは「ジッとしておれず辛く、死んでしまいたい」など焦燥感と関連する自殺念慮が生じる場合がある。さらに自殺念慮から、自殺行為につながる可能性がある。この項目は例外的に毎日続かなくても、1日のうち短時間であっても該当することに注意が必要である。

うつ病・双極性障害患者において、自殺の可能性に関する評価は重要である。したがって、自殺可能性につながる、無価値感・自責感、あるいは焦燥感の有無を十分検討したうえで、自殺念慮や過去の自殺企図の有無も確認することが必要である。特に現在、自殺の計画を具体的に考えているという場合は切迫性が高いため、緊急の対応を図る必要がある。

「2週間の間に」「ほとんど一日中」「ほとんど毎日」といった記載に注意してほしい。これらの症状は、自殺念慮・自殺企図の項目を除き、持続的にみられていなければならない。したがって例えば、以下のような例は「持続的」といえないため、原則として「A項目非該当」とみる。

◆職場を離れた夜は、気持ちが楽になり、資格の勉強ができる。

◆土日は、元気を取り戻し、趣味のテニスに打ち込める。

そのため、本人の訴えだけでなく、周囲の関係者からも可能な限り情報収集して判断することが求められる。それは(5)の有無・程度の確認にも役立つ。

基準B

ここでは、A基準を満たした症状が、患者において見過ごせない苦痛や、機能の障害を生じさせているかどうかを確認する。「臨床的に意味のある」というのも分かるようで分かりにくい言葉だが、まずは「何らかの治療が必要な」という意味に理解してもらえばよい。それには量的な面と質的な面があり得る。すなわち、

量的：「これまでにない程度の」「普段ある落ち込み方とは全然違う」

質的：「発病時の状況に照らして、不釣り合いに強い苦痛、無関係な範囲にまで広がるような落ち込み方」（例；仕事上の行き詰まりの後に抑うつエピソードが始まったようだが、その後仕事の問題に留まらず、さまざまな人間関係や自分の健康状態にまでネガティブな訴えを繰り返すようになる）といった視点である。

基準C

これは、その抑うつ状態が、何らかの物質（医薬品、乱用物質、産業用化学物質

3 基本的な症候〜②躁病エピソード（社会規範からの逸脱に至るほどの高揚）

など）の生理学的作用、または他の医学的疾患の症状や影響によるものではないことを確認せよという注意喚起である。脳器質疾患（頭部外傷、脳腫瘍、脳炎、各種認知症）、内分泌疾患、自己免疫疾患、悪性腫瘍、栄養障害などの有無をチェックしておく必要がある。

　また「注」では、我々が重大な喪失（親しい者との死別、経済的破綻、災害による損失、重篤な医学的疾患・障害など）を経験した場合、基準A・Bにみられるような強い悲しみ、喪失体験の反芻（繰り返し思い出しては悩むこと）、不眠、食欲不振、体重減少など、抑うつエピソードに類似した状態が発生することもあり、それは喪失体験から生じることが理解可能で、無理のないもの（重大な喪失に対する正常の反応）であるかもしれないが、そう考えて放置してしまうのではなく、そこに抑うつエピソードが存在していないかどうか検討すべきであると注意喚起している。検討の際は、喪失を経験したとき、どのように苦痛を表現するかという点を、

◆各個人の生活歴

◆その個人がどんな文化に所属していて、その文化では苦痛の表現についてどんな様式・ルール・モデルが共有されているのか

ということを考慮しながら、治療者が臨床医学と臨床経験に基づいて判断するように求めている。

　これら基準A〜Cをすべてクリアした場合、その患者の抑うつ状態は「抑うつエピソード」とよぶことができる。ありがちな誤りとしては、基準A該当の患者を、B・Cを確認することなしに「抑うつエピソード該当」と決めつけてしまうことなどがある。また、抑うつエピソードに該当しただけでは「うつ病」という診断はできないことにも注意が必要である（この点、「パニック発作」と「パニック症」の関係と同じ）。

3 基本的な症候〜②躁病エピソード（社会規範からの逸脱に至るほどの高揚）

　躁病エピソード（manic episode）のイメージは、「周囲の関係者ほぼ全員が一致して異様で異常と気づくほどの躁状態」であり、しばしば入院治療が必要となるレベルのものである。DSM-5での診断基準を表4.2に示す。これらもまた以下に噛み砕いて説明していく。これら基準A〜Dをすべてクリアした場合、その患者の躁状態は「躁病エピソード」とよべる。

基準A

　気分の異常な高揚と、行動やエネルギーの異常な増大の両方が1日の大半、1週間以上にわたりみられることを求めている。「気分の高揚」には、開放的（爽快で楽しそう）な場合と、易怒的（むしろ不機嫌で怒りっぽい）場合のいずれもあり得ることに注意が必要である。入院治療が必要なレベルに達していれば、1週間以上という条件にはこだわらなくてよい。

基準B

　基準Aに該当している期間に、この7項目の内の3項目以上にあてはまることを求めている。ただし、基準Aの気分の高揚の仕方が「易怒的」な場合は、4項目以上にあてはまることが基準Bクリアに必要となる。

(1) 過度の自尊心あるいは誇大的思考：自己の能力を過大に評価する

　自己評価が高まり、思考も誇大的な考え方につながる。その結果、自己の能力を過信し、実現不可能な計画を立てる。程度はさまざまであるが、ときに妄想を呈するほどになる場合もある。

(2) 睡眠に対する欲求が減る：眠らなくても苦にせず行動する

　睡眠時間が短過ぎるのではないかと思えるような状態であっても、すっきりした気分で目覚め、本人は睡眠が不足していると思わない。

(3) 普段より多弁で、話したい気持ちが強い：切れ目なく延々と話す

　話したい気持ちが次から次へと生じ、声も大きく、早口で、周囲が口を差し挟むのも難しい。内容も、駄洒落や悪ふざけと判断されるような場合が多い。多弁（多動で動き回る場合も含む）で次々に話す状態を、会話心迫（pressured speech）と称す。易怒的な気分が強い場合は、会話内容も不平、批判などが主となる。

(4) 考えが次々浮かぶ：ほとばしるように、いくつも重なるように

　考えが次々浮かぶ結果、(3)の多弁を呈することになる。話す内容も次々に変化し、関連性が乏しい話題に移っていく。このような状態を観念奔逸（flight of ideas）とよぶ。

(5) 注意の散漫：注意の方向・対象が次々移り変わる

　容易に注意がそれてしまい、例えば、話している相手の服装に気が散り、話題に集中できないといったことが起こる。

(6) 目的指向性のある行動が高まる、あるいは精神運動性焦燥：行動量が増える

　対人面を中心として、性的・職業的・宗教的・政治的その他の目的をもった計画や行動が増加する。ときに「精神運動焦燥」という状態、すなわち内的な緊張感と連動した無目的な活動の増大（例えば足踏みを頻回にする、手をよじるなど）を呈

表4.2　DSM-5の躁病エピソード

A 気分が異常かつ持続的に高揚し、開放的または易怒的となる。加えて、異常にかつ持続的に亢進した目標指向性の活動または活力がある。このような普段とは異なる期間が、少なくとも1週間、ほぼ毎日、1日の大半において持続する（入院治療が必要な場合はいかなる期間でもよい）。

B 気分が障害され、活動または活力が亢進した期間中、以下の症状のうち3つ（またはそれ以上）（気分が易怒性のみの場合は4つ）が有意の差をもつほどに示され、普段の行動とは明らかに異なった変化を象徴している。

(1)自尊心の肥大、または誇大

(2)睡眠欲求の減少（例：3時間眠っただけで十分な休息がとれたと感じる）

(3)普段より多弁であるか、しゃべり続けようとする切迫感

(4)観念奔逸、またはいくつもの考えがせめぎあっているといった主観的な体験

(5)注意散漫（すなわち、注意があまりにも容易に、重要でないまたは関係のない外的刺激によって他に転じる）が報告される、または観察される

(6)目標指向性の活動（社会的、職場または学校内、性的のいずれか）の増加、または精神運動焦燥（すなわち、無意味な非目標指向性の活動）

(7)困った結果につながる可能性が高い活動に熱中すること（例：制御のきかない買いあさり、性的無分別、またはばかげた事業への投資などに専念すること）

C この気分の障害は、社会的または職業的機能に著しい障害を引き起こしている、あるいは自分自身または他人に害を及ぼすことを防ぐため入院が必要であるほど重篤である、または精神病性の特徴を伴う。

D 本エピソードは、物質（例：乱用薬物、医薬品、または他の治療）の生理学的作用、または他の医学的疾患によるものではない。

注：抗うつ治療（例：医薬品、電気痙攣療法）の間に生じた完全な躁病エピソードが、それらの治療により生じる生理学的作用を超えて十分な症候群に達してそれが続く場合は、躁病エピソード、つまり双極I型障害の診断とするのがふさわしいとする証拠が存在する。

注：基準A～Dが躁病エピソードを構成する。少なくとも生涯に一度の躁病エピソードがみられることが、双極I型障害の診断には必要である。

出典）日本精神神経学会（日本語版用語監修）、髙橋 三郎・大野 裕（監訳）：DSM-5 精神疾患の診断・統計マニュアル. p. 124, 医学書院, 2014

第4章　うつ病・双極性障害

することもある。

(7) 困った結果になりそうなのに自らの楽しみに熱中する：無茶な行動にのめりこむ

開放的で、計画性が乏しく、誇大的な気分により、浪費、粗暴な運転、性的逸脱行為、極端に強気な投資行動などへの無分別な熱中につながる。

基準C

基準A・Bの各種症状を通じて、

◆本人の本来もっている社会的機能（職業や学業面など）が損なわれる

◆入院を要する状態になる

◆妄想や幻覚などの精神病症状（後述）を呈する

といった状況が発生していることの確認を求めている。

躁病エピソードを示す患者は、自分が病気だという意識（病識）は乏しく、むしろ「好調」と考えていることが多く、治療導入に困難を伴う場合も多い。

基準D

これは、その躁状態が、何らかの物質（乱用物質、産業用化学物質など）や医薬品の生理学的作用、または他の医学的疾患の症状や影響によるものではないことを確認せよという注意喚起である。

4 基本的な症候〜③軽躁病エピソード（社会規範からの逸脱に該当しない程度の高揚）

軽躁病エピソード（hypomanic episode）のイメージは、「周囲からみて、社会規範からの逸脱に該当しない程度の、比較的軽度な躁状態」であり、DSM-5での診断基準を表4.3に示す。これら基準A〜Fをすべてクリアした場合、その患者の躁状態は「軽躁病エピソード」に該当する。

基準A

気分の異常な高揚と、行動やエネルギーの異常な増大の両方が1日の大半、4日間以上にわたりみられることを求めており、躁病エピソードに比べ、日数の基準が低くなっている。「気分の高揚」には、開放的（爽快で楽しそう）な場合と、易怒的（むしろ不機嫌で怒りっぽい）場合のいずれもあり得ることは、同様である。

基準B

この部分は、躁病エピソードと同じ内容になっている。

基準C

普段とは明らかに異なった状態（機能の仕方）であることが必要である。

4　基本的な症候〜③軽躁病エピソード（社会規範からの逸脱に該当しない程度の高揚）

表4.3　DSM-5の軽躁病エピソード

A　気分が異常かつ持続的に高揚し、開放的または易怒的となる。加えて、異常にかつ持続的に亢進した活動または活力のある、普段とは異なる期間が、少なくとも4日間、ほぼ毎日、1日の大半において持続する。

B　気分が障害され、かつ活動または活力が亢進した期間中、以下の症状のうち3つ（またはそれ以上）（気分が易怒性のみの場合は4つ）が持続しており、普段の行動とは明らかに異なった変化を示しており、それらは有意の差をもつほどに示されている。

(1)自尊心の肥大、または誇大

(2)睡眠欲求の減少（例：3時間眠っただけで十分な休息がとれたと感じる）

(3)普段より多弁であるか、しゃべり続けようとする切迫感

(4)観念奔逸、またはいくつもの考えがせめぎあっているといった主観的な体験

(5)注意散漫（すなわち、注意があまりにも容易に、重要でないまたは関係のない外的刺激によって他に転じる）が報告される、または観察される

(6)目標指向性の活動（社会的、職場または学校内、性的のいずれか）の増加、または精神運動焦燥

(7)困った結果につながる可能性が高い活動に熱中すること（例：制御のきかない買いあさり、性的無分別、またはばかげた事業への投資などに専念すること）

C　本エピソード中は、症状のないときのその人固有のものではないような、疑う余地のない機能的変化と関連する。

D　気分の障害や機能の変化は、他者から観察可能である。

E　本エピソードは、社会的または職業的機能に著しい障害を引き起こしたり、または入院を必要とするほど重篤ではない。もし精神病性の特徴を伴えば、定義上、そのエピソードは躁病エピソードとなる。

F　本エピソードは、物質（例：乱用薬物、医薬品、あるいは他の治療）の生理学的作用によるものではない。

注：抗うつ治療（例：医薬品、電気痙攣療法）の間に生じた完全な軽躁病エピソードが、それらの治療により生じる生理学的作用を超えて十分な症候群に達して、それが続く場合は、軽躁病エピソードと診断するのがふさわしいとする証拠が存在する。しかしながら、1つまたは2つの症状（特に、抗うつ薬使用後の、易怒性、いらいら、または焦燥）だけでは軽躁病エピソードとするには不十分であり、双極性の素因を示唆するには不十分であるという点に注意を払う必要がある。

注：基準A〜Fにより軽躁病エピソードが構成される。軽躁病エピソードは双極Ⅰ型障害ではよくみられるが、双極Ⅰ型障害の診断には必ずしも必須ではない。

出典）日本精神神経学会（日本語版用語監修），高橋 三郎・大野 裕（監訳）：DSM-5 精神疾患の診断・統計マニュアル．p.125，医学書院，2014

第 4 章　うつ病・双極性障害

基準 D ━━━━━━━━━━━━━━

基準 A〜C の変化が、本人の主観的訴えだけでなく、周囲からみても分かるものであることが求められる。

基準 E ━━━━━━━━━━━━━━

躁病エピソードとは異なり、重大な機能障害がみられたり、入院治療が必要となったりはしない。精神病症状もみられない。

基準 F ━━━━━━━━━━━━━━

これは、その躁状態が、何らかの物質（医薬品、乱用物質、産業用化学物質など）の生理学的作用、または他の医学的疾患の症状や影響によるものではないことを確認せよという注意喚起である。

以上が、3 つの「基本的症候」である。

5 抑うつ障害の診断と特徴について

抑うつ症状を主体とする疾患を一般的に「抑うつ障害」とよび、各種の抑うつ障害を「抑うつ障害群（depressive disorders）」と総称する。そのなかで、最も明確な現れ方をするものが「うつ病」だが、それ以外にも多様なバリエーションが存在する。図 4.1 は症状経過の模式図である。

5.1 うつ病（major depressive disorder）

以前は「大うつ病性障害」というよび方もされていた。

うつ病の診断を下すには、まず患者が上記の抑うつエピソードの基準（A〜C）に該当していることが必要である。さらに表 4.4 の基準 D・E をクリアすれば、うつ病と診断される。以下にその要点を示す。逆にいえば、きちんと鑑別診断が行われ、他疾患の可能性が否定されない限り、「うつ病」の条件は満たされないのである。

基準 D ━━━━━━━━━━━━━━

ここでは、患者の抑うつエピソードが、他の何らかの精神病性疾患（例；統合失調症）によってはうまく説明されない、ということの確認を求めている。

基準 E ━━━━━━━━━━━━━━

その患者が、躁病エピソードまたは軽躁病エピソードを以前に経験したことがないことを確認せよと指示している。この場合、躁病エピソードまたは軽躁病エピソードがすべて何らかの物質の生理学的作用、または他の医学的疾患の症状や影響によるものであれば、E 基準はクリアしているとみなすことができる。

102

5 抑うつ障害の診断と特徴について

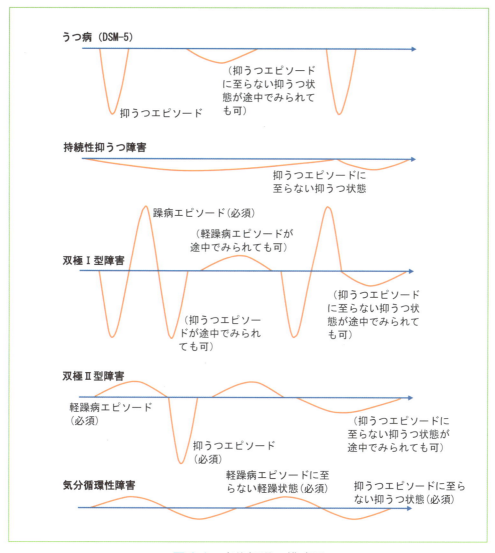

図4.1　症状経過の模式図

表4.4　DSM-5のうつ病

〔表4.1のA〜Cを満たした上で〕

D 抑うつエピソードは、統合失調感情障害、統合失調症様障害、妄想性障害、または他の特定および特定不能の統合失調症スペクトラム障害および他の精神病性障害群によってはうまく説明されない。

E 躁病エピソード、または軽躁病エピソードが存在したことがない。

注：躁病様または軽躁病様のエピソードのすべてが物質誘発性のものである場合、または他の医学的疾患の生理学的作用に起因するものである場合は、この除外は適応されない。

出典）日本精神神経学会（日本語版用語監修），高橋 三郎・大野 裕（監訳）：DSM-5 精神疾患の診断・統計マニュアル. p.161, 医学書院, 2014

以上で診断されるうつ病はDSM-5の基準で診断されたものであるという意味で厳密には「うつ病（DSM-5）」と表記する。しかし、一般には他との区別を明確化する必要が特にない限り、単に「うつ病」と記述されるので、本章でも以下そのように記載する。

以上の抑うつエピソードの診断基準には取り入れられていないが、性欲減退・身体の痛み・発汗・便秘などの自律神経症状を伴うことも多い。抑うつ気分や制止などの症状は、1日のなかで強弱が変動する、すなわち「日内変動」を示す場合がある。特に「朝起きたときの気分が最悪」「朝、何もする気にならない」といった〈朝に最も調子が悪く、夕方以降になると少し楽になる〉といったパターンを示すことが多い。

また、うつ病について「軽症」「中等症」「重症」を区別する場合がある。いくつかの分類基準が提案されているが、ここでは最も簡便なものを示す（表4.5）。

これらについてひとつのイメージを示せば、軽症うつ病は、普段とは明らかに異なる不調さがありながら、出勤・登校・家事などの日常課題は何とかこなしているものの作業効率がはっきり低下しているような状態で、中等症うつ病は、身辺はどうにか自立しているが、日常課題を果たすことは困難で、食欲・睡眠にも変調が生じ、家族などの支援が必要となった状態であり、重症うつ病は、身体活動性が大きく低下し、食事摂取を始め日常動作にも介助が必要になるか、もしくは、深刻な自責感から自殺念慮が強まり、家族などの常時の見守りが求められるような状態（入院治療も考慮すべき状態）といえよう。

表4.5　軽症、中等症、重症の区別

軽　症	基準Aの9項目のうち、5項目を超えない程度を満たす（つまり、抑うつエピソードの基準を必要最小限程度にしか満たさない）場合で、症状の強度として、苦痛は感じられるが、対人関係上・職業上の機能障害はわずかな状態に留まる。
中等症	軽症と重症の中間に相当するもの。
重　症	診断基準9項目のうち、5項目をはるかに超えて満たし、症状はきわめてめて苦痛で、機能が著明に損なわれている。

5.2 持続性抑うつ障害 (persistent depressive disorder)

2年間以上（子ども・青年では1年間以上）の期間、慢性的に抑うつ状態が続いている場合、これに該当する。すなわち、抑うつ症状が存在しない日よりも存在す

る日の方が多く、一時的に改善したとしても、2カ月以内にまた抑うつ症状が再燃するものである。その症状が抑うつエピソードのレベルの重症な場合もあるが、そこまで重症でない抑うつ状態が続く場合も、この診断が適用される。

5.3 医薬品・物質誘発性抑うつ障害（Substance/medication-induced depressive disorder）

ここでいう「物質」のなかには乱用薬物、毒物、環境中の化学物質も含まれる。これらの影響から抑うつ症状が発生する場合が少なくないので、抑うつ症状の背後に、アルコール、覚せい剤、有機溶剤、大麻などの乱用・依存がないか、あるいは、職業性の化学物質への曝露がないかどうかなどに注意する必要がある。特に医療場面で問題になるのは、医薬品による抑うつ障害である。それは（表4.6）のような特徴を示す。

表4.6　医薬品による抑うつ障害

> **A** 抑うつ気分、または、すべてあるいはほとんどすべての活動に対する興味や喜びの著名な減退。
>
> **B** 既往歴、身体診察所見、検査結果から、次の両方の証拠がある。
>
> （1）Aの症状は物質中毒、または離脱の期間または直後、あるいは医薬品への曝露の後に出現する。
>
> （2）その物質・医薬品は、基準Aの症状を生じさせ得るものである。
>
> **C** その障害は、その他の抑うつ障害ではうまく説明できない。
>
> 例：以下のような場合には、他の抑うつ障害で説明できる可能性が高い。
>
> ・症状が、物質・医薬品の使用開始や曝露に先行。
>
> ・症状が、急性の離脱または重度の中毒が終わった後、約1カ月かそれ以上持続。
>
> ・他の抑うつ障害の既往があり、再発再燃を起こし得る。

出典）日本精神神経学会（日本語版用語監修），高橋 三郎・大野 裕（監訳）：DSM-5 精神疾患の診断・統計マニュアル. p.174，医学書院，2014

投薬の開始時期の他、量の増減と抑うつ障害の変化との間に時間的関連があることや、抑うつ障害の発症年齢・経過・症状などが一般的ではないことも、医薬品など外的物質の影響を疑う手がかりになる。現在、汎用されている薬剤のなかでは、副腎皮質ステロイドとインターフェロンなどが抑うつ性障害を引き起こしやすい治療薬である（表4.7）。

第 4 章　うつ病・双極性障害

表 4.7　抑うつ障害を来す頻度の高い医薬品、身体疾患

抑うつ状態を引き起こしやすい物質	
中毒・離脱	アルコール　　カフェイン　　幻覚剤（フェンシクリジン他） 揮発性物質　　オピオイド　　鎮静・催眠・抗不安薬 刺激剤（アンフェタミン、コカイン、他）　　タバコ
治療に用いられる薬剤	ステロイド　　αインターフェロン　　ジスルフィラム （降圧薬でも、気分症状があり得る）

抑うつ状態を生じやすい一般身体疾患	
神経解剖学的疾患	脳卒中　　Parkinson 病　　Hutington 病　　外傷性脳損傷
神経内分泌学的疾患	クッシング病　　甲状腺機能低下症
その他	多発性硬化症　　SLE

5.4 身体疾患による抑うつ障害

　抑うつ障害の基準 C でも述べたが、抑うつ状態は各種の精神疾患・身体疾患でもしばしばみられる非特異的な症候であり、それを呈するのはうつ病に限らず、また精神科疾患に限らない。抑うつ状態の患者をみた場合、身体疾患の影響によるものでないかどうか、常に意識的に検討する必要がある。身体疾患による抑うつ障害は、「他の医学的疾患による抑うつ障害（depressive disorder due to another medical condition）」とよばれる。その特徴を（**表 4.8**）に示す。

表 4.8　他の医学的疾患による抑うつ障害の特徴

> A　抑うつ気分、または、すべてあるいはほとんどすべての活動に対する興味や喜びの著名な減退。
> B　既往歴、身体診察所見、検査結果から、その障害が他の医学的疾患の直接的な結果であるという証拠がある。例えば、身体疾患の発症、悪化・改善と抑うつ障害の変化との間に時間的関連がある。
> C　その障害は、その他の精神疾患（他の抑うつ障害や、重篤な医学的疾患がストレス要因となって起きた適応障害など）ではうまく説明できない。

出典）日本精神神経学会（日本語版用語監修），高橋 三郎・大野 裕（監訳）：DSM-5 精神疾患の診断・統計マニュアル.
　　　p. 179, 医学書院, 2014

　抑うつ障害の発症年齢、経過、症状などが一般的ではないこと。例えば、食欲の変化が軽微なのに、体重の減少が著しい抑うつエピソードを呈していることなども、

身体疾患の影響を疑う手がかりになり得る。抑うつ障害を来す頻度の高い一般疾患として、パーキンソン病（Parkinson disease）、脳血管障害、内分泌疾患（クッシング病（Cushing disease）、甲状腺機能低下症など）、全身性エリテマトーデス（SLE）などがある（表4.7）。

〈高齢者での注意点〉

高齢者の一般的特徴として以下の点があげられる。

① 身体疾患（中枢神経を含む）を合併し、そのために投薬も受けている場合が多い。

② 明確な身体疾患がなくても身体的な予備能が低く、例えば食欲の低下から脱水などを来しやすい。

③ 身体疾患の合併、投薬、低い身体的予備能力が重なり合い、中枢神経系の問題につながる場合がある。

すなわち、高齢者が抑うつエピソードの症状を呈した場合、身体疾患ないし医薬品・物質によって引き起こされた抑うつ障害との鑑別が特に重要である。認知症においても、レビー小体型認知症では経過中に抑うつ状態を呈しやすく、また前頭側頭型認知症などで頻度の高いアパシー（前頭葉障害による意思的行動の減少）も抑うつ状態と誤認されやすいため、注意が必要となる。

5.5 月経前不快気分障害 (Premenstrual dysphoric disorder)

女性で月経前の約2週間（黄体期）に、気分の変化や身体の不調を毎回伴う状態を「月経前症候群（premenstrual syndrome）」とよぶが、その気分変化において、不快気分が特に顕著になったものを「月経前不快気分障害」という。月経開始後数日以内に軽快し始め、月経終了後の週には最小限になるか、または消失するのが特徴である。

単純な気分の落ち込みというより、感情の不安定性、いらだたしさ、怒り、不安、緊張、高ぶりなどを伴いやすく、対人トラブルにつながることも起きやすいなど、後述の「混合状態」と類似している場合が多い。

5.6 重篤気分調節症 (Disruptive mood dysregulation disorder)

6〜18歳の小児または青年で、10歳以前から暴言・暴力を伴う激しいかんしゃく発作と、発作間の易怒的な気分が顕著になり、それが12カ月以上にわたって持続的にみられる場合、これに該当する。もちろん、他の疾患（自閉スペクトラム症、PTSD、分離不安症、持続性抑うつ障害）ではうまく説明できないことが前提となる。

ICD-10 には記載がなく、DSM-5 で初めて採用された新しい概念であり、医師間での診断一致率も低いため、今後検討の余地が多いものでもある。

5.7 他の特定される抑うつ障害 (Other specified depressive disorder)

臨床的に意味のある苦痛、または、社会的・職業的その他の重要な領域における機能の障害を引き起こす抑うつ状態が優勢だが、抑うつ障害群の他の疾患の基準を完全には満たさず、どの精神病性障害にも該当しない場合、これに該当する。下記の 3 つがある。

(1) 反復性短期抑うつ

期間が 2 週間未満（2〜13 日）であること以外は抑うつエピソードの基準を満たすような抑うつ状態が、少なくとも月に 1 回（月経周期と関連しない）、連続する12 カ月以上にわたって存在するもの。

(2) 短期間の抑うつエピソード

反復性でない、短期抑うつである。すなわち、期間が 2 週間未満（4〜13 日）であること以外は抑うつエピソードの基準を満たすが、反復を認めないもの。

(3) 症状不足の抑うつエピソード

抑うつ気分と、抑うつエピソードの他の 8 症状のうちひとつ以上の症状が 2 週間以上持続するが、他のどの抑うつ障害、双極性障害、混合性不安抑うつ障害（他項参照）の基準も満たさないもの。

〈抑うつエピソード未満の抑うつ状態に着目する理由〉

これら「他の特定される抑うつ状態」、および上述の持続性抑うつ障害ではいずれも、抑うつエピソードを満たさない、すなわち軽症うつ病には該当しないものの、患者にとって問題となる抑うつ状態がみられる。

これらが診断基準に含まれている意義としては、医療者が患者の状態を丁寧に把握し、例えば直ちに薬物療法を開始するには及ばずとも、注意深く経過を観察したり、生活習慣の是正を促すなど、過不足ない適切な介入を検討していく手がかりを見出せるようにするということがあげられる。

6 双極性障害の診断と特徴について

抑うつ状態の他に、躁状態（または軽躁状態）を示す各種疾患は、「双極性障害および関連障害群 (bipolar and related disorders)」に分類される。以下、特に必要がない場合には、単に双極性障害とよぶ。

6 双極性障害の診断と特徴について

明確な輪郭を持つ代表例としては、「双極 I 型障害」「双極 II 型障害」があるが、やはりそれ以外にも各種のバリエーションがある。以下にこれらを概観していく。やや煩雑な印象をもたれるかも知れないが、ひとつひとつ特徴を確認して欲しい（図4.1 参照）。

なお双極性障害では、経過中に躁状態、軽躁状態、抑うつ状態が現れる。ひとつの疾患が時間経過のなかで異なる相を示すという意味で、いずれかの症状のある時期を「病相」とよぶこともある。

6.1 双極 I 型障害（Bipolar I disorder）

1 回またはそれ以上の回数の躁病エピソードが存在することが求められる。多くは躁病エピソードと抑うつエピソードの両方を経験するが、双極 I 型障害の診断には抑うつエピソードの存在は必須とされない。すなわち、躁状態だけを示す「単極性躁病」が一部に存在する。

従来「躁うつ病」とよばれたものは、概ね双極 I 型障害に該当する。

6.2 双極 II 型障害（Bipolar II disorder）

少なくとも 1 回の抑うつエピソードと、少なくとも 1 回の軽躁病エピソードが経過中に生じるものである。躁病エピソードを認めず、抑うつエピソードの存在を必須条件とする点で、双極 I 型障害と異なる。

6.3 気分循環性障害（Cyclothymic disorder）

少なくとも 2 年間（子どもおよび青年の場合は少なくとも 1 年間）にわたり、軽躁状態を伴うが軽躁病エピソードの基準は満たさない多数の期間が存在するか、抑うつ状態を伴うが抑うつエピソードの基準は満たさない多数の期間が存在するものである。この 2 年間以上にわたり、少なくともその半分は軽躁および抑うつを伴う期間に該当し、症状がなかった期間が一度に 2 カ月を超えないことも条件になる。

6.4 他の特定される双極性障害および関連障害（Other specified bipolar and related disorder）

(1) 短期間の軽躁病エピソード（2〜3 日間）および抑うつエピソード

1 回以上の抑うつエピソードに加え、「4 日間以上」という期間の条件を満たさない軽躁病エピソードがみられるもの。

(2) 不十分な症状を伴う軽躁病エピソードおよび抑うつエピソード

1回以上の抑うつエピソードに加え、「4日間以上」の期間持続するが、その他の軽躁病エピソードの条件をすべては満たさない程度の軽躁状態がみられるもの。

(3) 先行する抑うつエピソードを伴わない軽躁病エピソード

1回以上の軽躁病エピソード（完全に条件を満たすもの）はみられるが、抑うつエピソード・躁病エピソードの基準を完全に満たしたことのないもの。

(4) 短期間の気分循環症

以下の気分循環症の特徴は満たすが、期間が2年間（子どもおよび青年の場合は少なくとも1年間）に達しないもの。

◆軽躁状態を伴うが軽躁病エピソードの基準は満たさない多数の期間

◆抑うつ状態を伴うが抑うつエピソードの基準は満たさない多数の期間

＜このように診断が細分化されたのはなぜか？〜軽躁状態への配慮の必要性＞

以上の各種診断分類を一見すると、躁状態で異常行動を伴いやすい双極Ⅰ型障害が最も重症で注意が必要なもので、双極Ⅱ型障害はそれが軽症化したもの、他のもの（気分循環症、他の特定される双極性障害および関連障害）はさらに軽症なケースであって、医療的対応も容易であるという印象を受ける。しかし実際の臨床場面でみると、必ずしもそうではない。

患者にとって、主観的に最も苦痛を感じやすいのは抑うつエピソードを含む抑うつ状態である。躁状態も、その最中にいるときに自分の状態を客観的に把握するのは難しいことが多いが、後からであればそのときの状態が本来の自分とは大きく異なっていたと振り返ることは比較的容易である。

一方、軽躁エピソードを含む軽躁状態では、一見大きな異常行動には至りにくく、患者自身（あるいはしばしば周囲の関係者）からみて「休息・睡眠をあまりとらなくても元気で、アイデアも思いつきやすく、好調な時期」として問題を感じにくいため、それが実は症状であることに気づきにくい。しかし、軽躁状態でも高揚気分と過剰な活動性によって、性的あるいは経済的なトラブルは生じやすくなり、職業上あるいは生活上の苦境を招きやすくなる。また同時に、軽躁状態を放置していると、引き続いて苦痛な抑うつ状態を招くことになる。さらに、軽躁状態を患者自身も治療者も見逃してしまい、抑うつエピソードだけしか認識できない結果、双極性障害であるのに抑うつ障害と誤診され、適切な治療に結びつかないことも少なくない。

すなわち、余分な苦境と誤診を避け、抑うつ状態も含めて病状を安定させていくためには、軽躁状態の発見とそれへの対応こそが重要といえる。そのため、軽躁状態の見逃しをいかに防いでいくかに注意と努力が払われるようになり、それが上で

概説したように、軽躁エピソードに至らない軽微な軽躁状態を診断基準で取り上げていくことにつながっている。

6.5 物質・医薬品誘発性双極性障害および関連障害（Substance/medication-induced bipolar and related disorder）

　双極性障害および関連障害においても、外来の物質（乱用薬物を含む）や医薬品によって症状が誘発されるケースがあり得る。（表4.9）のような特徴を示す。

表4.9　外来の物質や医薬品によって誘発される症状の特徴

> **A** 高揚、開放的もしくは易怒的な顕著な気分の問題が持続性にみられる。抑うつ気分は、みられる場合とみられない場合があり得る。
>
> **B** 病歴、身体診察所見、検査結果から、次の両方の証拠がある。
>
> (1) Aの症状は物質中毒、または離脱の期間または直後、あるいは医薬品への曝露の後に出現。
>
> (2) その物質・医薬品は、Aの症状を生じさせ得る。
>
> **C** その障害は、物質・医薬品誘発性ではない双極性障害または関連障害ではうまく説明されない。
>
> 　例：以下のような場合には、物質・医薬品誘発性ではない双極性障害または関連障害で説明できる可能性が高い。
>
> ・症状が、物質・医薬品の使用開始に先行。
>
> ・症状が、急性の離脱または重度の中毒が終わった後、約1カ月かそれ以上持続。
>
> ・他の双極性障害または関連障害の既往があり、再発再燃を起こし得る。

　投薬の開始時期の他、量の増減と抑うつ障害の変化との間に時間的関連があることや、発症年齢、経過、症状などが一般的ではないことも、医薬品など外的物質の影響を疑う手がかりになることは、抑うつ障害の場合と同様である。

　これを引き起こしやすい医薬品・物質は、表4.7で列記した抑うつ性障害のものと基本的に同様である。また以前は、抗うつ薬の服用などうつ病治療中に躁症状・軽躁症状が出現した場合には、双極性障害の診断とすべきではないとされていた。しかし、DSM-5では、抗うつ薬などによる治療中に出現する躁状態・軽躁状態を、

躁病エピソード・軽躁病エピソードとして診断することが可能になった。（表 4.2、表 4.3 参照）。

6.6 身体疾患による双極性障害および関連障害

抑うつ障害と同様に、身体疾患による双極性障害、すなわち「他の医学的疾患による双極性障害および関連障害（bipolar and related disorder due to another medical condition）」も存在する。特徴となるポイントを（**表 4.10**）に示す。

表 4.10 他の医学的疾患による双極性障害および関連障害の特徴

A	高揚、開放的もしくは易怒的な顕著な気分と、活動性または活力の異常な増加が顕著かつ持続性に存在する。
B	既往歴、身体診察所見、検査結果から、その障害が他の医学的疾患の直接的な病態生理学的結果であるという証拠がある。例えば、身体疾患の発症、悪化・改善と抑うつ障害の変化との間に時間的関連がある。
C	その障害は、その他の精神疾患ではうまく説明できない。

出典）日本精神神経学会（日本語版用語監修），高橋 三郎・大野 裕（監訳）：DSM-5 精神疾患の診断・統計マニュアル. p.145, 医学書院, 2014

これを引き起こしやすい身体疾患は、表 4.7 で列記した抑うつ性障害のものと基本的に同様である。

7 うつ病・双極性障害に関連する臨床的特徴

同じ抑うつ状態、躁状態、軽躁状態であっても、独特な症状の現れ方がみられたり、一定の時期に現れたりといった臨床的特徴を帯びる場合がある。この特徴に着目することによって、治療の選択や予後の予測に役立てることが考えられる。以下に代表的なものを紹介する。

7.1 混合状態（Mixed states）

本章ではここまで、抑うつ状態と、躁・軽躁状態を別個のものとして述べてきた。しかし、実際の患者では、抑うつ的要素と躁的要素とが「混合」することがしばしばみられる。すなわち、

◆躁状態・軽躁状態に、抑うつ的要素を伴う

◆抑うつ状態に、躁的要素を伴う

といった状態であり、これを「混合状態」とよぶ。以下の2パターンが、臨床上問題となりやすい。

① 躁的（尊大、エネルギッシュ）だが、不機嫌、不安症状などが目立つ。

② 抑うつ的（憂うつ気分、活動減少）だが、焦燥、易怒性などが目立つ。

特に②を示しているうつ病患者においては、双極性障害の可能性を念頭に置く（現時点でも、今後も）。診断基準として**表4.11**などが参考になる。自殺リスクの高さに対しても配慮すべき状態である。

表4.11　混合性抑うつ状態の診断基準

> **抑うつエピソードにおいて、以下のうちの少なくとも3項目が存在する。**
>
> 1. 内的な緊張、あるいは、興奮
> 2. 競いあうような、あるいは、混雑した複数の思考
> 3. いらだち、あるいは、表明されない強い怒りの感覚
> 4. 遅滞している徴候の欠如
> 5. 多弁さ
> 6. 苦痛の劇的な叙述、あるいは、発作的に泣き出すこと
> 7. 気分の不安定さ、および、著明な気分反応性
> 8. 入眠困難

7.2 不安による苦痛

不安は、うつ病および双極性障害の双方でしばしばみられる症状である。特に、強い不安は、自殺リスクの高さ、疾病の長期化、および治療反応の乏しさなどに関連している。したがって、不安による苦痛がどの程度存在しているかを、医療者から把握していく必要がある。

7.3 精神病症状

抑うつエピソードと躁病エピソードにおいて、精神病症状、すなわち、幻覚や妄想を呈することがある。抑うつ状態や躁状態の気分の延長として考えられる精神病症状は、「気分に一致した精神病症状（mood-congruent psychotic features）」とよぶ。抑うつエピソードの際にみられやすいものとしては以下のような3つ（罪業妄想・心気妄想・貧困妄想）があり、「微小妄想」と総称される。

(1) 罪業妄想（delusion of guilt）

「取り返しがつかない過ちを犯してしまった」などというような妄想をさす。

(2) 心気妄想 (hypochondriacal delusion)

「不治の病にかかっていて、助からない」などというような妄想をさす。

(3) 貧困妄想 (delusion of poverty)

「家にお金がないので入院費が払えない(事実ではない)」などというような妄想をさす。さらにそれらの極端な例として、一切の存在(身体、人格、外界)を否定する「否定妄想 (delusion of negation)」(別名:コタール症候群 (Cotard syndrome))を呈することもある。「自分は内臓がなくなってからっぽになった」「自分は永遠に死ぬこともできなくなった」などである。一方で躁病エピソードでみられやすいものには、「自分にはこの世のすべてが分かる」「自分は神と関係がある」など、自賛が極端化したような「誇大妄想」がある。

また、抑うつ状態や躁状態の気分の延長とは考えられない精神病症状は、「気分に一致しない精神病症状 (mood-incongruent psychotic features)」とよび、被害妄想などが生じることがある。特に若年患者にこれがみられた場合には、改めて統合失調症などとの鑑別が必要になる。

7.4 周産期の発症

出産後に抑うつ状態が生じやすいことは以前から知られており、「産後うつ病」とよばれていた。また従来は妊娠中の女性は抑うつ的になりにくいといわれていたが、最近の知見では妊娠中にも少なからず抑うつ状態が認められることが判明している。

周産期の女性の抑うつ状態は、胎児虐待、子ども虐待など不適切な養育や、当該女性自身の自殺リスクにつながるため、十分な注意が必要である。社会的サポートの強化(例:妊産婦をサポートする関係者の人数を増やすこと)は、周産期の抑うつの予防や軽減につながる可能性があるので、積極的に考慮されてよい。

なお、周産期の抑うつ状態という場合には、産後1週間以内に数日だけ生じる「マタニティブルーズ」は含まない。また、産後の抑うつ状態には、うつ病ではなく双極性障害の抑うつ状態であるケースも少なくなく、しばしば混合状態を呈しやすいことが指摘されているので注意が必要である。

7.5 季節性

気分エピソードが毎年、決まった季節に生じ、決まった季節に寛解するパターンを示すもので、双極性障害、抑うつ性障害いずれにおいてもみられ得る。秋から冬にかけて発症し、春から夏にかけて寛解する「冬期うつ病」が多い。病像は非定型の特徴を示すことが多く、日照時間が症状の消長と関係し、高緯度で頻度が高く、人

工的に日照時間を延長する治療法（高照度光療法）の有効性が確認されている。

なお、双極性障害例では、抑うつ的でない季節（春から夏にかけてなど）に軽躁状態を呈するケースもみられる。

7.6 急速交代型

双極性障害の一部の患者が該当するもので、1年に4回以上の病相（抑うつ状態、躁状態、軽躁状態、混合状態のいずれでもよい）を繰り返すタイプである。急速交代型は、自殺危険性が高く、難治例であることを踏まえた注意深い臨床的対応が重要になる。

7.7 メランコリア（メランコリー型）

抑うつエピソードのうち、最も重症な時期に以下の特徴を示すものを「メランコリア」あるいは「メランコリー型」などと表現する。

- ◆「すべての活動に関する興味・喜びの消失」、あるいは「通常快適に感じられる刺激に対する反応の消失」（種々の活動や刺激によって、気分は変動しない）がある。
- ◆その上で、「明確な抑うつ気分」「朝に抑うつ気分が悪化する日内変動」「早朝覚醒」「精神運動制止」「食欲不振・体重減少」「罪責感」の6項目中3項目以上がみられる。

これはうつ病・双極性障害のなかでも、身体的症状が顕著な一群を示す特徴であり、環境的あるいは心理社会的影響よりも、生物学的な要因（遺伝的な体質）の強いケースであることを示唆するものと考えられている。

7.8 非定型うつ病

抑うつエピソードについて使われる。メランコリー型とは逆で「気分の反応性」（例：楽しい出来事に反応して気分が明るくなる）が存在することが基本にある。加えて「食欲・体重の増加」「過眠」「手足が鉛のように重く感じられる」「他者の拒絶的言動に対する過敏」という4項目のうち、2項目以上を満たすものである。本来（定型）のうつ病とは異なる、という意味だが、比較的多く（うつ病全体の約3割に）みられるものである。伝統的診断でいう「非定型精神病」とはまったく別の概念なので、混同しないよう注意したい。

若年者に多く、この特徴を示す場合は、双極性障害の抑うつ状態という可能性を考慮する必要があり、また、パーソナリティ障害や不安症の併存が多い。

8 疫学

8.1 頻度（有病率）

これまでの調査では、生涯有病率（生まれてから調査時点までの間、その疾患の診断基準を満たす状態にあったものの割合）は以下のようになっている。

(1) うつ病

一般住民を対象とした疫学調査によると、米国では 12〜16%。ヨーロッパ圏や米国以外のアメリカ大陸では 9〜15% とおおむね高頻度である。日本では 6% であり、欧米に比べ、頻度は低い傾向にあった。また同一国内で複数回行われた調査結果によると、時代とともに頻度は増加している。

(2) 双極性障害

米国では双極 I 型障害の生涯有病率は約 1% であるが。わが国の疫学調査によると、生涯有病率が 0.4% と米国に比べて低い結果であった。

8.2 年齢による頻度の差

(1) うつ病

欧米では、うつ病の頻度は、一般に若年者で高く、平均発症年齢は 20 代半ばで、40 歳までに発症するものが半数を占める。しかし、年齢別の頻度差は国によって差異があり、日本の場合、若年者に加えて中高年者でも発症頻度が高い。

(2) 双極性障害

双極性障害の発症年齢は概ね 18 歳とされており、これはうつ病の発症年齢より低いと考えられる。10 歳代以下でも発症する例がまれではないとする報告もあるが、小児期での診断は慎重に行う必要がある。

8.3 うつ病と双極性障害の頻度の性差

頻度の性差について、うつ病では女性が男性よりも生涯有病率が約 2 倍であることが確認されている。一方、双極性障害はうつ病と異なり、頻度の性差はほとんどないとされる。

8.4 他の精神障害との併存

いずれも併存するケースが多い。しかし併存に関する疫学データは、わが国のものが乏しく、欧米のデータが大半である点には、注意を要する。

(1) うつ病

　うつ病の約 57% はなんらかの不安症（パニック症、強迫症、全般不安症、社交不安症、PTSD）を併存する。不安症を併存しているうつ病の治療効果が得づらいこと、自殺の危険率が高いことが報告されている。また、うつ病の約 15% が依存性パーソナリティ障害、約 10% が境界性パーソナリティ障害、約 9% が強迫性パーソナリティ障害を併存するとされる。特に、若年発症のうつ病にはパーソナリティ障害が併存する割合が多い。パーソナリティ障害の併存は、治療効果を悪化させる因子であると考えられる。

(2) 双極性障害

　50% 以上に不安症が併存し、その場合、自殺危険率が高いことが報告されている。アルコールを始めとする物質使用障害の併存も 50% 以上にみられる。また、30% 以上に何らかのパーソナリティ障害が合併することが報告されている。

8.5 身体疾患との併存

(1) うつ病

　うつ病と身体疾患との併存に関して（表 4.12）のような報告がある。

表 4.12　うつ病と身体疾患との関係

① 身体疾患をもっている患者はうつ病の有病率が高い。
② うつ病の併存が身体疾患の予後を悪化させる因子である。
③ 身体疾患の併存がうつ病の予後を悪化させる因子である。
④ 精神医学的介入が身体疾患の予後を改善させる。

　循環器疾患、脳血管障害、悪性腫瘍、腎疾患とうつ病の併存に関する報告などがなされているが、一例として、心筋梗塞とうつ病の併存に関して以下に紹介する。

　心筋梗塞にうつ病が合併する頻度は、16〜27% と高率であり、うつ病の併発が心筋梗塞の死亡率を上昇させることが確認されている。また、抗うつ薬である「選択的セロトニン再取り込み阻害薬」（SSRI）が心筋梗塞を伴ううつ病の抑うつ症状を改善させるのみならず、心筋梗塞の再発率や死亡率を下げるとの報告もなされている。

(2) 双極性障害

　双極性障害では、肥満を有する患者が 50% 以上で、2 型糖尿病の併発率も 10% と報告されている。

第4章 うつ病・双極性障害

8.6 発症危険因子：遺伝的要素

うつ病も双極性障害も、患者の近親者は一般人口より同一疾患の発症頻度が高い傾向が確認されている。一卵性双生児の一致率は100%でなく、二卵性双生児の一致率より一卵性双生児の一致率が高い。すなわち、遺伝的要素だけで発症が決まる「単一遺伝子疾患」ではなく、糖尿病や高血圧症と同じく、遺伝も環境もその発症に関係する「多因子疾患」である。ただし遺伝的要素が関与する割合は、双極性障害の方がうつ病よりも高い。

うつ病と双極性障害が同一家族で生じること、双生児研究でも両疾患の発症遺伝因子が共有されることが報告されている。また近年、スウェーデンの大規模家族コホート研究により、双極性障害と統合失調症と共通の遺伝因子が双極性障害発症因子全体の約40%を占めている（一方、双極性障害固有の遺伝因子は約20%）ことが推定されている。このように、診断分類上は別々の疾患であっても、背後にある遺伝子的病態はオーバーラップしている部分があると考えられるようになっている。

うつ病と双極性障害の病因（発症の機構）や病態（発症後の機構）の分子レベルでのメカニズムはいまだ明らかではなく、結果的に病因・病態に基づいた予防法・治療法を開発するには至っていない。ただし「すべてが遺伝で決まる」「すべてが環境の影響で起きる」という極端な論はいずれも誤りであり、うつ病と双極性障害は、遺伝的要因や環境的要因が複雑に相互関係を形成して発症する多因子疾患であることを念頭に置き、患者、家族に説明することが必要である。

9 経過・予後

かつて、統合失調症との対比で、「うつ病・双極性障害は予後がよい」とされたことがあった。しかし、近年の経過研究によれば、長期化する場合や再燃、再発を繰り返す症例も少なくないことが分かっている。

9.1 うつ病

うつ病の経過は、未治療の場合、約90%以上は6カ月～2年続くと考えられている。治療を行わず自然経過を研究した報告によると、1年後には40%が寛解に至り、20%が部分的な反応を示し、残る40%は依然として抑うつエピソードの状態であったとされる。一方、抗うつ薬による治療を行うと、どの抗うつ薬であっても約50～70%が反応を示す。8週間の治療によって、反応した患者の約2/3が寛解に至る。寛解に至らなかった患者も、他の抗うつ薬への変更や炭酸リチウムなどの付加、電

気痙攣療法などによって、寛解に至る例も多い。しかし、約10%は複数のうつ病治療でも十分な効果が得られないと考えられている。

再発に関するこれまでの研究によると、うつ病を初発した患者の約50～60%は、二度目の抑うつエピソードが生じ、再発を繰り返すごとに再発率が上がることが報告されているため、初期の段階で再発予防を心がけることが重要である。

当初、うつ病として発症した症例の5～15%は、経過中に双極性障害へと診断が変更されることが報告されている。特に、抑うつエピソードの再発を繰り返している場合や、25歳未満の若年での発症の場合、双極性障害の可能性が高いとされている。したがって、うつ病と診断した場合でも、実は双極性障害かもしれないという可能性を念頭に置いて、経過を観察することが必要である。また、うつ病の既往が認知症発症のリスクファクターであることも報告されている。

9.2 双極性障害

双極性障害の場合、病相が一度しかないという場合はまれで、一生のうち、再発を繰り返す症例が90%以上を占めることを考えると、再発予防が治療上、重要である。病相の回数は2～30回と幅広いが、平均9回程度とされている。また、双極性障害の約10～20%は、年に4回以上も躁病エピソードないしうつ病エピソードを繰り返す急速交代型を示す。急速交代型は治療に対する反応が不良である場合が多いが、抗うつ薬によって引き起こされる場合があり、注意を要する。

治療を受けなかった場合、躁病エピソードは約2～3カ月続き、軽躁エピソードやうつ病エピソードは6カ月以上続くこともまれではない。また、長期の経過観察によると、双極I型の場合で1/3、双極II型の場合は約半分の期間を、うつ病エピソードで過ごすことが報告されている。うつ状態の期間の方が躁状態よりも長いことは、多くの双極性障害の患者がうつ病と誤診される一因と考えられる。

9.3 自殺リスク

抑うつエピソードの診断項目に希死念慮が入っているように、自殺を企図するうつ病・双極性障害の患者は多い。自殺既遂に至る例も少なくなく、既遂者の約1/3はうつ病または双極性障害患者とされている。

一般人口に比較した自殺危険率が、うつ病の外来患者で約5倍、自殺企図でない入院患者で約10倍、自殺企図による入院患者で約20倍に上昇するとの報告がある。双極性障害はうつ病よりも自殺リスクは高く、精神疾患のなかで最も高いとされており、自殺の生涯危険度は一般人口の少なくとも15倍と考えられている。

第4章　うつ病・双極性障害

自殺危険率が高い患者の特徴として、男性、単身者、過去の自殺未遂の既往歴、自殺者の家族歴、物質使用性障害の併存（アルコール依存）などがあげられる。また、境界性パーソナリティ障害を併存していることも自殺危険率の高さにつながる。双極性障害患者では、混合状態や不安症状があると、自殺リスクが上がることが指摘されている。

10 治療

10.1 治療場面の選択

多くのうつ病や双極性障害では外来治療が基本になる。しかし、症状の強い急性期には入院治療を必要とする場合があり、
① 強い自殺念慮、あるいは自殺企図の有無
② 躁状態、混合状態、焦燥感など強い不安、昏迷状態、精神病症状を示すなど、重症・切迫例でないかどうか
③ 身体的衰弱（脱水、低栄養など）の程度や、身体合併症の有無
④ 休息に適さない家庭環境でないかどうか
⑤ 治療反応性の悪さがみられるか否か
といった点を考慮して、治療場面（外来・入院のいずれか）を選択する。

10.2 治療の原則

一般に、患者が病気とその治療に関して、医療者の意図を十分理解し、患者自身が治療に積極的姿勢を示す（アドヒアランスが高い）場合に、治療は有用性を発揮することができる。うつ病・双極性障害の場合、良好な患者・治療者関係を築きながら、「どのような病気で、どのような治療が必要か」を伝え、患者が治療に好ましい対処行動をとることを促すこと、すなわち「心理教育」が治療の基本になる。また、うつ病・双極性障害は長期の経過をとる点や、再発の可能性があることを考慮して、経過の各時点で治療目標を明確化しておくことも重要である。同時に、症状に駆られての早まった決断を避けるため、病状が安定するまでは人生上の重大な意思決定（退学、離婚、結婚、退職、転職、起業など）は基本的に保留・延期することを促す。自殺防止に配慮することも欠かせない。

飲酒・喫煙・カフェイン摂取のコントロール、乱用薬物使用の回避、食事内容の適正化、病状や個体差に配慮した適度な運動と休養、起床時間を含む生活リズムの一定化、睡眠衛生指導など、各種の療養指導も重要である。また、抑うつ状態の場

10　治療

合に休職・休学を考慮することもあるが、むしろそれによって生活リズムが崩れる、運動量が激減する、再出勤・再登校の困難さが増すという治療上のデメリットも想定されるため、一律に行うべきではなく、患者ごとの検討が不可欠である。

10.3　うつ病の治療

　中等症・重症のうつ病では、抗うつ薬投与による薬物療法が中心となる。主な抗うつ薬の分類を表4.13に示す。

表4.13　主な抗うつ薬の分類

選択的セロトニン再取り込み阻害薬（SSRI）
フルボキサミン、パロキセチン、セルトラリン、エスシタロプラム
セロトニン・ノルアドレナリン再取り込み阻害薬（SNRI）
ミルナシプラン、デュロキセチン、ベンラファキシン
ノルアドレナリン作動性・特異的セロトニン作動性抗うつ薬（NaSSA）
ミルタザピン
四環系抗うつ薬
マプロチリン、セチプチリン、ミアンセリン
三環系抗うつ薬
イミプラミン、クロミプラミン、アミトリプチリン、
ノルトリプチリン、アモキサピン、ドスレピン、ロフェプラミン
その他
トラゾドン

　薬剤ごとの差はあるものの、便秘、口渇、排尿障害、錐体外路症状（手指振戦、筋強剛、歩行障害など）、性機能障害、悪性症候群などの副作用があり得る。特に高齢者で注意が必要となる。上記の内、SSRI、SNRI、NaSSA は比較的新しく開発された薬剤であるため「新規抗うつ薬」ともよばれ、安全性が改善されているとみなされて日常臨床でよく処方されるようになっているが、これらとて十分な注意と観察が不可欠である。いずれの抗うつ薬であっても、投与開始初期には、不安、焦燥、易刺激性、不眠、攻撃性などを生じる「アクチベーション症候群」とよばれる反応が出やすくなり、また減量や中止の際には、めまい、頭痛、不安、嘔気・嘔吐、不眠など「中止後症状」が生じやすくなるので要注意である。また特に SSRI の一部は、肝酵素（チトクローム P450）の働きを阻害し併用薬の血中濃度を上昇させやすいの

第4章　うつ病・双極性障害

で、他の薬剤との併用時には慎重な配慮が求められる。

　ひとつの抗うつ薬でまったく効果が得られない場合には、他の抗うつ薬に変更する。抗うつ薬で一定の効果がみられても、十分な改善に至らない場合には、以下のようなものが追加して併用されることがある。その場合にも、各薬剤の副作用には注意が必要である。括弧内には特に注意すべき副作用を示している（表4.14）。

表4.14　併用される抗うつ薬とその副作用

■炭酸リチウム（手指振戦、腎障害、甲状腺機能低下、副甲状腺機能低下、
　セロトニン症候群、リチウム中毒）
■甲状腺ホルモン（肝機能障害、狭心症、副腎クリーゼ）
■非定型抗精神病薬（錐体外路症状、高血糖、脂質異常、悪性症候群）
■他の抗うつ薬（上述）

　これらによっても改善がみられない場合、あるいは重症例や自殺念慮の強いケースなど、緊急性が高い場合には、電気痙攣療法（全身麻酔下で、頭部に通電を行う）が用いられる。季節性のうつ病エピソードに対しては、高照度光療法（2500ルクス以上の照度の光をみせる）が行われる場合もある。一部の医療機関では研究的な治療法として、反復性経頭蓋磁気刺激（外部からの磁力線によって脳内に電流を発生させて、神経系の活動を調整する）が試行されている。

　ここまでの治療で急性期を乗り切った後の維持期には、体系化された精神療法（認知行動療法、対人関係療法）を薬物療法と併用することも再発予防には有効とされる。不安症やパーソナリティ障害が併存しているケースでも、精神療法の併用を積極的に考慮したい。大まかにいえば、「認知行動療法」では、主として患者自身の習慣化している思考・行動パターンを見直し、他のパターンを試みることを促すことで、また「対人関係療法」では、周囲の重要な他者（家族・友人など）との相互作用が患者自身の症状にどう影響しているのかを観察し、その調整を促すことで、改善や安定を図ろうとするものである。

　以上の各種の抗うつ治療の経過中、明らかな躁病エピソード・軽躁病エピソードが発生することがある。その場合は、双極性障害へ診断を変更することとなる。

　軽症うつ病では、必ずしも全例に抗うつ薬を投与するわけではない。体系化された精神療法を治療の中心にすえることもあれば、それすら抜きに、心理教育・療養指導で回復が期待できる場合もある。軽症うつ病未満の「持続性抑うつ障害」や「他

の特定される抑うつ障害」においては、さらに非薬物的対応の比重が増すといえる。

　産後うつ病、月経前不快気分障害、重篤気分調節障害でも、抗うつ薬を投与することはあり得るが、前二者では双極性障害が隠れている可能性が高いこと、後者ではその病態がまだ十分解明されていないことを念頭において、慎重に検討しなければならない。

10.4 双極性障害の治療

　双極性障害は再発率が高く、慢性の経過を経ることが多いので、躁・軽躁、抑うつという変動、いわば「症状の波」自体の安定化を目標とすべきだが、往々にして周囲は躁状態のみを、本人は抑うつ状態のみを治療対象と考え、そこへの対応だけを期待し、軽躁状態はしばしば問題にすらされなくなってしまう。したがって、心理教育により、本人および周囲に対し双極性障害の全体像への理解を促すことが非常に重要である。特に、本人は躁状態・軽躁状態を「本来の自分のあるべき姿」と誤認しがちで、抑うつ状態での治療目標設定の水準が高くなり過ぎる傾向があるので、捉え方の修正を丁寧に図る必要がある。また、睡眠不足や過労をきっかけとした症状の再発・再燃・変動が起きやすいので、睡眠を含め、生活リズムを崩さず維持していくことも療養指導として重要になる。

　薬物療法としては、再発予防効果のある気分安定薬（mood stabilizers）の使用が基本となる。気分安定薬には炭酸リチウムの他、元来は抗てんかん薬であるバルプロ酸ナトリウム、ラモトリギン、カルバマゼピンが含まれ、炭酸リチウム、バルプロ酸、カルバマゼピンでは血中濃度の定期的なチェックと投薬量の調整が必要になる。抗てんかん薬関連の副作用には重症な薬疹や肝機能障害があり得るので、注意して観察する必要がある。双極Ⅱ型障害においては、抑うつエピソードの際に、抗うつ薬をきわめて慎重に併用することもある。

　双極性障害に対しては、体系化された精神療法として、認知行動療法の他、近年、対人関係・社会リズム療法も行われるようになっている。これは、対人関係療法に、生活リズムと社会参加の自己観察と一定化を図る取り組みを加え、気分・行動の安定化を促すものである。

10.5 うつ病・双極性障害のリハビリテーション：リワークプログラム

　うつ病・双極性障害では、抑うつ・躁・軽躁などの気分面の症状が寛解した時期でも、一定の認知機能障害（注意や遂行機能の低下など）がみられやすいことが判明している。そのため近年、うつ病・双極性障害の社会復帰、特に職場復帰が困難

第4章　うつ病・双極性障害

になる症例に対して、就労に向けてのリハビリテーションをすることが増えており、リワークプログラムとよばれることが多い。例えば治り際は、一過性に不安定になったり、社会復帰をあせったりして気分症状も悪化する危険があり、また昨今の経済・社会状況では、復職後に求められる仕事のレベルが、かつてより高いものとなる傾向もある。それゆえ、社会復帰を目指した治療の最後の仕上げに、リワークプログラムを実施することが有益である。まずはリワークプログラム機関に通所して生活リズムを整えながら、簡単なデスクワークの練習、他の人々との交流などを、作業療法士などを含む多職種スタッフとともに行い、再発を予防する対策を確認しながら、復職を準備する。

11 おわりに

　うつ病・双極性障害の臨床においては、「気分の上がり下がり」という、正常心理とも共通性のある現象を症状として捉えていくことが必要となるため、過少診断（疾患の見逃し）や過剰診断（疾患でないものを疾患とみてしまう）が起きやすい難しさがある。特に、軽躁状態は当該患者を一定期間、継続的に観察できる立場の関係者でないと分かりにくい面がある。そのため、主治医を含め、本人に会う頻度の少ない者が軽躁状態を見逃していることがしばしばある。むしろ、家族、職場の関係者に加え、医師以外の医療スタッフが先に軽躁状態の存在を見出せることも少なくない。薬剤の副作用についても、患者自身が申告しないこと、あるいは患者自身がそれとは気づいていないこともしばしばあるため、やはり周囲からの配慮と観察が必要になる。

　すなわち、正確な診断と適切な治療のためには診察室での担当医師の診察だけでは足りず、さまざまな場面で患者本人と接触している多職種の医療スタッフの観察、アセスメントが欠かせない。すべての医療者がうつ病・双極性障害について認識を含め、その治療や援助に向けて積極的に参加・提案することが期待されるゆえんである。

コラム　自殺について

　自殺は精神疾患の最も不幸な転機のひとつである。歴史的にわが国においては、太平洋戦争が終結して5年後から急激に自殺死亡率が上昇し1955年にピークを迎えた。これは敗戦から立ち直りつつあった日本人が、改めて失ったものの大

きさに気づいた代償ともいえるだろう。日本の経済復興は1980年代に最盛期を迎えたが、同時期にも自殺死亡率の上昇が観察されている。この経済的繁栄と不釣り合いな社会心理的現象は、実は120年前にフランスの社会学者が報告していた。デュルケームの自殺論（初版1897年、宮島喬訳、中公文庫）は、この分野では古典的名著とよばれている。そのなかで著者はプロイセンやイタリアにおける繁栄と同時期の自殺者数の増加について記述している。その原因として所属する社会に急激な変化が起きた場合に、自殺者数が増えることがあると考察している。わが国では経済的不況に伴い1998年から自殺者数が急増し、それが10年以上にわたって続いていた。多くの人の活動や政府の施策により、この数年は従前のレベルに戻りつつある。しかし自殺が社会状況を鋭敏に反映する指標、つまり「炭鉱のカナリア」であることに引き続き注意を払うべきであろう。

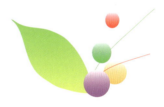

参考文献

1) 尾崎紀夫, 他編：標準精神医学第6版. 医学書院, 2015
2) うつ病リワーク研究会監修：うつ病リワークプログラムの続け方 スタッフのために. 医学書院, 2011
3) 尾崎紀夫, 監修：よくわかるうつ病 診断と治療、周囲の接し方・支え方. NHK出版, 2016
4) 日本うつ病学会気分障害の治療ガイドライン作成委員会：日本うつ病学会治療ガイドライン I. 双極性障害 II. うつ病（DSM-5）
   http://www.secretariat.ne.jp/jsmd/mood_disorder/index.html
5) 髙橋三郎, 他訳：DSM-5精神疾患の診断・統計マニュアル 医学書院, 2014（原著：American Psychiatric Association：Diagnostic and Statistical Manual of Mental Disorders, Fifth Edition；DSM-5. American Psychiatric Press, Washington DC, 2013）

第5章

不安症・強迫症・心的外傷後ストレス障害

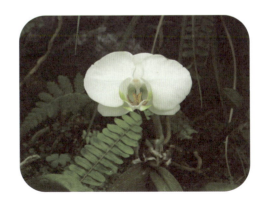

1 はじめに

　本章では、DSM-5において、不安症群に分類されている4つの精神障害（限局性恐怖症（specific phobia）、社交不安症（social anxiety disorder）、パニック症（panic disorder）、全般不安症（generalized anxiety disorder））、強迫症（obsessive compulsive disorder：OCD）、心的外傷後ストレス障害（posttraumatic stress disorder：PTSD）、複雑性心的外傷後ストレス障害（complex posttraumatic stress disorder：CPTSD）について解説する。

　DSM-5は、限局性恐怖症・社交不安症・パニック症・全般不安症などの「不安症群」、OCDが含まれる「強迫症および関連症群」、PTSDが含まれる「心的外傷およびストレス因関連障害群」の順に構成されており（表5.1）、これらの障害群に密接な関連があることが反映されている。これらの障害群に含まれる障害の大半は、DSM-Ⅳでは不安障害（anxiety disorder）という1つのカテゴリに含まれていたが、DSM-5では3つのカテゴリに分割された。不安症、OCD、PTSDは、不安と回避行動を主症状とすることが共通している。不安症、OCD、PTSDの有病率は高く、それぞれの障害における最適な治療は異なっている。現代の多様な臨床場面において、医療スタッフはこれらの障害を鑑別して適切なケアを行う必要がある。

表5.1　本章にかかわる疾患区分

不安症群	強迫症および関連群	心的外傷および ストレス因関連障害群
・限局性恐怖症 ・社交不安症 ・パニック症 ・広場恐怖症 ・全般不安症	・強迫症	・心的外傷後ストレス障害 ・（急性ストレス障害） ・（適応障害）

2 概念・定義

　不安症に含まれる限局性恐怖症と社交不安症は、かつては恐怖症とよばれていた。これらの共通点は、恐怖または不安の出現が特定の状況や対象の存在する場面に限定されていることである。限局性恐怖症では、高所や閉所などの自然環境、動物、血液や注射、社交不安症では、他者によって注視されるかも知れない社会的状況が

恐怖または不安の対象となる。

　社交不安症は、社会的状況や社会的行為に対する恐怖症的不安および恐怖症的回避によって特徴づけられる精神障害であり、かつては、社会恐怖（social phobia）とよばれていた。社交不安症はわが国における対人恐怖症とほぼ重なる概念であり、以前から森田療法を中心とした治療法の対象となっていた。

　パニック症と全般不安症は、かつては不安神経症に分類されていた。DSM-IVやDSM-5では不安症群にしばしばみられる不安発作のうち、特に重症のものをパニック発作とよんでいる。パニック症は予期しないパニック発作が反復し、1カ月以上にわたってパニック発作について心配したり、行動が変化したりといった特徴を伴う精神障害である。全般不安症は、仕事や学業などの多数の出来事または活動についての過剰な不安と心配が6カ月以上続いており、不安や心配がない日よりもある日の方が多く、不安や心配をコントロールするのが難しく、落ち着きのなさ、疲れやすさ、集中困難、筋肉の緊張、不眠などの症状を伴っているときに診断される。

　OCDは強迫観念、強迫行為、またはその両方の存在によって特徴づけられる精神障害である。強迫観念とは、不安を伴った観念が意図に反して浮かび、その内容が不合理であることを理解しているが、抑制しようとすると逆に不安が強まるという特徴をもつ。強迫行為は、強迫観念があるときにみられ、それを実行しないではいられず、実行することにより不安が軽減する効果がある。患者は物を盗んだのではないか、大事なものを落としてなくしたのではないか、汚い物に触れて病気になるのではないかなどといった考えやイメージに悩まされ、同時に強い不安感が出現する。こうした強迫観念や不安感を打ち消そうと確認し、手や身体を洗うといった強迫行為をするようになる。患者は強迫行為を何度も繰り返し、多くの時間を奪われ、学業や職業、あるいは家庭生活に支障を来すようになる。

　PTSDはDSM-5においては、心的外傷およびストレス因関連障害群に分類されている。この障害群に分類される精神障害には「心的外傷となるような、またはストレスの強い出来事への曝露がひとつの診断基準項目として明記されている障害」が含まれており、PTSDの場合、実際に死にかける、死にそうになる、重傷を負う、性的暴力を受けるといった出来事、すなわち「心的外傷」を経験していることが診断に必須である。性的暴力を含む犯罪の被害、家庭内暴力、児童虐待、交通事故、自然災害、大規模人災などは「心的外傷」に含まれる。さらに、再体験症状、回避症状、覚醒亢進症状、認知と気分の陰性の変化という4つの症状領域において基準を満たすとき、PTSDと診断される。

　CPTSDは「全体主義的な支配下に長期間（月から年単位）服属した生活史」を背

景として引き起こされる精神障害であり（Herman, 1992）、家庭内暴力、いじめ、児童虐待の被害者に認められることがある。DSM-5は、CPTSDの診断基準を含んでいないが、WHOによる診断基準であるICD-11では（2018年から使用予定）、PTSDとCPTSDにそれぞれ診断基準が設定されている。ICD-11におけるCPTSDの診断基準には、再体験症状、回避症状、覚醒亢進症状の一部、認知と気分の陰性の変化に相当する症状が含まれる。ICD-11に基づいてCPTSDと診断される症例の多くは、DSM-5ではPTSDかつ/またはB群パーソナリティ障害と診断されることが予想される。

3 疫学

　不安症の生涯有病率は高く、生涯の間に最大で34%の一般人が不安症を発症し（Bandelow and Michaelis, 2015）、しばしば慢性化する。米国の青年では、社交不安症の6カ月有病率は5.1〜9.2%と報告されている（Costello et al., 2004）。患者の約半数が発症するのは、限局性恐怖症では7〜8歳、社交不安症では13〜14歳、OCDでは19〜21歳、PTSDでは23〜40歳、パニック症では24〜37歳、全般不安症では31〜41歳であった（Kessler et al., 2005；Viana and Andrade, 2012）。米国在住の75歳の一般人において、DSM-Ⅳで定義されたPTSDの生涯発症危険率は8.7%と高いが、欧州、アジア、アフリカ、南米のほとんどの国々では、0.5〜1.0%程度である。軍人、警官、消防士、救急医療スタッフのような「心的外傷」に曝露されやすい職業、性的暴力や児童虐待の被害者、虐殺の生存者はPTSDの発症率が高い。

4 成因と機序

　不安症、OCD、PTSD、CPTSDの病因は、まだ確定されていない。不安症の危険因子としては、不安症の家族歴、乳児期における内気さと抑制的な行動、幼少期の心理社会的ストレスがあげられており（Tannock, 2009）、児童虐待のような慢性的ストレス、遺伝などの生物学的な素因が相互作用して発症すると考えられている。疫学研究では、身体的虐待、性的虐待、ネグレクトといった児童虐待は、抑うつ障害や不安症の50%以上に先行していた（Li et al., 2016）。

5 臨床症状

　不安と回避は非特異的な症状であり、さまざまな精神障害で、慢性かつ重篤な不

安と回避が生じ得る。不安症、OCD、PTSD、CPTSD の診断に際しては、身体疾患や他の精神障害を除外することが重要である。身体疾患や他の精神障害を伴わない患者において、慢性かつ重篤な不安と回避が生じているとき、不安症、OCD、PTSD、CPTSD が鑑別診断にあげられる。

5.1 限局性恐怖症の臨床症状

限局性恐怖症を伴う患者は「特定の対象または状況への顕著な恐怖と不安」が持続的に認められ、典型的にはそれが 6 カ月以上続いている。子どもでは、恐怖や不安は、泣く、かんしゃくを起こす、凍りつく、愛着対象にまといつく、などの形で表現されることがある。DSM-5 では恐怖の対象に対して、時折しか不安を呈さない人は限局性恐怖症から除外されるように定義されている。限局性恐怖症と診断するためには、恐怖の対象または状況が「ほとんどいつも」恐怖や不安を即座に誘発し、その恐怖の対象は積極的に回避されるか、強い恐怖や不安を感じながら耐え忍ばれていなければならない。

表 5.2　限局性恐怖症の診断基準（DSM-5）

A 特定の対象または状況（例：飛行すること、高所、動物、注射されること、血をみること）への顕著な恐怖と不安。子どもでは、恐怖や不安は、泣く、かんしゃくを起こす、凍りつく、または、まといつく、などで表されることがある。

B その恐怖の対象または状況がほとんどいつも、即時、恐怖や不安を誘発する。

C その恐怖の対象または状況は、積極的に避けられる、または強い恐怖や不安を感じながら堪え忍ばれている。

D その恐怖または不安は、特定の対象や状況によって引き起こされる実際の危険性や社会文化的状況に釣り合わない。

E その恐怖、不安、または回避は持続的であり、典型的に 6 カ月以上続いている。

F その恐怖、不安、または回避が、臨床的に意味のある苦痛、または社会的、職業的、または他の重要な領域における機能の障害を引き起こしている。

G その障害は他の精神疾患の症状ではうまく説明されない。

▶ 該当すれば特定せよ。
　恐怖刺激に基づいてコードせよ。
　動物
　自然環境
　血液・注射・負傷
　状況
　その他

出典）日本精神神経学会（日本語版用語監修），高橋 三郎・大野 裕（監訳）：DSM-5 精神疾患の診断・統計マニュアル．
　　　p.196, 医学書院, 2014

第5章　不安症・強迫症・心的外傷後ストレス障害

5.2 社交不安症の臨床症状

　社交不安症を伴う患者は「他者によってその人が注視されるかも知れない社交場面に関する著明または強烈な恐怖または不安」が持続的に認められ、その不安は現実の危険に相応せず、過剰であり、典型的には6カ月以上続いている。社交不安症であると診断するためには、さらに「その人は、ある振る舞いをするか、または不安症状をみせることが、否定的な評価を受けることになると恐れている」ことを確認する必要がある。不安症状とは赤面、震え、発汗、言葉に詰まること、凝視といったものである。社交場面でのこれらの症状について尋ねることは、社交不安症のスクリーニングとして有効と考えられる（例えば「緊張したときに掌に汗は出ますか？」という質問）。社交不安症を伴う患者は社交場面での振る舞いや不安症状の結果として、「恥をかいたり恥ずかしい思いをするだろう」「拒絶されたり、他者の迷惑になるだろう」と予測し、「不安が強い、弱い、無能である、退屈である、威圧的である、汚い、人から好かれない、などと自分が判断される」のを心配している。友人、知人、支援者、治療者に対して、患者は社交不安を隠そうとすることが多く、社交不安症は見逃されやすい（Nagata et al., 2015）。

　DSM-5では社交的状況で時折しか不安を呈さない人は、社交不安症から除外されるように定義されている。社交不安症と診断するためには、「その社交的状況はほとんど常に恐怖または不安を誘発する」必要がある。迫り来る社交的状況よりもかなり前から予期不安を生じることがあり、スピーチ、発表会、体育祭、林間学校や修学旅行などの数週間も前からその行事を心配しているかも知れない。診断基準では必須項目とされていないが、社交不安症を伴う患者は、葛藤場面で主張をしなかったり、視線を避ける、極端に小さな声で話す、発汗に気づかれるのを恐れて握手を避ける、振戦に気づかれるのを恐れて書字を避けるといった特徴的な回避行動が認められることがある。このような回避行動は、社交不安症の認知モデルにおいて安全行動（safety behavior）とよばれており、社交不安症と診断される患者で高率に認められ、社交不安症の寛解を阻害すると考えられている（Kley et al., 2012; Hofmann, 2007）。

表5.3　社交不安症の診断基準（DSM-5）

A 他者の注視を浴びる可能性のあるひとつ以上の社交場面に対する、著しい恐怖または不安。例として、社交的なやりとり（例：雑談すること、よく知らない人に会うこと）、みられること（例：食べたり飲んだりすること）、他者の前でなんらかの動作をすること（例：雑談をすること）が含まれる。子どもの場合、その不安は成人との交流だけでなく、仲間達との状況でも起きるものでなければならない。

132

| B | その人は、ある振る舞いをするか、または不安症状をみせることが、否定的な評価を受けることになると恐れている（すなわち、恥をかいたり恥ずかしい思いをするだろう、拒絶されたり、他者の迷惑になるだろう）。 |

| C | その社交的状況はほとんど常に恐怖または不安を誘発する。子どもの場合、泣く、かんしゃく、凍りつく、まといつく、縮みあがる、または、社交的交流で話せないという形で、その恐怖または不安が表現されることがある。 |

| D | その社交的状況は回避され、または、強い恐怖または不安を感じながら耐え忍ばれる。 |

| E | その恐怖または不安は、その社交的状況がもたらす現実の危険や、その社会的背景に釣り合わない。 |

| F | その恐怖、不安、または回避は持続的であり、典型的には6カ月以上続く。 |

| G | その恐怖、不安、または回避は臨床的に意味のある苦痛、または社会的、職業的、または他の重要な領域における機能の障害を引き起こしている。 |

| H | その恐怖、不安、または回避は物質（例：乱用薬物、医薬品）または他の医学的疾患の生理学的作用によるものではない。 |

| I | その恐怖、不安、または回避は他の精神疾患の症状ではうまく説明されない。 |

| J | 他の医学的疾患（例：パーキンソン病、肥満、熱傷や負傷による醜形）が存在している場合、その恐怖、不安、または回避は明らかに医学的疾患とは無関係または過剰である。 |

出典）日本精神神経学会（日本語版用語監修），髙橋 三郎・大野 裕（監訳）：DSM-5 精神疾患の診断・統計マニュアル. p. 201, 医学書院, 2014

5.3 パニック症の臨床症状

　パニック症の臨床症状は、予期しないパニック発作が反復すること、パニック発作について心配したり行動が変化すること、の2つである。パニック発作としては動悸、心悸亢進、発汗、身震、息切れ感などを含む多彩な身体的症状（表5.4）が認められる。これらの症状は、数分以内にピークに達することを特徴とする。こうした症状は、患者に強い恐怖をもたらすため、パニック様の症状や、その他耐えられない、または当惑するような症状（例：高齢者の転倒の恐れ、失禁の恐れ）が起きたときに、脱出は困難で、援助が得られないかも知れないと考え、これらの状況を恐怖し回避する。これを広場恐怖症（Agoraphobia）とよび、パニック症に併存することが多い。

　広場恐怖症の患者は、公共交通機関の利用（例：自動車、バス、列車、船、航空機）、広い場所にいること（例：駐車場、市場、橋）、囲まれた場所にいること（例：店、劇場、映画館）、列に並ぶまたは群衆の中にいること家の外に一人でいることなどについて著明な恐怖または不安がある。

第5章　不安症・強迫症・心的外傷後ストレス障害

表5.4　パニック発作でみられる身体的症状

1.　動悸、心悸亢進、または心拍数の増加	6.　胸痛または胸部の不快感
2.　発汗	7.　嘔気または腹部の不快感
3.　身震いまたは震え	8.　めまい、ふらつき、気が遠くなる
4.　息切れ感または息苦しさ	9.　寒気または熱感
5.　窒息感	10.　異常感覚（感覚麻痺またはうずき感）

表5.5　パニック症の診断基準（DSM-5）

A 繰り返される予期しないパニック発作。パニック発作とは、突然、激しい恐怖または強烈な不快感の高まりが数分以内でピークに達し、その時間内に、以下の症状のうち4つ（またはそれ以上）が起こる。

注：突然の高まりは、平穏状態、または不安状態から起こり得る。

1.　動悸、心悸亢進、または心拍数の増加	9.　寒気または熱感
2.　発汗	10.　異常感覚（感覚麻痺またはうずき感）
3.　身震いまたは震え	11.　現実感喪失（現実ではない感じ）または離人感（自分自身から離脱している）
4.　息切れ感または息苦しさ	
5.　窒息感	12.　抑制力を失うまたは"どうにかなってしまう"ことに対する恐怖
6.　胸痛または胸部の不快感	
7.　嘔気または腹部の不快感	13.　死ぬことに対する恐怖
8.　めまい感、ふらつく感じ、頭が軽くなる感じ、または気が遠くなる感じ	

注：文化特有の症状（例：耳鳴り、首の痛み、頭痛、抑制を失っての叫びまたは号泣）がみられることもある。この症状は、必要な4つの症状のひとつと数え上げるべきではない。

B 発作のうちの少なくともひとつは、以下に述べるひとつまたは両者が1カ月（またはそれ以上）続いている。

(1) さらなるパニック発作またはその結果についての持続的な懸念または心配（例：抑制力を失う、心臓発作が起こる、"どうにかなってしまう"）。

(2) 発作に関連した行動の意味のある不適応的変化（例：運動や不慣れな状況を回避するといった、パニック発作を避けるような行動）。

C その障害は、物質の生理学的作用（例：薬物乱用、医薬品）、または他の医学的疾患（例：甲状腺機能亢進症、心肺疾患）によるものではない。

D その障害は他の精神疾患によってうまく説明されない。

出典）日本精神神経学会（日本語版用語監修），高橋 三郎・大野 裕（監訳）：DSM-5 精神疾患の診断・統計マニュアル．p. 206-207，医学書院，2014

5.4 全般不安症の臨床症状

　全般不安症の臨床症状は、仕事や学業などの多数の出来事または活動についての過剰な不安と心配が6カ月以上続いており、不安や心配がない日よりもある日の方が多く、不安や心配をコントロールするのが難しく、落ち着きのなさ、緊張感、神経の高ぶり、疲れやすさ、集中困難、筋肉の緊張、睡眠障害などの症状を伴っているときに診断される精神障害である。疲れやすさ、集中困難、睡眠障害は、大うつ病性障害や気分変調症といった抑うつ障害の診断基準にも含まれた症状であり、臨床的に全般不安症と抑うつ障害は併存することが多い。

表 5.6　全般性不安症の診断基準（DSM-5）

A （仕事や学業などの）多数の出来事または活動についての過剰な不安と心配（予期憂慮）が、起こる日の方が起こらない日より多い状態が、少なくとも6カ月間にわたる。

B その人は、その心配を抑制することが難しいと感じている。

C その不安および心配は、以下の6つの症状のうち3つ（またはそれ以上）を伴っている（過去6カ月間、少なくとも数個の症状が、起こる日の方が起こらない日よりも多い）。

注：子どもの場合は1項目だけが必要。

(1) 落ち着きのなさ、緊張感、または神経の高ぶり

(2) 疲労しやすいこと

(3) 集中困難、または心が空白になること

(4) 易怒性

(5) 筋肉の緊張

(6) 睡眠障害（入眠または睡眠維持の困難、または、落ち着かず熟眠感のない睡眠）

D その不安、心配、または身体症状が、臨床的に意味のある苦痛、または社会的、職業的、または他の重要な領域における機能の障害を引き起こしている。

E その障害は、物質（例：乱用薬物、医薬品）または他の医学的疾患（例：甲状腺機能亢進症）の生理学的作用によるものではない。

F その障害は他の精神疾患ではうまく説明されない。

出典）日本精神神経学会（日本語版用語監修），高橋 三郎・大野 裕（監訳）：DSM-5 精神疾患の診断・統計マニュアル.
　　　p.220-221，医学書院, 2014

5.5 強迫症の臨床症状

OCDの重症度を評価する尺度であるYale-Brown Obsessive Compulsive Scale（Y-BOCS）には、その主症状である強迫観念の典型的なものがいくつか例示されている。これらの強迫観念や、それに関わる強迫行為に多くの労力と時間を費やすことで、日常生活に顕著な障害がみられる。

(1) 汚染に関連した強迫観念

何かで汚れたり病原体に感染したりすることに関連した考えが思い浮かび、苦痛感を伴う。唾液、痰、尿、便、精液、膣分泌物、体毛などの人体の一部、犬や猫の毛、花粉などのアレルギーの原因とされる物質、放射性物質、石綿などの有害物質、細菌やウイルスなどの病原体をひどく恐れて、それらがドアノブなどの触れるところに付着しているのではないか、自室や自宅に侵入しているのではないか、寝具や衣服に付着しているのではないか、公衆便所や公衆浴場で感染する/感染したのではないか、食物に付着しているのではないか、といった主題がよくみられる。

(2) 攻撃的な強迫観念

犯罪、暴力、自らや他者を傷つける行為に関連した考えが思い浮かび、苦痛感を伴う。他人の食べ物などに毒を入れたのではないか、何かを盗んだのではないか、乳児や幼児を傷つけたのではないか、自動車で誰かをひいたのではないか、誰かを殺したのではないか、誰かに迷惑をかけたのではないか、といった主題がよくみられる。

(3) 性に関連した強迫観念

反道徳的であるとその人がみなしている性的な考えが思い浮かび、苦痛感を伴う。暴力的な性行為、同性愛、小児性愛といった主題であることが多い。

(4) 宗教に関連した強迫観念

宗教的な儀式を正確に行えていない、宗教的なタブーを犯したという考えが思い浮かび、苦痛感を伴う。神域で不敬なことをしたのではないか、神域で不敬なことを考えたのではないか、宗教的儀式の手順を守れていなかったのではないか、宗教的儀式をし損なったのではないか、といった主題がよくみられる。

(5) 対称性や正確さに関連した強迫観念

きっちりとできていない、作業を正確に終えられていないといった考えが思い浮かび、苦痛感を伴う。新聞や本をきちんと並べたかどうか、計算が正確かどうか、書いた文字が正確かどうか、といった主題がよくみられる。

5　臨床症状

表5.7　強迫症の診断基準（DSM‑5）

A 強迫観念、強迫行為、またはその両方の存在

■強迫観念は以下の(1)と(2)によって定義される。

(1)繰り返される持続的な思考、衝動、またはイメージで、それは障害中の一時期には侵入的で不適切なものとして体験されており、たいていの人においてそれは強い不安や苦痛の原因となる。

(2)その人はその思考、衝動、またはイメージを無視したり抑え込もうとしたり、または何か他の思考や行動（例：強迫行為を行うなど）によって中和しようと試みる。

■強迫行為は以下の(1)と(2)によって定義される。

(1)繰り返しの行動（例：手を洗う、順番に並べる、確認する）または心の中の行為（例：祈る、数える、声を出さずに言葉を繰り返す）であり、その人は強迫観念に対応して、または厳密に適用しなくてはいけないある決まりに従って、それらの行為を行うよう駆り立てられているように感じている。

(2)その行動または心の中の行為は、不安または苦痛を避けるかまたは緩和すること、または何か恐ろしい出来事や状況を避けることを目的としている。しかしその行動または心の中の行為は、それによって中和したり予防したりしようとしていることとは現実的な意味ではつながりをもたず、または明らかに過剰である。

B 強迫観念または強迫行為は時間を浪費させる（1日1時間以上かける）、または臨床的に意味のある苦痛、または社会的、職業的、または他の重要な領域での機能の障害を引き起こしている。

C その障害は、物質（例：乱用薬物・薬物）または他の医学的疾患の直接的な生理学的作用によるものではない。

D その障害は他の精神障害の症状ではうまく説明できない。

出典）日本精神神経学会（日本語版用語監修），高橋 三郎・大野 裕（監訳）：DSM‑5 精神疾患の診断・統計マニュアル．p.235, 医学書院, 2014

5.6 心的外傷後ストレス障害の臨床症状

　PTSD や CPTSD を診断するとき、その最初のポイントは「心的外傷」に患者が曝露された経験を有していることである。どのような「心的外傷」を経験しているか、評価者が把握していなければ、再体験症状を判断することは難しい。「心的外傷」は成人期のがん、虚血性心疾患、慢性的な肺疾患などの発症率を高めることが知られており（Schnurr et al., 2007）、身体疾患として紹介された患者を評価する際に、偶発的にそのような経験が聴取されることがある。次に、再体験症状が存在することを病歴から確認する。再体験症状は以下のようなものである（表 5.8）。再体験

137

症状が存在しているなら、診断基準に基づいて病歴を聴取し診断を確定する。

表5.8 PTSDにおける再体験症状

- 反復的、侵入的、かつ苦痛な想起
- 反復的な悪夢
- 出来事が再び起こっているように感じるか、行動する解離症状
- 内的または外的きっかけに曝露されたときの強烈な苦痛
- 内的または外的きっかけに曝露されたときの生理学的反応

表5.9 心的外傷後ストレス障害の診断基準（DSM-5）

A 実際にまたは危うく死ぬ、重傷を負う、性的暴力を受ける出来事への、以下のいずれかひとつ（またはそれ以上）の形による曝露

(1) 心的外傷的出来事を直接体験する。

(2) 他人に起こった出来事を直に目撃する。

(3) 近親者または親しい友人に起こった心的外傷的出来事を耳にする。家族または友人が実際に死んだ出来事または危うく死にそうになった出来事の場合、それは暴力的なものまたは偶発的なものでなくてはならない。

(4) 心的外傷的出来事の強い不快感をいだく細部に、繰り返しまたは極端に曝露される体験をする（例：遺体を収集する緊急対応要員、児童虐待の詳細に繰り返し曝露される警官）。

注：基準A(4)は、仕事に関連するものでない限り、電子媒体、テレビ、映像、または写真による曝露には適応されない。

B 心的外傷的出来事の後に始まる、その心的外傷的出来事に関連した、以下のいずれかひとつ（またはそれ以上）の侵入症状の存在

(1) 心的外傷的出来事の反復的、不随意的、および侵入的で苦痛な記憶

注：6歳を超える子どもの場合、心的外傷的出来事の主題または側面が表現された遊びを繰り返すことがある。

(2) 夢の内容と情動またはそのいずれかが心的外傷的出来事に関連している、反復的で苦痛な夢

注：子どもの場合、内容のはっきりしない恐ろしい夢のことがある。

(3) 心的外傷的出来事が再び起こっているように感じる、またはそのように行動する解離症状（例：フラッシュバック）（このような反応はひとつの連続体として生じ、非常に極端な場合は現実の状況への認識を完全に喪失するという形で現れる）

5 臨床症状

表 5.9 つづき

(4) 心的外傷的出来事の側面を象徴するまたはそれに類似する、内的または外的なきっかけに曝露された際の強烈なまたは遷延する心理的苦痛

(5) 心的外傷的出来事の側面を象徴するまたはそれに類似する、内的または外的なきっかけに対する顕著な生理学的反応

C 心的外傷的出来事に関連する刺激の持続的回避。心的外傷的出来事の後に始まり、以下のいずれかひとつまたは両方で示される。

(1) 心的外傷的出来事についての、または密接に関連する苦痛な記憶、思考、または感情の回避、または回避しようとする努力

(2) 心的外傷的出来事についての、または密接に関連する苦痛な記憶、思考、または感情をよび起こすことに結びつくもの（人、場所、会話、行動、物、状況）の回避、または回避しようとする努力

D 心的外傷的出来事に関連した認知と気分の陰性の変化。心的外傷的出来事の後に発現または悪化し、以下のいずれか2つ（またはそれ以上）で示される。

(1) 心的外傷的出来事の重要な側面の想起不能（通常は解離性健忘によるものであり、頭部外傷やアルコール、または薬物などの他の要因によるものではない）

(2) 自分自身や他者、世界に対する持続的で過剰に否定的な信念や予想（例：「私が悪い」、「誰も信用できない」、「世界は徹底的に危険だ」、「私の全神経系は永久に破壊された」）

(3) 自分自身や他者への非難につながる、心的外傷的出来事の原因や結果についての持続的でゆがんだ認識

(4) 持続的な陰性の感情状態（例：恐怖、戦慄、怒り、罪悪感、または恥）

(5) 重要な活動への関心または参加の著しい減退

(6) 他者から孤立している、または疎遠になっている感覚

(7) 陽性の情動を体験することが持続的にできないこと（例：幸福や満足、愛情を感じることができないこと）

E 心的外傷的出来事と関連した、覚醒度と反応性の著しい変化。心的外傷的出来事の後に発現または悪化し、以下のいずれか2つ（またはそれ以上）で示される。

(1) 人や物に対する言語的または肉体的な攻撃性で通常示される、（ほとんど挑発なしでの）いらだたしさと激しい怒り

(2) 無謀なまたは自己破壊的な行動

第5章　不安症・強迫症・心的外傷後ストレス障害

表5.9　つづき

(3) 過度の警戒心

(4) 過剰な驚愕反応

(5) 集中困難

(6) 睡眠障害（例：入眠や睡眠維持の困難、または浅い眠り）

F 障害（基準B、C、DおよびE）の持続が1カ月以上

G その障害は、臨床的に意味のある苦痛、または社会的、職業的、または他の重要な領域における機能の障害を引き起こしている。

H その障害は、物質（例：医薬品またはアルコール）または他の医学的疾患の生理学的作用によるものではない。

▶ いずれかを特定せよ。

　解離症状を伴う：症状が心的外傷後ストレス障害の基準を満たし、加えてストレス因への反応として、次のいずれかの症状を持続的または反復的に体験する。

1. 離人感：自分の精神機能が身体から遊離し、あたかも外部の傍観者であるかのように感じる持続的または反復的な体験（例：夢の中にいるような感じ、自己または身体の非現実感や、時間が進むのが遅い感覚）

2. 現実感喪失：周囲の非現実感の持続的または反復的な体験（例：まわりの世界が非現実的で、夢のようで、ぼんやりし、またはゆがんでいるように体験される）

▶ 該当すれば特定せよ。

・ 遅延顕在型：その出来事から少なくとも6カ月（いくつかの症状の発症や発現が即時であったとしても）診断基準を完全には満たしてはいない場合

注：6歳以下の子どもには別の診断基準が適用される。

出典）日本精神神経学会（日本語版用語監修），高橋 三郎・大野 裕（監訳）：DSM-5 精神疾患の診断・統計マニュアル. p.269-270, 医学書院, 2014

5.7 複雑性心的外傷後ストレス障害の臨床症状

　CPTSDへの対応と治療は、不安症、OCD、（CPTSDではない）PTSDと異なっている。重篤な不安と回避を伴う症例の評価では、CPTSDであるかどうかを判断することが重要である。特に「人間関係を維持し、他の人を親密に感じることへの持続的な困難」として、人との関わりや対人交流の場を回避することがあり、社交不安症と誤診されやすい。DSM-5におけるPTSDの診断基準に含まれた、易怒性、自己破壊的行動、ストレス下での解離症状、認知と気分の陰性の変化に含まれる諸症状は、

ICD-11 では CPTSD の診断基準に含まれており、これらの症状の存在が CPTSD を疑うきっかけとなる。

(1) 感情のコントロールに関する重度で広汎な問題

易怒性、自己破壊的行動、ストレス下での解離症状は、境界性パーソナリティ障害の診断基準に含まれている症状でもある。情動の麻痺を加えた4つの症状は、ICD-11 の CPTSD では「感情のコントロールに関する重度で広汎な問題」に含まれている。

1) 易怒性

易怒性とは怒りの感情をコントロールしにくくなることであり、CPTSD、全般不安症、抑うつ障害、双極性障害、境界性パーソナリティ障害、反社会性パーソナリティ障害などの診断基準に易怒性が含まれている。

2) 自己破壊的行動

自己破壊的行動とは自らを傷つける可能性のある無謀な行動であり、CPTSD、境界性パーソナリティ障害などの診断基準に自己破壊的行動が含まれている。

3) ストレス下での解離症状

DSM-5 の PTSD において、再体験症状に含まれている「出来事が再び起こっているように感じるか、行動する解離症状」や「認知と気分の陰性の変化」に含まれている「心的外傷的出来事の重要な側面の想起不能」も解離症状のひとつであるが、人格交代など、より重篤な症状が CPTSD の症状として生じ得る。

4) 情動の麻痺

情動の麻痺、「特に楽しみやポジティブな情動を体験できないこと」が CPTSD の症状として生じ得る。

(2) 陰性の思い込み

CPTSD を伴う患者は、自分は取るに足らない存在であり、価値がないといったネガティヴな自己イメージを有しており、それが長期にわたって持続している。主たる情動は罪責感、恥辱感、挫折感であり、心的外傷的出来事を自らの責任であると感じて、罪責感を抱いていることも多い。DSM-5 における「認知と気分の陰性の変化」に含まれた「自分自身、他者、世界に対する持続的で過剰に否定的な信念や予想（例えば、私は悪い、誰も信用できない、世界は徹底的に危険だ）」「自分自身や他者への非難につながる、心的外傷的出来事の原因や結果についての持続的でゆがんだ認識」「持続的な陰性の感情状態（例えば、罪責感または恥辱感）」が、これらの症状に相当する。抑うつ的な気分が慢性化している場合は、気分変調症が併存症として診断されるかも知れない。

6 併存症

　不安症、OCD、PTSD、CPTSD は互いに併存しやすい。年齢を経るにつれて、併存率は増加するが（Beesdo et al., 2009）、このような症例では治療は一般に複雑となる（Kearney and Albano, 2007）。他にも双極性障害、抑うつ障害、アルコール依存、ADHD、自閉スペクトラム症などの併存の有無を評価すべきである。

　例えば児童青年期の ADHD における不安症の併存率は、海外の報告では 27〜34%（Tannock, 2009）、わが国の報告では 7〜45% であり（鈴木, 2005）、児童青年期の不安症における ADHD の併存率は 17〜27% と報告されている（Tannock, 2009）。自閉スペクトラム症を伴う小児の 30% は社会恐怖を併存し、17% は社交不安症を併存していた（van Steensel et al., 2011）。

7 経過と予後

　不安症、OCD、PTSD は、前述のように典型的な発症年齢が異なっており、典型的な経過では、限局性恐怖症や社交不安症が最初に発症する。不安症を伴う児童または青年の追跡調査では、平均 6 年後における不安症の寛解率は 46.5% であり、女児または家族機能の低い症例で寛解しないことが多かった（Ginsburg et al., 2014）。オーストラリアで行われた青年の調査では、両親が別居または離婚していたり、不安症やうつ病の症状の持続期間が長いと、成人期まで精神障害が持続しやすいことが報告されている（Patton et al., 2014）。不安症は児童期や青年期には治療が行われないことも多く、社交不安症を伴う成人を調査した米国の研究では、治療が開始されたのは発症から平均 16 年後であった（Iza et al., 2013）。不安症、OCD、PTSDおよび CPTSD は、不安と回避を特徴とすることは既述の通りだが、不安に対する回避という反応が不安を遷延化させるメカニズムをもっていることにも注目したい。

7.1 限局性恐怖症
　限局性恐怖症は小児期に発症して寛解する傾向があるが、社交不安症を含む他の不安症、うつ病、身体症状症、物質使用障害などに移行することもよくある。

7.2 社交不安
　社交不安症の発症には、自閉スペクトラム症、いじめ被害、屈辱的な経験などが

先行することがあり、慢性に経過して成人期まで持続することが多い。社交不安症を伴う成人の約30%は1年以内に寛解を経験し、2～3年で約50%が寛解を経験するが、臨床例はより寛解しにくい。成人期の社交不安症は、そうでない人に比べて、教育年数が短く、収入が低く、責任ある地位に就くことが少なく、欠勤や遅刻、解雇、離婚を経験することが多い（Katzelnick et al., 2001; Davidson et al., 1993）。社交不安症を伴う青年は、アルコールを好む傾向があり、うつ病や物質使用障害を発症しやすい（Zimmerman et al., 2003; Van Ameringen et al., 1991）。

7.3 パニック症

未治療の場合、通常の経過は慢性的であるが、増悪と軽快を示す。人によっては何年もの寛解を挟んで挿話的に再発することもあり、重度の症状が持続する人もいる。ほんの少数では完全寛解し、そのあと数年間にわたり再発がない。

7.4 全般不安症

全般不安症の症状は生涯を通じて慢性で、増悪と寛解を繰り返し、この症候群の閾値上下で変動する。

7.5 強迫症

治療されない場合、通常慢性的な経過をとり、しばしば増悪と軽快を繰り返す。挿話性の経過をとる人がいる一方、一部の人は悪化の経過をたどる。治療を行わなければ、成人における寛解率は低い。

7.6 心的外傷後ストレス障害

成人の約半数では発症後3カ月以内に完全に回復するが、その一方で12カ月以上、ときに50年以上の間、症状が残存する人もいる。症状の再発と増強は、最初の心的外傷を思い出させる物事、持続する生活上のストレス、または新たに体験した心的外傷的出来事に反応して生じることがある。

8 治療

不安症、OCD、PTSD、CPTSDなどの病態は、従来は「神経症」としてプラセボや代替医療による治療が行われてきた。しかし、社交不安症、OCDなどはプラセボに反応しにくく（Cohen et al., 2008）、近年では選択的セロトニン再取り込み阻害薬

第5章　不安症・強迫症・心的外傷後ストレス障害

Selective Serotonin Reuptake Inhibitor（SSRI）による薬物療法、認知行動療法
（Cognitive Behavioral Therapy：CBT）などの治療法が行われることが増えている。
不安症の類型ごとに治療がやや異なっており、限局性恐怖症では、SSRIの効果は明
らかではなく（Khalil, 2013）、CBTが主たる介入となる。社交不安症では、SSRI、
CBT、または両者の併用が行われる（Rapp et al., 2013；Walkup et al., 2008）。厚生
労働省は、社交不安症、パニック症、OCD、PTSDに対する認知行動療法マニュアル
を公開しており、これらを参照されたい。

8.1 限局性恐怖症の行動療法

　限局性恐怖症は曝露を主体としたCBTのエビデンスが最も豊富である。さまざま
な形態の曝露のうち、現実場面での曝露が短期的には最も有効である。治療者が患
者に親切に接したり、患者の自律性を尊重することも、限局性恐怖症に対して非特
異的な治療効果を生じると考えられる。

8.2 社交不安症の認知行動療法

　社交不安症のCBTの要点として、曝露の手続きを含むこと、安全行動への介入（例
えば、視線をそらさずに会話を続けてみる）で曝露の効果を改善すること、認知に
介入する過程を含むことがあげられる（Kearney and Albano, 2007）。CBTとよく対
比される対人関係療法は、ロールプレイによる曝露とソーシャルスキル訓練を主体
とした治療とみなすことができる。CBTが提供困難な環境では、対人関係療法や力
動的精神療法も有用な選択肢である。

8.3 全般性不安症の認知行動療法

　心理教育、認知再構成、セルフモニタリング、エクスポージャー、問題解決技法
が治療に有効なことがある。

8.4 パニック症の認知行動療法

　厚生労働省のマニュアルによれば、パニック症の認知行動療法では、①リラクゼ
ーション法を含む心理教育、②認知行動モデルの作成、③安全行動と注意の検討、
④破局的な身体感覚イメージの再構成、⑤注意トレーニング、⑥行動実験、⑦身体
感覚イメージと結びつく記憶の書き直し、⑧出来事の前後で繰り返しやること、⑨
最悪な事態に対する他者の解釈の検討、⑩残っている信念・想定の検討、⑪再発予
防の順で治療が進められる。パニック症患者は、予期不安から回避を起こしている

144

ことが多く（例：「またパニックが起きるのではないか、起きたら対処のしようがない」「だから電車や飛行機を避ける」）これに伴う認知の修正、体験したくない身体症状や不安に曝露されることを学ぶ。

8.5 PTSD の治療

　PTSD に対する標準的な治療技法として、持続エクスポージャー療法（Prolonged Exposure Therapy：PE）、眼球運動による脱感作と再処理法（Eye movement Desentization and Reprocessing：EMDR）などが用いられている。

8.6 複雑性 PTSD の治療

　CPTSD 患者は解離を起こしやすく、希死念慮を呈していることもしばしばあるため治療は困難であることが多い。しかし、感情調整と対人関係調整スキルトレーニングなどがわが国にも紹介されるようになり、治療の選択肢が広がっている。

コラム　力動的精神医学

　19 世紀末のウィーンで起こったさまざまな文化的事象のひとつに、ジークムント・フロイト（1856-1939）の創始した精神分析学があることはよく知られている。フロイト自身最初は神経病理学を専攻し、心と脳の関連性を科学的に解明することを目標としていた。しかし、パリ留学中に当時の神経学の大家であるシャルコーの「ヒステリー（変換症）」に関する講義を聴講し強い感銘を受けた。その後母国に帰った彼は、催眠療法への傾倒を経て最終的に精神分析学を始めた。しかし、当時の医学界は彼の理論を受け入れようとせず、長年にわたりさまざまな批判を受けたのである。しかし、一人の開業医として臨床を続けながら同時に研究活動も行い、次第に精神分析学の学問的地位を確立していった。

　当時の欧州は第一次世界大戦により疲弊し、彼が活動するウィーンもその例外ではなかった。さらに次の新たな世界大戦が、音もなく忍び寄ってきていたのである。そのような社会状況で彼はやむなくロンドンへ亡命し、その地で亡くなることになる。一方で彼の薫陶を受けた多くの弟子たちは、欧州を離れて米国などへ移住した。当時の米国は戦禍で荒廃した旧大陸に代わって、世界の覇者としての地位を目指し多くの学者を受け入れていた。第二次世界大戦の終結後はこれらの精神分析医らが大いに活躍し、米国で力動的精神医学が隆盛を極めることになった。

参考文献

1) American Psychiatric Association. Diagnostic and Statistical Manual of Mental Disorders: DSM-5. Washington, DC: American Psychiatric Publishing; 2013.（髙橋三郎, 他訳 :DSM-5 精神疾患の診断・統計マニュアル医学書院, 2014）

2) Bandelow B, Michaelis S, Epidemiology of anxiety disorders in the 21st century. Dialogues Clin Neurosci. 2015 17:327-35.

3) Beesdo K, Knappe S, Pine DS. Anxiety and anxiety disorders in children and adolescents: developmental issues and implications for DSM-V. Psychiatr Clin North Am. 2009 32:483-524.

4) Cohen D, Deniau E, Maturana A, Tanguy ML, Bodeau N, Labelle R, Breton JJ, Guile JM. Are child and adolescent responses to placebo higher in major depression than in anxiety disorders? A systematic review of placebo-controlled trials. PLoS One. 2008 3:e2632.

5) Costello EJ, Egger HL, Angold A. Developmental epidemiology of anxiety disorders. In: Ollendick TH, March JS （ed.）: Phobic and Anxiety Diosrders in Children and Adolescents, pp. 61-91. Oxford University Press, New York, 2004.

6) Davidson JR, Hughes DL, George LK, Blazer DG. The epidemiology of social phobia:findings from the Duke Epidemiological Catchment Area Study. Psychol Med. 1993 23:709-18.

7) Ginsburg GS, Becker EM, Keeton CP et al. Naturalistic follow-up of youths treated for pediatric anxiety disorders. JAMA Psychiatry. 2014 71:310-8.

8) Herman JL （1992） Trauma and Recovery. Basic Books. ［中井久夫訳 心的外傷と回復＜増補版＞. みすず書房, 東京, 1999.］

9) Hofmann SG. Cognitive factors that maintain social anxiety disorder: a comprehensive model and its treatment implications. Cogn Behav Ther. 2007 36:193-209.

10) Iza M, Olfson M, Vermes D, Hoffer M, Wang S, Blanco C. Probability and predictors of first treatment contact for anxiety disorders in the United States: analysis of data from the National Epidemiologic Survey on Alcohol and Related Conditions （NESARC）. J Clin Psychiatry. 2013 74:1093-100.

11) Katzelnick DJ, Kobak KA, DeLeire T, Henk HJ, Greist JH, Davidson JR,

Schneier FR, Stein MB, Helstad CP. Impact of generalized social anxiety disorder in managed care. Am J Psychiatry. 2001 158:1999-2007.

12) Kearney CA, Albano AM. When Children Refuse School: A Cognitive-Behavioral Therapy Approach, Therapist Guide, 2nd edition. Oxford University Press, New York, 2007.［佐藤容子, 佐藤寛（監訳）. 不登校の認知行動療法 セラピストマニュアル. 岩崎学術出版, 東京, 2014.］

13) Kessler RC, Berglund P, Demler O et al. Lifetime Prevalence and Age-of-Onset Distributions of DSM-IV Disorders in the National Comorbidity Survey Replication. Arch Gen Psychiatry. 2005 62:593-602.

14) Khalil RB. Non-Antidepressant Psychopharmacologic Treatment of Specific Phobias. Curr Clin Pharmacol. 2013 10: 131-138.

15) Kley H, Tuschen-Caffier B, Heinrichs N. Safety behaviors, self-focused attention and negative thinking in children with social anxiety disorder, socially anxious and non-anxious children. J Behav Ther Exp Psychiatry. 2012 43:548-55.

16) 厚生労働省. 不安障害の認知療法・認知行動療法マニュアル（平成27年度厚生労働省障害者対策総合研究事業「認知行動療法等の精神療法の科学的エビデンスに基づいた標準治療の開発と普及に関する研究」）

17) Li M, D'Arcy C, Meng X. Maltreatment in childhood substantially increases the risk of adult depression and anxiety in prospective cohort studies: systematic review, meta-analysis, and proportional attributable fractions. Psychol Med. 2016 46:717-30.

18) Nagata T, Suzuki F, Teo AR. Generalized social anxiety disorder: A still-neglected anxiety disorder 3 decades since Liebowitz's review. Psychiatry Clin Neurosci. 2015 69:724-40.

19) Patton GC, Coffey C, Romaniuk H et al. The prognosis of common mental disorders in adolescents: a 14-year prospective cohort study. Lancet. 2014 383:1404-11.

20) Rapp A, Dodds A, Walkup JT, Rynn M. Treatment of pediatric anxiety disorders. Ann N Y Acad Sci. 2013 1304:52-61.

21) Schnurr PP, Green BL, Kaltman S. Trauma exposure and physical health. In: Friedman MJ, Keane TM, Resick PA, editors. Handbook of PTSD: science and practice, pp. 406-424. New York, NY: The Guilford Press; 2007.［臼杵理人

（訳）：トラウマへの暴露と身体健康．金吉晴（監訳）：PTSD ハンドブック　pp. 383-400．金剛出版，2014.〕

22) 鈴木太．学童期の注意欠陥多動性障害児における併存症．児童青年精神医学とその近接領域 2005 46:35-48.

23) Tannock R. ADHD with Anxiety Disorders. In: Brown TE (ed.): ADHD Comorbidities: Handbook for ADHD Complications in Children and Adults, pp. 131-155. American Psychiatric Publishing, New York, 2009.

24) van Ameringen M, Mancini C, Styan G, Donison D. Relationship of social phobia with other psychiatric illness. J Affect Disord. 1991 21:93-9.

25) van Steensel FJ, Bogels SM, Perrin S. Anxiety disorders in children and adolescents with autistic spectrum disorders: a meta-analysis. Clin Child Fam Psychol Rev. 2011 14:302-17.

26) Viana MC, Andrade LH. Lifetime Prevalence, age and gender distribution and age-of-onset of psychiatric disorders in the Sao Paulo Metropolitan Area, Brazil: results from the Sao Paulo Megacity Mental Health Survey. Rev Bras Psiquiatr. 2012 34:249-60.

27) Walkup JT, Albano AM, Piacentini J, Birmaher B, Compton SN, Sherrill JT, Ginsburg GS, Rynn MA, McCracken J, Waslick B, Iyengar S, March JS, Kendall PC. Cognitive Behavioral Therapy, Sertraline, or a Combination in Childhood Anxiety. N Engl J Med. 2008 359:2753-2766.

28) Zimmermann P, Wittchen HU, Höfler M, Pfister H, Kessler RC, Lieb R. Primary anxiety disorders and the development of subsequent alcohol use disorders: a 4-year community study of adolescents and young adults. Psychol Med. 2003 33:1211-22.

第 6 章

摂食障害

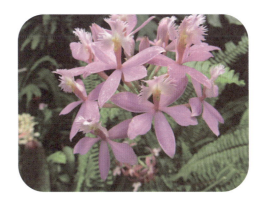

第6章　摂食障害

1 概念・定義（および歴史的背景）・症状

　摂食障害とは、「摂食または摂食に関連した行動の持続的な障害[1]」と定義される（表6.1）。神経性やせ症（いわゆる拒食症）や神経性過食症などポピュラーなものから、コメディカル学生にとってなじみの薄いものまでを広く含む概念であり、病態や疫学もさまざまである。本章では読者の混乱を避けるため、すべての項目について「神経性やせ症」「神経性過食症」「その他の摂食障害」に分類して記述する。

表6.1　米国精神医学会の診断基準（DSM‐5）における
食行動障害および摂食障害群

- ・　異食症
- ・　反芻症／反芻性障害
- ・　回避・制限性食物摂取症／回避・制限性食物摂取障害
- ・　神経性やせ症／神経性無食欲症
- ・　神経性過食症／神経性大食症
- ・　過食性障害
- ・　他の特定される食行動障害または摂食障害
- ・　特定不能の食行動障害または摂食障害

1.1 神経性やせ症/神経性無食欲症（Anorexia Nervosa：AN）

仮想症例 1

　A子。初診時18歳女性。二人姉妹の長女。会社員の父と専業主婦の母との4人暮らし。出生発達に異常なく、明るく友人も多かった。高校2年生の夏休みに、友人とともにダイエットを始める。「自然食」を推奨するインターネットサイトに影響され、少量の玄米食と野菜以外を拒絶するようになる。母親が肉類を勧めると黙りこくり部屋に引き上げてしまう。あわせて、昼夜を問わず腹筋などのエクササイズが始まり、空いた時間は常に自室にこもり体を動かし続けるようになる。学校の健診で低体重（BMI*：Body Mass Index 13）と月経の停止を

＊　**BMI**：体重(kg)÷身長(m)^2。例）身長160 cm 体重50 kgのBMIは、50÷1.6^2≒19.53。正常値は18.5〜25であり、22が標準体重とされる。

150

指摘されたが、本人は自分のやせを認めようとせず、太り過ぎていると繰り返し述べた。まず産婦人科クリニックを受診し摂食障害が疑われ、精神科クリニックを紹介・初診した。本人は病院受診をいやがり渋々ついてくる形で、医師からの問診には緘黙状態であった。体重減少は止まらず、BMIが10近くなったところで総合病院精神科を紹介される。著しい低栄養により徐脈・低血圧・低体温・低血糖・電解質異常がみられ生命の危機にあり、入院治療を勧められたが本人は泣き叫んで拒絶、医療スタッフが制止しようとすると体を張って暴れる。両親の同意の下で医療保護入院となったが、病室内では常時エクササイズを続け、治療食の摂取を一切拒否し、説得にも黙りこくるのみとなる。やむを得ず、ベッドへの身体拘束を行った上で経鼻チューブを挿入し、当初1日600kcalからの栄養療法を開始した。このような処置の後でも本人は常時泣き叫びながら腹筋運動をやめようとせず、向精神薬による持続鎮静が併用された（神経性やせ症　摂食制限型、最重症）。

仮想症例 2

B子。初診時26歳女性。3人同胞（兄・本人・妹）。大学進学より実家を離れ単身生活、一般企業の事務職として2年間勤務した後、大学時代の同級生と結婚、長男を出産し、夫との3人暮らしをしていた。出産直後より自分の体型にこだわるようになり、炭水化物制限・カロリー制限などのダイエットを始めた。体重はBMI16程度まで減少し、睡眠障害も合併するようになったが、納得しなかった。カロリー制限のために通常の食事は極端に少ない量とする一方で、寝つけない時間帯の過食が始まった。夫の帰宅が遅い日には、例えば事前に米を5合ほど炊いて、それを一気に食べる。コンビニエンスストアに出向いて過食用に、デザート類とスナック菓子を毎回数千円も買い込み、帰宅して一気に食べる。食後は必ずトイレで嘔吐していた。1日に何度もトイレで排便を試みるが「便が十分出ていない」と感じ、薬局の緩下剤を常用するようになり、毎日の服用量は既定の10倍を超えるようになった。足のむくみが出現し内科クリニックに食事の問題を隠して受診、本態性浮腫として利尿剤を処方され使用し始めた。夫はB子のやせや食費の増大には気づいていたが、問いかけてもイライラした様子で「何でもない」と返されるばかりで、それ以上の働きかけは困難であった。ある夜夫が帰宅するとB子が意識朦朧として倒れており、救急車を要請、総合病院の救急外来に搬送された。BMI15ほどの低体重に加え、極端な低

カリウム血症と脱水、低血糖がみられ内科病棟に緊急入院、精神科への受診が
勧められた（神経性やせ症　過食・排出型）。

　人並み以上に強いやせ願望と、自己の体重や体型・食事内容に対する著しいこだ
わりをみせる。自分のボディ・イメージの歪みに伴って極端な低体重が生じるが、
それで体調を悪化させても危険性に対する認識は乏しい。典型的には「脂質」や「炭
水化物」を恐れ、例えば天ぷらの衣を外した後に中身をお茶で洗ってから食べるな
どの奇妙な行動がみられる。自らは食事摂取を制限する一方、母親や同胞に大量の
食事摂取を強要することもある。連日体重を計り、100 g 増えては嘆き抑うつ的に
なり、100 g 減ったと喜び、他の一般的な活動（社会生活や趣味など）への健全な
関心は失われていく。自ら病院を受診することはまれであり、家族などにより病院
に連れてこられても自己の体調悪化を認めず、体重回復などの治療の提案には強い
抵抗を示すことも多い。やせ願望とはおそらく独立した成因により、身体状況が悪
くなっても過活動がみられることが多い。食事摂取量をただ制限し自己誘発性嘔吐
などの排出行動を伴わない「摂食制限型（restrictive type : AN-R）」と、自己誘発
性嘔吐や下剤濫用などを伴う「過食・排出型（binge-eating and purging type :
AN-BP）」に下位分類される。

　歴史的には、1689 年に現在の神経性やせ症に該当すると思われる症例が Morton
によって報告され、1874 年に Gull が神経性やせ症（Anorexia Nervosa）と命名し
た。以降、英語圏ではこの診断名が用いられる。標準的な診断基準が確立したのは
1980 年の米国精神医学会 DSM-Ⅲが最初であり、改訂され現在の DSM-5[1)]に至る（表
6.2）。なお、診断基準の第 4 版（DSM-Ⅳ-TR）まで診断の必要項目とされた「持続
的な無月経」は、月経の有無により予後がかわりない（低体重により月経が止まっ
ていないからといって必ずしも安全であるということではない）という知見から、
現在は除外された。

　精神症状は上述・あるいは診断基準に記載された通りであるが、臨床上特に問題
となるのは、食事と自己の体型のことに対する著しいこだわりだけでなく、著しい
頑固さであり、他者との情緒的なつながりの喪失である。低栄養によりこの頑なさ
は増強され、心理的発達も停滞する。治療が始まった後も職場や学校に早く戻るこ
とに強くこだわるが、それは、対人交流の喪失や社会的停滞を真に恐れているので
はなく、ただ、治療を始め身体を回復させるという彼らにとって新しいことへの過
剰な恐怖であり、職を失いたくない・留年したくないという現状維持の心理だけの
ことが多い。実際、学校を卒業した後に就職できなかったり、体調不良から失職し

1 概念・定義(および歴史的背景)・症状

表 6.2　神経性やせ症（Anorexia Nervosa：AN）診断基準（部分、DSM-5）

> **A** 必要量と比べてカロリー摂取を制限し、年齢、性別、成長曲線、身体的健康状態に対する有意に低い体重に至る。有意に低い体重とは、正常の下限を下回る体重で、子どもまたは青年の場合は、期待される最低体重を下回ると定義されている。
>
> **B** 有意に低い体重であるにもかかわらず、体重増加または肥満になることに対する強い恐怖、または体重増加を妨げる持続した行動がある。
>
> **C** 自分の体重または体型の体験の仕方における障害、自己評価に対する体重や体型の不相応な影響、または現在の低体重の深刻さに対する認識の持続的欠如。

出典）日本精神神経学会（日本語版用語監修）, 高橋 三郎・大野 裕（監訳）：DSM-5 精神疾患の診断・統計マニュアル. p.332, 医学書院, 2014

たりした後も、治療を受けて社会に戻ることをあきらめ、自宅に何年でも引きこもる生活を選ぶ者も多い。重症者では、家族や友人らとの対人関係への関心は驚くほど薄いか、特定人物（近親者）に対する一方的な関わりだけとなる。考えることは食事と自分の見た目/体重/体型ばかりとなり、家族との穏やかな交流も気遣いも乏しくなる。こうした対人関係の特徴は、医療者との関係にも表れる。典型的には、治療を行う医療者は「自分のやり方を邪魔する人物」と単純化して認識され、身体的な危険や体調の悪さ、併存する抑うつや睡眠障害などを改善するためには治療が必要であるという「都合の悪い・聞きたくない」ことは無視されるか、著しく軽視される。

　身体医学的重症例では、低血糖による意識障害・電解質異常に伴う致命的な不整脈・肝障害や腎障害・褥瘡・低体温症などがみられるようになり、救命のためにやむを得ず身体治療をせざるを得なくなっても、しばしば患者は体を張って治療を拒絶する。結果、医療保護入院の上、身体拘束による強制的な保護・治療を行わなければならないこともあるが、身体拘束された後ですら、著しい治療の拒絶が続くこともある。こうした身体的最重症までは至らなくとも慢性化すれば図 6.1 にみられるように、主に低栄養に起因して全身の臓器・器官に障害が生じる。過食嘔吐がみられる事例ではひどい齲歯・歯牙の消失が問題になり、緩下剤濫用がみられる事例は腸管の機能障害、利尿剤濫用がみられる事例は腎障害が早期から問題となる。慢性例では、いつまでも病識が得られずに治療が壊れてしまい（本人は病院を受診しようとせず、家族も根負けしてあきらめてしまい病院に連れてくることもできなくなる）、結果として、何十年にもわたり症状は遷延し、その間には餓死を含めた不幸な転帰をたどることもまれではない。

第 6 章　摂食障害

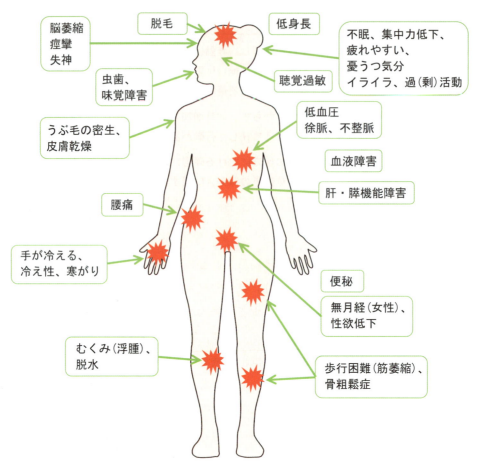

図 6.1　拒食症によって生じる身体および精神の合併症[2]

1.2　神経性過食症/神経性大食症（Bulimia Nervosa : BN）

仮想症例

C 子。初診時 20 歳女性。単独子。自営業の両親との 3 人暮らし。出生発達に異常なく友人もいたが、どちらかといえば幼児期から一人で過ごすことが多かった。忙しい両親に代わり、同居していた母方祖母との交流が深かった。高校 3 年生の夏に、同居していた祖母が心疾患で突然死して以後、C 子は不眠がちとなり、受験勉強にも身が入らず、抑うつ的となった。第一志望の大学は不合格となり、遠隔地の大学に進学した頃より、深夜、菓子パンやコンビニエンスストアのデザート類を食べ、体重増加を恐れて指をのどに入れて嘔吐する行動が始まった。深夜の過食嘔吐は徐々に著しくなり、連日数千円分の食品を買い込み、それを数時間かけて摂取し数時間かけて嘔吐するようになる。昼夜逆転も

あって登校できない日が増え、仕送りでは足りずに貯金も使い果たしたことから、指導教員からの勧めもあって、一旦実家に戻り療養することとなった。実家では肥満を恐れ家族と食事を取ろうとせず、一方で深夜になると冷蔵庫の食材をあさって過食し嘔吐することが続いた。家の財布から金銭を抜き取り過食に使い、父から咎められたことをきっかけに、実家近くの精神科クリニックを母親とともに初診した。BMI は 22 程度の標準体重にあったが、問診では涙ながらに「太り過ぎていて醜い姿を人にみせたくない」「眠れずにいらいらするとコンビニに行って食材を買ってこないとおさまらない」などと語った。医師からは抗うつ薬と睡眠導入剤の処方とともに、「規則正しく食事を取ることで過食衝動は緩和される」「嘔吐することにより次の過食が誘発される」「過食を止めるよりも嘔吐を止める・遅らせることに注目を」などの生活指導が繰り返された。後に臨床心理士による心理面接が開始された（神経性過食症）。

やせ願望の強さ・自己の体重や体型・食事内容に対するこだわりは、神経性やせ症同様であるが、病的なやせを伴わないものをさす。嗜癖的に過食を繰り返し、そこから生じる不安や罪悪感などから、自己誘発性嘔吐や緩下剤乱用などの排出行動を繰り返す（表 6.3）。神経性やせ症に比べて社会機能は保たれることが多いが、患者は強い抑うつ状態にあることが多い。

表 6.3 神経性過食症（Bulimia Nervosa：BN）診断基準（部分、DSM-5）

A 反復する過食エピソード。過食エピソードは以下の両方によって特徴づけられる。 （1）他とはっきり区別される時間帯に（例：任意の 2 時間の間のなかで）、ほとんどの人が同様の状況で同様の時間内に食べる量よりも明らかに多い食物を食べる。 （2）そのエピソードの間は、食べることを抑制できないという感覚（例：食べるのをやめることができない、または、食べる物の種類や量を抑制できないという感覚）。
B 体重の増加を防ぐための反復する不適切な代償行動。例えば、自己誘発性嘔吐；緩下剤、利尿薬、その他の医薬品の乱用、絶食、過剰な運動など。
C 過食と不適切な代償行動がともに平均して 3 カ月間にわたって少なくとも週 1 回は起こっている。
D 自己評価が体型および体重の影響を過度に受けている。
E その障害は、神経性やせ症のエピソードの期間にのみ起こるものではない。

出典）日本精神神経学会（日本語版用語監修），髙橋 三郎・大野 裕（監訳）：DSM-5 精神疾患の診断・統計マニュアル．
p.338-339，医学書院，2014

第6章 摂食障害

　また、過食−排出行動は家計や生活時間を圧迫し、ときに、過食用の食材の購入に毎日何千円何万円もの費用をかけ、1日のほとんどを過食と排出が占めるまでになることがある。繰り返しの嘔吐に伴い、低カリウム血症に代表される電解質異常はほぼ必発である。食道や胃の粘膜を損傷し出血を来すこともあり、まれにではあるが、過食により消化管破裂を来し致命的となることがある。嘔吐する事例では指に「吐きだこ」（指を口腔に入れて嘔吐を誘発する際、歯にいつもあたる指の部位にペンだこのような結節を生じる）がみられることがある。逆流させた胃液により歯牙の障害が生じ、緩下剤や利尿剤の濫用から消化器や腎の障害を伴うのは、過食嘔吐を伴う神経性やせ症（AN-BP）同様である。全身に与えるダメージについて図6.2に示す。

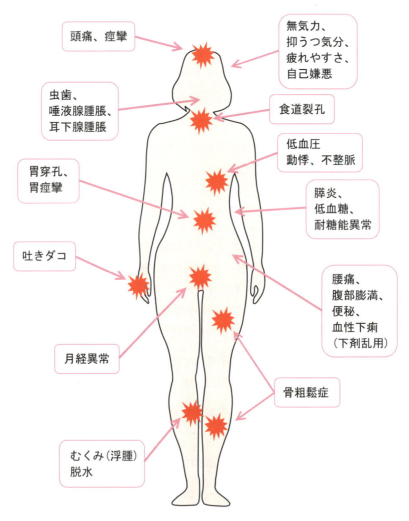

図6.2　過食症によって生じる身体および精神の合併症[2]

1.3 その他の摂食障害

(1) 回避・制限性食物摂取障害 (Avoidant/Restrictive Food Intake Disorder : ARFID)

ARFID は、小児期における食事摂取の障害「幼児期または小児期早期の哺育障害」(DSM-IV) を拡大したカテゴリーであるが、成人発症例も認められる。有意の体重減少・有意の栄養不足・経腸栄養または経口栄養補助食品への依存・心理社会的機能の著しい障害のいずれかを満たすもの (**表6.4**) であるが、神経性やせ症とは異なり、体重または体型への過度の関心は認められないのが特徴である。患者は、食事摂取を恐れ・あるいは食事摂取に興味を示さず、必要な栄養量を確保することができない。やせに伴って各種の機能障害が生じ、しばしば致命的となることや、治療に対しても回避的となりやすい点で、神経性やせ症とかわらない。ただし、食行動に関する精神病理は神経性やせ症に比べて少なめで、身体医学的重症度も相対的に軽いことが多いといわれている[3]。

表6.4 回避・制限性食物摂取障害 (Avoidant / Restrictive Food Intake Disorder : ARFID) 診断基準 (部分、DSM-5)

A 摂食または栄養摂取の障害 (例：食べることまたは食物への明らかな無関心；食物の感覚的特徴に基づく回避；食べた後嫌悪すべき結果が生じることへの不安) で、適切な栄養、および/または体力的要求が持続的に満たされないことで表され、以下のうちひとつ (またはそれ以上) を伴う：
(1) 有意の体重減少 (または、子どもにおいては期待される体重増加の不足、または成長の遅延)
(2) 有意の栄養不足
(3) 経腸栄養または経口栄養補助食品への依存
(4) 心理社会的機能の著しい障害
B その障害は、食物が手に入らないということ、または関連する文化的に容認された慣習ということではうまく説明されない。
C その摂食の障害は、神経性やせ症または神経性過食症の経過中にのみ起こるものでなく、自分の体重または体型に対する感じ方に障害をもっている形跡がない。
D その摂食の障害は、随伴する医学的疾患によるものでなく、または他の精神疾患ではうまく説明できない。その摂食の障害が他の医学的疾患または精神疾患を背景として起きる場合は、その摂食の障害の重症度は、その状態または障害に通常関連するような摂食の障害の重症度を超えており、特別な臨床的関与が妥当なほどである。

出典）日本精神神経学会（日本語版用語監修），髙橋 三郎・大野 裕（監訳）：DSM-5 精神疾患の診断・統計マニュアル. p. 328, 医学書院, 2014

(2) 過食性障害（Binge Eating Disorder：BED）

BED は、反復性の過食を特徴とするが、神経性過食症のような排出行動を伴わないものをさす。結果、肥満を初めとする各種の代謝性疾患や血管性疾患を来すことも多い。過食性障害がなく体重が同じ肥満者と比べて、この障害のある人は、より大きな機能の障害があり、生活の質がより低く、主観的な苦痛がより大きく、より重症の精神科併存症がある[1]。

(3) 異食症（pica）

異食症は、「紙、石鹸、布、髪、紐、羊毛、土、チョーク、ベビーパウダー、絵の具、ガム、金属、小石、木炭または石炭、灰、粘土、糊、氷」など、非栄養的非食用物質を持続して食べる[1]。知的障害をもつ小児などにみられる他、ビタミンやミネラルの不足、妊娠や鉄欠乏に伴うものが有名である。

(4) 反芻症/反芻性障害（Rumination Disorder）

神経性やせ症など他の摂食障害や、器質性疾患（幽門狭窄症など）によらず、食物の吐き戻しを繰り返すもの。知的能力障害をもつ場合に多いとされる。

(5) 他の特定される食行動障害または摂食障害（Other Specified Feeding or Eating Disorder：OSFED）

他の摂食障害の診断を部分的に満たすものをさす。

(6) 特定不能の食行動障害または摂食障害（Unspecified Feeding or Eating Disorder）

どの診断にもあてはめられない場合・情報が足りなくて判断できない場合に用いられる診断カテゴリーである。

2 疫学

2.1 神経性やせ症/神経性無食欲症（Anorexia Nervosa：AN）

神経性やせ症 AN の生涯有病率は男女あわせて約 0.6％[4]、先進国における女性の生涯有病率は約 1 ％である。女性に好発する疾患であることは確かだが、生涯有病率の男女比は 1 ：3[4]から 1 ：8[5]と報告によってさまざまである。

2.2 神経性過食症/神経性大食症（Bulimia Nervosa：BN）

神経性過食症 BN の生涯有病率は男女あわせて約 1％、男女比はおおむね 1:3[4]から 1:10[1]とこれも大きなばらつきがある。報告によって大きな違いがある背景には、疾患をもちながら治療を求めてこない層の多さがあるのかも知れない。

2.3 その他の摂食障害

回避・制限性食物摂取障害 ARFID の疫学はよく分かっていない。ある報告では、神経性やせ症 AN や神経性過食症 BN に比べて年齢が低く、男性の割合が多いとされる[6]。筆者らの調査では、大学病院で低栄養に対する入院治療を受けた女性の摂食障害患者 167 例のうち、回避・制限性食物摂取障害 ARFID は 8 例であった[7]。過食性障害 BED については、米国の成人（18 才以上）の 12 カ月有病率は、女性 1.6%・男性 0.8%[1]、生涯有病率は 2.8%で、男女比は 4：7 という報告[8]があるが、わが国を含め、その他の地域での有病率は不明である。

3 成因と機序

3.1 神経性やせ症/神経性無食欲症（Anorexia Nervosa：AN）

近年提唱されている病態仮説を図 6.3 に示す。同胞研究などから推定される遺伝性因子の比重は大きく、5〜8 割とされる。病前からの強迫傾向・完全主義、損害回避傾向、やせ願望、体内感覚の亢進といった素因は発症を促進する。

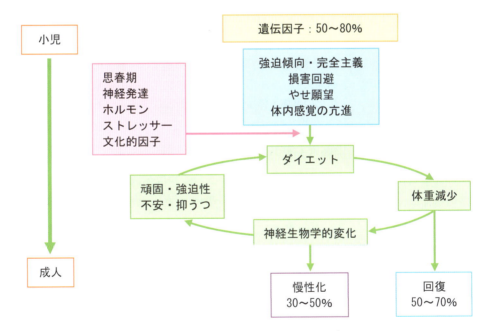

図 6.3　神経性やせ症の病態仮説[9]

食行動異常の発病前に不安症や強迫症がみられることも多い。これに、思春期の神経発達の問題や、性ホルモンへの曝露、ストレス因子、文化的因子（マスメディアなどのやせ礼賛の文化）がトリガーとなって、ダイエット行動が始まり、結果と

して生じる神経生物学的な変化、頑固さ・強迫性・不安・抑うつの増強が、さらにダイエット行動を加速させるという悪循環が想定されている。ただし、ダイエット行動ではなく、身体疾患（腎疾患や 1 型糖尿病など）に伴う食事制限を発症トリガーとする者も一定数存在するようだ。この病的な悪循環について、ある精神医学者は「食べない・食べられない・食べたら止まらない」[2]と称している。

これらの他、発症を促進する可能性が指摘されている遺伝因子、神経生物学的因子、発達関連因子、環境関連因子（**表 6.5**）が存在するが、これらの特性については、疾患の発症後においてのみ確かめられているものも多く、本当にこれらを病前からのマーカーとして捉えることが可能なのかについては、まだ十分に明らかではない。

表 6.5 神経性やせ症の発症促進因子であることが疑われるもの [5]

遺伝因子	
神経生物学的因子	セットシフティングの障害・セントラルコヒーレンスの障害
発達に関連するもの	周産期の成熟不良、未熟児出生、乳幼児期の摂食や睡眠の障害、小児期の不安・抑うつ・完璧主義が強い性格傾向、自閉症スペクトラムの存在
環境に関連するもの	女性であること、社会や文化の産業化・都市化・グローバル化、西洋文化（食生活ややせ礼賛の文化）への曝露、自己の身体・体型への不満、厳密なダイエット行動

発症後は、低栄養の影響が大きい。歴史的な医学実験である「ミネソタ飢餓実験 (Minnesota Starvation Study)」[10]を紹介する。これは米国ミネソタ大学にて 1944 年〜1945 年、第二次世界大戦の末期を中心に行われたものである。100 人以上の志願者（すべて男性、ほとんどが軍人であったようだ）に対し、24 週間の食事制限を行い、25%のやせを負荷した。その結果、もともと健康で従順であったはずの被験者に、聴覚過敏・倦怠感・規範意識の低下・過剰な運動（過活動）・将来の展望喪失・興味の幅の狭小化・抑うつ・焦燥・性欲の低下など、神経性やせ症にも一部類似する症状が観察された。もともと心身ともに健康であった人物に人工的にやせを生じさせるのみで、摂食障害で認められる症状の一部が誘発され得ることが分かる。

発病後の神経性やせ症を対象としては、さまざまな側面を観察した研究が存在する。性格傾向として、損害回避傾向が高く（＝心配性・悲観的・慎重）、自己志向性が低く（＝妥協しやすい・諦めやすい・現実逃避しやすい）、固執傾向が高い

（＝こだわり型・熱心・完全主義）という報告が多い[11]。神経心理学的には「セットシフティングの障害」（＝課題に応じた思考の切り替えが苦手）や「セントラルコヒーレンスの障害」（＝物事の枝葉末節に捉われる。木を見て森を見ず、の傾向）がみられる他、人の感情を読み取り気持ちをくむことの苦手（心の理論（Theory of mind）の障害）も指摘されている。

脳構造画像については、全脳の容積低下（脳のやせ）のみならず、局所的には、視床下部・基底核・体性感覚野皮質の萎縮などが指摘されている[12]。機能的磁気共鳴画像（fMRI）などを用いた脳機能画像研究では、食品の画像を提示されたときに前頭前野・辺縁系・傍辺縁系ネットワークが健常者とは異なる反応を示すことや、甘味を味わったときの島・線条体・眼窩前頭皮質の反応が異なっていることなどが明らかになっている[5]。この他、内分泌系では、食欲を低下させる消化管ホルモンであるレプチンの分泌が低下しているなど、神経伝達物質の異常を示す研究が多数存在する。

こうした研究からは、神経性やせ症の患者においては、表面に現れる症状の背景として、脳の構造や、社会機能を含む認知機能にも病的変化が生じており、低栄養は脳にも大きな影響を与えて症状形成に影響しているのであろうことが推測される。

3.2 神経性過食症/神経性大食症（Bulimia Nervosa：BN）

知見は神経性やせ症よりも乏しいが、同様に、高い遺伝性因子の影響を受けて発病することが分かっている。食物に対する脳内報酬系（ドーパミン系）の反応が亢進しているという報告[5]が存在するが、これが病前からみられるのかどうかは不明である。また、発症後の過食－排出行動は、アルコールや薬物への依存症同様、嗜癖行動として一旦固定化されると、心理的にも強い依存を示すことが多い。患者は、過食－排出行動による身体の負担や時間の拘束、生活の圧迫に苦しみつつ、治療が進むことによって過食－排出という葛藤逃避手段を失うことを強く恐れている。

3.3 その他の摂食障害

（1）過食性障害（BED）

BEDでは、神経性過食症同様に脳内報酬系の反応が亢進していることが分かっているが、これが病前からのトリガーとなっているのかは不明である。

（2）回避・制限性食物摂取障害（ARFID）

ARFIDにおいて、食事摂取ができない背景としてはさまざまなものが含まれる。食品の外見・臭いなどから感覚的に食事を摂れない場合（自閉症の感覚過敏に伴う

場合がある）や、他人の食べるもののにおいなどが耐えられない場合、嘔吐や窒息などの過去の経験への恐怖から食べられなくなる場合、食べることや食品への無関心に基づく場合など、さまざまである。

4 経過と予後

4.1 神経性やせ症（AN）

AN患者の年間の死亡率は0.59％、それらのうち、4分の1～5分の1が自殺という報告が存在する。20世紀に行われた研究119件から総計5,590例の患者の転帰を調査した結果からは、半数弱が回復、3分の1が改善、約2割が慢性状態となったと報告している。また、若年発症はよい予後と関係することと同時に、嘔吐・大食・下剤濫用があることや、慢性経過・強迫症状の存在は悪い予後と関係することが指摘されている[5,13,14]。

4.2 神経性過食症/神経性大食症（Bulimia Nervosa：BN）

BN患者の年間の死亡率は0.2％ほどという報告が存在する[15]。長期予後についての検討は乏しく、ある報告では、入院12年後に約3分の1の事例に食行動異常が残っていたというものがある[4]。

4.3 その他の摂食障害

（1）過食性障害（BED）

BEDについて、入院12年後に36％が過体重のままであったという報告がある[4]。

（2）回避・制限性食物摂取障害（ARFID）

ARFIDについては、例えば日本人（平均85.2カ月の経過）を対象とした研究ではANにはみられた死亡例がARFIDでは一例もみられず、35.5％が回復していたという報告[3]が存在するが、自験例で筆者らは治療経過中の死亡例も複数経験しており、今後、より多数の解析が必要と思われる。

5 治療

5.1 神経性やせ症（AN）

まず行うべきは、状態評価、特に身体医学的重症度を含めた評価である。精神医学的な問診（本人・家族）、身体測定および身体診察を通して、精神症状（AN本体

のみでなく、抑うつや希死念慮など合併する精神症状の評価を含む）、身体医学的重症度、本人の治療動機の有無・強さを把握する。日本の重症度評価[16]では、平均体重比 65% 以下は重症、55% 以下は最重症で絶対的入院適応となるが、体重を問わず全身状態が悪い場合は、緊急の血液生化学検査や十二誘導心電図、胸腹部の放射線医学的検査なども組み合わせて評価する。リスクが高い重症例であるかそうでないか（表 6.6）により、その後のアプローチは大きく変化する。

表 6.6 神経性やせ症 AN において、入院治療を積極的に検討する徴候[5]

■ 体重が、成人は BMI ＜ 14 未満、小児は成長曲線から期待される体重の 75% 以下。あるいは急激な体重減少を来している場合

■ 身体所見
　・ 徐脈（分 50 未満）
　・ 不整脈
　・ 起立性の頻拍（分 20 以上の増加）
　・ 低血圧（80/50 mmHg 未満）
　・ 心電図上 QT 時間延長（QTc 450 ms 以上）
　・ 低体温（35.5℃未満）
　・ 低カリウム血症（3.0 mmol/L 未満）
　・ 白血球減少
　・ 低リン血症（0.5 mmol/L 未満）

■ その他
　・ 1 日数回以上の激しい過食嘔吐
　・ 外来治療からの脱落
　・ 深刻な精神医学的合併症
　・ 希死念慮・自殺企図

(1) 通常の事例への基本的対応

　身体医学的な緊急性がそれほど高くなく、入院を必要とするような行動上の危険が差し迫っていない事例については、本人の治療動機を育てるべく、繰り返し時間をかけての対話的なアプローチが推奨される[2]。恐怖心をあおるだけのような診察、ボディ・イメージの障害に代表される認知の歪みを説得により修正しようとするアプローチなど、強引な治療導入は単に治療からの脱落を来す結果となりやすい。治療の骨子は、① 精神療法と ② 栄養改善であるが、精神療法は、一般的な支持的精神療法だけでは長期的改善が得られないことが多い。

　一方で、栄養を改善させるだけの治療では高い再発率が示されている[17]。つまり、シンプルな精神療法や栄養療法をただ行うだけではよい予後は期待できない。小児の患者においては、家族療法（Family Based Therapy）の有効性が示されているが、成人の患者については、疾患特異的に有効な精神療法は見い出されておらず、個別

第6章　摂食障害

的事情に応じて各種の技法（認知行動療法、対人関係療法、力動的精神療法、集団療法など）が選択される他、必要に応じて作業療法、デイケア、ソーシャルワーカーによる支援も併用される。ピアヘルプ（患者会など）への導入も検討される。

1) 重症者への対応

　身体医学的に重篤な場合や、自殺企図が差し迫っている場合などは、入院の適応を考える。本人の治療動機は、低体重の程度が強く重症であるほど乏しくなりやすい。医学的な状況説明を行って入院を説得しても本人は応じず、仮に入院に応じても具体的な治療手技に対しては拒絶がみられることが多い。この場合は、精神保健指定医の判断の下、医療保護入院と非自発的治療の必要性を検討しなければ、治療導入はおろか救命すら難しくなることがある[19]。

　身体医学的重症者の治療の短期目標は、とにかく救命である。動機づけのために時間を費やすことなく、自発的・非自発的の如何を問わず、症状として生じる過活動傾向と対決しながら安静を守らせ、適切な栄養を負荷し、電解質補正や水分出納の管理など身体医学的治療を行う。栄養負荷量は、直前まで摂取していた栄養量を参考に控えめの量から開始し、全身状態（特に電解質と心機能・腎機能）をみながら段階的に増強していく。

　強い行動制限（安静確保）が当初は必要となり、全身状態の改善にあわせて制限を解除していく。1回の入院で、ボディ・イメージの歪みや食行動異常を完治させることは困難であり、外来での治療ができるようになったところで入院治療は終了する。入院再栄養療法の詳細は成書[20,21]を参照されたい。全身状態が改善するにつれ、治療の比重は、前項で述べたような精神療法的プロセスに移っていく。

2) 慢性遷延例への対応

　先に述べたとおり、仮に治療が行われたとしても AN の何割かは慢性化する。Robinson らは、「慢性重症 AN」（SEED‐AN または SEAN；Severe and Enduring Anorexia Nervosa）という概念を提唱し、発病後まもない事例とは治療対応を変える必要を指摘している[22]。具体的には、症状の完治を目指すのではなく、慢性重症者が自らの経験のなかで培ってきた「バランス」をサポートするような関係性を大切にし、家族を含めて、救命治療が必要になったときにそうした医療への接続を行えるように働きかけを続けるというものである。

5.2 神経性過食症/神経性大食症 (Bulimia Nervosa：BN)

　BN の治療において、AN よりも有利となる点は2つある。ひとつは、身体医学的なリスクが AN に比べて小さい（電解質異常など、ないわけではない）ことである。も

うひとつは、BN は、過食－排出行為という行動に本人は強い苦痛を感じており、自ら治療を望んで病院を受診することも多いことである。差し迫った電解質異常や消化器系の問題がなければ、できる限り慌てず、本人の治療動機を大切に育てていくアプローチをとる。

英国の NICE ガイドラインでは、セルフヘルププログラム（自己治療プログラム；治療施設から提供されるインターネットや書籍によるワークブックを用いる）、認知行動療法や抗うつ薬などの治療が実証されているものとして推奨されている（表6.7）が、支持的アプローチに加えた単純な生活指導や疾病教育だけでも一定の治療反応が得られることは多いように思われる。

表 6.7　神経性過食症／神経性大食症 BN の治療として効果が実証され、NICE ガイドラインで推奨されているもの [23]

治療	エビデンスレベル
治療の第一段階として、エビデンスに基づくセルフヘルププログラムを行うことを勧めるべきである。	B
医療関係者は、上記のセルフヘルププログラムを当事者が実施するのをサポートするべきである。これだけで治療は十分という患者もいる。	B
成人患者には、過食症向けの CBT（CBT-BN）を 4〜5 カ月にわたり、16〜20 回提供すべきである。	A
CBT に反応しなければ、他の心理的治療を提供することを考えるべきである。	B
対人関係療法を CBT の代わりに用いてもよいが、8〜12 カ月かかることを知らせる必要がある。	B
セルフヘルププログラムの代わり、あるいはこれに追加する治療として、抗うつ薬を試してもよい。	B
抗うつ薬は、過食嘔吐の頻度を下げる効果があるが、長期の効果は不明であることを伝える。効果がある場合はすぐ現れる。	B
過食症の治療に、抗うつ薬以外の薬剤による薬物療法は勧められない。	B

エビデンスレベル

A　そのテーマについて、多くの質のよい研究があり、そのなかに少なくともひとつは無作為割付比較試験が含まれている。エビデンスは、この治療選択に明確に焦点をあてた研究であり、関連テーマの研究結果からの推定ではない。

B　そのテーマについて、質の高い臨床研究（ケースコントロール研究など）が実施されているが、無作為割付比較試験は行われていない、あるいは関連テーマの無作為割付比較試験の結果からの推定を含む。

5.3 その他の摂食障害

AN・BN以外の摂食障害について、確立した治療手法は存在しない。状況に応じた対症療法や心理的負荷を減らすべく環境調整を行うなど、個別に検討される。ARFIDなど、病的やせを伴う場合は、ANの栄養療法に準じたマネジメントを行わざるを得ない。

コラム　精神科身体療法

　向精神薬の発明される前の時代における精神疾患の身体的治療法は、長年にわたりショック療法が主体であった。当時の治療対象として主なものは統合失調症、双極性障害、進行麻痺などであり、現在のような軽症うつ病やパニック症などは対象ではなかったと考えられる。患者が感染症による発熱や身体疾患に罹患した場合に、それまで顕著であった精神症状が一時的に改善することがあった。それらを参考にしてさまざまなショック療法が考案されていたのである。一方で20世紀に入り、かつての主要な精神疾患であった進行麻痺は、梅毒が治療可能になったことから精神医学領域から離れていった。

　ショック療法として知られているものには、インシュリン・ショック療法と電気ショック療法があげられる。インシュリン・ショック療法は、インシュリンの皮下注射により人工的な低血糖状態をつくり出すことで精神症状の改善を図るものである。また電気ショック療法は頭部に通電することで、人工的な痙攣発作を生じさせ同様の効果を得る治療方法である。インシュリン・ショック療法は、手技の複雑さや安全性の問題から早期に使用が中止された。一方で修正型電気ショック療法は、現在でも難治性うつ病などの治療方法として用いられている。しかし1950年代から急速に開発が進められた向精神薬により、これらのショック療法は置き換えられ使用頻度は少なくなっている。

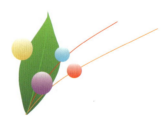

参考文献

1) 日本精神神経学会. DSM-5 精神疾患の診断・統計マニュアル. 東京: 医学書院; 2014.

2) 切池信夫. 摂食障害［第2版］食べない，食べられない，食べたら止まらない. 東京: 医学書院; 2009.

3) Nakai Y, Nin K, Noma S, Hamagaki S, Takagi R, Teramukai S, et al. Clinical presentation and outcome of avoidant/restrictive food intake disorder in a Japanese sample. Eat Behav. 2017;24:49-53.

4) Treasure J, Claudino AM, Zucker N. Eating disorders. Lancet. 2010;375(9714):583-93.

5) Zipfel S, Giel KE, Bulik CM, Hay P, Schmidt U. Anorexia nervosa: aetiology, assessment, and treatment. The Lancet Psychiatry. 2015;2(12):1099-111.

6) Norris ML, Robinson A, Obeid N, Harrison M, Spettigue W, Henderson K. Exploring avoidant/restrictive food intake disorder in eating disordered patients: a descriptive study. Int J Eat Disord. 2014;47(5):495-9.

7) Imaeda M, Tanaka S, Fujishiro H, Kato S, Ishigami M, Kawano N, et al. Risk factors for elevated liver enzymes during refeeding of severely malnourished patients with eating disorders: a retrospective cohort study. J Eat Disord. 2016;4(1):37.

8) Hudson JI, Hiripi E, Pope HG, Jr., Kessler RC. The prevalence and correlates of eating disorders in the National Comorbidity Survey Replication. Biol Psychiatry. 2007;61(3):348-58.

9) Kaye WH, Fudge JL, Paulus M. New insights into symptoms and neurocircuit function of anorexia nervosa. Nature Reviews Neuroscience. 2009;10(8):573-84.

10) Franklin JC, Schiele BC, Brozek J, Keys A. Observations on human behavior in experimental semistarvation and rehabilitation. J Clin Psychol. 1948;4(1):28-45.

11) Tanaka S, Yoshida K, Katayama H, Kohmura K, Kawano N, Imaeda M, et al. Association of Beck Depression Inventory score and Temperament and Character Inventory-125 in patients with eating disorders and severe malnutrition. J Eat Disord. 2015;3(1):36.

12) Kohmura K, Adachi Y, Tanaka S, Katayama H, Imaeda M, Kawano N, et al. Regional decrease in gray matter volume is related to body dissatisfaction in anorexia nervosa. Psychiatry Research: Neuroimaging. 2017;267:51-8.

13) Nielsen S, Moller-Madsen S, Isager T, Jorgensen J, Pagsberg K, Theander S. Standardized mortality in eating disorders--a quantitative summary of previously published and new evidence. J Psychosom Res. 1998;44(3-4):413-34.

14) Steinhausen H-C. The outcome of anorexia nervosa in the 20th century. Am J Psychiatry. 2002;159(8):1284-93.

15) Arcelus J, Mitchell AJ, Wales J, Nielsen S. Mortality rates in patients with anorexia nervosa and other eating disorders. A meta-analysis of 36 studies. Arch Gen Psychiatry. 2011;68(7):724-31.

16) 厚生労働省難治性疾患克服研究事業「中枢性摂食異常症に関する調査研究班」. 神経性食欲不振症のプライマリケアのためのガイドライン. 2007.

17) 永田利彦. 摂食障害治療の基本方針. 別冊日本臨床　精神医学症候群（第2版）II. 2017;38:329-35.

18) National Institute for Clinical Excellence. Eating disorders: core interventions in the treatment and management of anorexia nervosa, bulimia nervosa and related eating disorders: British Psychological Society (UK); 2004 [Available from: http://www.nice.org.uk/.]

19) 田中聡, 尾崎紀夫. 神経性やせ症【神経性無食欲症】の入院治療・身体管理. 臨床精神医学. 2016;45（増）:312-5.

20) 栗田大輔 森. 拒食症身体治療マニュアル—精神科医もできる!: 金芳堂;2014.

21) American Psychiatric Association. Treatment of patients with eating disorders. Am J Psychiatry. 2006;163(7 Suppl):4.

22) Robinson PH, Kukucska R, Guidetti G, Leavey G. Severe and enduring anorexia nervosa (SEED-AN): a qualitative study of patients with 20+ years of anorexia nervosa. Eur Eat Disord Rev. 2015;23(4):318-26.

23)「摂食障害治療ガイドライン」作成委員会. 摂食障害治療ガイドライン. 東京: 医学書院; 2012.

第 7 章

物質使用障害

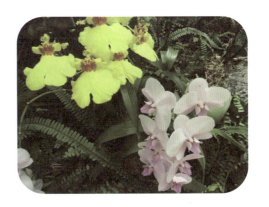

1 物質使用障害とは

　物質使用障害とは、通常の状態では生体内に存在しない物質（ニコチン、アルコール、シンナー、覚醒剤、大麻、危険ドラッグなど）を、何らかの手段（内服、注射、吸入など）で体内に摂取することによって精神神経の状態に影響が及んだ結果生じる精神障害である（DSM-5）。こういった病的状態については、後述するように、物質乱用、物質依存症、物質関連障害、アディクションなど、従前からさまざまな観点から呼称されていた。しかし、呼称はどうあれ、精神科臨床で対応する病理は同じであり、① 物質への摂取要求に起因する衝動制御障害、② 離脱・耐性などの生理現象、③ 社会生活の障害、④ 有害と認識しながらの強迫的使用、の4つの要素からなる現象である。

　これらの現象を引き起こす「物質」のなかには、通常医療で使用される向精神薬や鎮痛剤などの不適切使用も含まれる。また、不適切な使用を乱用という言葉で表現される場合もあり、物質乱用、薬物乱用と表現される場合もある。物質という言葉は、Substance の訳であり、中枢神経系に何らかの影響を及ぼすものをさしている。近年、わが国において大きな社会問題になっている、危険ドラッグ（かつては脱法ドラッグとよばれたもの）などを含め、あらたに合成されるものなどもあって、ここにさす"物質"は特定されない。そして、それぞれの物質乱用の現象は特徴があり、代表的な物質については後述する。

　物質使用障害という言葉は、精神医学で取り扱うが、しかし、その現象は、その個人だけの問題に留まらず、その治療とケアも、診察室のなかだけでは留まらない。すなわちBiological-Psychological-Sociological な幅広い観点からのアプローチが必要である。

　一方、その予防に関しては、物質使用障害に関しての各医療場面での物質関連障害への注意喚起、社会における公衆衛生教育、特に青少年に対しては学校保健教育、違法物質にあっては法による規制強化や矯正施設での教育など、社会的な問題の側面がある。ゆえに物質使用障害は、社会の病気の側面として捉える必要がある。

2 物質使用障害にみられる依存症状

　この障害の医学的問題は、大きく2つに分けて捉えることができる。ひとつは、これらの物質を摂取することによって直接的に起きる精神神経症状であり、急性中

毒症状や、常用連用することによって生じる慢性的症状、ないし体内から物質がなくなった後に現れる離脱・後遺症症状なども含まれる。

もうひとつは、その物質を使用することについて、自らがその摂取をコントロールできない依存状態（dependency）になり、その個人の健康状態や生活が破壊されるばかりでなく、周囲の人々や社会への悪影響を及ぼす障害である。これらの、"使用"することと、"依存"になる現象は明確に分かれるわけでなく、使用が依存を形成し、依存が使用を助長するといった表裏一体の関係を日常臨床で経験する。また依存は、身体依存と精神依存に分けて考えられる。しかし身体依存と精神依存は独立するわけでなく、おたがい共存して依存状況をつくりだしていることが通常である。

身体依存とは、その物質を身体が欲するようになる症状で、いわゆる「禁断」症状と裏表の関係にある。身体的依存（Physical dependence）は、生理的依存（Physiological dependence）ともよばれ、物質を反復、長期慢性的に使用することによってその生理学的効果が減弱する「耐性」とよばれる現象と、物質使用の急な中断や減量/退薬のために身体的に不快な症状を生じさせる「離脱」の現象を伴う。それらの禁断症状そのものの回避行動が、さらに物質を使用する動機づけになっている要素もある。耐性を獲得すると、同じ量の物質摂取によって以前と同等の快感獲得ができなくなり、摂取量や摂取頻度が増加する。このような現象や症状は、物質の種類や、個体の差によってさまざまである。

物質使用における耐性には一般的に2つの側面がある。ひとつには、ある物質が体内に入ると、主として肝臓や腎臓で分解酵素が誘導され分解され生理活性を失う。反復的に物質が取り込まれると酵素の誘導が徐々に早まり、いわゆる解毒能力が向上する。そのため、物質が体内に取り込まれたときの作用の強さや持続時間が当初と比べて減少する。そのため、同じ作用・効能を物質摂取によって引き起こすためには、量的にまたは摂取頻度を多くする必要が生じる。

もうひとつの側面は、物質の作用する受容体の過敏性や量の変化である。物質摂取によって脳に主として作用する点は、受容体（レセプター）である。受容体の種類は、各種の神経伝達物質や神経修飾物質に対する作用点で、多くが神経細胞の膜の上にある。そこに物質が作用することによって細胞内でさまざまなカスケードが活性化され、生理活性物質が誘導され、神経・精神症状が現れる。この受容体は、その数や過敏性は一定ではなく、細胞環境に依存し、また、細胞周囲の伝達物質濃度や個体差（感受性の差異）の違いによって複雑に変化することが推量されている。そして、この受容体も、同じ刺激を繰り返し受けることで生体の恒常性が働き、そ

の受容体の数が減少することが知られている。そのため、少なくなった受容体で同じ生理活性を得ようとする場合に、残された受容体に強く作用させる必要があり、物質をさらに摂取する必要がある。このように、耐性がひとたび生ずると、同じ生理活性（快感、陶酔感、爽快感、高揚感、眠気など）を得ようとするためには、時間経過とともに、摂取する物質の量が増えていく。耐性という症状は、物質乱用の要因として大きい要素を占めている。

2.1 物質使用障害の多側面

　物質使用障害（物質依存・物質乱用・嗜癖）には、さまざまな側面があり、それはBiological（生物学的）−Psychological（心理学的）−Sociological（社会学的）な問題として分けることができる。

(1) Biological

　ヒトが物質を乱用・依存する背景には、脳内の伝達物質が深く関わっている。ヒトがある物質を摂取したときには、脳内で快感・爽快感・陶酔感・高揚感などを感じさせる神経伝達物質が分泌されていることが、さまざまな動物実験などを通じて分かってきている。物質使用だけに限らずギャンブルやゲーム、買い物などの嗜癖（依存）の場合も同様のことが起きていると考えられている。それらの伝達物質は、ドーパミンやエンドルフィンなどが関わっているが、一方で、社会的承認（誉められる）、達成感、成功といった日常生活の場面や行動の動機づけにもこれらの伝達物質が関わっており、人間行動の根幹に影響を与えていることが知られている。

　つまり、「物質を摂取 → 脳内変化（快感物質の放出）→ 快の感情 → 物質の枯渇 → 不快感情 → 物質を摂取」というサイクルの繰り返しが起こり、結果として依存が形成されると考えられている。

　このような脳内のシステムは、報酬系とよばれている。すなわち、快をもたらす、またはもたらすであろうという想起の条件下で、活性化される神経系（回路）のことであり、脳内の広い神経ネットワークが関係していることが知られている。たとえば、快不快・満足不満足を感じるのは、側坐核や扁桃体などの部位であり、それを行動や意欲につなげるのは前頭前野（前頭葉）であり、成功体験を記憶するのは側頭葉内側部などである。

　このように、物質使用障害という病態の根底には、本来人間が生存のために備えている、さまざまな行動への動機づけに必要な報酬系の働きが深く関わっている。

　乱用や依存形成の生物学的メカニズムを示唆するのは、パーキンソン病の治療における経験である。パーキンソン病は脳内のドーパミン神経細胞の異常によって引

き起こされる神経疾患であるが、その治療は脳内のドーパミンを補充する薬物投与によってなされる。ドーパミンは、報酬系において大きな役割を果たす物質であるが、その薬物治療中に病的賭博（ギャンブル依存）を引き起こすことが知られている。薬物摂取を中止するとその症状は消失することから、ドーパミンが強く物質乱用に関わっている伝達物質であることが分かる。しかし、これら報酬系の神経ネットワークのどのような機能不全が原因で物質乱用や依存の形成に至るかのメカニズムは十分には解明されていない。

(2) Psychological

　依存症研究で、その発症の要因として、「自己治療仮説」という説が提唱されている。これは、生活のなかでの目先の心理的苦痛を一時的に、紛らわせ、軽減するために物質を使用するが、物質使用の結果、逆に苦痛が強まりさらなる物質使用を招くという現象のことをさしている。生来の生きづらさや苦悩から逃れるために物質を使用し、さらにはその物質の使用が原因で、生来の苦しみのうえに新たな苦しみを重ねる結果となってしまうのである。

　物質使用障害は単なる興味から始まることもあるし、処方薬剤の使用中に使用量の自己調整によって生ずる場合（その結果として、複数の医療機関や薬局から同じ薬剤を入手したり、アンダーグラウンドで入手する場合も含まれる）や、生活上の精神的な重圧から逃避するために使用開始する場合など、さまざまなきっかけが存在する。最初は「自分だけは『少量』『短期間』『1回だけ』といった制限を維持できる」と思っている場合が多い。しかし、自己のコントロールがきかなくなり、耐性が伴った依存状況が強化されると、物質使用障害の状況に陥る。物質使用障害の背景には、物質そのものがもたらす心身の障害以外に、不適切な物質使用への心理的な問題が潜んでいることがほとんどである。

　ひとつには、自らの情動・欲求の制御が困難な場合がある。人間は生まれ育つ過程で欲動とうまくつきあっていくこと、すなわち社会性を備えるように育てられる。もしも、欲求通りにお互いが生活すれば、社会は成り立たなくなる。このような心理的欲求を、合理的防衛機制では制御できず、「物質を使用することで一時的にでも解放しないと葛藤を解決できない」という、生来のデリケートさが背景にあることが想定される。それは、その人の生育歴や教育、周囲の環境など、個人を取り巻く状況が大きく左右する。物質使用障害に親和性のある環境（例えば、アルコールの問題のある家庭に成育する、ヘビースモーカーがいる環境で生活を強いられる、飲酒問題に極めて寛容なコミュニティに生活する、物質使用障害についての健康教育の機会がなかった、など）のなかで生育すると、知らず知らずのうちに、自らの

欲求コントロールの目的で物質を使用するという行動パターンを刷り込む可能性がある。これらの心理的な構造を振り返ることで、自らが克服すべき問題を直面化することが解決の始まりになり、障害から回復するきっかけになることもある。心理カウンセリングが治療に有効性を示す場合である。しかし、物質使用障害として医療場面に登場する状況下では、自らを振り返る余裕があることは少なく、すでに耐性を伴って自らでは克服が困難な病態になっていることが通常である。

　もうひとつの背景として、併存の精神疾患の存在がある。特に気分障害や、パーソナリティ障害などが、物質使用障害と関連しやすい。もちろんその他、統合失調症や、発達障害などに併存する場合もある。それは、精神疾患に罹患すると自らの欲動のコントロールが難しくなることと関連している。

(3) Sociological

　物質使用障害は、社会にとっては、第一に社会的費用の増大というかたちで現れる。例えば、アルコール使用が社会に与えるインパクトとして、1) 致死性、2) 身体疾患の誘因、3) 依存性、4) 未成年への影響、などが考えられる。1) については不適切な飲酒による交通事故、急性アルコール中毒による死亡、2) については、肝障害や生活習慣病の増大、脳卒中・がんなどの罹患との正の相関、3) については、本人の精神的・身体的な健康損失とそれに伴う社会貢献（仕事や生産性）の損失、家族機能の喪失（家庭崩壊）など、4) については、胎児性アルコール障害、あるいは未成年の飲酒行動への誘因によって新たな依存症者の増大や健康問題の増加などがある。同様に、ニコチン中毒にあっては、肺がんや、口腔・咽頭がんを始めとする各悪性腫瘍罹患と強い正の相関を示し、閉塞性肺疾患、脳血管性疾患、低体重児、流早産の危険因子となっている。アルコールやニコチン（たばこ）は、その物質自体は違法な物質ではないが、健康に対しては致命的となり得る。一方、違法物質すなわち覚醒剤や麻薬、危険ドラッグの使用によって、死に至る場合も多く報告されている。

　もうひとつは、覚醒剤や麻薬などの違法物質が流通することによる社会治安への影響である。覚醒剤や大麻などが社会のアンダーグラウンドに流通する弊害は多大なものがある。特に、物質使用障害に罹患した人々をターゲットに、反社会的組織の資金源として「物質」を流通させるという流れがあり、それが社会的治安を大きく阻害する。

2.2 物質関連の医療社会的コスト

　厚生労働省研究班の推計によると、アルコール依存症患者の医療費は年約1兆円

であり、依存症による死亡や通院、仕事の効率低下によって失った賃金は約3兆円に上ると報告されている。合計すると年1兆円余りの酒税収入を大幅に上回り、たばこによる社会的損失（5兆円前後との推計が多い）に迫るといわれている（2015/10/15付　日本経済新聞　夕刊）。

　一方、物質使用障害となると、統計には上らない違法な薬物の社会損失問題は、計り知れない。少し古いデータではあるが、試算によれば、薬物の乱用などによって毎年約2,070億円の社会的コストが失われている。そのうち直接費用は約1,300億円にのぼり、その割合は司法が56%、医療が41%、福祉が3%である。そのうち、刑務所などの矯正施設に投入されている費用は496億円であり、治療には62億円、福祉にはわずかに3,700万円である。日本の薬物対策が予防よりも、結果としての刑事司法に偏っていることが分かる[1]

3　診断基準

　物質使用障害はDSM-5（米国精神医学会）、ICD-10（世界保健機関）により操作的診断法を用いて、各々の診断基準に基づき、臨床分類されている。

3.1　DSMの診断基準（表7.1）

　DSM（Diagnostic and Statistical Manual of Mental Disorders）は、米国の精神医学会が作成した診断基準で、2014年に改訂され、DSM-5が出版された。物質使用障害とはSubstance use disorder の訳であり、物質乱用、物質依存、過剰摂取による薬物中毒や、依存状態に関連する禁断・離脱などの症状に関連する総称になっている。

　DSM-5によれば、表7.1に示すように、11項目の診断基準があり、このうちの2項目以上を満たせば、物質使用障害と診断し得るとされている。2〜3項目で軽症、4〜5項目で中等症、6項目以上で重症とされる。この表の「物質」には、アルコール、カフェイン、大麻、幻覚剤（フェンサイクリジン、他の幻覚剤）、アヘン類（オピオイド）、鎮痛薬（睡眠薬または抗不安薬）、覚醒剤、たばこ、などの特定の物質名をあてはめて使用する。

3.2　ICD-10による診断基準

　ICD-10は、WHO（世界保健機関）が作成する国際疾病分類であるが、1990年に採択された第10版が現在使用されている[2]。（WHOがICD（International Statisti-

第7章　物質使用障害

cal Classification of Diseases and Related Health Problems）を作成する主な目的は、病因・死因を分類し、その分類をもとに統計データを体系的に記録し、分析することにあるため、DSM とは若干の相違がある。

　表7.2 は診断カテゴリーで、表7.3 は下位項目の診断基準である。このように、ICD-10 は DSM と比較すると、より分類に特化している。例えば、アルコール依存症の診断ガイドラインは、表7.4 にある項目の 6 症状のうち同時に 3 症状は過去 12 カ月間のどこかであった、または繰り返し起きたという基準を満たすと『依存症』と診断される。

表7.1　DSM-5　物質使用障害

臨床的に重大な障害や苦痛を引き起こす【物質】使用の不適応的な様式で、以下の 2 つ以上が、同じ 12 カ月の期間内のどこかで起こることによって示される。

1　【物質】を始めのつもりよりも大量に、またはより長い期間、しばしば使用する。

2　【物質】を中止、または制限しようとする持続的な欲求、または努力の不成功のあること。

3　【物質】を得るために必要な活動、【物質】使用、または、その作用からの回復などに費やされる時間の大きいこと。

4　【物質】の使用に対する渇望・強い欲求または衝動。

5　【物質】の反復的な使用の結果、仕事・学校または家庭の重大な役割義務を果たすことができなくなった。

6　持続的あるいは反復的な、社会的なまたは対人関係の問題が【物質】の影響により引き起こされたり悪化したりしているにもかかわらず【物質】使用が持続。

7　【物質】の使用のために重要な社会的、職業的または娯楽的活動を放棄、または減少させていること。

8　身体的危険のある状況で【物質】を反復使用する。

9　精神的または身体的問題が、【物質】によって持続的または反復的に起こり、悪化しているらしいことを知っているにもかかわらず、【物質】使用を続けること。

10　耐性、以下のいずれかによって定義されるもの：

　a.　中毒または期待する効果に達するために、著しく増大した量の【物質】が必要。

　b.　同じ量の【物質】の持続使用で効果が著しく減弱。

11　離脱、以下のいずれかによって定義されるもの：

　a.　【物質】に特徴的な離脱症候群がある（【物質】離脱の基準 A と B を参照）。

　b.　離脱症状を軽減したり回避したりするために、【物質】（または密接に関連した物質）を摂取する。

出典）日本精神神経学会（日本語版用語監修）, 高橋　三郎・大野　裕（監訳）：DSM-5 精神疾患の診断・統計マニュアル. p.483, 医学書院, 2014　一部改変

176

表7.2　ICD−10　精神作用物質の使用による精神および行動の障害

物質	F1x.0	F1x.1	F1x.2	F1x.3	F1x.4	F1x.5	F1x.6	F1x.7
アルコールの使用(F10)	急性アルコール中毒	アルコールの有害な使用	アルコール依存症	アルコール離脱症候群	振戦せん妄	アルコール幻覚症	コルサコフ症候群	
アヘン類の使用(F11)	オピオイド過剰摂取		オピオイド依存症					
カンナビノイドの使用(F12)	大麻の急性中毒		大麻依存症					
鎮痛薬又は催眠剤の使用(F13)	ベンゾジアゼピン過剰摂取	ベンゾジアゼピン薬物乱用	ベンゾジアゼピン依存症	ベンゾジアゼピン離脱症候群	振戦せん妄			
コカインの使用(F14)	コカイン中毒		コカイン依存症					
カフェインを含む他の精神刺激薬の使用(F15)	カフェイン中毒					精神刺激薬精神病		
幻覚剤の使用(F16)								フラッシュバック
たばこの使用(F17)								
揮発性溶剤の使用(F18)								
多剤使用および他の精神作用物質の使用(F19)								

出典）融 道男 他訳：ICD-10 精神および行動の障害・臨床記述と診断ガイドライン 新訂版. p.81-94, 医学書院, 2015

表7.3　ICD−10　精神作用物質の使用による精神および行動の障害　下位項目

(F1x.0) 急性中毒
　急性中毒は、肝臓などに異常がなければ、密接に薬物の量と関連して生じる。

(F1x.1) 有害な使用
　神経的または肉体的な健康に実際に害があるような物質の使用パターンである。

(F1x.2) 依存症候群
　物質への強い渇望感。摂取する行動を管理することが困難である。
　その物質に特徴的な生理的離脱症候群が、使用の中止や減量に伴って存在し、同じ（または類似の）物質が、離脱症状を避ける目的で使用されている。
　耐性が生じて、当初より使用量が増加している。物質の使用が原因で、他の楽しいことを軽視するようになり、物質の入手や摂取、作用に要する時間が増加している。有害となっているのに物質の使用が持続している。それは過度の飲酒を経て肝臓に害があるとか、激しい物質使用の期間の結果として生じる抑うつ気分状態であるとか、あるいは薬物に関連した認知機能の障害。

(F1x.3) 離脱状態
(F1x.4) せん妄を伴う離脱状態
(F1x.5) 精神病性障害
　当人に現実検討ができない幻覚や妄想

(F1x.6) 健忘症候群
(F1x.7) 残遺性および遅発性精神病性障害
(F1x.8) 他の精神および行動の障害
(F1x.9) 特定不能の精神および行動の障害

出典）融 道男 他訳：ICD-10 精神および行動の障害・臨床記述と診断ガイドライン 新訂版. p.81-94 を参考に作成, 医学書院, 2015

第7章　物質使用障害

表7.4　ICD-10　診断ガイドライン　アルコール依存症

1. 飲酒したいという強烈な欲求、緊張感（渇望）
2. 節酒不能（コントロール障害）（典型は連続飲酒）
3. 離脱症状（手の振るえ、発汗、不眠、幻覚など）
4. 耐性の増大（酒に強くなる、または大量に飲まないと酔えない）
5. 飲酒や泥酔からの回復に1日の大部分の時間を消費してしまう、飲酒以外の娯楽を無視（飲酒中心の生活）
6. 精神的・身体的問題が悪化していることを知っているにもかかわらず飲酒を続ける

出典）融 道男 他訳：ICD-10 精神および行動の障害・臨床記述と診断ガイドライン 新訂版. p.81-94 を参考に作成, 医学書院, 2015

4 疫学

4.1 日本

　物質使用障害を惹起する原因物質の代表的なものは、第一にアルコールである。2003年に実施された全国成人に対する実態調査によると、飲酒日に60g（純アルコール量として）以上飲酒していた多量飲酒の人は860万人、アルコール依存症の疑いのある人は440万、治療の必要なアルコール依存症の患者は80万人いると推計されている。実臨床では、従前からアルコール依存症者は男性に多くみられるが、女性の社会進出および人口の高齢化を反映して、女性・高齢アルコール依存症者の増加が顕著となっている。高齢者の場合、定年退職後に依存症になるケースも多く、最近のいわゆる団塊の世代の大量退職がその増加に拍車をかけている[3]。

　一方の代表的な物質であるニコチンは、たばこ産業の「2016年全国たばこ喫煙者率調査」によると、成人男性の平均喫煙率は29.7%であった。これは、昭和40年以降のピーク時（昭和41年）の83.7%と比較すると、50年間で54ポイント減少したことになる。年代別にみると、急激な喫煙率の減少傾向がみられる60歳以上は22.0%で、ピーク時（昭和41年）より53ポイント減少し、また、平成28年の喫煙率が一番高い年代は40歳代で38.2%であった。これに対し、成人女性の平均喫煙率は9.7%であり、ピーク時（昭和41年）より漸減しているものの、ほぼ横ばいといった状況である。平成28年の成人女性における喫煙率が一番高い年代は40歳代の14.8%、最低は60歳以上の5.7%であった。

　一方、薬物に関していえば、薬物依存症はその症状として薬物乱用という行為を伴っている。法で自己使用が禁じられている薬物の場合には、乱用は違法行為を意味する。そのため、実際に薬物依存症となった総人数はまったく不明であり、検挙された人数は「氷山の一角」だと考えられている。ところで、国立精神・神経医療

研究センター精神保健研究所薬物依存研究部では、薬物使用に関する全国住民調査を行っている。全国の 15 歳以上 64 歳以下の国民 5,000 人を対象に、「これまでに 1 回でも使ったことがある人の割合（生涯経験者率）」「この 1 年間に 1 回でも使ったことのある人の割合（1 年経験者率）」を調査している。2015 年の調査では、薬物使用の生涯経験者人口は、有機溶剤（約 138 万人）、大麻（約 95 万人）、覚醒剤（約 50 万人）、コカイン（約 12 万人）、NMDA（約 12 万人）、危険ドラッグ（約 31 万人）と推計されている。これらの人たちがすべて、物質使用障害の診断基準にあてはまるわけではないが、一般的には、上述した物質は依存誘発の力が強いと考えられており、予備軍の裾野は広いといえる。

4.2 世界

WHO の 2017 年時点の最新データによれば、アルコールの有害な使用で、毎年全世界で 330 万人が死亡している。全世界の 15 歳以上の人間一人当たり、1 年間に 6.2 リットルの純アルコールを飲んでいるとされる。しかし、実際の飲酒人口は全人口の 38％であるため、実際には、飲酒者は平均 17 リットルの純アルコールを毎年消費している計算になる。

また、WHO によれば、たばこの使用は、死因との因果関係が明確である。WHO の調査では、ヨーロッパの成人の喫煙率が最も高く（28％）、また、青少年の喫煙率も高い。2013 年の世界保健会議では、非伝染性の疾患での未成年の死亡率を 2025 年までに 25％削減するため、たばこ規制を第一に掲げることで合意した。それは、9 つの目標のうちのひとつとして、15 歳以上の喫煙率を現在より 30％減少させることが含まれている。

一方、少なくとも全世界で、1,530 万人の人間が薬物使用障害に罹患していると推計されている。148 の国での調査では、注射薬による物質使用障害によって毎年 120 名の HIV 感染が報告されている。最近の推定では、2008 年には、15〜64 歳の人口の 3.5〜5.7％にあたる 1.5 億〜2.5 億人が、大麻、アンフェタミン（覚醒剤）、コカイン、オピオイド、非処方精神賦活薬を使用している。世界的には、大麻が最も一般的に使用されており、1.2 億〜1.9 億人と推定されている。次にアンフェタミン型覚醒剤、コカイン、オピオイドがそれに続いている。精神賦活薬の使用は、それらを使用するその人だけでなくその家族、その属する地域の人々に重大な健康および社会問題を引き起こす。WHO は 2004 年の世界的な疾病負担の 0.7％が、コカインとオピオイドによるものと見積もっている。そして、非合法の物質使用による社会的損失は、それぞれの国の GDP の約 2％を占めると推定されている。

5 対象となる物質とその症状

5.1 非違法（流通）物質

(1) 医療用

　鎮静剤、催眠剤、または抗不安薬、コデインなどの薬剤があげられる。あるいは、メチルフェニデートなどの中枢刺激薬なども含まれる。この中で、医師の処方箋が必要なもの、市販の薬局で入手ができるものもある。また、処方箋が必要な薬剤でも、ネットなどで入手が可能な場合もある。

　医原性薬物依存の原因となる薬剤は、ベンゾジアゼピン系、特にフルニトラゼパム（商品名：ロヒプノール、サイレース）、トリアゾラム（商品名：ハルシオン）などの依存・乱用が多い。これらのベンゾジアゼピンの薬物使用障害は、その作用機序が、アルコールのそれと近似しているので、高揚感や開放感を得る目的の娯楽目的で使用されることが多い。確かに、ベンゾジアゼピンは、急性の不安や不眠のための有効な薬剤であり、精神療法との併用で相乗効果がもたらされる。このような有効性の反面、他の一般の薬剤と比べて乱用率が高いとされている。一方で、日常の診療場面で処方される場合も多く、治療用量でのベンゾジアゼピン投与によって、薬剤の依存（身体的・精神的依存）が形成されることがある。これらの患者は、規定通りの使用量に収まり乱用情況にはないが、習慣的な使用によって耐性が生じている。このような事態を防ぐため、実際の医療場面では、症状が改善すれば速やかに減量、減薬が望まれる。

　日常診療では、睡眠障害に対してベンゾジアゼピンが処方されることが多いが、長期間での漫然とした処方になりやすい。ひとたび、長期の服薬や乱用によってベンゾジアゼピン依存が形成されると、その薬剤の減量や中断によって、離脱症状が出現する。その症状は、不安、抑うつ、離人症、現実感の喪失、感覚器の過敏症、不眠、痙攣、振戦、頭痛などさまざまである。またそれに伴って、特に若年層では衝動性の高まりから自殺行動や、自傷行為を伴うこともある。また、高齢者のベンゾジアゼピン使用は、筋弛緩作用やふらつきなどによる転倒の危険や、認知機能への影響などが危惧されており、医療者が処方する上で配慮が必要である。ベンゾジアゼピンは、本来は強い嗜癖性をもっているために、短期での使用に限定すべきであり、長期使用のメリットのエビデンスは乏しい。ベンゾジアゼピン依存状態からの回復には、処方の漸減、薬剤についての心理社会教育、認知行動療法、薬剤師の介入指導プログラムなどが試されるが、絶対なものはない。

ベンゾジアゼピンが登場したのは1960年代であるが、それまでは、これに代わる睡眠、鎮静剤は、バルビツール酸系薬剤であった。バルビツール酸系薬剤は現在、日常の精神科医療場面では処方されることが少なく、外科的手術の麻酔や抗てんかん薬として処方されることが主になっている。この要因のひとつは、この薬剤は、容易に乱用される危険性をもたらす嗜癖性があり、また安全域が小さい（すなわち大量服薬で致死性が高い）ということもあり、自殺目的で使用されることも多かった。かつては、米国のいくつかの州では、死刑の際の使用薬剤に用いられていた。したがって、現在では各国でこの薬剤の使用についての指針や制限を設けており、わが国では麻薬および向精神薬取締法にて管理されている。2012年の日本うつ病学会でのうつ病の診療ガイドラインでは、「極力処方を回避すべき薬剤」に指定しており、2013年の日本睡眠学会での睡眠薬ガイドラインではこれらバルビツール系の薬剤は深刻な副作用（易耐性形成、依存性形成、低い安全性など）から使用しないように推奨されている。

次に医療で使われる薬剤で乱用をしばしば経験するのがオピオイドである。オピオイドの代表は鎮痛目的で使われるモルヒネやオキシコドンである。これらの物質は多幸感・陶酔感ももたらすとされ、これが乱用・依存の誘因になっているとされる。オピオイドとは、芥子に生成されるアルカロイドや、それらの合成化合物である。その他、鎮咳剤のコデインなども含まれる。これらのオピオイドは、法によってその管理や投与が厳格になされているため容易には入手は困難となっている。ただし低容量のコデインが含まれる一般用医薬品は処方箋なしに入手可能である。そういった医薬品の1回の販売量は制限されており、そのため依存症者は、いくつかの薬局を回って大量に購入する。

メチルフェニデートは、中枢刺激薬で、かつてはうつ病や慢性疲労に対して処方されていた（現在ではうつ状態に処方されるのは、進行がんのうつ病・うつ状態だけに限られている）。また、ナルコレプシーなどの睡眠障害に対して使用されてきた。近年では、ADHDなど発達障害に使用されている。この薬剤は、活動性や覚醒感を高め、躁的な状態をもたらすため、依存誘因性がある。この薬剤の離脱の症状は、反跳現象（無欲、疲労感、抑うつ気分）などがみられる。

(2) 非医療用

アルコール、ニコチン、カフェイン、シンナーなどの揮発性有機溶剤などは、医療場面では使用されないが、容易に入手が可能で、嗜癖物質として過剰に摂取する場合がある。アルコールについては、依存症として社会的にインパクトの大きな問題があり、別項目をあげ後述する。ニコチン依存（喫煙問題）も、疫学のところで

述べたように、さまざまな健康の問題（本人だけでなく、周囲の人にも及ぼす健康問題）に深く関わっており、喫煙規制を含めて考えていく必要がある。

カフェインは大量あるいは持続的摂取により中毒・離脱症状が生じることが知られている。DSM-5になって初めてカフェイン離脱という項目が設けられたが、依存性については現時点で不明である。カフェインは、神経鎮静作用をもつアデノシンという物質と化学構造が似ており、アデノシン受容体に作用してアデノシンの働きを阻害することにより神経を興奮させる。近年、特に若年者でのエネルギードリンクの大量摂取によるカフェイン中毒が問題となっているが、カフェインは医薬品ではないため、現在のところ摂取量については特に制限されてはいない。

また有機溶剤（シンナー類）は、以前は、若年者を中心に乱用されていたが、平成10年から内閣府薬物乱用防止五カ年戦略が始まり、学校教育において青少年の啓発がなされた結果、平成10年頃をピークに減少してきている。DSM-5においては、吸入剤関連障害群として分類されている。

5.2 違法物質

現在、ヘロインやコカインは「麻薬取締法」で、アンフェタミンやメタンフェタミンなどのいわゆる覚醒剤は「覚醒剤取締法」でその輸出入、所持、製造、譲渡、譲受、使用に関して厳しく取り締まられている。また、大麻に関してはその所持、栽培、譲渡などに関して「大麻取締法」で取り締まられている。覚醒剤は、大きな社会的な問題であるため別の項目で列記する。

6 代表的な物質使用障害の特徴

物質使用障害に該当する「物質」は、多岐にわたる。しかも、危険ドラッグなど新たに該当する物質も加わってその種類は膨大になる。ここではそのなかで、社会的なインパクトの大きいアルコール使用障害、覚醒剤使用障害、いわゆる危険ドラッグについて述べる。

6.1 アルコール使用障害

アルコール使用障害は、3つに分けられる。急性アルコール障害、アルコール精神病、アルコール依存症である。特に依存症は、飲酒（アルコール摂取）による精神的身体的な薬理学的作用がもたらす状態を欲求し、それが自らのコントロール下で制御できない情況にあることをいい、障害のなかでも問題は多岐にわたる。それ

は、依存症者個人の問題のみに留まらず、家族、職場、社会を巻き込み影響は大きい。また、アルコール（酒）その物は、違法な物質でなく、簡単に入手でき社会がそれを許容しているという背景があって、目にみえにくい形で社会を蝕んでいる側面がある。

（1）その歴史

　アルコール（酒）は、依存を生じる精神作用物質のなかで最も人類に親しまれている物質である。古代文明の時代から酩酊や暴飲についての記録があるように、発酵性飲料の発見と流通は人類の歴史とともにある。古代のメソポタミアで、大麦からのビールの製法や、ワインのためにブドウの栽培が行われていたという記録が残っている。古代は、醸造酒（ワイン、ビール）などが主たる流通物質で、アルコール度数も比較的低かった。しかし、中世以降、ラム酒、ウィスキーなどの蒸留酒がつくられるようになってアルコール度数の高いものが流通する。当初は、アルコール（酒）は医療に用いられていた時期もあったが、一方で嗜癖物質としての使用量が多くなるとアルコールの社会問題が大きくなっていった。その後、世界的に酒造技術は全世界に広まり、各地域の作物などの特殊性にあわせ、さまざまな種類の酒が製造されるようになった。

　わが国では、縄文の頃から酒造の記録が残っているが、「古事記」や「日本書紀」には米からお酒を造る記録が残っている。前述したように、酒は百薬の長（中国の『漢書』にある）というように、薬として用いられていた時期もあるが、それは古くから課税の対象としてであり、プロパガンダのキャッチフレーズであった。吉田兼好の著した徒然草百七十五段には、「酒は百薬の長というが、だいたい病は酒に起因する」ということを述べ、「酒を強いて飲ませることは無意味である」ことを既に述べている。しかし、近代になるまでは、酒は高価なものであり、生活に厳しかった下層の人びとは、いわゆるハレの場でないと酒を入手するのは難しい時代であった。近代になってからは、生活の向上とともに、比較的安価な酒が流通するようになり、また種類も豊富になって消費量も増大した。したがって、アルコール依存症者も増加し、社会的な問題が大きくなる。米国では、アルコール依存症者の問題が大きくなり、1935 年に依存症者の自助グループである、アルコーリックアノニマス（AA）という活動が始まり、わが国では、それをモデルに断酒会活動が 1958 年に始まっている。しかしながら、精神科医療としてのアルコール依存症へのアプローチは確立しないまま、ただ単に、問題飲酒者を病院に隔離する時代が続いていた。実際、1950 年代に出版された DSM の初版では、アルコール依存症は、人格障害に分類されていた。依存症者への精神医学的アプローチは、AA などの自助グループを経て

依存症から回復する人が現れ、心理社会的アプローチの有効性が確認されてからの
ことである。その後、精神科医療現場では、アルコール依存症者を行動制限のみで
治療することはなくなっている。WHOは、2010年に世界のアルコール依存症者は2
億800万と推計しているが、これは、15歳以上の全世界人口の4.1%にあたり、そ
のうち、適切な治療につながっている依存症者はごく一部に限られる。

(2) 特徴的病理

1) 急性アルコール中毒

　アルコールの無理な飲酒によって、意識障害を生じ、嘔吐、脱水、血圧低下、低
体温、呼吸数低下、心機能低下などの自律神経症状を呈し、場合によっては死に至
るエタノールによる作用である。毎年、大学生の新入生歓迎会で、無理な飲酒の強
要が原因の急性アルコール中毒による死亡報道が後をたたない。自覚のないまま、
代謝能力を超えて危険な量のアルコールを摂取すると、酩酊期を経ることなく、意
識障害となり中毒を起こす。また、吐瀉物を気管に詰まらせることも死因となる。
中毒症状にならない飲酒をすべきであるが、症状がでれば、身体救急医療に任せる
必要がある。

2) アルコール精神病

ⅰ) 振戦せん妄

　通常、アルコールの常習使用者が、アルコールの減量や断酒によって引き起こさ
れる離脱症状である。およそ、最終飲酒の3〜10日後に出現する、急性の意識障害
であり、その名のように、手の振るえや動悸、発汗、痙攣などを起こし、精神運動
興奮状態となり、場合によっては、幻覚（とくに小動物、子人など）を伴う場合も
ある。治療は急性アルコール中毒と同様、厳重な身体管理の上で、対症療法を行う。

ⅱ) アルコール幻覚症（ICD-10）

　長期間の大量のアルコール摂取によって生じる精神障害であり、意識は清明であ
るが、幻聴や妄想（多くは追跡妄想や、被害妄想、時に嫉妬妄想）など、統合失調
症様症状を呈する。

ⅲ) アルコール依存症

　アルコール精神病の病理の背景には、長期にわたる継続的アルコール摂取状態が
ある。そしてアルコール依存症の本質は、飲酒行動のコントロール障害である。ど
のような人が、依存症者になるかについてはいくつかの研究があり、個人の体質、
社会環境、性格などの側面から報告されているものの、問題は複合的で単一の要因
ではない。

　飲酒の開始は、単に社交場面で人から勧められてということが多いが、飲酒をす

ることによって開放感や、緊張感が緩和され快感を感じる。また、食事が増進し、対人コミュニケーションがうまくいくように感じる。酩酊し、その高揚感で日中のストレスから解放される。それと相まって、酒そのものが美味と感じる。そのうち耐性ができて、徐々に酒量が多くなり、自らが飲酒行動を起こす。晩酌の習慣など、すなわち毎日の飲酒行動が形成される。

さらに進むと、ブラックアウト（記憶欠損）を経験する。休日などは日中から飲酒するようになる。肝障害など飲酒による身体的な悪影響がみられるようになり、節酒などを勧められる。ここで、自らがコントロールして飲酒から距離が取れるかどうかが、依存症になるかならないかの境界といえる。それを越えると、依存症が形成されていく。

まず身体依存が形成され、酒が切れてくると、寝汗、悪寒、下痢、不眠など体調不良がみられる。酒のうえでの問題が大きくなり、職場欠勤、不注意によるケガ、飲酒運転などの違反行為などがみられる。家族からもたしなめられることが多くなる、または、家族から孤立し、隠れて飲酒をするようになる。次の段階になると、強迫的飲酒行動が起き、連続飲酒発作がみられる。うまく飲酒行動をコントロールできず、素面になるとより罪悪感や抑うつ感、絶望感にさいなまれ、飲酒行動に走るようになる。精神病症状も出現する。もはや、職や家族を失い、食生活も維持できず、身体的にも健康からほど遠くなり、最後は、死に至る。もちろん介入が初期のうちほど回復の可能性は高くなる。しかし、依存症は否認の病といわれるように、客観的に自らの病気に気づき、自主的に医療に結びつくことはまれである。

依存症には2つの否認があるといわれている。第一の否認は、自らにはアルコールの問題はない、という否認である。例えば、他人の飲み方と比較して、「自分はあのように破綻していない」、「自分は酔って人に迷惑をかけたことがない」、「自分の稼いだ金で酒を飲むのはどこが悪い」といった表現が聞かれ、問題を直面しないでいる状態となる。第二の否認は、問題を覆い隠せなくなりアルコールの問題を認めざるを得なくなる状態になると、その段階では、「自分には確かにアルコールの問題はあるが、アルコールをやめれば問題は解決するし、いつでもやめることができる」というようになり、「依存症」であることを直視しないようになる。

一方で、肝障害などの身体疾患で内科などに入院することがあるが、その医療場面で依存症であることの心理社会的アプローチがなされることは困難であり、内科医からは節酒を指示されるに過ぎないことが多い。これらのアルコール乱用に起因する身体疾患を、アルコール関連疾患と包括してよばれ、代表的な肝障害（脂肪肝、肝硬変）を始め、膵炎、糖尿病、末梢神経障害、痛風、心筋症などが含まれる。

(3) 臨床的対応

　前述したように、アルコール依存症の人が自ら精神科の医療現場に登場することはまれである。そのなかで一定数は、アルコール関連身体疾患、特に肝障害などで内科を受診し、そこで、依存症を指摘され、その治療が精神科へつながる場合である。しかし、かなりの危機的な状況を自覚しないと、自ら依存症治療に結びつくことはまれであるし、また身体科の治療のなかで、積極的に本人に依存症を直面化するのは難しい。例え、家族が依存症治療を切望していても、本人が否認し、家族機能が破綻してしまっている状況下では、依存症を医療につなげるのは非常に困難である。

　振戦せん妄、アルコール精神病などによって保護的な精神科への入院をきっかけに、その治療回復過程で徐々に心理社会的アプローチを行い、直面化をするのもひとつの方法であろう。ただし一般の精神科医療場面ではそういったアプローチは難しいため、依存症専門病棟などが回復に望ましい部分もあるが、一方でアルコールの問題の裾野が広いことを考えれば、すべての医療場面で対応していくべき疾病であることも明らかである。

　もうひとつは、アルコール依存症の家族への支援によって、本人を間接的に回復に向ける方法がある。アルコール依存症は、家族を巻き込む病気でもある。ほとんどの家族は病んでいる。家族がその状態から回復し、心身ともに健康になることで本人が回復する起点になり得る。そのような家族を支援するための自助グループに、「アラノン」がある。これは、アルコール依存症者の当事者の自助グループが AA であるのに対して、アルコール依存症の周囲の人たちが、自らも巻き込まれている状況を、家族機能の観点から修復するセルフヘルプの集まりである。最終的には本人のリカバリーを目指すのであるが、依存症に巻き込まれ病んでいる家族をまずは健康に戻すことで、本人に修復機転をもたらすものである。

(4) アルコール依存症の周辺

1) アルコールと精神疾患

　アルコールの不適切な使用と合併する精神疾患は多い。気分障害、神経症、統合失調症などにおいて、アルコールの不適切な乱用が合併することがある。例えば、なんらかの精神的不調に起因する睡眠障害に対して、アルコールを使用して睡眠を確保するような行動がみられることがある。また、慢性的にアルコールを飲用しているうちに、うつ状態になることが知られている。かつては酒精うつ病とよばれた病態である。英国の精神医学会では、うつ病と診断する前に 3 カ月以上の断酒を指示することを求めている。さらに、アルコール使用障害と自殺は関連性が高いこと

も報告されている。また、一部の神経症では、緊張感をとるために飲酒を代用することで不適切なアルコール摂取になることも知られている。例えば、人前で話すのが苦手（いわゆるあがり症などの社交不安症）で、飲酒で対処すると、そのうち耐性ができ不適切な飲酒行動に結びつくこともある。

2）胎児性アルコール症候群

妊娠中の母親の習慣的なアルコール飲用によって、胎児の精神神経発達に影響を起こすことが知られている。それは、胎児性アルコール症候群（Fetal alcohol syndrome：FAS）とよばれている。脳性小児麻痺、てんかん、学習障害、記憶障害などの障害に加え、低体重などの発育不全がみられる。短い眼瞼亀裂、人中、または鼻と上唇の間が長く、縦溝がない、といった独特の顔貌を呈することが知られている。これは、妊娠中の母親のアルコール飲用によって引き起される症候群であるため、母親が飲酒をしなければ防げる病態である。いまのところ、胎児にとって妊婦の安全な飲酒量は知られておらず、予防には断酒が必須である。しかし、自ら慢性的にアルコールを飲用している人にとっては、自らの妊娠に気がつかず飲酒をしていた場合もあるので、妊娠可能性のあるときには留意する必要がある。米国では、妊婦や妊娠を計画している女性に対し、アルコールを摂取しないように 1981 年に初めて指導を行い、その後、5 年おきくらいに指導文書を米国疾病管理センター(CDC)から出している。フランスでは 2004 年後半から行政機関と薬剤師会が協力して、妊婦に FAS に関する知識の普及などのキャンペーンを開始している。わが国においては、いまだ FAS に特化した公衆衛生教育はなく、総合的な「多量飲酒問題の早期発見と適切な対応・未成年者の飲酒防止 ・アルコールと健康についての知識の普及」（健康日本 21 ・厚労省）のなかで扱われている。

3）アルコールと社会

アルコール乱用は、個々人にとっては、その人の健康被害という形で現れる。しかし、その個々人に留まらず、アルコール使用障害は、周囲の人びとを巻き込む「社会の病」としての側面が大きい。すなわち、ヒトの社会における最小単位として「家族」が存在するが、アルコール使用障害はその「家族」に大きなインパクトを与える。例えば、家族内にアルコール使用障害者がいると、身体の不調があれば就労に支障がでて、家庭収入が減少する。そのことによって、社会全体の生産性も落ちる。貧困になると、家族は貧困の連鎖に巻き込まれ、子供の就学にも影響を及ぼす。家族機能が不全となり、家庭内暴力の温床や、子供の発達の問題も起きる可能性が高くなる。さらにマクロでみれば、飲酒による健康障害で、社会全体の医療費が消費されることになり社会負担は増大する。また、アルコールの関連身体疾患によって、

第7章　物質使用障害

介護が必要になるリスクや、認知症のリスクも高くなる。また、飲酒にまつわる犯罪も増加し、飲酒による交通事故も後を絶たない[4]。

　アルコールにまつわる法律として、道路交通法の飲酒運転、酒に酔って公衆に迷惑をかける行為の防止等に関する法律、（満20歳未満の飲酒を禁止する）未成年者飲酒禁止法などがある。しかし、法律以前に社会的な取り組みが肝要であり、公衆衛生審議会精神保健部会（厚労省）では1) 健康教育・健康相談の充実、2) 未成年者飲酒禁止法の趣旨の徹底、3) アルコール飲料の販売・提供面からの効果的対策、の3つの取り組みを、相互の連携を図りながら、アルコール関連問題予防対策として、関係省庁の協力に基づき総合的に検討、実施していくことが重要としている。しかしながら、欧米先進国と比較し、アルコールに関しては日本ではかなり寛容である。例えば、酒類の自動販売機があるのは世界中で日本だけであり、酒類の広告の規制も他の先進国と比べて非常に緩いことなど、社会全体の問題として捉えていく必要がある。

4) 回復への道

　アルコール依存症からの回復は、他の身体疾患とは違い、診察室の場面だけで終了することはない。まずは、当人が医療につながらないときには、周囲の人がどのように行動すればいいか自助グループなどのサポートを得る必要もある。次に本人が医療につながっても、どのように「否認の病」を克服していくかが問題となる。そのためには、断酒会やAAなどの自助グループ、医療機関で行っているアルコールミーティングなどへの参加が必要となる。それを維持するために、嫌酒薬を使用することもある。

5) アルコールと認知症

　アルコールの乱用は、認知症の直接的、間接的誘因になる。アルコール乱用によって、体の臓器が傷害されると、脳に十分な栄養がいかず、また血管障害も脳へのダメージを増大させる。慢性的にアルコールを摂取し、ビタミンが体内で大量に消費され、かつ十分な栄養が摂取不良になることによって脳中枢神経に障害を及ぼす。特に慢性的なビタミンB_1の不足は、脳中枢神経に重篤な障害を来し、ウェルニッケ脳症を引き起こす（臨床症状は意識障害と歩行障害（小脳失調歩行）、眼症状（眼振）で、これを3徴とよぶ）。この時点でビタミンなどの大量補充療法がなされると回復する可能性はあるが、病態が持続的に経過すると不可逆的なコルサコフ症候群とよばれる認知症が引き起こされる。コルサコフ症候群では、長期記憶の前向性健忘と見当識の障害を伴う逆行性健忘がみられる。健忘に対し作話でつじつまをあわせようとすることが特徴である。これら一連の病態経過を総称し、ウェルニッケ・コル

サコフ症候群と一括してよばれることが多い。また、ニコチン酸アミド欠乏は、ペラグラを発症し、皮膚症状や認知症症状を引き起こす。

6.2 覚醒剤等の使用障害

覚醒剤は、薬理作用としては、脳内のドーパミンを遊離させるアンフェタミン類の精神刺激薬で、乱用や依存をもたらす。物質使用障害のなかでも、反社会的集団の資金源として犯罪との関わりが深く、また覚醒剤精神病は、精神科医療のなかでも大きな問題でもある。ICD-10 では、分類の stimulant に精神刺激薬の語を対応させ用いており、アメリカ精神医学会の DSM-5 においては、上位分類が精神刺激薬関連障害群（Stimulant-Related Disorders）となっている。

(1) その歴史

アンフェタミンは、1887 年ドイツにおいて、麻黄が原料のエフェドリン（交感神経刺激薬）から合成され、1893 年にわが国でメタンフェタミンが合成された。1930 年頃から、咳止めや疲労回復、眠気止めなどの目的に使用されていた。わが国では 1941 年に、ヒロポンという名前で発売された。当時の効能書きには、「之を服用すれば心気を爽快にし、疲勞を防ぎ、睡魔を拂う等の興奮効果があり、しかも習慣性、蓄積作用等がないので、現在歐米各国の民間に於て興奮剤乃至能率増進剤として好んで使用されている。即ち米國では Benzedrine、デンマークでは Mecodrin、ハンガリアでは Aktedron 等の名称を以て盛に賣出されて居る。時局柄、産業、事務等各方面に於ける本劑の利用も或は一顧の価値あらんかと、ここに御紹介する次第である。」とある。当時の戦時下の日本においては、生産性の向上のために乱用されていた背景がある。戦後の混乱期に、軍需用の覚醒剤が大量に市中に出回り、主として眠気覚ましや疲労回復のために乱用された。当時は、錠剤とアンプルも薬局で購入が可能であった。

一方で、乱用に伴う副作用に関してはあまり関心が払われておらず、大量の依存症者が生み出される温床となった。終戦後から数年のこの時期を日本における第一次覚醒剤乱用期とよばれる。その社会的問題が大きくなり、1951 年に覚醒剤取締法が制定・施行される。この法律以降、覚醒剤は、非合法のもと地下に潜って、闇で流通するようになり、暴力団の主要な資金源となっていた。この後、取り締まりは強化されたものの、覚醒剤の流通、乱用などは根絶できないでいる。さらに 1980 年代以降、芸能人など著名人の検挙が報道されるようになり、社会的な問題となっている。

(2) 特徴的病理

　メタンフェタミン、アンフェタミンは、脳内のシナプス終末からドーパミンの遊離を促進させ、快感、高揚感、過覚醒の状況をもたらす作用がある。一方で、中脳辺縁系においてドーパミンの過活動は、統合失調症の病態を惹起することが動物実験などから知られている。実際の乱用者においても、幻覚妄想など、統合失調症と同様の症状が高頻度にみられる。また、覚醒剤の使用をやめた後でも、何らかの刺激において同様の精神症状を惹起することが知られており、この現象はフラッシュバック（逆耐性現象）とよばれている。また歴史的には、覚醒剤は多くは静脈経由で使用されてきたが、近年は燻煙吸入なども増えてきている。

(3) 臨床的対応

　アルコールと違い、覚醒剤は法律で取り締まられている違法な物質である。輸出入、製造、所持、譲渡、譲受、使用のあらゆる段階で罰則が定められている。医療現場では、覚醒剤の使用に伴う精神病症状により医療につながることが多い。多くの患者は、覚醒剤の長期の乱用や、断続的使用、依存状態になっており、当初の精神病症状から回復した後は、その依存症状態を対象に回復への動機づけをする必要がある。個々によって使用に至る背景はさまざまであるが、依存症の心理に焦点をあて対応していくことが必要である。

　一方では、司法との連携も必要で、罰則を科すのみでなく、同時に依存症の治療も視野に入れて対応することが重要である。覚醒剤使用の高い再犯率は、司法だけでは解決できず、依存症としての治療が求められる。刑務所など矯正施設においても、覚醒剤の心理社会教育なども始められている。アルコール依存症の対応と同様に、自助グループの支援も必要であり、わが国では、当事者によるダルク（DARC：Drug-Addiction Rehabilitation Center）、ナルコティックス アノニマス（NA）、家族のためのナラノン（Nar-Anon）、全国薬物依存症者家族連合会などがある。

6.3 いわゆる危険ドラッグ

　覚醒剤などの違法薬物と類似した成分を含み、同様の効能を生ずる薬理作用を示す物質をさす。かつて合法ドラッグ、脱法ドラッグなどとよばれていたこともあるが、その危険性を理解できるように、警察庁・厚労省は2014年7月から「危険ドラッグ」の名称の普及を計り、より注意を喚起している。

(1) その歴史

　わが国においては1995年頃から、合法ドラッグ、脱法ドラッグ、脱法ハーブなどの名称で繁華街のハーブ専門店やアダルトグッズの店などで購入でき、流通するよ

うになった。物質の化学構造が一部異なっていることから、指定薬物の対象から外れていたため、ほとんど規制がない状況であった。その後、この物質に関連した事件や交通事故などが報道されるようになり、厚労省は乱用や流通を防ぐために似たような化合物質も指定薬物に可能となる「包括指定制度」を導入し、2014年から包括的に指定薬物の所持・使用・販売・授与・輸入・製造を禁じる法改正も行った[5]。

(2) 特徴的病理

　これらの物質の化学構造は基本的には、覚醒剤や麻薬・大麻（カンナビノイド）などに類似するため、同様な意識変容を伴った臨床症状を呈することが知られている。当初の使用目的は、多幸感、高揚感、陶酔感などを求めて使用するが、そのうち、継続的に使用する依存状態になり、意識の変容などの精神病症状を呈し精神科医療を必要とする。

(3) 臨床的対応

　臨床的な対応として基本的には覚醒剤依存症者と同様であるが、危険ドラッグは、より若年層の患者が多いといわれている。それは、法の網をくぐり抜けるため、ハーブやアロマなど一見危険ドラッグと分からないように売られており、好奇心から危険と知らずに罪悪感が伴わないで使用することも多いためである。学校教育などにおいて、より若年者への知識の普及が必要である[6]。

6.4　（治療薬による）医原性依存　処方薬依存症

(1) 睡眠薬・抗不安薬

　処方薬のなかで、医原病として薬物依存症を引き起こす可能性がある。よく医療現場でみられるのが、睡眠薬依存である。かつては、睡眠薬は依存性が高く、安全性の低いバルビツール系の薬剤が主流であったが、いまは、非バルビツール系、さらにはベンゾジアゼピン系へと移行している。

　抗不安薬としても使用されるベンゾジアゼピンの長期使用は、耐性を生じ依存状態を惹起する。そのため、厚労省は承認用量の範囲内でも漫然とした継続投与により依存性が生じることがあるとして44成分の添付文書を改訂した。減量や中止時に離脱症状が現れ、不眠、不安、焦燥感、頭痛、嘔気・嘔吐、せん妄、振戦、痙攣発作などの症状が知られている。そのため、使用にあたっては、当初の目的症状が消退すれば早期に薬剤を減量中止することを心がけ、漫然投与を避けることが求められている。

(2) 頭痛薬（反跳性頭痛）

　もともと、いわゆる頭痛もちの人が、その痛みから予防的に頭痛薬を飲み過ぎる

ことによってかえって頭痛症状を悪化させることがある。国際頭痛分類第3版β版には、薬剤の使用過多による頭痛の診断が示されており、以前から頭痛疾患をもつ患者において、頭痛は1カ月に15日以上存在し、1種類以上の急性期または対症的頭痛治療薬を、3カ月を超えて定期的に乱用しているなどと定められている。そのため、頭痛薬の服薬回数のコンプライアンスを守り、予防的服薬を避けるような習慣が必要である。

(3) その他

　以上の薬剤の他に、医療で使用される薬剤で依存症になるものがあり、一部は市販の薬局でも入手できる。エフェドリンやコデインといった覚醒剤や麻薬の成分を含み乱用が社会問題化した一部の咳止め薬も含まれる。また、痩せることなどを目的とした下剤の乱用も含まれる。

7 社会的対策

7.1 法的規制と現状

　物質使用に関しては乱用やそれに起因する障害を予防するための公衆衛生の観点から、または犯罪予防のための治安維持の問題から、法で取り締まられている。

　薬物四法とよばれる「覚醒剤取締法」、「あへん法」、「大麻取締法」、「麻薬および向精神薬取締法」や刑法第136～141条における「あへん煙に関する罪」、「毒物および劇物取締法」、危険ドラッグ対策のために平成26年に公布された医薬品医療機器法の改正法がある。また、健全な青少年育成を目的として、「未成年者飲酒禁止法」、「未成年者喫煙禁止法」などや、シンナーやトルエン乱用を規制するための「毒物及び劇物取締法」などがある。

7.2 海外の状況

　犯罪白書によれば、多くの国は、覚醒剤に関しては厳しく制限され、中国などのように50g以上の所持で最高刑を死刑と定める国もある。シンガポールでの製造や、マレーシアでの50g以上の覚醒剤所持、密輸入で、有罪の法定刑は死刑のみとなる。イギリスやフランスでは最高刑は無期懲役、米国では州ごとに違うが、最高刑で終身刑になる州もある。

　一方、大麻に関してはその扱いには大きな違いがある。いくつかのヨーロッパの国や米国の大半の州では合法、一部合法となっている一方で、非合法であるが取り締まり対象外としている国や、わが国のように厳しく非合法としている国もある。

世界保健機関（WHO）は大麻を精神毒性、依存症がある有害なものとして評価しており、国際条約上も大麻はヘロインと同様の最も厳しい規制がかけられている。また、大麻の医療用途の可能性については、いまだ十分な科学的な根拠に基づいた報告はなされていない。

　違法な薬物だけでなく、たばこについてもその使用については健康障害を喚起する対策は日本より欧米で進んでおり、今後わが国においてもその対策は分煙対策などとともに強化されていくものと考えられる（図7.1）。

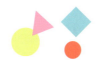

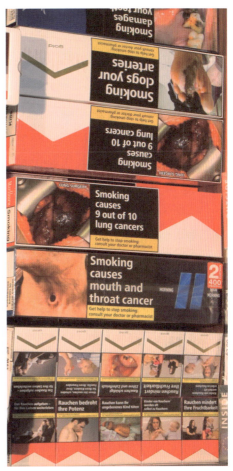

図7.1　欧米で売られているたばこのパッケージ（健康被害を直接的に示して売られている）

8 まとめ

　物質使用障害とその治療や予防に関しては、個々人の問題であるとともに社会的な問題でもある。歴史的にみてもアヘン戦争などの出来事などから、そのインパクトの強さが分かる。物質乱用が、健康だけでなく社会資本の膨大な損失を伴っていることを知っておくとともに、その問題の生物学的、心理学的、社会学的な多岐にわたる側面を知っておくことが肝要である。

参考文献

1) 池上直己「平成 12～14 年度厚生科学研究費補助金（医薬安全総合研究事業）・分担研究報告書」

2) World Health Organization (1993) (pdf). *The ICD-10 Classification of Mental and Behavioural Disorders:Diagnostic criteria for research (green book)*. World Health Organization. 世界保健機関、（翻訳）中根允文、岡崎祐士、藤原妙子、中根秀之、針間博彦「ICD-10 精神および行動の障害-DCR 研究用診断基準」新訂版　新訂　ISBN 978-4-260-00529-6　2008

3) 尾崎米厚、松下幸生、白坂知信 他 「わが国の成人飲酒行動およびアルコール症に関する全国調査」アルコール研究と薬物依存 **40**：16．2005

4) 尾崎米厚「アルコール関連問題の社会的損失の推計」Prevention **235**:2　2012

5) 厚労省麻薬対策課「薬物乱用の現状と対策」2015
http://www.mhlw.go.jp/bunya/iyakuhin/yakubuturanyou/dl/pamphlet_04.pdf

6) 徐淑子、池田光穂 2017「薬物問題についての最近の動向と大学生を対象とした薬物乱用防止教育」"Osaka University Knowledge Archive"

第8章

パーソナリティ障害

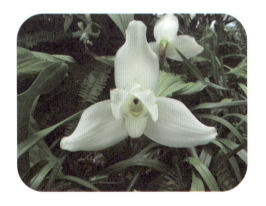

1 はじめに

パーソナリティとは、ある個人特有の傾向で、言葉そのものは日常生活でもよく用いられる。その定義は「環境および自分自身について、それらを知覚し、関係をもち、思考する持続様式で、広範囲の社会的および個人的状況において示される」とされる[1]。このようなパーソナリティの機能が障害されてしまい、不安定な状態が持続する臨床群は、パーソナリティ障害と位置づけられ、時点有病率は一般人口の4～15%とされている。

パーソナリティ障害患者は、臨床実践において混乱や対立が生じやすく、患者を援助することに困難が生じることが少なくない。したがって、その理解は重要である。本章では、境界性パーソナリティ障害（Borderline Personality Disorders：BPD）と自己愛性パーソナリティ障害を中心に、パーソナリティ障害全体について概観し、その精神療法的接近について解説する。

2 パーソナリティ障害の歴史的変遷[2,3]

1923年、Schneiderによって「本人がその異常性に苦しみ、社会がその異常性に苦しめられる」ものを精神病質（Psychopathic personalities）として記述した[4]。この概念は神経症と精神病の双方から区別され、人格異常という臨床単位[5]として位置づけられていった。後にパーソナリティ障害という臨床単位になる起源である。

1960年代になって力動精神医学は勢いを増し、症状記述から力動的治療の時代になった。1970年代、Kernberg[6]は、人格構造を健常者から精神病まで連続的に分類し、その中に境界性人格構造（Borderline Personality Organization：BPO）という同一性の拡散や未熟な防衛機制を特徴としたパーソナリティ障害患者の心理的構造を提唱した。そして、そのような心理的構造をもつ多くの患者に診断が適応され、パーソナリティ障害の疾患概念はさらに広がりをみせた。日本でも、境界性パーソナリティ障害を中心に、さまざまな立場から治療が行われた[7,8]。一方で、臨床家によって診断や治療方針にばらつきが多く、パーソナリティ障害の診断や治療に信頼性や妥当性が担保できなかった。

1980年に発表したアメリカ精神医学会による精神障害の診断と統計マニュアル（Diagnostic and Statistical Manual of Mental Disorders：DSM）が日本でも広まった。DSM第3版[9]より診断基準は明確化され、その診断基準によったパーソナリ

ティ障害患者の臨床群が均一化された。

3 診断とアセスメント

　どのような疾患でもそうだが、適切な診断により、適切な援助を行うことができる。パーソナリティ障害は、その特性上、臨床場面で、医療者と患者に対立や混乱が生じることが少なくないため、対立や混乱が生じる患者に対して、安易にパーソナリティ障害と診断してしまうことが少なくない。間違った診断とそれに伴う援助は、混乱と対立をさらに大きくする。パーソナリティとして理解できるのか、パーソナリティ障害と診断できるのか、その診断基準DSM-5（表8.1）に基づく適切な対応が求められる。

　尚、パーソナリティ障害の亜型は13種類にも及んでおり、広範囲にわたる（表8.2）。ここでは、臨床場面で遭遇しやすい境界性パーソナリティ障害（BPD）と自己愛性パーソナリティ障害を中心に提示する。

表8.1　パーソナリティ障害の定義

- その人の属する文化から期待されるものより著しく偏った、内的体験および行動の持続的様式がある（以下のうち2つ）。
- 認知（自己、他者、および出来事を知覚し解釈する仕方）
- 感情性（情緒反応の範囲、強さ、不安定さ、および適切さ）
- 対人関係機能
- 情動の制御
- その持続的様式は、個人的・社会的における機能障害を、長期間引き起こしている。青年期・成人早期にまでさかのぼることができる。
- 他の精神疾患で説明できず、薬物や医薬品の直接的な影響を受けていない。

出典）日本精神神経学会（日本語版用語監修），高橋 三郎・大野 裕（監訳）：DSM-5 精神疾患の診断・統計マニュアル．p.636-637，医学書院，2014

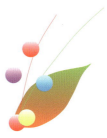

第8章　パーソナリティ障害

表8.2　パーソナリティ障害の分類

A群
- 猜疑性パーソナリティ障害　　　Paranoid personality disorder
- シゾイドパーソナリティ障害　　Schizoid personality disorder
- 統合失調症型パーソナリティ障害　　Schizotypal personality disorder

B群
- 反社会性パーソナリティ障害　　Antisocial personality disorder
- 境界性パーソナリティ障害　　Borderline personality disorder (BPD)
- 演技性パーソナリティ障害　　Histrionic personality disorder
- 自己愛性パーソナリティ障害　　Narcissistic personality disorder (NPD)

C群
- 回避性パーソナリティ障害　　Avoidant personality disorder
- 依存性パーソナリティ障害　　Dependent personality disorder
- 強迫性パーソナリティ障害　　Obsessive-Compulsive personality disorder

- 他の医学的疾患によるパーソナリティ変化　　Personality Change Due to Another Medical Condition
- 他の特定されるパーソナリティ障害　　Other Specified Personality Disorder
- 特定不能のパーソナリティ障害　　Unspecified Personality Disorder

3.1 境界性パーソナリティ障害（BPD）

　境界性パーソナリティ障害（Bordreline Personality Disorders：BPD）は感情・対人関係・認知・衝動の4つの領域に障害が及ぶ病態である。現時点では遺伝要因と幼少期の不遇な体験の影響を受ける生物心理社会的モデル（図8.1）として理解されている。

　具体的には、1日のなかでも気分がコロコロ変わりやすく、突然、落ち込んだりする（感情の障害）。対人関係においても、他者を賞賛しているにもかかわらず些細なことで、突如、激しい怒りを向ける。また、他者から見捨てられると感じると、強くしがみついたり、激しく憤ったりする（対人関係の問題）。場合によっては、猜疑心が強くなり一過性の被害関係妄想的な状態に至ることもある（認知の障害）。また、自暴自棄になりやすく、自傷行為や過食嘔吐が繰り返されることが多い（衝動の問題）。他のパーソナリティ障害と比較して医療を求める機会が多いとされる。

　DSM-5では、表8.3のような診断基準になる。BPDの病態は、生物学的要因と不遇な養育により、図8.1のような複雑な臨床特徴を示すと推定されている[10]。

3 診断とアセスメント

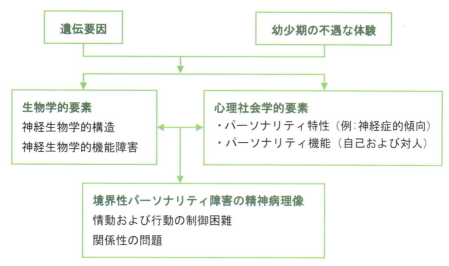

図 8.1 境界性パーソナリティ障害の生物心理社会的モデル [8]

表 8.3 境界性パーソナリティ障害の診断基準

対人関係、自己像、情動などの不安定性および著しい衝動性の広範な様式で、成人期早期までに始まり、種々の状況で明らかになる。以下のうち5つ（またはそれ以上）によって示される。

(1) 現実に、または想像のなかで、見捨てられることを避けようとするなりふり構わない努力（基準5で取り上げられる自殺行為または自傷行為は含めないこと）

(2) 理想化とこき下ろしとの両極端を揺れ動くことによって特徴づけられる、不安定で激しい対人関係の様式

(3) 同一性の混乱：著名で持続的に不安定な自己像または自己意識

(4) 自己を傷つける可能性のある衝動性で、少なくとも2つの領域にわたるもの（例：浪費、性行為、物質乱用、無謀な運転、過食）（注：基準5で取り上げられる自殺行為または自傷行為は含めないこと）

(5) 自殺の行動、そぶり、脅し、または自傷行為の繰り返し

(6) 顕著な気分反応性による感情の不安定性（例：通常は2〜3時間持続し、2〜3日以上持続することは稀なエピソード的に起こる強い不快気分、いらだたしさ、または不安）

(7) 慢性的な空虚感

(8) 不適切で激しい怒り、または怒りの制御の困難（例：しばしばかんしゃくを起こす。いつも怒っている。取っ組み合いの喧嘩を繰り返す）

(9) 一過性のストレス関連性の妄想様観念または重篤な解離症状

出典）日本精神神経学会（日本語版用語監修），高橋 三郎・大野 裕（監訳）：DSM-5 精神疾患の診断・統計マニュアル．p. 654，医学書院，2014

有病率は、一般人口の 0.5〜5.9％で、精神科外来患者の 10％、精神科入院患者の 15〜25％である。自殺既遂率は 10％で一般人口の約 50 倍と極めて高率である。一般に精神科を受診する患者は女性が多いが、病院を受診しない者も含めれば、男女差はない [10]。女性が多いという臨床感覚と異なる印象があるが、医療を求めない男性の反社会的パーソナリティ障害に多く、BPD が併存していることによる可能性もある。

BPD の併存疾患は、うつ病が 41〜83％、双極性障害が 10〜20％、物質使用障害が 64〜66％、心的外傷後ストレス障害（Posttraumatic stress disorder：PTSD）が 46〜56％、社会恐怖が 23〜47％、強迫性障害が 16〜25％、パニック障害が 31〜48％、摂食障害が 29〜53％とされる [11]。臨床経過は、16 年間の追跡調査で 8 年間の寛解（診断基準を満たさない患者）維持率が 78％、同じ調査で 8 年間の回復（診断基準を満たさず、かつ、一般就労など社会機能が改善している）維持率が 40％であった [12]。

また薬物療法では、マイナートランキライザーや Selective Serotonin Reuptake Inhibitors（SSRI）は精神症状を増悪させる可能性があるため推奨されず、新規抗精神病薬（オランザピン、アリピプラゾール）や気分安定薬（ラモトリギン、バルプロ酸）が推奨される [13] が、日本では適応外処方であるため、使用時には患者に説明する必要がある。

3.2 自己愛性パーソナリティ障害

自己愛性パーソナリティ障害は、誇大的な自己イメージをもち、賞賛されることを強く望むことを特徴とする。そのため、自らの自己愛を充足する目的でしか対人関係をもてないため、他者に対する思いやりをもつことができない。このような誇大的な自己イメージの背景には劣等感に苛まれている場合が多く、恥や屈辱感を感じやすい。患者は、容易に自己愛が傷つけられたと感じ、激しく憤怒することがある（自己愛憤怒）。

一方で、比較的社会適応が保たれている場合が多く、表面的には礼節が保たれている。医療機関への受診も誇大的な自己愛そのものが問題になる場合は少なく、自己愛の傷つきや万能感の破綻をきっかけに、抑うつ、パニック、身体症状などを主訴に来院する。印象としては、患者の共感性欠如のため、援助者は搾取されるような「違和感」をもつことが多い。自己愛性パーソナリティ障害の可能性があるときは、不用意に患者を傷つけないような配慮が必要になる。

自己愛性パーソナリティ障害の有病率は、臨床症例において1〜17%である。一般人口における生涯有病率は6%（男性7.7%、女性4.8%）とされ、男性に多い傾向がある。青年期に散見される傾向にあるが、必ずしもそのまま自己愛性パーソナリティ障害に至るわけではない。また、少数の研究に留まるが、遺伝率は45〜80%とされる。

併存疾患は、うつ病で4%とされ、不安障害では3%とされる。その他のパーソナリティ障害の併存が16〜53%と高率に認められる[14]。これらは、多くのパーソナリティ障害の共通因子として自己愛の問題が潜んでいるともいえよう。特にBPDと類似性（対人関係困難、不安耐性の低さなど）は指摘されており、その鑑別は臨床的にも必要である（表8.4）。

薬物療法は、自己愛性パーソナリティ障害患者の抑うつに対してSelective Serotonin Reuptake Inhibitors（SSRI）など、不安や焦燥感に対して少量の非定型抗精神病薬や抗不安薬が、対症的に用いられることもあるが、作用は限定的である。また、自己愛性パーソナリティ障害患者は、自己中心的な考えによって、特定の薬剤を強く希望する場合もある。しかしながら、安易に迎合することなく、薬剤の作用と副作用について説明しながら粛々とすすめる。

表8.4　自己愛性パーソナリティ障害と境界性パーソナリティ障害（BPD）との相違[15]

	自己愛性パーソナリティ障害	境界性パーソナリティ障害（BPD）
外見・社会適応	比較的まとまっている	不安定であまりよくない
症状悪化状況	自己愛の傷つき	分離不安
	万能感の喪失	見捨てられ感
対人関係	賞賛を求める	世話（医療）を求める
主治医との関係	傲慢	しがみつき

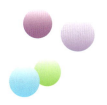

第8章　パーソナリティ障害

　DSM-5では、**表8.5**のような診断基準になる。前述したように、自己愛性パーソナリティ障害患者は、内面的には誇大的な自己イメージをもちながらも表面的に社会適応をしている。しかしながら、加齢による肉体的衰えや職業的キャリアの限界がみえる時期などに、尊大な自己イメージが破綻して、精神症状が出現する傾向にある。簡潔に言い換えれば、患者にとって思い通りに行かなくなった状況ともいえよう。その多くは、対人関係上のトラブルなどをきっかけに、抑うつ気分、パニック発作、引きこもりなどが生じる。場合によっては、自己破壊的行動や暴力という様式で発症する場合もある。

表8.5　自己愛性パーソナリティ障害の診断基準

誇大性（空想または行動における）、賛美されたい欲求、共感の欠如の広範な様式で、成人期早期までに始まり、種々の状況で明らかになる。以下のうち5つ（またはそれ以上）によって示される。

(1) 自分が重要であるという誇大な感覚（例：業績や才能を誇張する。十分な業績がないにもかかわらず優れていると認められることを期待する）

(2) 限りない成功、権力、才気、美しさ、あるいは理想的な愛の空想にとらわれている。

(3) 自分が"特別"であり、独特であり、他の特別なまたは地位の高い人達（または団体）だけが理解し得る、または関係があるべきだ、と信じている。

(4) 過剰な賛美を求める。

(5) 特権意識（つまり、特別有利な取り計らい、または自分が期待すれば相手が自動的に従うことを理由もなく期待する）

(6) 対人関係で相手を不当に利用する（すなわち、自分自身の目的を達成するために他人を利用する）

(7) 共感の欠如：他人の気持および欲求を認識しようとしない。またはそれに気づこうとしない。

(8) しばしば他人に嫉妬する。または他人が自分に嫉妬していると思い込む。

(9) 尊大で傲慢な行動、または態度

出典）日本精神神経学会（日本語版用語監修），髙橋 三郎・大野 裕（監訳）：DSM-5 精神疾患の診断・統計マニュアル. p.661，医学書院, 2014

3 診断とアセスメント

　自己愛性パーソナリティ障害患者は尊大で一方的であり、医療者はこれに対峙する形で患者を説き伏せたくなることが多い。他責的で自己中心的な患者の訴えに対して、医療者が不快になることもまれではない。一方で、患者は、容易に傷つけられたり屈辱的な扱いを受けたと感じたりする。医療者は、患者の困っている訴えを傾聴しながら冷静な対応が望まれる。尊大で傲慢な態度をとるタイプの患者がいる一方で、弱々しく、人の評価を気にする余り、過敏なタイプの患者もいる。後者は、一見すると自己愛性パーソナリティ障害の患者にみえないが、尊大な自己イメージを隠しているにすぎず、容易に傷つきや屈辱を受けやすい。DSM-5 の診断基準では尊大なタイプに焦点があたっているが、実際の臨床場面では、過敏なタイプも比較的多く、2 つのタイプについて留意する（表 8.6）。

表 8.6　自己愛性パーソナリティ障害の 2 つのタイプ[16]

周囲を気にかけない自己愛的な人 (The Oblivious Narcissist)	周囲を過剰に気にする自己愛的な人 (The Hypervigilant Narcissist)
他の人びとの反応に気づくことがない。	他の人びとの反応に過敏である。
傲慢で攻撃的である。	抑制的で、内気で、あるいは自己消去的でさえある。
自己に夢中である。	自己よりも他の人びとに注意を向ける。
注目の中心にいる必要がある。	注意の的になることを避ける。
「送信者であるが、受信者ではない」	侮辱や批判の証拠がないかどうか、注意深く、他の人びとに耳を傾ける。
明らかに、他の人びとによって傷つけられたと感じることに鈍感である。	容易に傷つけられたという感情を持つ。羞恥や屈辱を感じやすい。

3.3 その他のパーソナリティ障害

(1) 猜疑性パーソナリティ障害/妄想性パーソナリティ障害 (Paranoid Personality Disorder)

　猜疑性パーソナリティ障害/妄想性パーソナリティ障害は、他者の言動に対して容易に悪意をもち、猜疑心を募らせるパーソナリティ特徴をもつ。そのため他者と親密な関係をもてず、ときに被害感を強め、反撃し、控訴的になることがある。しば

しば、うつ病やアルコール使用障害を併存したり、統合失調症の前兆であったりする。アメリカのある調査では有病率は 2.3% で、男性に多いとされる。診断基準を表 8.7 に示す。

表 8.7　猜疑性パーソナリティ障害/妄想性パーソナリティ障害の診断基準

A　他人の動機を悪意あるものと解釈するといった、広範な不振と疑い深さが成人期早期までに始まり、種々の状況が明らかになる。以下のうち 4 つ（またはそれ以上）によって示される。

(1) 十分な根拠もないのに、他人が自分を利用する、危害を与える、またはだますという疑いをもつ。

(2) 友人または仲間の誠実さや信頼を不当に疑い、それに心を奪われている。

(3) 情報が自分に不利に用いられるという根拠のない恐れのために、他人に秘密を打ち明けたがらない。

(4) 悪意のない言葉や出来事のなかに、自分をけなす、または脅す意味が隠されていると読む。

(5) 恨みを抱き続ける（つまり、侮辱されたこと、傷つけられたこと、または軽蔑されたことを許さない）。

(6) 自分の性格または評判に対して他人には分からないような攻撃を感じ取り、すぐに怒って反応する。または逆襲する。

(7) 配偶者または性的伴侶の貞節に対して、繰り返し道理にあわない疑念をもつ。

B　統合失調症、「双極性障害または抑うつ障害、精神病性の特徴を伴う」、または他の精神病性障害の経過中にのみ起こるものではなく、他の医学的疾患の生理学的作用によるものでもない。

注：統合失調症の発症前に基準が満たされている場合には、「病前」とつけ加える。すなわち、「猜疑性パーソナリティ障害（病前）」。

出典）日本精神神経学会（日本語版用語監修），高橋 三郎・大野 裕（監訳）：DSM-5 精神疾患の診断・統計マニュアル．p.639-640，医学書院，2014

(2) シゾイドパーソナリティ障害/スキゾイドパーソナリティ障害 (Schizoid Personality Disorder)

シゾイドパーソナリティ障害/スキゾイドパーソナリティ障害は、社会から撤退し、情緒的な対人関係もちにくいパーソナリティ特徴をもつ。そのため、他者に関心をもたず孤立しがちで、冷たくよそよそしく、親友をもつことが困難である。また、

3　診断とアセスメント

直接的な挑発に怒りを表出することが困難である。人生は定まっておらず漂流しているようであり、逆境に対して受け身的である。アメリカのある調査では有病率は4.9％とされる。診断基準を表8.8に示す。

表8.8　シゾイドパーソナリティ障害/スキゾイドパーソナリティ障害の診断基準

A　社会的関係からの離脱、対人関係場面での情動表現の範囲の限定などの広範な様式で、成人期早期までに始まり、種々の状況で明らかになる。以下のうち4つ（またはそれ以上）によって示される。

(1) 家族の一員であることを含めて、親密な関係をもちたいと思わない。またはそれを楽しいと感じない。

(2) ほとんどいつも孤立した行動を選択する。

(3) 他人と性体験をもつことに対する興味が、もしあったとしても、少ししかない。

(4) 喜びを感じられるような活動が、もしあったとしても、少ししかない。

(5) 第一度親族以外には、親しい友人または信頼できる友人がいない。

(6) 他人の賞賛や批判に対して無関心にみえる。

(7) 情動的冷淡さ、離脱、または平板な感情状態を示す。

B　統合失調症、「双極性障害または抑うつ障害、精神病性の特徴を伴う」、他の精神病性障害、または自閉スペクトラム症の経過中にのみ起こるものではなく、他の医学的疾患の生理学的作用によるものでもない。

注：統合失調症の発症前に基準が満たされている場合には、「病前」とつけ加える。すなわち、「シゾイドパーソナリティ障害（病前）」。

出典）日本精神神経学会（日本語版用語監修），高橋 三郎・大野 裕（監訳）：DSM-5 精神疾患の診断・統計マニュアル．p.643，医学書院，2014

(3) 統合失調型パーソナリティ障害 (Schizotypal Personality Disorder)

統合失調型パーソナリティ障害は、関係念慮や魔術的思考に基づく奇妙で風変わりな言動が特徴で、他者と関係する能力を欠くパーソナリティ特徴をもつ。疑り深く、妄想様の観念をもち、ぎこちない対人関係しかもてない。本人は、対人関係を煩わしいと思っており、社会から孤立していることが多い。精神病にかなり類似するが、経過の中で精神病に発展する人の割合は少ない。アメリカのある調査では有病率は3.9％だが、本人は困っていないせいか、受診率は0～0.9％と低い。診断基準を表8.9に示す。

第8章　パーソナリティ障害

表8.9　統合失調型パーソナリティ障害の診断基準

A 親密な関係では急に気楽でいられなくなること、そうした関係を形成する能力が足りないこと、および認知的または知覚的歪曲と風変わりな行動で特徴づけられる、社会的および対人関係的な欠陥の広範な様式で、成人期早期までに始まり、種々の状況で明らかになる。以下のうち5つ（またはそれ以上）によって示される。

(1)関係念慮（関係妄想は含まない）

(2)行動に影響し、下位文化的規範にあわない奇異な信念、または魔術的思考（例：迷信深いこと、千里眼、テレパシー、または"第六感"を信じること；子どもおよび青年では、奇異な空想または思い込み）

(3)普通でない知覚体験、身体的錯覚も含む。

(4)奇異な考え方と話し方（例：あいまい、まわりくどい、抽象的、細部にこだわり過ぎ、紋切り型）

(5)疑い深さ、または妄想様観念

(6)不適切な、または収縮した感情

(7)奇妙な、風変わりな、または特異な行動または外見

(8)第一度親族以外には、親しい友人または信頼できる人がいない。

(9)過剰な社交不安があり、それは慣れによって軽減せず、また自己卑下的な判断よりも妄想的恐怖を伴う傾向がある。

B 統合失調症、「双極性障害または抑うつ障害、精神病性の特徴を伴う」、他の精神病性障害、または自閉スペクトラム症の経過中にのみ起こるものではない。

注：統合失調症の発症前に基準が満たされている場合には、「病前」とつけ加える。すなわち、「統合失調型パーソナリティ障害（病前）」。

出典）日本精神神経学会（日本語版用語監修），高橋 三郎・大野 裕（監訳）：DSM-5 精神疾患の診断・統計マニュアル．p.646，医学書院，2014

(4) 反社会性パーソナリティ障害（Antisocial Personality Disorder）

　反社会性パーソナリティ障害は、他者の権利を侵害したり、他者を欺いたりするパーソナリティ特徴をもつ。精神病質、社会病質、非社会性パーソナリティ障害ともよばれる。極端に無責任で、仕事が長続きせず、社会性が保てない。対人関係では共感する能力に欠け、傲慢な自尊心をもっているが、表面的には口達者で魅力的なことも少なくはなく、自分の行為の結果について自責の念をほとんど示さない。

　診断基準上、18歳以上とされており、それ以前に診断することはできない。また、15歳以前に素行症（人や動物への攻撃性、所有物の破壊、虚偽性または窃盗、重大

な規則違反）の傾向をもつ。アルコール使用障害と併存することが多い。アメリカのある調査では、12 カ月有病率は 0.2〜3.3％とされる。診断基準を表 8.10 に示す。

表 8.10　反社会性パーソナリティ障害の診断基準

A　他人の権利を無視し侵害する広範な様式で、15 歳以降起こっており、以下のうち 3 つ（またはそれ以上）によって示される。

(1) 法にかなった行動という点で社会的規範に適合しないこと、これは逮捕の原因になる行為を繰り返し行うことで示される。

(2) 虚偽性、これは繰り返し嘘をつくこと、偽名を使うこと、または自分の利益や快楽のために人をだますことによって示される。

(3) 衝動性、または将来の計画を立てられないこと

(4) いらだたしさおよび攻撃性、これは身体的な喧嘩または暴力を繰り返すことによって示される。

(5) 自分または他人の安全を考えない無謀さ

(6) 一貫して無責任であること、これは仕事を安定して続けられない、または経済的な義務を果たさない、ということを繰り返すことによって示される。

(7) 良心の呵責の欠如、これは他人を傷つけたり、いじめたり、または他人の物を盗んだりしたことに無関心であったり、それを正当化したりすることによって示される。

B　その人は少なくとも 18 歳以上である。

C　15 歳以前に発症した素行症の証拠がある。

D　反社会的な行為が起こるのは、統合失調症や双極性障害の経過中のみではない。

出典）日本精神神経学会（日本語版用語監修），高橋 三郎・大野 裕（監訳）：DSM-5 精神疾患の診断・統計マニュアル. p.650，医学書院, 2014

(5) 演技性パーソナリティ障害（Histrionic Personality Disorder）

　演技性パーソナリティ障害は、過度に演技的で他者の注意を引こうとするパーソナリティ特徴をもつ。彼らは、生き生きと劇的に他者と関わるので魅力的である。また、性的にも挑発的で魅力的なことが多い。彼らは注目の的になり続けようとするが、徐々に色あせてくると注意を引くために作り話をしたり騒動を起こしたりすることがある。暗示性が高く、特に権力のある人物に対しては、影響を受けやすく、信じやすい。常に新しい刺激や興奮を渇望し、喜びを得られないような状況に耐えられない。そのため、熱狂的に始めた仕事に対する関心が急に薄れ、他の関心に目移りすることも珍しくない。アメリカのある調査では有病率は 1.84％とされる。診

第8章　パーソナリティ障害

断基準を**表8.11**に示す。

表8.11　演技性パーソナリティ障害の診断基準

過度な情動性と人の注意を引こうとする広範な様式で、成人期早期までに始まり、種々の
状況で明らかになる。以下のうち5つ（またはそれ以上）によって示される。

(1) 自分が注目の的になっていない状況では楽しくない。

(2) 他者との交流は、しばしば不適切なほど性的に誘惑的な、または挑発的な行動によっ
　　て特徴づけられる。

(3) 浅薄ですばやく変化する情動表出を示す。

(4) 自分への関心を引くために身体的外見を一貫して用いる。

(5) 過度に印象的だが内容がない話し方をする。

(6) 自己演劇化、芝居がかった態度、誇張した情動表現を示す。

(7) 被暗示的（すなわち、他人または環境の影響を受けやすい）

(8) 対人関係を実際以上に親密なものと思っている。

出典）日本精神神経学会（日本語版用語監修），高橋 三郎・大野 裕（監訳）：DSM-5 精神疾患の診断・統計マニュアル.
　　　p.658，医学書院，2014

(6) 回避性パーソナリティ障害（Avoidant Personality Disorder）

　回避性パーソナリティ障害は、社会から回避し、不全感をもち、否定的評価に過
敏なパーソナリティ特性をもつ。他者からの非難や嘲笑を恐れるあまり対人接触や
責任をもつことを避けがちである。繰り返し支持されたり、受け入れられたりしな
いと集団の中に入ることができないことが多い一方、内心では愛情と受容を強く望
んでいて、他者との交流にあこがれをもっている。アメリカのある調査では、有病
率は約2.4%とされる。診断基準を**表8.12**に示す。

(7) 依存性パーソナリティ障害（Dependent Personality Disorders）

　依存性パーソナリティ障害は、他者に面倒をみてもらうため、従属的にしがみつ
くパーソナリティ特性をもつ。内心は、悲観的で自己不信に満ちあふれている。彼
らの従属的な態度は、他者が分離することをふせぎ、世話を引き出すためのものと
される。世話されるためにひどく自己犠牲的になったり、虐待に耐えたりすること
もある。また、他者の助言や保証がないと、しばしば、日常的なこと（仕事に行く
ときの服装など）さえも決めることができない。こうした言動の背景には、誰かと
親密でなければ、一人では居られないという信念がある。アメリカのある調査にお
ける有病率は0.6%とされる。診断基準を**表8.13**に示す。

3　診断とアセスメント

表8.12　回避性パーソナリティ障害の診断基準

社会的抑制、不全感、および否定的評価に対する過敏性の広範な様式で、成人期早期まで
に始まり、種々の状況で明らかになる。以下のうち4つ（またはそれ以上）によって示される。

(1) 批判、非難、または拒絶に対する恐怖のため、重要な対人接触のある職業的活動を避け
る。

(2) 好かれていると確信できなければ、人と関係を持ちたがらない。

(3) 恥をかかされる、または嘲笑されることを恐れるために、親密な関係の中でも遠慮を示す。

(4) 社会的な状況では、批判される、または拒絶されることに心が捉われている。

(5) 不全感のために、新しい対人関係状況で抑制が起こる。

(6) 自分は社会的に不適切である、人間として長所がない、または他の人より劣っている
と思っている。

(7) 恥ずかしいことになるかもしれないという理由で、個人的な危険をおかすこと、また
は何か新しい活動にとりかかることに、異常なほど引っ込み思案である。

出典）日本精神神経学会（日本語版用語監修），高橋 三郎・大野 裕（監訳）：DSM-5 精神疾患の診断・統計マニュアル.
　　　p.664，医学書院, 2014

表8.13　依存性パーソナリティ障害の診断基準

面倒をみてもらいたいという広範で過剰な欲求があり、そのために従属的でしがみつく行
動をとり、分離に対する不安を感じる。成人期早期までに始まり、種々の状況で明らかに
なる。以下のうち5つ（またはそれ以上）によって示される。

(1) 日常のことを決めるにも、他の人達からのあり余るほどの助言と保証がなければできない。

(2) 自分の生活のほとんど主要な領域で、他人に責任をとってもらうことを必要とする。

(3) 支持または是認を失うことを恐れるために、他人の意見に反対を表明することが困難
である（注：懲罰に対する現実的な恐怖は含めないこと）。

(4) 自分自身の考えで計画を始めたり、または物事を行うことが困難である（動機または
気力が欠如しているというより、むしろ判断または能力に自信がないためである）。

(5) 他人からの世話および支えを得るために、不快なことまで自分から進んでするほどや
り過ぎてしまう。

(6) 自分自身の面倒をみることができないという誇張された恐怖のために、1人になると
不安、または無力感を感じる。

(7) ひとつの親密な関係が終わったときに、自分を世話し支えてくれるもとになる別の関
係を必死で求める。

(8) 1人残されて自分で自分の面倒をみることになるという恐怖に、非現実的なまでに捉
われている。

出典）日本精神神経学会（日本語版用語監修），高橋 三郎・大野 裕（監訳）：DSM-5 精神疾患の診断・統計マニュアル.
　　　p.667，医学書院, 2014

第8章　パーソナリティ障害

(8) 強迫性パーソナリティ障害 (Obssesive-Compulsive Personality Disorder)

強迫性パーソナリティ障害は、秩序や完璧に捉われて柔軟性が犠牲にされるパーソナリティ特性をもつ。彼らは、自分の規則や手順などに極度に捉われて細部にまで注意を払う。課題の細部に注意を払い過ぎるため、過度に繰り返し、遅延や非効率が生じて他者を辟易させる。そのために、人に任せたり、他人と協働したりすることができない。彼らは、お金に細かく、けちで、収入に比して低水準の生活を送りがちである。また、古かったり必要がなかったりするものであっても、わずかに使用する可能性を考え、廃棄せずにため込むことがある。強迫症との鑑別については、強迫性パーソナリティ障害が真の強迫行為と強迫観念を伴ってないため、容易に判断される。アメリカのある調査における推定有病率は2.1～7.9%とされる。診断基準を表8.14に示す。

表8.14　強迫性パーソナリティ障害の診断基準

秩序、完璧主義、精神および対人関係の統制に捉われ、柔軟性、開放性、効率性が犠牲にされる広範な様式で、成人期早期までに始まり、種々の状況で明らかになる。以下のうち4つ（またはそれ以上）によって示される。

(1) 活動の主要点が見失われるまでに、細目、規則、一覧表、順序、構成、または予定表に捉われる。

(2) 課題の達成を妨げるような完璧主義を示す（例：自分自身の過度に厳密な基準が満たされないという理由で、ひとつの計画を完成させることができない）。

(3) 娯楽や友人関係を犠牲にしてまで仕事と生産性に過剰にのめり込む（明白な経済的必要性では説明されない）。

(4) 道徳、倫理、または価値観についての事柄に、過度に誠実で良心的かつ融通がきかない（文化的または宗教的立場では説明されない）。

(5) 感傷的な意味をもたなくなってでも、使い古した、または価値のない物を捨てることができない。

(6) 自分のやるやり方通りに従わなければ、他人に仕事を任せることができない。または一緒に仕事をすることができない。

(7) 自分のためにも他人のためにもけちなお金の使い方をする。お金は将来の破局に備えて貯めこんでおくべきものと思っている。

(8) 堅苦しさと頑固さを示す。

出典）日本精神神経学会（日本語版用語監修），高橋 三郎・大野 裕（監訳）：DSM-5 精神疾患の診断・統計マニュアル. p.671, 医学書院, 2014

4 パーソナリティ障害の精神療法的接近

4.1 精神病理 [17]

パーソナリティ障害患者の援助をする際、患者の特徴的な病理を理解することは重要である。以下に代表的な病理を示す。

(1) 浮動する不安と多彩な神経症・心身症症状

パーソナリティ障害患者は不安に対する耐性が低く、ほとんどいつも不安を感じている。それらはしばしば、無力感、自分がない、居場所がない、などと表現される。彼らはこの不安をひとつの領域や症状に限局化する能力に乏しい。そのため、強迫、恐怖、心気、解離、拒食・過食など多彩な症状を呈する。

(2) 見捨てられ抑うつ

特に境界性パーソナリティ障害（BPD）患者に特徴的だが、分離や別れの際に「見捨てられた」と感じ抑うつを体験する。この見捨てられ抑うつは、怒り、恐怖、罪悪感、無力感、空虚感などからなる複合した感情である。この抑うつは対象喪失（あるいはその脅威）によって容易に引き起こされ、援助者の不在をきっかけに出現することも多い。彼らはこの抑うつから逃れようとして対象にしがみついたり、自己破壊的行動に走ったりする。特に援助者との関係が密になっていると、分離に際して自傷や自殺の危険が高まる。

(3) 行動化

患者の問題が言葉でなく、行動として面談の内外で表現されることを行動化とよぶ。パーソナリティ障害患者は、葛藤を内的体験として保持できず、容易に行動化する。具体的には、学校や職場など社会生活でのトラブル、家族への敵意と暴力、リストカットや大量服薬などの自己破壊的行動、性的乱脈などである。行動化は治療開始後にむしろ高まることもある。特に援助者の不在を体験するとき生じやすく、彼らがいっそうの抱えを求める試みともみなせる。

(4) 生身の人間関係への希求

BPD患者に特徴的だが、他者との間に社会的役割関係を超えた生身の人間関係を求める。援助者との関係を、治療目的達成のための手段とみなすことが困難で、関係自体を目的とみなしがちである。「先生には医者と患者としてではなく、人間と人間として接して欲しい」などということもある。こうした関係に埋没すると、互いに相手以外の人間は目に入らず、相手の一挙手一投足が気になり、相手の評価や感情に敏感になる。関係自体が目的となり、医療者と患者という関係以上の関係に陥

りやすくなるため注意を要する。

(5) 体験の分裂と融合性の過剰

　特に BPD 患者は、一方に「愛されている、何もかも順調にいく」よい自己像があり、他方に「見捨てられる、何もかもうまくいかない」悪い自己像がある。一方の自己像が活性化されたときには、他方の自己像はほとんど意識に上らない。穏やかな患者が急にがらりと変わって攻撃的になるなど、表と裏がひっくり返ったように印象が変わる。しかも患者はそのことに気づいていない。自己像が統合されていないので、過去を回想したり、将来の自分を想像したりすることが困難で、自己の歴史感覚に乏しい。一方、現在の体験のなかにその雰囲気と同調的な過去の諸経験の一面が侵入してきて、それらを分離することが難しい。具体的には、患者が面談場面で援助者に見捨てられたと体験するときには、かつて前援助者や友人や母親に見捨てられた体験も混入し融合する。援助者は以前の援助者や友人や母親への恨みや怒りを一身に引き受けねばならず、濡れ衣を着せられる感じを抱くことになる。

4.2 精神療法的接近の基本技能 [18]

(1) 傾聴

　患者と向かい合った援助者はどのように話を聴き始めたらよいだろうか。面談をすることによって、患者の不安を軽減したり患者を理解したりすることも目的のひとつであるから、援助者は、患者に苦悩を吐露してもらい、患者を理解するための情報を収集する。しかし、患者との面談は友人同士の雑談や人生相談ではないので患者の語るままをただ聴くだけでは、面談の焦点がぼやけて内容が拡散し、いつの間にか面談が目的をもった治療ではなくなってしまう。援助者は「患者と面談している理由」を明確にするように心がける。特に、面談に行き詰まりを感じるときは、援助者は「今、なぜ、自分はこの患者と会っているか」と心の中で自問自答する。面談に無理に連れてこられたわけではない患者の多くは、主訴に困って受診しているのであるから、患者が自ら話をすることが難しい場合は、主訴あるいはそれに関連する内容について話題にするとよいだろう。

　具体的に患者の話が始まったら、援助者は患者の語る内容に耳を傾け、その内容を心の中で思い描く。患者の話す内容を把握していく方法については、援助者によってそれぞれのやり方があるが、一例として、映像としてイメージを膨らませる方法がある。例えば、患者が家族との関係がうまくいかずに困っている場合、援助者は、眼前の患者の雰囲気から仮想の自宅をイメージし、患者と家族とがうまくいかない情景を心の中で思い描く。そして、患者の話を聴きながら、そのような状況で

患者や家族はどのように感じたのだろうかと想像する。実際に家族がついてきている場合は、まさに家族と患者の関係が援助者の目の前で展開され、よりイメージできる。このような過程を経て、患者の語る内容は、より実感をもって援助者に理解される。また、援助者は、患者が語る内容を聴いて理解するだけではなく、視覚や臭覚などからも理解する。患者の心の状態は、表情や服装や振る舞いに表れることがある。援助者は、患者をみながら、服装の趣向や化粧は今までと変わっていないだろうか、姿勢はいつもと同じだろうかなど、些細な変化についても目を配る。

さらに臭いについても、援助者は、患者の心の状態の表れとして捉えることができる。例えば、ほのかな恋愛感情が芽生えた患者が香水をつけて面談に来た場合、援助者は陽性感情を感じることがあるだろう。臭いによっても援助者は患者からさまざまなメッセージを受け取ることができる。

このように患者の話に耳を傾けるということは、内容を聴いて理解するのみならず、援助者の五感やイメージなどを通じて感じることである。

(2) 共感と理解

患者の気持ちを理解する（分かる）ことは、とても大切なことである。分かるという言葉には、文字通り、理解できるところと理解できないところを分けるという意味がある。患者の語る内容、振る舞い、感じ方が、援助者にとって「健康な心の状態として理解できる部分」と「健康な心の状態として理解できない部分」を分けていく。理解できる部分に対して援助者は、健康な心をもった人の話として傾聴する。患者が自分について真摯に語り、援助者が「そうだよね」「そう思うのも無理はないよね」と感じる関係は、援助者患者関係の基盤になる。こうした状況で"共感"という言葉がよく用いられるが、少し触れておきたい。一般的に、共感は、文字通り"他者の気持ちと同じ気持ちを共に感じる"ことを意味する。しかし、生物学的にも心理学的にも異なる他者と、ある瞬間、同じ気持ちを共有することは、不可能だろうと思う。それでは、実際の面談場面で援助者はどのように経験するのだろうか。臨床的な実感としては、①患者の話に耳を傾け、患者の置かれた状況に援助者自身を置いてみる。②そういったイメージをもつうちに、徐々に援助者の心の中に患者が経験している気持ちと相似的な気持ちがわき上がってくる。③このような援助者患者関係が煮詰まってくると、援助者自身が生きてきた生活史に患者と同じような気持ちになった場面が想起される。④このような援助者の心の状態は、より患者の心の状態に近づいたものといえよう。このように援助者は、患者の心の状態に限りなく近づいて行くが、どこまで行っても同じものになることはない。

援助者に、前述のような心理過程が生じるためには、ある程度の治療期間やある

第8章　パーソナリティ障害

程度の患者の健全さが必要になる。一方で、援助者が、精神病性障害患者の恋愛妄想の対象になったり、境界性パーソナリティ障害の攻撃の対象になったりする場合、短期間に患者の心的状況に近づくことはできない。そのような状況に対して承認（Validation）という技法がある。これは「患者の体験や感情を知的に理解し、それと認め肯定すること」である。必ずしも患者の語ることのすべてに納得できないが、患者がそのように感じていることを知的に理解する。共感と承認との違いについては、表8.15に提示する。

（3）面談のポイント

十分な傾聴と共感により、患者は援助者を信頼し、身をゆだねる。まるで子供が親に甘えるような関係になり、退行しやすくなる。言い換えれば、援助者が患者の子供的な振る舞いを許しているといえよう。それにより不安は軽減して精神症状は改善していくが、傾聴と共感だけを提供し続ければ患者は退行し過ぎてしまう。患者によっては逸脱行動などが生じるかもしれない。臨床現場では、このような患者の退行を、ある程度の面談時間に納めなければならない。患者に大人的な振る舞いができるようにサポートする必要がある。このような「退行（子供的な振る舞い）」と「設定（大人的な振る舞い）」のバランスをとれるようサポートすることが、支持的面談のポイントになる（図8.2）。

1）患者の期待

「患者が期待している時間」と「援助者が想定している時間」については、治療の始まりにきちんと共有しておく。両者にずれが生じているときは、そのたびに話題にする必要がある。例えば、患者は「もっと話を聴いてほしい」と希望しているが、援助者は「少し長い」と感じているときは具体的にどのくらいの面談時間が可能であるか話し合ってみる。

2）面談の時間を伝える

時間を取ってもらっていないと思っている患者には、面談時間についてあらかじめ伝えておくとよい。なぜなら、時間が分からないまま話している場合、患者は、唐突に終了を告げられたと感じることが多く、援助者への落胆は大きい。さらに、こうした状況で援助者が焦って終わろうと逃げ腰になると、もっと話したい患者はさらに食い下がり、結局、面談は終わりにくくなる。最初に面談時間が伝わっていない場合、援助者にだけ「あと何分、時間が残っているかな」という考えが生じる。そのため援助者は話を聴きながら面談時間をマネージメントする必要が生じてしまう。一方で、面談時間が伝わっている場合、「あと何分、時間が残っているかな」という考えは援助者と患者の両者のなかに生じる。

表8.15 承認（Validation）と共感

	承認 Validation	共感
定　義	患者がその状況にあれば、そう感じることも理解できる。	患者と同一の体験を面接者が体験する。
面接者	知的な理解	情緒的な同一化
患　者	理解してもらえた	汲んでもらえた

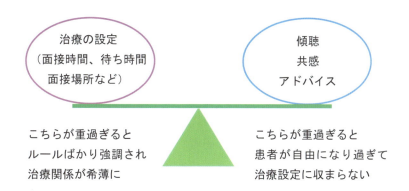

図8.2 支持的面談のポイント

4.3 精神療法的接近のポイント [8, 17, 19]

(1) 目標を明確にする

　特にBPD患者に特徴的だが、主訴があいまいで漠然としている。これはひとつには、患者が不安を限局化する能力に乏しいことによるが、もうひとつは、患者が関係そのものを希求することによる。患者は援助者との関係を治療目標達成の手段とみなすのが困難で、関係自体を目的とする傾向がある。そうなるとその関係は職業的役割関係でなく生身の関係に近づき、この先が見通せなくなる。そうならないためには、患者と援助者との関係が目標達成のための手段であることを明確にすることが必要である。これが明確でないと、患者は制御不能の逸脱行動にしがみついたり、留まるところを知らない欲求を嗜癖的に抱き続けたりして、病的退行状態に陥りやすい。目標は曖昧になりがちなので、ときどき確認すべきである。

(2) ルールの設定と変更についての留意

　パーソナリティ障害患者に対しては、面談の頻度、面談の時間などの治療のルー

ルを明確に設定することが重要である。それによって患者に安心感と恒常性の感覚を与え得る。ただし、パーソナリティ障害患者ではルールを変更せざるを得ないことも生じる。その場合、その変更の意味を患者に説明するとともに、それを患者がどう会得しているかを患者と話し合うことが必要となる。

(3) 支持的技法

パーソナリティ障害患者は、援助者の反応が少な過ぎると剥奪感を感じやすく、また不安に対して現実的に対処する能力が乏しい故に、治療では支持的技法を用いることが不可欠である。ここでの支持は自我支持で、安易な保証や慰めでなく、具体的には1)〜4)のようなことである。

1) 妥当性確認（validation）

患者の体験や感情をそれと認め肯定する。必ずしも患者の語ることのすべてを事実と認めるとは限らないが、患者がそのように感じていることは認める。

2) 行動化の適応的側面を評価する（対策重視）

行動化が一見不適応的にみえても、それがより悪い事態を招かないための患者なりの努力とみなし得るところを評価する。

【例】母親への暴力で入院していた患者が自宅外泊したところ、母親不在であったため下駄箱を蹴とばして帰院した。援助者は下駄箱を壊しただけですぐ帰院したのは適切だったと評価した。

3) 対処の選択肢を整理して示す

患者がどうしてよいか分からず混乱しているとき、とり得る対処の選択肢をいくつかとり出し、患者が結果を予測し選択できるように援助する。

4) 達成を評価する

患者が既に成し遂げたことを、それが些細なことであっても、また患者自身がそれを達成とみなしていなくても、それを見出して評価し、援助者もともに喜ぶ。特に治療後期の自立への試みを行動化と見誤らぬよう注意する。ただし、患者が援助者の評価を得ようとして、過度に適応しようとすると、後で大きな破綻（抑うつ、自己破壊的行動など）を生じる場合があるので、達成評価は慎重に行われるべきである。

(4) 行動化に対する対応

行動化は内的衝動を解消するための患者なりの方法であったり、適応への努力であったり、自己主張の表現であったりする。このことを援助者が理解し、行動化に伴う感情を取り上げ、行動化の意味を話し合う必要がある。

ただし、著しい自己破壊的行動や治療継続を困難にする行動に対しては、それら

が問題であるという標識を立て、それらが招く破壊的結果をさし示した上で、限界を設定する。言葉での制止のみでは行動がコントロールされない危機的状況では、入院など物理的限界設定を要する。援助者の行う限界設定は、本来なら患者自身が行うことを一時代行するものであることを患者に伝える。例えば、入院の必要性が予見される場合「あなたに自分でコントロールしてもらいたいが、それが難しいときは、病院の壁に代わってコントロールしてもらいましょう」などと説明することがある。

(5) 直面化と解釈

直面化とは患者の退行的自己破壊的行動に対し、またその患者が本来できるはずのことをできないとしていることに対し、その行動の結果を直視させようとすることをいう。例えば「あなたは自分で決めなければならない状況になると、いつも引きこもってしまいますね。そうすると事態がより困難になるのに、なぜいつもそうするのでしょうか?」などと問う。

解釈とは援助者が患者の言動の潜在的な意味を患者の生活史と関連づけて理解し、言葉にして患者に伝えることをいう。例えば「あなたは自分で決めなければならない状況になると、いつも引きこもってしまいますね。子どもの頃、決めかねると母親が決めてくれた。いま私がそうしないので不満なのでしょうか?」。この例のように解釈は「今、ここ」に焦点をあてて行うことが重要である。

(6) 援助者の限界の提示

患者のさまざまな要求に対し、援助者ができることとできないことを区別し、できないことは「できない」とはっきり伝える。これにより、一時的に患者は怒りを表出し治療関係が悪くなったようにみえる場合もあるが、その後に万能で巨大な援助者像が等身大の援助者像へと変化し、患者が治療の当事者として自らの責任を考えるようになり、患者の内界で限界設定がなされる。

(7) 援助者の感情の自覚と検討

患者の逸脱した言動により、援助者は本来患者が体験すべき葛藤の一方の感情を担わされたり、「悪い」対象像を押しつけられたりする。患者から激しい感情を向けられると、援助者のなかの未解決な葛藤が浮かび出てきたり、陰性感情が湧いてきたりする。特にBPD患者は「悪い」対象を探し求め、援助者に濡れ衣感情を引き起こすが、援助者は何が起こっているかを客観視しつつ、ある程度は患者の世界に巻きこまれて、「悪い」対象を引き受けることも必要な場合がある。援助者は自らの感情を自覚し、その由来と意味を検討し、それを治療に役立てることが必要である。

（8）援助者の積極性と情緒的応答性

　援助者が積極的に相槌を打ったり、同意したり、自身の感情をある程度表出したりすることで、現実の人間に対しているという「手応え感」を患者に与えることが重要である。

4.4 困難な状況 [17, 19, 20]

（1）ルールの変更を迫られるとき

　パーソナリティ障害患者は、逸脱行動が少なくないため、患者との間にルールを設定することがある。初期には、患者の不安が高まり、援助者への依存や独占欲が高まって自己中心的な要求がしばしば生じる。

　これに対して援助者は、周囲と相談しながら変更について検討する。冷た過ぎても甘過ぎてもいけない。要求を巡ってなされる患者との綱引きを通じて、患者の気持ちをよく理解することが重要である。ルールを変更しない場合でも、原則を曲げない援助者の姿勢に、患者の成長を願う援助者の気持ちを体験する機会となり得る。援助者は常に自分の情緒に注意を向け、必要ならスーパーバイザーやコンサルタントに助言を求めなければならない。

（2）援助者の不在

　特に BPD 患者は強い見捨てられ感を持っているので、援助者側の事情による面談日時の変更やキャンセルに大きな反応を示す。援助者への攻撃が生じたり、仕返しのような面談キャンセルが続いたりもする。援助者はあらかじめこういう事態に留意して、面談日時の変更やキャンセルをできるだけ避ける。やむを得ずそうする場合には、前もって患者に伝え、ある程度理由を説明することが望ましい。援助者不在への反応は、援助者が緊急事態で面談中に中座せざるを得ない場合にも生じる。

（3）頻回に電話がかかってくる場合

　電話連絡は、予約変更など事務的な場合と緊急事態とに限られる。患者の生命に関わる緊急事態と判断すれば、救急受診を促すなどして、生命を救うことを優先する。しかし多くの電話は、患者が不安に耐えられず混乱してかけてくるものである。その場合、不安に対する以前の対策を思い出してもらったり、患者自身で何ができるかを尋ねたりして、「援助者に何とかしてもらいたい」から「自分で何とかしよう」に変えるよう試みる。患者が自身で対処できるようになると、電話の回数は減少する。孤独感や空虚感が非常に強く、現在の面談頻度では援助者が存在するという感覚がもてないとき、患者が電話を利用することがある。こういう場合は、患者の不安を軽減するためにルールを決めたうえで電話を利用することが有効なこともある。

(4) 自傷・自殺の脅かし

特にBPD患者の治療においては、自殺や自傷の問題に必ずといってよいほど遭遇する。自殺企図や自傷を目前にすれば、これを防ぐ行動をとることが義務である。自殺や自傷を予告されたりほのめかされたりすると、援助者には強烈な感情が喚起される。「患者を死なせてはいけない」という焦燥感、使命感とともに、希死念慮の深刻さへの疑問や、操作されているのではないかという疑惑にも捉われる。喚起される感情が強いと、援助者は判断に自信がもてず、行動しなければ義務を果たしていない気持ちになる。かといって、警察や家族に連絡すれば、秘密を漏らしたとして患者の信頼を失うのではないか、「こんな些細なことで連絡して」と軽蔑されるのではないか、といった不安も生じる。

こういう現象は、患者のなかにある心像（自分を助けてくれる万能のよい対象の心像、迫害的な存在に怯える無力な患者自身の心像など）が、援助者に投影され活性化された結果といえる。こうした不安が援助者の側の行動化を生み、治療に不利益な結果をもたらすこともある。援助者はこうした不安に耐え、適切な対応を熟慮しなくてはならない。例えば、死にたい気持ちは受け止めつつ死んではいけないと制止する、どういうストレス状況にあるかを明らかにする、どのくらい切迫した気持ちであるかを患者自身に評価してもらう、どうなれば死ななくてよいかを話し合う、などである。援助者だけで抱えきれないときは、スーパーバイザーやコンサルタントに相談する必要がある。

(5) 境界侵犯について

パーソナリティ障害の援助においては、援助者と患者の職業的役割を超えようとする境界侵犯が生じやすい。患者は生身の人間関係への希求が強く、援助者を性的に誘惑したり、性的な接触を求めたり、ストーカー行為をしたりすることがあるので注意が必要である。

(6) 病的退行について

治療構造や治療目標が不明確なとき、援助者があまりにも献身的過ぎるときに病的退行が生じやすい。病的退行状態になると、絶望的で制御不能なしがみつきや、留まるところを知らない要求が嗜癖的に繰り返される。このような場合は、治療構造や治療目標を援助者が能動的に明確にすべきである。この際、硬直的になり過ぎず、患者と話し合って段階的に行うのがよい。

(7) 他害・暴力の生じる場合

精神療法の過程で、患者による家族への暴力（とくに児童虐待）が明らかになることがある。これらに対しては、その直前の出来事と患者の感情を明らかにし、暴

力に至る連鎖を患者が理解できるように促し、暴力以外の別の対応策を検討する。暴力が深刻で緊急性があると判断される場合には、援助者は黙視してはいけない。患者と暴力の被害者との物理的分離、児童相談所や警察への通報など、具体的な対応を行うべきである。

(8) 酩酊状態で面談にきた場合

明らかに酩酊状態で患者も飲酒を認める場合は、「今日のあなたは酔っていて、話ができる状態とは思えません。次回にしましょう」などと伝え、帰宅してもらう。酩酊状態だが患者が飲酒を認めない場合も、酩酊のためまともに面談ができないと判断したら、その判断をはっきり伝え、次回に話し合うことにするのがよい。

(9) 解離と否認がある場合

否認はしばしば「いった」、「いわない」の論争となり、援助者を悩ませる。援助者は確信が持てないとき、その旨を患者に率直に告げ判断を一時保留して、その後の経過を観察する必要がある。解離はBPD患者にしばしば認められる。解離状態で現れるもうひとつの自己は、通常の自己からは排除された自己部分である。解離の治療目標は、この排除された自己部分を統合することである。

禁欲的で良心的な自己部分が通常的で支配的な場合、解離で現れる自己部分は欲望充足的であることが多い。援助者は通常的で支配的な自己部分とのみ同盟してはいけない。解離されたもうひとつの自己部分にも共感的理解を示すべきである。患者との信頼関係が構築されると、通常の時に、解離状態のことを話題にすることができるようになる。そういうとき、「もう一人の○○さんなら、こうしたいのではないか」などとコメントすることで、解離された自己部分を探索、受容してゆくことが可能となる。

否認にしても解離にしても、現在患者にとって必要だから生じているので、早急な直面化や意識化は危険である。患者がそのような防衛を必要としないような安全な環境を提供したうえで、ゆっくり探索すべきである。

(10) 権威を巻きこむ行動化

患者が援助者への要求を実現しようとして、より力のある権威（病院管理者、保健所、役所、裁判所など）に訴えることがある。それによって援助者の社会的存在が脅かされる場合がある。特に援助者が属する部署の責任者（例えば病院長）の理解は重要であり、患者の振る舞いに対して部署あるいは施設全体として対処する必要がある。心理的にも社会的にも支えられて初めて、援助者は最小限の不安で、患者の好訴的傾向に耐え、援助することができる。

(11) 中断について

治療中断の申し出や、キャンセルの繰り返しはしばしば生じる。援助者からの分離の試みは、患者が「見捨てられる前に見捨てる」ためにすることも多いが、治療後期では「出立」や「卒業」という意味もある。両面への配慮が必要である。患者が見捨てられ感をもっているのに、援助者が医療からの出立や卒業と早まって捉えたり、患者が出立や卒業の準備ができているのに、援助者が見捨てられ感として扱い続けたりしないことが重要である。患者が見捨てられ感を抱いたまま中断に至ることもあるが、別の医療機関においては意外と安定することもある。一人の援助者に見切りをつけて次の医療機関へ移ることができるのは、患者のある種の能力とみてよいのかも知れない。

参考文献

1) APA, Diagnostic and Statistical Manual of Mental Disorders, Fifth Edition, Text Revision (DSM-5). (DSM-5 精神疾患の診断・統計マニュアル 高橋三郎監修 2014 医学書院). 2013, Washington DC.

2) Bateman, A.W., J. Gunderson, and R. Mulder, Treatment of personality disorder. Lancet, 2015. 385(9969): p. 735-43.

3) Tyrer, P., Reed, G.M. and Crawford, M.J. Classification, assessment, prevalence, and effect of personality disorder. Lancet, 2015. 385(9969): p. 717-26.

4) Schneider, K., Die Psychopathischen Persönlichkeiten. (精神病質人格 懸田克躬他訳 1954 みすず書房). 1923, Berlin: Springer.

5) Knight, R.P., Borderline states. Bull Menninger Clin, 1953. 17(1): p. 1-12.

6) Kernberg, O., Borderline personality organization. J Am Psychoanal Assoc, 1967. 15(3): p. 641-85.

7) 成田善弘、市田勝、近藤三男、神谷栄治、加藤洋子、木村宏之、木村哲也、寺西佐稚代、外ノ池隆史, 境界性人格障害の個人精神療法—文献の検討から—. 精神療法, 2003. 29(3): p. 275-283.

8) 成田善弘, 青年期境界例. 1989, 東京: 金剛出版.

9) APA, Diagnostic and Statistical Manual of Mental Disorders, Third Edition, Text Revision (DSM-III). 1980, Washington DC.

10) Leichsenring, F., et al., Borderline personality disorder. Lancet, 2011.

377(9759): p. 74-84.

11) Lieb, K., et al., Borderline personality disorder. Lancet, 2004. 364(9432): p. 453-61.

12) Zanarini, M.C., et al., Attainment and stability of sustained symptomatic remission and recovery among patients with borderline personality disorder and axis II comparison subjects: a 16-year prospective follow-up study. Am J Psychiatry, 2012. 169(5): p. 476-83.

13) Lieb, K., et al., Pharmacotherapy for borderline personality disorder: Cochrane systematic review of randomised trials. Br J Psychiatry, 2010. 196(1): p. 4-12.

14) Ronningstam, E., Narcissistic personality disorder: a current review. Curr Psychiatry Rep, 2010. 12(1): p. 68-75.

15) 白波瀬丈一郎, 自己愛性パーソナリティ障害の症候群とcomorbidity-特集 現代社会と自己愛性パーソナリティ-. 精神科, 2008. 13(3): p. 227-232.

16) Gabbard, G, G., Psychodynamic Psychiatry in Clinical Practice（精神力動的精神医学 -その臨床実践（DSM-IV版）臨床編：II軸障害 館哲郎監訳 岩崎学術出版社 1997）.1994, Washignton DC: American Psychiatric Press.

17) 成田善弘, 境界性パーソナリティ障害の精神療法 日本版治療ガイドラインを目指して. 2006, 東京: 金剛出版.

18) 木村宏之, 面接技術の習得法 患者にとって良質な面接とは？. 2015, 東京: 金剛出版.

19) 木村宏之、神谷栄治、成田善弘、境界性パーソナリティ障害の個人精神療法-一般臨床家のために-:境界性パーソナリティ障害＜日本版治療ガイドライン＞牛島定信編. 2008, 東京: 金剛出版.

20) 木村宏之, 転移が問題になる事例 特集「困難事例にどう対処するか」. 精神科治療学, 2014. 29(10): p. 1223-1228.

第9章

睡眠・覚醒障害

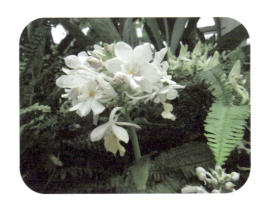

1 正常な睡眠とその変動

1.1 睡眠と発達・加齢の影響

　睡眠には、急速眼球運動が出現する睡眠（レム睡眠）と急速眼球運動が出現しない睡眠（ノンレム睡眠）の2種類がある。睡眠は、浅いノンレム睡眠（睡眠段階1と2）から始まり、深いノンレム睡眠（睡眠段階3と4）へ移行する。入眠後約90分で最初のレム睡眠が出現し、その後、ノンレム睡眠とレム睡眠が交互に出現し、90〜120分周期で一晩に4〜5サイクル繰り返される。深睡眠は睡眠前半部で、レム睡眠は睡眠後半部で出現が多くなる（図9.1）。

　新生児では、レム睡眠と徐波睡眠が各々50%近くを占めている。昼寝の習慣がなくなる3〜5歳になると、レム睡眠は成人と同じ約20%まで減少し、それ以降加齢に伴っての変化は少ない。一方、徐波睡眠は、10歳代後半以降減少し続け、60歳代では10%未満に至る。睡眠の老化に伴う性差として、徐波睡眠量の減少は、女性に比較して男性の方が早くから出現する。睡眠時間は、年齢とともに減少し、入眠潜時や中途覚醒時間が延長する。総睡眠時間が16時間前後に達し多相性睡眠を呈する新生児期から、9〜10時間眠る幼児・学童初期を経て、10歳代後半で成人と同様の7〜8時間睡眠となる。加齢に伴い、60歳以降睡眠時間は減少し続け、70歳代では総睡眠時間が6時間未満となり、再び多相性睡眠に移行していく（図9.2）。

1.2 睡眠の性差

　女性には、思春期から更年期までを特色づける月経周期や妊娠と哺乳の期間があり、ホルモン分泌の動的変化を伴う。卵胞ホルモンと黄体ホルモンは、それぞれ眠気に抑制と促進の効果を及ぼす。哺乳期間中は、ホルモンのみならず乳児の小刻みな睡眠−覚醒リズムの影響で、母親の眠りは分断されることになる。更年期以後の女性に不眠が増える傾向は男性よりも著しい。

1.3 環境要因と睡眠

　温湿度、光、騒音、運動、入浴や嗜好品などの要因が睡眠に影響を与えることが明らかになっている。高温多湿環境では覚醒が増加し、レム睡眠や深睡眠は減少する。低温環境においても覚醒の増加・睡眠潜時の延長、レム睡眠の減少が認められる。メラトニンは、夜間に松果体から分泌され、睡眠促進効果を有し、光を浴びることにより抑制される。夜間のパソコン、携帯電話の利用や明るい照明下にいるこ

1 正常な睡眠とその変動

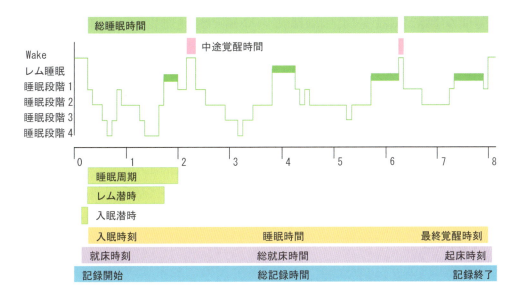

図9.1 睡眠経過図と睡眠指標

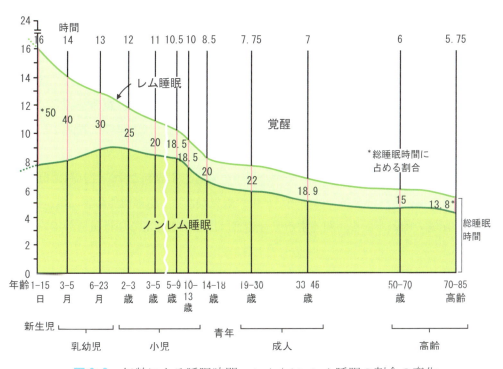

図9.2 年齢による睡眠時間、レム/ノンレム睡眠の割合の変化

とで、メラトニンの分泌抑制とともに生体リズムの後退を引き起こす。夜間の騒音により、入眠困難、中途覚醒の増大、自覚的な熟睡感の低下、起床時の不快な気分などさまざまな睡眠の問題が報告されている。

第9章　睡眠・覚醒障害

昼間の運動は総睡眠時間、徐波睡眠、レム睡眠潜時を延長し、レム睡眠を短縮する。軽い運動で体温が上昇し、2時間程度で体温が下がり始め、眠気を誘発する。入浴はリラックスおよびリフレッシュ効果があり、快適な睡眠をもたらす。温浴効果として、血液循環改善・新陳代謝促進・疲労回復・冷えの予防や改善・発汗不足の解消・精神安定効果などがある。カフェインを含む飲料は覚醒を維持する食品として知られている。アルコールは一時的に寝つきをよくするが、明け方のレム睡眠の増加、繰り返し飲酒による耐性の獲得などにより結果的には睡眠構築の増悪をもたらす。また、就寝前の喫煙も睡眠を妨げることが明らかになっている。

2 不眠障害

2.1 臨床的特徴

一般人口における推定値では、成人の6〜10％が不眠障害の基準を満たす症状を有し、すべての睡眠障害のなかで最も有病率が高い。不眠は、男性よりも女性に多い訴えであり、加齢とともに不眠症状の有病率は上昇し、女性において顕著である。不眠障害の基本的特徴は、睡眠の開始や維持が困難であるという訴えを伴った、睡眠の量と質に関する不満足感である（表9.1）。入眠時不眠（入眠困難）は、就床時における睡眠の開始困難を伴う。睡眠維持不眠（中途覚醒）は、夜間を通して頻回の、あるいは持続性の覚醒を伴う。後期不眠（早朝覚醒）は、早朝に覚醒し、再び入眠できないことを伴う。

不眠障害は夜間の睡眠困難だけでなく日中の障害も引き起こす。これらには、疲労感、または、それほど多くはないが日中の眠気がある。認知機能障害には、注意、集中、記憶の困難がある。関連する気分障害は、易刺激性あるいは気分の不安定性が多い。

不眠症状の型は年齢に応じて変化し、入眠困難は若年者でより多く、睡眠維持の問題は中高年者でより多い。小児期における睡眠困難は、条件づけ要因または一貫した睡眠時間および就学時間の習慣がないことによって起こり得る。青年期の不眠は、しばしば不規則な睡眠スケジュールが引き金になったり、悪化の要因になる。子どもおよび青年の双方において、心理的・医学的要因が不眠の一因となり得る。

高齢者において不眠の有病率が増加することは、加齢に伴って身体的健康を害する率が高くなることによって一部は説明される。すなわち、2型糖尿病、冠動脈疾患、慢性閉塞性肺疾患、関節炎、線維筋痛症、他の慢性疼痛状態を含む多くの医学的疾患に広く不眠は認められる。不眠がある人の40〜50％は精神疾患を併存し、う

表 9.1　不眠障害の診断基準

A　睡眠の量または質の不満に関する顕著な訴えが、以下の症状のひとつ/それ以上を伴っている。

(1) 入眠困難

(2) 頻回の覚醒、または覚醒後に再入眠できないことによって特徴づけられる睡眠維持困難

(3) 早朝覚醒があり、再入眠できない

B　睡眠の障害が、臨床的に著しい苦痛や、社会的、職業的、教育的、学業上、行動上、または他の重要な領域における機能の障害を引き起こしている。

C　睡眠困難は、少なくとも1週間に3夜で起こる。

D　睡眠困難は少なくとも3カ月間持続する。

E　睡眠困難は、睡眠の適切な機会があるにも関わらず起こる。

F　その不眠は、他の睡眠・覚醒障害では十分に説明されず、またはその経過中にのみ起こるものではない。

G　その不眠は、物質の生理学的作用によるものではない。

H　併存する精神疾患や身体疾患では、顕著な不眠の訴えを十分に説明できない。

出典）日本精神神経学会（日本語版用語監修），高橋 三郎・大野 裕（監訳）：DSM-5 精神疾患の診断・統計マニュアル．p.356，医学書院，2014

つ病との関連が最もよく報告されており、不安障害、双極性障害、心的外傷後ストレス障害や自殺との関連も指摘されている。

2.2 検査所見

　質問紙による聞き取りなどにより、入眠困難は 20〜30 分以上の主観的な入眠潜時、睡眠維持困難は入眠後 20〜30 分以上の主観的な覚醒時間によって定義される。また、早朝覚醒は、明確な定義はないが、予定時刻よりも少なくとも 30 分以上早く、全睡眠時間が 6.5 時間に達する前に覚醒する場合である。

　睡眠ポリグラフ検査では、睡眠潜時の増加、入眠後覚醒時間の増加、睡眠効率の低下、浅睡眠（睡眠段階 1）の増加、深睡眠（睡眠段階 3 と 4）の減少を示すこともある。不眠をもつ人は、しばしば睡眠ポリグラフ検査のような客観的な指標と自覚的な睡眠評価との間で不一致を示すことがある。

2.3 治療

不眠障害の治療（図 9.3）は、薬物療法と非薬物療法（睡眠衛生指導、認知行動療法など）に大別される。まず面接により、患者の生活習慣や睡眠習慣に問題があれば、睡眠に関する誤った知識を是正し、望ましい睡眠が得られるように睡眠衛生指導を行う（表 9.2）。薬物療法では、①抗オレキシン系、②メラトニン受容体作動薬、③非ベンゾジアゼピン系、④ベンゾジアゼピンに分類される睡眠薬の作用特性を考慮した薬剤選択を行う。また、投与に際しては、反跳性不眠、持ち越し効果、前向性健忘、奇異反応、臨床用量依存、薬物相互作用、高齢者での副作用発現などに注意しなければならない。

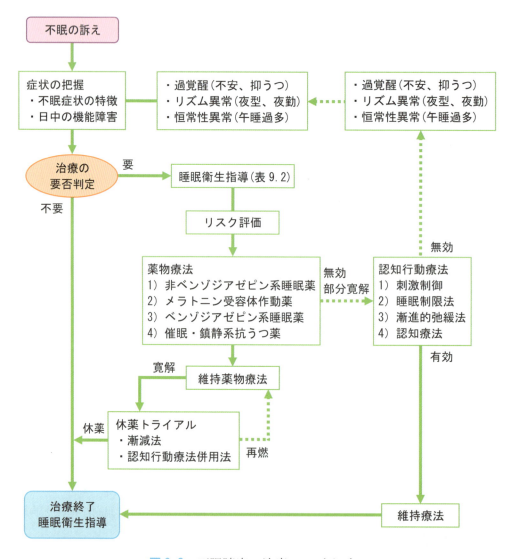

図 9.3　不眠障害の治療アルゴリズム

表 9.2 健康づくりのための睡眠指針 2014 ～睡眠 12 箇条～
（厚生労働省健康局より）

第1条：よい睡眠で、からだもこころも健康に。

第2条：適度な運動、しっかり朝食、ねむりとめざめのメリハリを。
　　　　　定期的な運動や規則正しい食生活はよい睡眠をもたらす
　　　　　朝食はからだとこころのめざめに重要
　　　　　睡眠薬代わりの寝酒は睡眠を悪くする
　　　　　就寝前の喫煙やカフェイン摂取を避ける

第3条：よい睡眠は、生活習慣病予防につながります。

第4条：睡眠による休養感は、こころの健康に重要です。

第5条：年齢や季節に応じて、ひるまの眠気で困らない程度の睡眠を。
　　　　　必要な睡眠時間は人それぞれ
　　　　　睡眠時間は加齢で徐々に短縮
　　　　　年をとると朝型化　男性でより顕著
　　　　　日中の眠気で困らない程度の自然な睡眠が一番

第6条：よい睡眠のためには、環境づくりも重要です。
　　　　　自分の睡眠に適した環境づくり

第7条：若年世代は夜更かし避けて、体内時計のリズムを保つ。
　　　　　朝目が覚めたら日光を取り入れる

第8条：勤労世代の疲労回復・能率アップに、毎日十分な睡眠を。
　　　　　日中の眠気が睡眠不足のサイン
　　　　　睡眠不足が蓄積すると回復に時間がかかる

第9条：熟年世代は朝晩メリハリ、ひるまに適度な運動でよい睡眠。
　　　　　寝床で長く過ごしすぎると熟睡感が減る
　　　　　年齢にあった睡眠時間を大きく超えない習慣を
　　　　　適度な運動は睡眠を促進

第10条：眠くなってから寝床に入り、起きる時刻は遅らせない。
　　　　　眠たくなってから寝床に就く、就床時刻にこだわりすぎない
　　　　　眠ろうとする意気込みが頭を冴えさせ寝つきを悪くする
　　　　　眠りが浅いときは、むしろ積極的に遅寝・早起きに

第11条：いつもと違う睡眠には、要注意。
　　　　　"睡眠中の激しいいびき・呼吸停止、手足のぴくつき・むずむず感や歯ぎしり
　　　　　は要注意"
　　　　　眠っても日中の眠気や居眠りで困っている場合は専門家に相談

第12条：眠れない、その苦しみをかかえずに、専門家に相談を。
　　　　　専門家に相談することが第一歩
　　　　　薬剤は専門家の指示で使用

第9章 睡眠・覚醒障害

3 過眠障害

3.1 臨床的特徴

　過眠は幅の広い診断用語であり、過剰な睡眠量、覚醒困難、睡眠慣性の症状を含んでいる（表9.3）。この疾患では、就床後すぐに入眠し、良好な睡眠効率（＞90％）を有する。また、朝起床するのが困難であり、無理に覚醒させると、混乱した不完全覚醒状態を生じ、睡眠酩酊とよばれる。昼寝は、比較的長く（1時間以上の場合も）、回復感がなく、覚醒度の改善には至らない。過眠障害では、通常、突然の睡眠発作を経験するよりも、時間経過とともに眠気が増すように感じている。過眠はほとんどの症例で青年期後期あるいは成人期早期に明らかになり、発症の平均年齢は17〜24歳である。過剰な眠気は、抑うつ障害群、双極性障害群（抑うつエピソードの間）と関連し得る。過眠障害の人の多くは、抑うつ障害の基準を満たす可能性がある抑うつ症状を有している。

3.2 検査所見

　睡眠ポリグラフ検査では、延長した睡眠時間、短縮した睡眠潜時が示される。睡眠効率はほとんど90％以上であり、徐波睡眠（睡眠段階3と4）が増加していることもある。睡眠潜時反復検査では過眠傾向が示され、典型的には8分以下の平均睡眠潜時である。入眠時レム睡眠期（睡眠開始20分以内にレム睡眠が出現する）が現れるかも知れないが、通常、4〜5回の施行のうち2回未満である。

3.3 治療

　中枢神経刺激薬による薬物治療が有効でないことも少なくなく、副作用も出現しやすいため、治療に難渋する場合がある。

4 ナルコレプシー

4.1 臨床的特徴

　ナルコレプシーにおける眠気の最も重要な特徴は、繰り返す昼寝、あるいは睡眠に陥ることである（表9.4）。一般的に情動脱力発作（カタプレキシー）を伴うが、それは通常、典型的には笑いや冗談といった情動によって惹起される。突然の両側性の筋緊張低下の短いエピソードとして出現することが最も多い。情動脱力発作の

4 ナルコレプシー

表9.3 過眠障害の診断基準

A 主な睡眠時間帯が少なくとも7時間持続するにも関わらず、過剰な眠気（過眠）の訴えがあり、少なくとも以下の症状のうちひとつを有す。

(1) 同じ日のうちに、繰り返す睡眠期間がある、または睡眠に陥る。

(2) 1日9時間以上の長い睡眠エピソードがあっても回復感がない。

(3) 急な覚醒後、十分に覚醒を維持するのが困難である。

B その過眠は、少なくとも1週間に3回起き、3カ月以上認められる。

C その過眠は、意味のある苦痛、または認知的、社会的、職業的、または他の重要な領域における機能の障害を伴っている。

D その過眠は、他の睡眠障害ではうまく説明されず、その経過中にだけ起こるものではない。

E その過眠は、物質の生理学的作用によるものではない。

F 併存する精神疾患や身体疾患では、顕著な不眠の訴えを十分に説明できない。

出典）日本精神神経学会（日本語版用語監修），高橋 三郎・大野 裕（監訳）：DSM-5 精神疾患の診断・統計マニュアル．p. 362, 医学書院, 2014

表9.4 ナルコレプシーの診断基準

A 抑えがたい睡眠欲求、睡眠に陥るまたはうたた寝する時間の反復が、同じ1日の間に起こる。これらは、過去3カ月以上にわたって、少なくとも週に3回起こっていなければならない。

B 少なくとも以下のうちひとつが存在する。

(1) (a) または (b) で定義される情動脱力発作のエピソードが、少なくとも月に数回起こる。

(a) 長期に罹患している人では意識は維持されるが、突然の両側性の筋緊張消失の短い（数秒〜数分）エピソードが、笑いや冗談によって引き起こされる。

(b) 子どもや発症6カ月以内の人では明確な感情の引き金がなくても、不随意的にしかめ面をする、または顎を開けるエピソードがあり、舌の突出、または全身の筋緊張低下を伴う。

(2) 脳脊髄液のヒポクレチン-1の免疫活性値によって測定されるヒポクレチンの欠乏（同じ分析法を用いて測定された健常者で得られる値の1/3以下、または110 pg/mL以下）。

(3) 睡眠ポリグラフ検査では、レム睡眠潜時が15分以下であり、睡眠潜時反復検査では、平均睡眠潜時が8分以下、および入眠時レム睡眠期が2回以上認められる。

出典）日本精神神経学会（日本語版用語監修），高橋 三郎・大野 裕（監訳）：DSM-5 精神疾患の診断・統計マニュアル．p. 366, 医学書院, 2014

間は本人は覚醒しており、気づいている。

　ナルコレプシー −情動脱力発作は、ほぼヒポクレチン欠乏を引き起こす視床下部のヒポクレチン（オレキシン）産生細胞の喪失に起因している。日本人では90%以

上の患者が、ヒト白血球組織適合抗原（HLA）のハプロタイプ DQB1*06：02 を有している。

　眠気が重度のときは、記憶や意識がなく、自身の行動を半自動的にもうろうとしたように続ける自動行動が起こることもある。入眠前や入眠と同時に鮮明な入眠時幻覚を、あるいは覚醒直後に出眠時幻覚を経験し、悪夢や鮮明な夢をみることもある。また、眠るとき、あるいは覚醒するときに睡眠麻痺を経験し、起きているが動いたり話せなくなる人もいる。覚醒を頻回に伴う夜間睡眠分断がよくみられ、能力低下をもたらし得る。

　発症は、典型的には子どもと青年/若年成人であり、高齢成人においてはまれである。発症には2つのピークが示唆されており、15〜25歳と30〜35歳である。重症度は子どもに発症する際に最も高く、その後加齢や治療により減少し、情動脱力発作はときに消失する。欧米では2,000人に1人の有病率であるが、日本では600人に1人と多い。

4.2 検査所見

　睡眠ポリグラフ検査中の入眠時レム睡眠期は特異度が高く、頻回の中途覚醒、睡眠効率の低下、睡眠段階1の増加が認められる。睡眠潜時反復検査において、平均睡眠潜時が8分以下で、4〜5回の施行において入眠時レム睡眠期が2回以上起こると陽性である。睡眠潜時反復検査の結果は、ナルコレプシーの人で90〜95％が陽性である。

4.3 治療

　昼間の眠気に対し、中枢神経刺激薬であるモダフィニルが使われる。効果不十分な場合にはメチルフェニデートが用いられる。情動脱力発作、入眠時幻覚や睡眠麻痺といったレム睡眠関連症状に対しては、三環系抗うつ薬であるクロミプラミン、セロトニン・ノルアドレナリン再取り込み阻害薬であるミルナシプラミンなどがわが国のガイドラインでは推奨されている。

5 呼吸関連睡眠障害

5.1 閉塞性睡眠時無呼吸低呼吸

（1）臨床的特徴

　閉塞性睡眠時無呼吸低呼吸は、睡眠中に上気道の閉塞を繰り返すエピソードによ

って特徴づけられる（**表9.5**）。中心症状は、いびきと日中の眠気である。いびきや眠気の症状と関連して、業務災害の危険性が2倍に増加すること、重症化すると交通事故の発生頻度が7倍になることが報告されている。夜間の覚醒が高頻度であるため、この障害をもつ人は不眠の症状を訴えることがある。その他、非特異的であるが、胸焼け、夜間多尿、朝の頭痛、口腔の乾燥、勃起障害、性欲減退などがよくみられる。また、高血圧、冠動脈疾患、心不全、脳卒中、糖尿病の罹患率および死亡率の増加と強く関連している。

表9.5　閉塞性睡眠時無呼吸低呼吸の診断基準

A　（1）または（2）のいずれか。

（1）睡眠ポリグラフ検査において、睡眠1時間当たり5回以上の閉塞性無呼吸または低呼吸の証拠、および以下の睡眠時の症状のいずれか。

　（a）夜間の呼吸障害：睡眠中にいびき、鼻鳴らし、喘ぎ、または呼吸停止。
　（b）日中の眠気、疲労感、睡眠をとる機会が十分だったにもかかわらず回復感のない睡眠で、他の精神疾患ではうまく説明できず、他の医学的疾患によるものではない。

（2）随伴症状とは関係なく、睡眠ポリグラフ検査において睡眠1時間当たり15回以上の閉塞性無呼吸および/または低呼吸の証拠がある。

▶ 現在の重症度を特定せよ。
　軽　度：無呼吸・低呼吸指数が15より低値
　中等度：無呼吸・低呼吸指数が15〜30
　重　度：無呼吸・低呼吸指数が30より高値

出典）日本精神神経学会（日本語版用語監修），高橋 三郎・大野 裕（監訳）：DSM-5 精神疾患の診断・統計マニュアル．p.372，医学書院，2014

　閉塞性睡眠時無呼吸低呼吸の年齢分布は、J字型の分布を示す。ひとつ目のピークは、上気道の広さに比して扁桃が大きく、鼻咽腔が閉塞されやすい3〜8歳の頃である。気道の成長に伴い、小児後期ではリンパ組織が退縮し、罹患率は減少する。その後、中年期の肥満の増加と女性の閉経期を迎えるに従い、再び増加する。

　年少の子どもでは、閉塞性睡眠時無呼吸低呼吸の兆候や症状が、成人の場合よりも微細であるため、診断を確定することがより困難となる。焦燥を伴う覚醒と、両手と両足を下にして眠るなど普通でない睡眠中の姿勢がみられることがある。夜間の遺尿症も起こることがある。子どもは日中の過剰な眠気を示すこともあるが、成人の場合ほど多くなく、または著しいものではない。日中の口呼吸、嚥下困難、構音の拙劣さも子どもの場合よくみられる特徴である。5歳を超える子どもでは、眠気や行動上の問題、注意欠如・多動症、学習の困難、朝の頭痛がみられ、発育が悪

第9章　睡眠・覚醒障害

いことや発達の遅れを生じることもある。

閉塞性睡眠時無呼吸低呼吸は、子どもの少なくとも1〜2%、中年成人の2〜15%、高齢者では20%を超えている。頻度は男性、高齢者に多い。閉経後に女性では頻度が増加するため、性差は加齢とともに減少する。

(2) 検査所見

睡眠ポリグラフ検査では、睡眠関連呼吸障害の頻度とそれに関連した酸素飽和度と睡眠持続性について定量的なデータが得られる。子どもの睡眠ポリグラフ検査の所見は、努力性呼吸、周期性の酸素飽和度の低下を伴う部分的閉塞性低換気、高二酸化炭素血症と奇異性運動を示す。

覚醒時の動脈血液ガス測定は普通正常であるが、覚醒中も低酸素・高二酸化炭素血症を示す人もいる。夜間の重篤な低酸素血症のある人は、ヘモグロビンやヘマトクリット値が上昇していることもある。画像検査では上気道の狭小化、心機能検査では心室の機能障害が示されることもある。睡眠潜時反復検査では、睡眠潜時が短縮している例もある。

(3) 治療

保存的治療法として減量、持続陽圧呼吸療法、口腔内装置があげられる。持続陽圧呼吸療法では、患者は鼻マスクを装着し、装置から空気を吸入しながら就寝する。連続的に陽圧をかけることにより、上気道の虚脱を防ぎ開存を維持する。口腔内装置は、下顎の前方移動や頤舌骨筋の亢進などにより気道の拡大をもたらす。

持続陽圧呼吸療法が困難で、鼻や咽頭になんらかの所見（扁桃肥大、鼻中隔湾曲など）のある場合は外科的治療の適応を考慮する。

5.2 中枢性睡眠時無呼吸

(1) 臨床的特徴

中枢性睡眠時無呼吸は、呼吸努力の変動性によって引き起こされる睡眠時の無呼吸と低呼吸のエピソードの反復によって特徴づけられる（表9.6）。これらは、換気制御の障害で、周期的あるいは間歇的な形での呼吸という事象が起こる。心不全、脳卒中、腎不全をもつ人に起こる中枢性睡眠時無呼吸は、典型的にはチェーンストークス呼吸とよばれる。これは、1回換気量の周期的な漸増漸減型の変動によって特徴づけられ、頻回な覚醒を伴う。

中枢性睡眠時無呼吸では、眠気や不眠、呼吸困難を伴う覚醒を含む睡眠の断片化の訴えがある。チェーンストークス呼吸の型は、心拍数、血圧、酸素不飽和の変動、および心不全へと進展させる交感神経系の活動亢進と関係している。

表 9.6　中枢性睡眠時無呼吸の診断基準

A 睡眠ポリグラフ検査で睡眠 1 時間当たり 5 回以上の中枢性無呼吸の証拠。

B その障害は、現在認められている他の睡眠障害ではうまく説明されない。

▶ いずれかを特定せよ。

特発性中枢性睡眠時無呼吸：換気努力の多様性によって引き起こされているが気道閉塞の証拠がない、睡眠時の無呼吸と低呼吸のエピソードの反復によって特徴づけられる。

チェーンストークス呼吸：1 回換気量は、周期的な漸増漸減型の様式で、それが 1 時間当たり少なくとも 5 回の頻度で中枢性の無呼吸と低呼吸を起こしており、頻回の覚醒を伴う。

オピオイド使用に併存する中枢性睡眠時無呼吸：この下位分類の病態生理は、オピオイドの延髄呼吸リズム中枢への影響および低酸素対高二酸化炭素による呼吸促進への差動性影響によるものである。

▶ 現在の重症度を特定せよ。

中枢性睡眠時無呼吸の重症度は、呼吸障害の頻度と、繰り返される換気障害の結果として生じる関連する酸素飽和度低下と睡眠の断片化によって分けられる。

出典）日本精神神経学会（日本語版用語監修），高橋 三郎・大野 裕（監訳）：DSM-5 精神疾患の診断・統計マニュアル，p.377，医学書院，2014

心室駆出率が 45% 未満の人では、チェーンストークス呼吸の頻度は 20% 以上であると報告されている。チェーンストークス呼吸は急性脳卒中後の約 20% に生じる。非悪性の疼痛に対して慢性的なオピオイドを内服している場合、しばしば中枢性睡眠時無呼吸が生じる。

(2) 検査所見

睡眠ポリグラフ検査では、チェーンストークス呼吸は主にノンレム睡眠時にみられ、覚醒反応中にみられることもある。動脈血酸素飽和度（SpO_2）の低下は、軽度であることが多く、覚醒反応は他の睡眠時無呼吸とは対照的に、換気の再開後数回の呼吸をしてから現れることもある。典型例では、覚醒時の動脈血二酸化炭素分圧（$PaCO_2$）は 45 mmHg 未満である。

(3) 治療

チェーンストークス呼吸に対しては心不全の治療が優先される。酸素投与により呼吸調節の不安定を改善する効果が期待される。また、閉塞性睡眠時無呼吸低呼吸を合併している例では、持続気道陽圧療法による治療が行われる。

6 概日リズム睡眠－覚醒障害群（図9.4、表9.7）

6.1 睡眠相後退型
(1) 臨床的特徴
　睡眠相後退型は、主要睡眠時間帯が希望する睡眠覚醒時間に関連して時間的に遅れ、その結果、不眠や過剰な眠気などの症状があったという病歴に主として基づくものである。極端でかつ遷延した覚醒困難に朝の錯乱状態を伴うこともある。早く入眠しようと繰り返し試みるため、睡眠を障害し覚醒を亢進させるような不適応行動が生じた結果として、精神生理学的不眠が出現することもある。抑うつ、パーソナリティ障害、身体症状症、または病気不安症と強く関連している。

　臨床的表出は生涯において多様であり、社会的、学業面、就労面の責任により異なる。症状の増悪は、早い時刻での起床が必要となるような仕事や学校のスケジュール変更が誘因となることが多い。一般人口における有病率は約0.17%であるが、青年期においては7%以上になると報告されている。

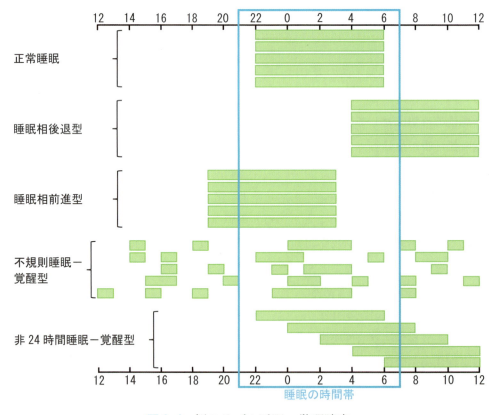

図9.4　概日リズム睡眠－覚醒障害

6 概日リズム睡眠−覚醒障害群

表 9.7 概日リズム睡眠−覚醒障害群の診断基準

A 持続性または反復性の睡眠分断の様式で、基本的には、概日機序の変化、または内因性概日リズムとその人の身体的環境または社会的または職業的スケジュールから要求される睡眠−覚醒スケジュールとの不整合による。

B その睡眠の分断は、過剰な眠気または不眠、またはその両者をもたらしている。

C その睡眠の障害は、臨床的に意味のある苦痛、または社会的、職業的、または他の重要な領域における機能の障害を引き起こしている。

▶ いずれかを特定せよ。

睡眠相後退型：睡眠開始と覚醒時間が後退している様式であり、希望する、または慣習的に受け入れられている早い時刻での入眠と覚醒ができない。

　　▶ 該当すれば特定せよ。
　　家族性：睡眠相後退の家族歴がある。

　　▶ 該当すれば特定せよ。
非 24 時間睡眠−覚醒型との重畳：睡眠相後退型は、もうひとつの概日リズム睡眠−覚醒障害である非 24 時間睡眠−覚醒型と重畳することがある。

睡眠相前進型：睡眠開始と覚醒時間が前進している様式で、希望する、または慣習的に受け入れられている遅い時刻まで覚醒または睡眠を維持することができない。

　　▶ 該当すれば特定せよ。
　　家族性：睡眠相前進の家族歴がある。

不規則睡眠−覚醒型：時間的にばらばらになった睡眠覚醒様式で、睡眠と覚醒時間帯の時間合わせが 24 時間を通して変化する。

非 24 時間睡眠−覚醒型：睡眠覚醒周期が 24 時間の環境に同期しない様式で、睡眠開始と覚醒時間が一方的に毎日（通常はより遅い時間に）ずれていく。

交代勤務型：交代勤務スケジュールに関連した、主要睡眠時間帯における不眠、および/または主要な覚醒時間帯における過剰な眠気（不注意な睡眠を含む）。

特定不能型：

　　▶ 該当すれば特定せよ。
　　エピソード型：症状は少なくとも 1〜3 カ月未満続く。
　　持続型：症状は 3 カ月またはそれ以上続く。
　　再発型：1 年の間に 2 回以上のエピソードが起こる。

出典）日本精神神経学会（日本語版用語監修），高橋 三郎・大野 裕（監訳）：DSM-5 精神疾患の診断・統計マニュアル. p. 383-384，医学書院, 2014

(2) 検査所見

　診断の確定には、完全な病歴と、睡眠日誌またはアクチグラフの使用が必要である。その期間には、社会的、職業的責任がそれほど厳しくなく、その人が一貫して睡眠覚醒様式の後退を示すような週末を含むべきである。

(3) 治療

生活指導（表9.8）を基本とし、時間療法、高照度光療法、メラトニン投与、ビタミンB_{12}投与などが行われる。時間療法とは1日2〜4時間ずつ入眠時刻を遅らせて、約1週間かけて望ましい時間帯に固定する方法である。高照度光療法とは、高照度光を夕方から夜に浴びると概日リズムが後退し、朝方に浴びると前進するという性質を利用して、朝の時間帯に高照度光を照射して遅れた概日リズムを早め、睡眠相を前進させようというものである。

表9.8 概日リズム睡眠−覚醒障害の生活指導

- 日あたりのよい位置にベッドを移す。
- 朝の一定時刻にカーテンや雨戸を開ける。
- 朝の一定時刻にラジオをつけたり音楽を流す。
- 朝起きたら日光を浴びる。
- 朝起きたら食事を摂る。
- 日中に戸外で身体を動かす。
- 希望する入眠時刻の3時間前から照明を落とす。

出典）「基礎からの睡眠医学」名古屋大学出版より

6.2 睡眠相前進型

(1) 臨床的特徴

睡眠相前進型の診断は、基本的には主要な睡眠時間帯が、希望する睡眠覚醒時間より前進しているという病歴と、早朝の不眠と日中の過剰な眠気の症状を伴うことによってなされる。睡眠相前進型の人は"朝型"で睡眠覚醒時間が早く、メラトニンや深部体温リズムのような概日生物学的マーカーの時間が正常よりも2〜4時間早まっている。

臨床的表現は、社会的、学業や就労の状況によって、生涯を通して多様である。睡眠相前進に関連する過剰な眠気は、認知機能、社会的交流、安全などに影響を及ぼし得る。高齢化に伴い睡眠相が前進しやすいが、一般的な加齢に関連した睡眠相前進型が、単に概日時間の変化だけか、または加齢に関連した睡眠の恒常性調整の変化によって結果的に早朝覚醒を生じているのかは不明である。

(2) 検査所見

睡眠相後退型と同様に、睡眠日誌とアクチグラフは検査所見として有用である。

(3) 治療

夕方〜夜の高照度光療法が効果的である。早朝の光曝露を避けるために一定時刻までサングラスを着用する方法も有用である。

6.3 不規則睡眠−覚醒型

(1) 臨床的特徴

夜間の不眠と日中の過剰な眠気の病歴が認められる。識別可能な睡眠覚醒概日リ

ズムが欠如しており、主要睡眠時間帯がなく、1日の24時間において、睡眠が少なくとも3つの周期に断片化されている。

最も長い睡眠時間帯は午前2時〜午前6時にかけて通常4時間未満であるが、24時間における睡眠覚醒時間帯は断片化している。明瞭に識別できる主要な睡眠時間帯の欠如は、1日のうちの時刻によっては、不眠または過剰な眠気（頻回の居眠り）を引き起こし、さらに介護者の睡眠分断もしばしば引き起こす。

認知症、知的能力障害、外傷性脳損傷などの神経変性疾患や神経発達症群と併存する。

(2) 検査所見

睡眠日誌およびアクチグラフが役立つ。

(3) 治療

日中の覚醒レベルをあげるために、朝から昼間にかけての高照度光療法や日光浴、声かけなど社会的接触を高める方法が有効である。

6.4 非24時間睡眠−覚醒型

(1) 臨床的特徴

主に24時間の明暗周期と内因性概日リズムとの間の異常な同期に関連する不眠、または過剰な眠気の病歴がある。その人の睡眠相が外的環境にあっている無症状の時期から始まり、睡眠潜時が次第に長くなり、その人は入眠時不眠を訴えるようになる。睡眠相はずれ続けていき、睡眠時間が日中になり、その人は日中に覚醒し続けることに困難が生じるようになり、眠気を訴えるようになる。光知覚が低下している盲人または視覚障害者に最も多く認められる。

(2) 検査所見

長期にわたる睡眠日誌とアクチグラフが有用である。位相マーカー（例：メラトニン）の連続測定は、概日位相の決定に役立つ。

(3) 治療

高照度光療法とメラトニン投与が有効な治療法である。

6.5 交代勤務型

(1) 臨床的特徴

正常な午前8時から午後6時までの日中の時間枠以外に、規則的なスケジュールで行われる業務の経歴に基づいている。勤務中の過剰な眠気や、家庭での睡眠障害などの症状が持続的に認められることが特徴である。

第9章　睡眠・覚醒障害

分断的な勤務時間が持続すると、典型的には時間とともに悪化する。高齢者では、若年者と同程度に定まった日課の変化に対する概日位相の適応ができるかも知れないが、概日位相のずれの結果として睡眠分断を有意に多く経験する。

夜勤者人口の5〜10％がこの障害に罹患すると推定され、有病率は中年以上になると増加する。

(2) 検査所見

睡眠日誌またはアクチグラフが有用である。

(3) 治療

長期に変則勤務を続ける場合には、勤務にあわせた生体リズムとなるようにリズムをシフトさせる方法が試みられる。不規則な時間帯の勤務者の場合は、日勤時の生体リズムを崩さないようにすることを原則とする。このため、夜勤時にも適度に仮眠をとるなど概日リズムの乱れを少なくする工夫をする。また、夜勤をできるだけ少なく、かつ連続させずに早期に日勤に変えていく早期交代制を取り入れるとよい。交代勤務の方向は、日勤 → 準夜勤 → 夜勤の順にすると適応しやすいとされている。

7 睡眠時随伴症群

7.1 ノンレム睡眠からの覚醒障害

(1) 臨床的特徴

ノンレム睡眠からの覚醒障害は、睡眠時遊行症型と睡眠時驚愕症型に分類される（表9.9）。睡眠時遊行症の基本的特徴は、ベッドから起き上がって歩き回るなど、睡眠中に始まる複雑な運動行動のエピソードの反復である。エピソード後、最初は短時間の困惑または見当識の困難のあることもあるが、その後、認知機能が完全に回復し適切な行動をとる。また、睡眠時遊行症のうち、睡眠関連食行動は、まったく意識がないものから、完全に意識があるが食べないようにすることはできないというものまで、さまざまな程度の健忘を伴う摂食行動のエピソードを繰り返し経験する。

睡眠時驚愕症のエピソード中は、叫んだり泣いたりしながら急にベッドの上で起き上がり、おびえたような表情と強い不安の自律神経徴候を示す。睡眠時驚愕症は、いわゆる「夜驚」や「夜泣き」ともよばれる。

子どもの有病率は1〜5％、成人の睡眠時遊行エピソードの有病率は1〜7％である。成人での生涯有病率は29.2％であり、過去1年間では3.6％となっている。

7 睡眠時随伴症群

表9.9 ノンレム睡眠からの覚醒障害の診断基準

A 睡眠から不完全に覚醒するエピソードが反復し、通常は主要睡眠時間帯の最初の1/3の間に起こり、以下のいずれかの症状を伴う。

(1) 睡眠時遊行型：睡眠中にベッドから起き上がり歩き回るエピソードの反復。睡眠時遊行の間、その人はうつろな表情で視線を動かさず、他の人が話しかけようとしてもあまり反応せず、覚醒させるのがきわめて困難である。

(2) 睡眠時驚愕症型：睡眠から突然驚愕覚醒するというエピソードの反復で、通常は恐怖の叫び声で始まる。各エピソード中に、強い恐怖と、瞳孔散大、頻拍、呼吸促拍、発汗など自律神経系緊張の徴候がある。エピソード中、他の人達が落ち着かせようとしても反応がかなり悪い。

B 夢の映像はまったく、または少ししか想起されない。

C エピソードについての健忘がある。

D そのエピソードは、臨床的に意味のある苦痛、または社会的、職業的、または他の重要な領域における機能の障害を引き起こしている。

E その障害は、物質による生理学的作用によるものではない。

F 併存する精神疾患または医学的疾患では、睡眠時遊行症または睡眠時驚愕症のエピソードを説明できない。

▶ いずれかを特定せよ。
・睡眠時遊行症

▶ 該当すれば特定せよ。
・睡眠関連食行動を伴う
・睡眠関連性行動を伴う
・睡眠時驚愕症

出典）日本精神神経学会（日本語版用語監修），高橋 三郎・大野 裕（監訳）：DSM-5 精神疾患の診断・統計マニュアル．
p.392，医学書院，2014

　睡眠時驚愕症の一般人口における有病率は不明であるが、睡眠時驚愕エピソードの有病率は、生後18カ月で36.9%、生後30カ月で19.7%、成人で2.2%と報告されている。

(2) 検査所見

　ノンレム睡眠からの覚醒障害はノンレム睡眠のどの段階でも生じるが、特に徐波睡眠から生じる。エピソード中は体動により睡眠ポリグラフでの記録がきれいにとれないことがある。そのような雑音がない場合には、脳波記録は、典型的にはエピソード中にθ波またはα波の活動を示し、部分的覚醒あるいは不完全覚醒であることを示している。睡眠ポリグラフ検査中にビデオモニタリングを併用して、睡眠時遊行エピソードを記録することができる。

241

(3) 治療

　予防的な対策として、規則正しい生活習慣を守り寝不足を避けること、原因になりそうな薬剤・アルコールの使用をやめることが重要である。発作中には事故につながらないように危険物を周囲から取り除くことが重要である。問題行動が続く場合には、ベンゾジアゼピン系薬剤、選択的セロトニン再取り込み阻害薬、三環系抗うつ薬などの薬物療法が奏功する場合がある。

7.2 悪夢障害

(1) 臨床的特徴

　悪夢は、典型的にはありありとしており、不安、恐怖またはその他の不快な感情を引き起こす延々と続く詳細な物語風の一連の夢である（表9.10）。悪夢の内容は、典型的には差し迫った危険を回避しようとしたり、対処しようとするものが多いが、他の否定的感情を引き起こすような主題の場合もある。覚醒時に悪夢はよく記憶されており、内容を詳しく語ることができる。ほとんど例外なくレム睡眠中に起こるが、睡眠のどの時点でも生じる可能性があり、主要な睡眠時間帯の後半で、夢見がより長くより強いときに起こる可能性がある。悪夢が入眠時レム睡眠期（入眠性）に生じると、不快な気分は覚醒していて随意運動ができない状態（孤発性睡眠麻痺）の感覚をしばしば伴う。

　悪夢は、急性あるいは慢性の心理社会的ストレス因に曝露された子どもに生じる可能性が高く、自然には解消しないかも知れない。少数の人では、頻繁な悪夢が成人期にまで持続し、ほぼ生涯を通じた障害となる。

表9.10　悪夢障害の診断基準

A	長引いた非常に不快な、詳細に想起できる夢が反復して生じる。その夢は通常、生存、安全、または身体保全への脅威を回避しようとする内容を含み、一般的には主要睡眠時間帯の後半に起こる。
B	不快な夢から覚めると、その人は急速に見当識と意識を保つ。
C	その睡眠障害は、臨床的に意味のある苦痛、または社会的、職業的、または他の重要な領域における機能の障害を引き起こしている。
D	その悪夢症状は、物質による生理学的作用によるものではない。
E	併存する精神疾患または医学的疾患では、不快な夢の訴えの主要部分を十分に説明できない。

出典）日本精神神経学会（日本語版用語監修），髙橋 三郎・大野 裕（監訳）：DSM-5 精神疾患の診断・統計マニュアル，
p.397，医学書院，2014

男女とも 10〜13 歳の間に有病率が増加するが、女性では有病率は 20〜29 歳まで増加し続け、最大で男性の 2 倍となる。その後、年齢とともに男女とも有病率は低下していくが、性差は残る。成人では、過去 1 カ月間の悪夢の経験は 6% であるが、頻繁に悪夢をみる割合は 1〜2% である。

(2) 検査所見

睡眠ポリグラフ検査では、レム睡眠から突然覚醒することが多く、通常は夜の後半に生じる。心拍数、呼吸数、眼球運動数が覚醒前に早まるか、変動幅が大きくなる。心的外傷性の出来事の後の悪夢は、ノンレム睡眠中、特に睡眠第 2 段階にも起こることがあるかも知れない。悪夢のある人では、通常、軽度の睡眠障害（例：睡眠効率低下、徐波睡眠減少、夜間覚醒の増加）があり、睡眠中の周期性四肢運動が多く、レム睡眠遮断後の交感神経系がかなり刺激されている。

(3) 治療

レム睡眠抑制性の睡眠薬、ストレス緩和性のベンゾジアゼピン系薬剤が用いられる。

7.3 レム睡眠行動障害

(1) 臨床的特徴

レム睡眠により発声および/または複雑な運動行動があって、レム睡眠から起きるという覚醒エピソードの反復をしばしば伴う（表 9.11）。

表 9.11　レム睡眠行動障害の診断基準

A	睡眠中に、発声および/または複雑な運動行動を伴う覚醒エピソードの反復。
B	これらの行動はレム睡眠中に生じ、したがって、入眠から 90 分以上経過して、睡眠時間後半により多く起こるが、昼寝の間に起こることは多くない。
C	これらのエピソードから覚醒するとき、その人は完全に覚醒しており、敏感であり、混乱や失見当識はない。
D	以下のうちのいずれかにあてはまる。 (1) 睡眠ポリグラフ記録で筋緊張消失を伴わないレム睡眠。 (2) レム睡眠行動障害を示唆する既往があり、シヌクレイン病（例：パーキンソン病、多系統萎縮症）の診断が確定している。
E	その睡眠障害は、臨床的に意味のある苦痛、または社会的、職業的、または他の重要な領域における機能の障害を引き起こしている。
F	その悪夢症状は、物質による生理学的作用、または他の医学的疾患によるものではない。
G	併存する精神疾患または医学的疾患では、そのエピソードを説明できない。

出典）日本精神神経学会（日本語版用語監修），高橋 三郎・大野 裕（監訳）：DSM-5 精神疾患の診断・統計マニュアル. p. 401, 医学書院, 2014

これらの行動は、攻撃されているとか、脅威的状況から逃げようとしているなど過剰に行動的あるいは暴力的な夢の内容に対する運動反応である場合が典型的である。発声はしばしば大声で、感情に満ちており、口汚い。起こせばその人はただちに覚醒し、敏感であり、見当識もあるし、夢の中のこともしばしば想起することができ、それが観察された行動と密接に関連している。これらの事象中は、目は通常閉じたままである。

神経変性疾患に伴うレム睡眠行動障害では、背景の神経変性疾患が進行すると症状が改善することがある。パーキンソン病やレビー小体型認知症の発症に先行することが明らかとなっており、レム睡眠行動障害を認める場合、神経学的所見を注意深く追跡しなければならない。

レム睡眠行動障害は50歳以上の男性に圧倒的に多いが、女性や若年者にもこの障害がみいだされることが次第に多くなってきている。若年者、とりわけ若い女性に症状が出た場合は、ナルコレプシーまたは医薬品誘発性レム睡眠行動障害の可能性を検討すべきである。

(2) 検査所見

睡眠ポリグラフ検査では、通常は筋緊張低下を伴うレム睡眠時に、相性および/または緊張性の筋電活動が増加していることが示される（図9.5）。持続的にビデオ記録することが不可欠である。その他の所見としては、ノンレム睡眠中に、四肢の筋肉の周期的、非周期的筋活動が非常にしばしば観察される。

(3) 治療

症状増悪の誘因となる飲酒を控え、ストレス緩和が対策となる。また、寝室から怪我をする恐れのある物品を取り除き、クッションを置くなどの対応が必要である。薬物療法としてのクロナゼパムは、睡眠時異常行動の発現を抑制する。

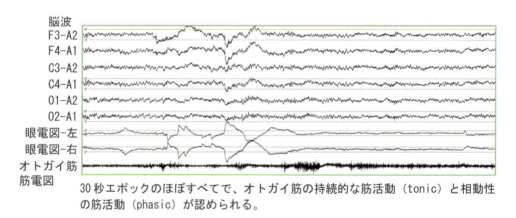

図9.5　筋緊張低下を伴わないレム睡眠

7.4 レストレスレッグス症候群（むずむず脚症候群）

(1) 臨床的特徴

　脚や腕を動かしたい欲求で特徴づけられる知覚運動性、神経性睡眠障害であり、むずむずする、何かが這うような、くすぐるような、ほてる、あるいはむずがゆいと通常は表現される落ち着かない感覚を伴うことが多い。静かにしていると症状が悪くなり、落ち着かない感覚を緩和させようとして頻繁に脚を動かすようになる。症状は夕方あるいは夜間に悪く、一部の人では夕方あるいは夜間にしか症状が発現しない。

　レストレスレッグス症候群の症状は入眠を遅らせたり、睡眠から目覚めさせたり、睡眠断片化と関連している。昼間の眠気を伴っており、臨床的に意味のある苦痛や機能障害をしばしば伴う（表9.12）。診断を支持する特徴として、家族歴が第一度親族にあること、ドパミン治療を行うことで少なくとも初期には症状が軽減することである。

　レストレスレッグス症候群の有病率は2～7.2%である。レストレスレッグス症候群をもつ人は女性のほうが男性より1.5～2倍多い。妊娠中のレストレスレッグス症候群の有病率は一般人口の2ないし3倍であり、妊娠後期に頂点に達し、出産直後に改善または消失する。また、加齢とともに有病率は増加する。

表9.12　レストレスレッグス症候群の診断基準

> **A** 脚を動かしたいという欲求は、通常、落ち着かない不快な下肢の感覚を伴い、またはそれに反応しており、以下の特徴のすべてを有している。
>
> (1) 脚を動かしたいという強い欲求は、安静時または低活動時に始まるか、増悪する。
> (2) 脚を動かしたいという強い欲求は、運動することで、部分的または完全に改善する。
> (3) 脚を動かしたいという強い欲求は、日中より夕方または夜間に増悪するか、または夕方、夜間にしか生じない。
>
> **B** 基準Aの症状は週に3回以上生じ、その状態が3カ月以上続いている。
>
> **C** 基準Aの症状は、臨床的に意味のある苦痛、または社会的、職業的、または他の重要な領域における機能の障害を引き起こしている。
>
> **D** 基準Aの症状は、他の精神疾患または他の医学的疾患によるものではなく、行動的障害では説明できない。
>
> **E** その症状は、乱用薬物または医薬品の生理学的影響によるものではない。

出典）日本精神神経学会（日本語版用語監修），高橋 三郎・大野 裕（監訳）：DSM-5 精神疾患の診断・統計マニュアル. p.403, 医学書院, 2014

(2) 検査所見

睡眠ポリグラフ検査では、睡眠潜時の延長と覚醒反応指数が多く、90％に睡眠時周期性四肢運動を示す（図9.6）。覚醒中に周期性四肢運動が生じることはレストレスレッグス症候群の診断を支持する。運動抑制検査を行うことで、標準的な睡眠状態下と安静時のレストレスレッグス症候群、周期性四肢運動の運動徴候の指標が得られる。

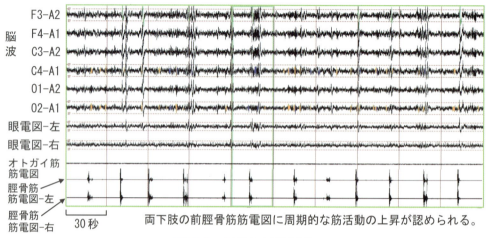

図9.6 周期性四肢運動

(3) 治療

重症度を問わず、症状を増悪させる嗜好品の就寝前の摂取や薬物を避けることなど、増悪因子の排除を行うことともに、睡眠衛生指導および入浴・歩行・運動・ストレッチ・下肢マッサージ・指圧・シップの利用など症状を軽減させる策を講じる（表9.13）。

表9.13 レストレスレッグス症候群の非薬物治療

- ■レストレスレッグス症候群の原因となる薬物や嗜好品の中止
  - 薬物：ドパミン遮断薬、抗うつ薬（選択的セロトニン再取り込み阻害薬、三環系）、抗ヒスタミン薬
  - 嗜好品：カフェイン、アルコール、ニコチン
- ■睡眠衛生指導
  - 規則的な就寝と起床、就寝前の激しい活動は避ける
- ■簡単な行動介入
  - 就寝前に短い時間歩く、暖かい風呂または冷たいシャワー、四肢（脚）のマッサージ
- ■適度な運動：まったく動かないことや通常にない過剰な運動はレストレスレッグス症候群の発症要因になり得る
- ■体重の管理：健康的な食事と十分な活動
- ■レストレスレッグス症候群症状から注意をそらす工夫
  - 退屈でじっとしているときにはゲームなどに意識を集中する

血清フェリチン値 50 µg/L 以下のときには経口鉄剤を使用する。薬物療法としてはドパミン受容体作動薬、レボドパ製剤、ベンゾジアゼピン系薬剤、ガバペンチンなどが用いられる。

8 物質・医薬品誘発性睡眠障害

8.1 臨床的特徴

物質・医薬品誘発性睡眠障害は、含まれる物質により、4つのうちひとつのタイプの睡眠障害が記録される（表 9.14）。

乱用薬物に関しては、既往歴、身体診察、または検査所見から、中毒または離脱の証拠がなければならない。いくつかの物質の中断/離脱状態が遷延し得るので、睡眠障害の発症は物質使用の中断後 4 週間は発症する可能性があり、この障害は他の睡眠障害の非定型的な特徴を示す。物質・医薬品使用、中毒または離脱の期間に、その人は頻回に抑うつ、不安、易怒性、認知機能障害、集中困難、疲労感などを含む不快気分を訴える。

顕著で重篤な睡眠障害は、アルコール、カフェイン、大麻、オピオイド、鎮静薬、睡眠薬または抗不安薬、精神刺激薬などの物質の中毒により引き起こされる。また、上記の物質に加え、たばこからの離脱に関連して、重篤な睡眠障害が起こることがある。

医薬品で睡眠障害を起こすのは、アドレナリン作動薬・拮抗薬、ドパミン作動薬・拮抗薬、アセチルコリン作動薬・拮抗薬、セロトニン作動薬・拮抗薬、抗ヒスタミン薬、副腎皮質ステロイドである。

8.2 検査所見

睡眠ポリグラフ検査は不眠の訴えの重症度を明確にすることに役立ち、一方で睡眠潜時反復検査は日中の眠気の重症度に関する情報を提供する。睡眠ポリグラフを用いて夜間の呼吸や周期的な四肢の運動を記録することによって、物質が夜間の呼吸や運動行為に与える影響を確かめることができる。2 週間にわたる睡眠日誌とアクチグラフは、物質・医薬品誘発性睡眠障害の存在を確認するのに有用である。薬物スクリーニングは、本人が物質摂取に気づいていない場合、またはそれに関する情報を話したがらない場合に有用である。

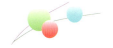

第9章 睡眠・覚醒障害

表 9.14 物質・医薬品誘発性睡眠障害

A 顕著で重篤な睡眠の障害。

B 既往歴、身体診察、または検査所見から、次の（1）および（2）の両方の証拠がある。

（1）基準 A の症状が、物質中毒またはその直後、または医薬品からの離脱または曝露の後に生じている。

（2）関連した物質・医薬品は基準 A の症状を生じる可能性がある。

C その障害は、物質・医薬品誘発性ではない睡眠障害ではうまく説明されない。そのような独立した睡眠障害の証拠には、以下のものが含まれるであろう。

・症状が物質・医薬品の使用開始に先行する。

・症状が、急性の離脱または重篤な中毒が終わった後、相当な期間持続している。

・または物質・医薬品誘発性でない睡眠障害が独立していることを示唆する他の証拠がある。

D その障害は、せん妄の経過中に限って起こるものではない。

E その障害は、臨床的に意味のある苦痛、または社会的、職業的、または他の重要な領域における機能の障害を引き起こしている。

▶ いずれかを特定せよ。

不眠型：入眠困難または睡眠維持が困難で、夜間の頻回覚醒または疲労回復感のない睡眠が特徴である。

日中の眠気型：覚醒時間中の過剰な眠気/疲労感の訴えが顕著であるか、より頻度が少ないが、長い睡眠時間帯が特徴である。

睡眠時随伴症型：睡眠中の異常行動が特徴である。

混合型：複数の型の睡眠症状があるが、どの症状も優勢ではない、物質・医薬品誘発性の睡眠の問題を特徴とする。

▶ 該当すれば特定せよ。

中毒中の発症：その物質・医薬品による中毒の基準を満たし、症状が中毒中に発症した場合は、この特定用語が用いられるべきである。

中断または離脱中の発症：その物質・医薬品の中断/離脱の基準を満たし、症状が物質・医薬品中止の期間中または直後に発症した場合は、この特定の用語が用いられるべきである。

出典）日本精神神経学会（日本語版用語監修），高橋 三郎・大野 裕（監訳）：DSM-5 精神疾患の診断・統計マニュアル. p.407-408，医学書院, 2014

248

参考文献

1) DSM-5　精神疾患の診断・統計マニュアル　医学書院

2) International Classification of Sleep Disorders - Third Edition (ICSD-3) 基礎からの睡眠医学　名古屋大学出版会

2) 改訂版　臨床睡眠検査マニュアル　ライフ・サイエンス

3) ナルコレプシーの診断・治療ガイドライン　日本睡眠学会
　http://www.jssr.jp/data/pdf/narcolepsy.pdf

4) 井上昌次郎　前・東京医科歯科大学生体材料工学研究所　睡眠科学の基礎
　http://jssr.jp/kiso/kagaku/kagaku.html

5) 睡眠薬の適正使用・休薬ガイドライン　じほう

6) Roffwarg HP, Muzio JN, Dement WC. Ontogenetic development of the human sleep-dream cycle. Science. 1966;152(3722):604-19.

7) Bliwise DL. Sleep in normal aging and dementia. Sleep. 1993;16(1):40-81.

8) Ohayon MM, Carskadon MA, Guilleminault C, Vitiello MV. Meta-analysis of quantitative sleep parameters from childhood to old age in healthy individuals: developing normative sleep values across the human lifespan. Sleep. 2004;27(7):1255-73.

9) Sivertsen B, Krokstad S, Øverland S, Mykletun A. The epidemiology of insomnia: associations with physical and mental health. The HUNT-2 study. J Psychosom Res. 2009;67(2):109-16.

10) Pigeon WR, Bishop TM, Krueger KM. Insomnia as a Precipitating Factor in New Onset Mental Illness: a Systematic Review of Recent Findings. Curr Psychiatry Rep. 2017;19(8):44.

11) de Almondes KM, Costa MV, Malloy-Diniz LF, Diniz BS. Insomnia and risk of dementia in older adults: Systematic review and meta-analysis. J Psychiatr Res. 2016;77:109-15.

12) Brown AL, van Kamp I. WHO Environmental Noise Guidelines for the European Region: A Systematic Review of Transport Noise Interventions and Their Impacts on Health. Int J Environ Res Public Health. 2017;14(8). pii: E873.

第 10 章

認知症

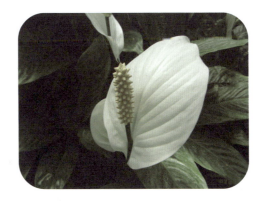

1 認知症総論

1.1 認知症の定義

(1) 認知症の定義

認知症とは従来「生後一旦正常に発達した種々の知的機能が、持続的に低下することで、社会生活に支障を来すようになった状態」をいう。

認知症の診断基準には世界保健機関による国際疾病分類第10版（ICD-10）、米国精神医学会による精神疾患の診断・統計マニュアル第5版（DSM-5）（表10.1）および、National Institute on Aging-Alzheimer's Association workgroup（NIA-AA）によるもの（表10.2）がある。

いずれにしろ、下記の点が認知症の定義において重要である。

① 認知症による認知機能知的機能の低下は、先天的なものではなく、生後一旦発達した後の後天的なものである。その点で発達の過程で明確となる知的能力障害群などとは区別される。

② 認知症で生じる認知機能障害で連想されやすいのは記憶障害、いわゆる物忘れであるが、認知機能の低下は、見当識、計算、理解・判断、遂行機能などさまざまな領域の知的機能でみられる。前頭側頭型認知症など、疾患によっては必ずしも記憶障害を含まない。

③ 社会生活に支障を来すことも認知症の概念に含まれており、社会生活に支障を来していなければ、臨床的な疾患概念上は厳密には認知症とはいえないこととなる。社会生活の支障もさまざまな程度があるが、DSM-5ではこれを「最低限、請求書を支払う、内服薬を管理するなどの、複雑な手段的日常生活動作（Instrumental Activities of Daily Living：IADL）に援助を必要とする」ものとしている。

④ 認知機能低下は持続的に起こり、脳振盪のように一過性の認知機能低下やせん妄のような意識障害とは区別される。

歴史的には、認知症は不可逆的なもの、もとの状態に回復しないものとされてきた。ただし、この点に関しては、慢性硬膜下血腫や正常圧水頭症、脳腫瘍、甲状腺機能低下症などのように内科的、外科的治療により症状の回復が期待できる認知症（treatable dementia：治療できる認知症）という概念の存在もあり、DSM-5およびNIA-AAの診断基準では期間や予後に関しては診断項目としてとりあげられていない。

⑤ 認知症は状態像であり、疾患名ではない。アルツハイマー型認知症、血管性認知

症、レビー小体型認知症などが疾患名となり、認知症状態を起こす多数の疾患があるという理解となる。

表 10.1　認知症の診断基準（DSM − 5）

A ひとつ以上の認知領域（複雑性注意、実行機能、学習性および記憶、言語、知覚－運動、社会的認知）において、以前の行為水準から有意な認知の低下があるという証拠が以下に基づいている：

(1) 本人、本人をよく知る情報提供者、または臨床家による、有意な認知機能の低下があったという概念、および

(2) 標準化された神経心理学的検査によって、それがなければ他の定量化された臨床的評価によって記録された、実質的な認知行為の障害

B 毎日の活動において、認知欠損が自立を阻害する（すなわち、最低限、請求書を支払う、内服薬を管理するなどの、複雑な手段的日常生活動作に援助を必要とする）

C その認知欠損は、せん妄の状況でのみ起こるものではない

D その認知欠損は、他の精神疾患によってうまく説明されない（例：うつ病、統合失調症）

出典）日本精神神経学会（日本語版用語監修），高橋 三郎・大野 裕（監訳）：DSM-5 精神疾患の診断・統計マニュアル.
p.594，医学書院, 2014

表 10.2　認知症の診断基準（NIA–AA）[1]

1. 仕事や日常生活に支障がある

2. 以前の水準より実行機能が低下

3. せん妄や精神疾患ではない

4. 認知機能障害は次の組み合わせによって検出・診断される

　1）患者あるいは情報提供者からの病歴

　2）精神機能評価あるいは神経心理検査

5. 以下の2領域以上の認知機能や行動の障害

　a. 記銘記憶障害

　b. 論理的思考、実行機能、判断力の低下

　c. 視空間認知障害

　d. 言語障害

　e. 人格、行動、あるいは振る舞いの変化

(2) 認知症と区別すべき状態、疾患

1) うつ病・統合失調症などの他の精神疾患

うつ病では、思考のスピードが遅くなり（思考制止）、思考力・集中力・決断力も低下し、一見、認知症とまちがわれやすい状態をとることがある（仮性認知症）。

認知症では、一般的に認知機能障害の自覚が乏しく、忘れたことを指摘しても作り話などの取り繕い的な反応をする傾向がある。一方、仮性認知症はうつ病であるため、自己の評価は低下し、否定的、心気的に物事を捉える傾向が強くなり、記憶障害などの能力低下を自ら強く訴える傾向がある。他にも一般的に仮性認知症と認知症は症候上、表10.3のように区別され、能力低下の訴え方、質問への返答などの違いに加え、症状の発現の速さ、他の抑うつ症状（不安・焦燥、精神運動抑制、不眠）などが臨床場面で両者を区別するポイントとしてあげられる。しかし、うつ病と認知症の関係は、実際にはさらに複雑である。過去のうつ病の既往は認知症のリスクファクターであることが報告されており[2]、また、認知症の初期症状のひとつとして抑うつ状態がみられることもある。そのため、うつ病としての経過中に、認知症へと状態が移行することは、臨床上もしばしば経験される。もちろん、認知症の経過中に、行動・心理症状のひとつとして抑うつ状態がみられることもある。

統合失調症ではその症状のひとつとして、発症時より認知機能障害がみられる。この認知機能障害は高齢になり、増悪し、認知症水準に低下することがある。ただし、アルツハイマー型認知症の神経病理学的な合併頻度は一般人口と変わらない[3]。アルツハイマー型認知症との比較では、長期入院統合失調症患者の認知機能低下の特徴は、注意・遂行機能や呼称、構成行為の障害が記憶障害より目立つ傾向がある。

2) せん妄

せん妄は環境の変化、身体疾患、薬剤などさまざまな原因で起こる意識障害である。意識が障害され、記憶障害、見当識障害、言語障害などの認知機能の変容や、幻覚や錯覚などの知覚の障害が出現する。興奮し、動き回ったり、ときに暴言や暴力がみられることもあれば（過活動型）、その反対に無関心、不活発、動作緩慢となることもある（低活動型）。両者が混在することもあり、混合型といわれる。せん妄自体に記憶障害、見当識障害などがみられるため、認知症とまちがわれやすいが、せん妄自体は意識障害であり、認知症ではない。

認知症とは異なり、通常数時間から数日間までの短期間で出現する。日内変動も一般的な認知症より認められやすく、夜間に悪化しやすい（表10.4）。

認知症患者にも経過中に度々併存して認められ、せん妄が認知症に先行して認められる場合は、認知症の診断に慎重になる必要がある。

表 10.3　仮性認知症と老年期認知症

	仮性認知症	老年期認知症
症状の経過	抑うつ症状→認知症症状	認知症症状→抑うつ症状
進行	急速	緩徐
抑うつ気分	持続的	訴えが弱く、動揺
不安・焦燥	強い	弱い
精神運動抑制	強い	弱い
睡眠	しばしば不眠がみられる	傾眠傾向
意欲	単純な仕事も億劫がる	作業意欲はあるがまとまらない
能力低下の訴え	能力低下を強調し、深刻に悩む	能力低下を隠し、深刻みが薄い
返答	「わかりません」と答えることが多い	一生懸命考えるが、正答が少ないことが多い
社交性	回避傾向が強い	保たれていることが多い
注意力・集中力	比較的保たれている	著明に障害
見当識障害	少ない	しばしば出現

表 10.4　せん妄と認知症

	せん妄	認知症
日内変動	日内変動が目立つ	せん妄より日内変動は目立たない
経過	可逆的	不可逆的　進行性
意識障害	あり	なし

3）正常加齢による記憶障害

　正常加齢による記憶障害では、行為や出来事の一部を忘れることはあっても、行為や出来事そのものは覚えており、ヒントにより思い出すことが多い。社会生活に支障はみられず、進行も目立たない。一方で、認知症による記憶障害は行為や出来事そのものを忘れてしまい、ヒントを与えても思い出すことが少ない。記憶障害に加え、見当識、計算、理解・判断、遂行機能などにおいても障害が認められるよう

になり、社会生活に支障を来すようになる（**表 10.5**）。認知症のごく初期において、その境界はしばしば曖昧であり、認知症とも正常老化ともいえない状態がみられることがある。

表 10.5 認知症と正常加齢による記憶障害の違い

正常加齢	認知症
・体験の一部を忘れる。	・体験そのものを忘れる。
・物忘れの自覚がある。	・物忘れの自覚がない。
・忘れていたことを認める。	・作り話をしてつじつまをあわせる。
・日常生活に支障は来さない。	・日常生活に支障を来す。
・進行にほぼ気づかない。	・徐々に進んでいく。
・他の症状は乏しい。	・他の認知症症状を認める。

1.2 認知症の疫学

全世界での認知症者数は 2015 年時点で 4,680 万人と推計されている。60 歳以上における認知症の有病率は、中央ヨーロッパで最も低く 4.7％、中東・北アフリカで最も高く 8.7％と報告されており[4]、地域による差はあるが、概ね 5〜8％程度と推定される。全世界的にも今後さらに認知症者は増加し、特に低中所得国においての増加が著しいと考えられている。

わが国では全国 8 市町村で行われた認知症有病率調査で、65 歳以上の高齢者において、2012 年時点で、約 15％（462 万人）と報告された[5]。高齢化率は今後も増加すると考えられており、2025 年には、認知症者数は 700 万人前後に至るとも推定されている[6]。

わが国における認知症の内訳に関しては、1980 年代においては、血管性認知症の頻度が最も高かった。しかし、近年、アルツハイマー型認知症が増加し、現在では、アルツハイマー型認知症が最も頻度の高い認知症であり、全認知症の 60〜70％を占めている。次いで、血管性認知症が 20％前後、レビー小体型認知症/パーキンソン病に伴う認知症が 4％程度と推計されている[5]。

1.3 認知症を呈する主な疾患

認知症は状態像であり、その原因となる疾患はさまざまである。大きくは神経変性疾患（アルツハイマー型認知症、レビー小体型認知症など）、脳血管障害（血管性認知症）、その他に分けられる。神経変性疾患とは、神経細胞が徐々に変性・脱落し

減少していく疾患の総称である。その他の中には外傷性変化を含む他の中枢神経系疾患のみならず、内分泌性疾患などの身体疾患、さらには薬剤性、中毒性などが含まれる（表 10.6）。これらのなかには、正常圧水頭症、進行性麻痺、慢性髄膜炎、呼吸不全、ビタミンB欠乏症、甲状腺機能低下症・亢進症など、早期の診断と適切な治療・処置により症状の回復が期待できる病態による認知症（treatable dementia：治療できる認知症）状態もあり、まず最初に鑑別すべき疾患、病態である。

表 10.6　認知症を呈する主な疾患

神経変性疾患

アルツハイマー型認知症、レビー小体型認知症、前頭側頭葉変性症、進行性核上性麻痺、皮質基底核変性症、嗜銀顆粒性認知症、神経原線維変化型老年期認知症、ハンチントン舞踏病症など

脳血管障害（血管性認知症）

多発梗塞性認知症、戦略的な部位の単一病変による認知症、小血管病性認知症、低灌流性血管性認知症、脳出血性血管性認知症、慢性硬膜下血腫など

その他

脳腫瘍、正常圧水頭症、頭部外傷、神経感染症（神経梅毒、Creutzfeldt-Jakob 病、慢性髄膜炎など）、内分泌性疾患（甲状腺機能低下症、副腎皮質機能低下症など）、中毒・薬剤性（アルコール、抗がん剤、向精神薬など）、欠乏性疾患（ビタミン B_1 欠乏症、ビタミン B_{12} 欠乏症など）、呼吸不全など

1.4 認知症の症状

　認知症の症状は、記憶障害、遂行機能障害など脳の機能障害・機能低下としての中核症状と、抑うつ気分や焦燥、徘徊などの行動・心理症状（behavioral and psychological symptoms of dementia：BPSD）に大別される。

(1) 中核症状

　記憶障害、見当識障害、失語、失認、失行、実行機能障害・遂行機能障害、理解力・判断力の低下などの脳の機能障害・機能低下そのものによる症状を中核症状という。中核症状は、認知症であれば、必発の症状であり、認知症の進行とともに進行する。

1） 記憶障害

　記憶の分類はさまざまあるが、記憶の内容の分類としては、陳述記憶と非陳述記憶がある（図10.1）。陳述記憶は、意識的に思いだして、その内容について述べることができるものである。さらに陳述記憶はエピソード記憶、意味記憶に分けられる。

　エピソード記憶とは、特定の時間、空間で経験した出来事に関する記憶であり、「昨日何をしたか」「自分は結婚式をどこで挙げたか」といったことが、これに含まれる。意味記憶とは、言葉や概念の記憶であり、いわゆる知識に相当する。「鍵とはどういうものであるか」ということや、「太陽は東から昇る」ということがこれにあたる。

　陳述記憶に対し、非陳述記憶は、その内容を意識的に思い出して述べるような記憶ではない。例えば、非陳述記憶には手続き記憶が含まれるが、手続き記憶とは、いわゆる「身体で覚えた」ものである。「料理における包丁さばき」などが手続き記憶にあたる。

　記憶には時間による分類もあり、即時記憶と長期記憶に大きく分けられる。即時記憶は、一時の瞬間的な記憶であり、短期記憶という言葉も概ね同義となる。長期記憶とは数分であれ保持（情報を記憶した後、留めておくこと）が必要な記憶であり、さらに近時記憶と遠隔記憶に分けられる。長さに明確な定義はないが、即時記憶は長くても1分程度、近時記憶は数分から数日、数カ月、遠隔記憶は数カ月以上の記憶であると概ねされる（図10.1）。

　一般的に認知症では病初期はエピソード記憶、近時記憶が障害されやすく、昔のことはよく覚えているが、最近のことになると覚えていない。進行すると遠隔記憶が障害され、過去の重要な記憶が思い出せなくなる。手続き記憶も初期は比較的よく保たれる（リボの法則：表10.7）。意味性認知症といって意味記憶が初期から障害される認知症もある。

2） 見当識障害

　見当識は今日の日時（時間の見当識）や今いる場所（場所の見当識）のことである。時間の見当識がまず最初に障害されやすく、その後に場所の見当識が障害されることが多い。さらに進行すると人物の見当識が障害される。

3）失語、失認、失行

　視覚や聴覚などの感覚障害がないにもかかわらず、見聞きしたものを認知することができないことを失認という。麻痺や失調などの運動機能の障害がないにもかかわらず、目的とする運動ができないことを失行という。

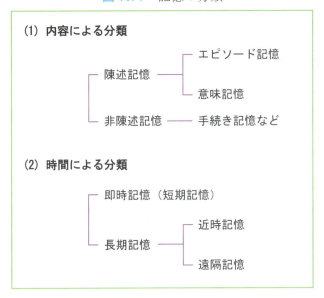

図 10.1 記憶の分類

表 10.7 リボの法則

- 最近の記憶から消えていく。
- 複雑な記憶は単純な記憶より早く失う。
- 知的に習得されたものは体験で習得されたものより早く失われる。
- 感情的能力は末期まで残存する。
- 長い間に身についた習慣は末期まで残る。

　アルツハイマー型認知症の検査において、重なり合った図形や時計を描かせると、図形がうまく重なり合っていなかったり、時計の文字盤の数字が適切な空間に配置されていなかったりということがみられるが、このような構成行為の失敗は構成失行という。着衣の障害である着衣失行、道具の使用障害である観念性失行、ジェスチャー、パントマイムの障害である観念運動性失行も認知症で認められる。

　失語とは一旦得られた言語的な機能が障害された状態である。正しい言葉を話したり、書いたりすることができない運動性失語や言葉の理解ができない感覚性失語などがある。アルツハイマー型認知症では、言葉が思い出せなくなったり（失名詞）、言葉にできなくなったり（喚語困難）する健忘失語がみられることが多い。

4) 実行機能障害、遂行機能障害

　目的をもった一連の活動を、目標を設定し、計画を立て、効果的に成し遂げる機

能の障害を遂行機能障害、実行機能障害という。アルツハイマー型認知症の初期において、手続き記憶の保持により、包丁できれいにキャベツを切ったりするなどの各過程における個別の作業は病前と変わらず、上手にできるものの、順序立てて、段取りよく料理ができなくなるのは、実行機能や遂行機能の障害が影響していると考えられる。

(2) 行動・心理症状 (behavioral and psychological symptoms of dementia：BPSD)

　幻覚、妄想、抑うつ、アパシー、不安、焦燥、徘徊、睡眠・覚醒リズム障害、介護抵抗、暴言などの行動や心理に関する症状であり、中核症状に対し、周辺症状、随伴症状といわれることもある。環境の変化や介護者特性などの社会的要因、発症前の性格、ストレスや不快感に対する反応特性などの心理学的要因、神経生物学的要因、遺伝学的要因といったさまざまな要因が複合的に絡むことによって生じ、すべての認知症患者において認められるわけではない。必ずしも中核症状の進行とは一致せず、経過中にさまざまな要因に反応し、悪化、改善する。中核症状とは異なり、非薬物的治療や薬物療法などの適切な介入により、症状の改善も見込められる。

　中核症状よりもむしろ行動・心理症状が、介護者にとって大きな負担となり、さらに、介護者の負担は、行動・心理症状を悪化させることがあるため、悪循環にもなり得る。一方で、介護者への負担を緩和することで行動・心理症状を大きく減らすことができるとされ、在宅生活の維持など、認知症の治療・介護において効果的な介入が肝要である。

　抗うつ薬や抗精神病薬、睡眠薬などの向精神薬、また、漢方などによる薬物療法が行われることがあるが、行動・心理症状の第一選択は、原因への対応を含めたよりよい介護環境の調整などの非薬物療法であり、生じている症状の特性や症状が生じている要因をよく把握するように努め、適切な介入に役立てる。

1) 幻覚

　統合失調症では幻聴が多い一方、認知症で頻度が多いのは幻視である。幻視の次に幻聴が認知症でも認められるが、統合失調症で認められるような対話性幻聴、命令性幻聴とは異なり、単純で要素的なものが多い。幻視はアルツハイマー型認知症でも生じるが、特にレビー小体型認知症で高率であり、診断基準のひとつになっている。人物の幻視が多く、その次に動物・虫の幻視が多い。レビー小体型認知症では、錯視もよく認められる。前頭側頭型認知症では幻覚はまれである。

2) 妄想

　アルツハイマー型認知症では「物を盗られた」といった物盗られ妄想（盗害妄想）が多く、被害妄想、「浮気されている」といった嫉妬妄想、見捨てられ妄想なども認

められる。最も身近な家族が妄想の対象になることが多いため、介護者の負担は大きい。統合失調症の妄想とは異なり、妄想知覚、妄想気分、妄想着想などの一次妄想はまれで、記憶障害などを基盤とした誤認および状況から了解可能であることが多い。例えば、物盗られ妄想は、「物をなくす、物をしまった場所が分からなくなってくる」といった記憶障害をもとに、さらに、「大事な物は、盗られないように、今までとは違う、よりみつかりにくい場所にしまう。」といった行動が生じ「大事な物ほど、よけいにしまった場所が分からなくなる。自分がしまったことも覚えていない。」ようになって、「自分では覚えがないので、盗まれたと思うようになる。」というようにその妄想の形成過程が理解され得る。

妄想性誤認症候群（2.3を参照）もしばしば認知症において認められる。

レビー小体型認知症ではアルツハイマー型認知症と同等か、より高率に妄想がみられるが、前頭側頭型認知症では妄想はまれである。

3）抑うつ・アパシー

抑うつ状態では、抑うつ気分に加え、自責感、集中力低下、興味関心の低下、意欲低下などの症状が出現するが、抑うつ状態と区別すべき状態でアパシーがある。アパシーは、行動発動の欠如や意欲低下、無関心・無感動である。行動量が減少し、意欲が低下する点で抑うつ状態と混同されやすいが、気分の障害ではない。本人は、抑うつ気分は否定するが、「何もしたくない。」「やる気が出ない。」と述べる。自責感、悲哀感を欠く点で抑うつ状態と鑑別される。

4）焦燥

焦燥とは、本人の欲求や困惑から直接生じたとは考えられないような、不適切な言語、音声、運動上の行動をとることである。不満や不快感を示すとも考えられるが、生物学的要因、心理的要因、社会的要因、環境要因などが相互作用し、発現に関与している。身体的、言語的に攻撃性がみられることもあり、介護者にとって負担となる症状のひとつである。

5）徘徊

徘徊とは、一般的に、目的もなくうろつくことをいうが、介護者を探しまわったり、繰り返し家を出ようと試みたり、不適当な方向に向かって歩いたりなど、周囲の人から徘徊と捉えられる行動にはさまざまなものが含まれる。根底には不安、焦燥や退屈、失見当識などがあり、個々に理由・原因を考え対処する。徘徊者に対する登録サービス、GPS 機器などの対策や非薬物、薬物治療を行っても、在宅では安全が確保できず、対応困難となり、施設入所の原因となることがある。

1.5 診断・検査

認知症の診断には臨床診断と病理診断があるが、認知症、特に神経変性疾患としての認知症の確定診断は病理診断によってなされる。病理診断は死後、剖検脳を神経病理学的に顕微鏡で検索することにより行われる。

臨床診断は、生前に、臨床症状、経過に加え、血液・尿検査、髄液検査、脳画像検査、神経心理検査などを適宜組み合わせることによって行われる。

(1) 血液・尿・髄液検査

神経変性疾患以外の、認知症を引き起こす身体疾患の鑑別のために、血液・尿検査は重要となる。鑑別診断のためだけでなく、血管性認知症やアルツハイマー型認知症のリスク因子の評価、また、薬物療法や介護環境調整を含めた医学的介入の検討のためにも、全身状態の評価は肝要で、高脂血症や糖尿病の評価、また、心電図、胸部レントゲン検査などが必要に応じて行われる。

血算、肝機能検査、腎機能検査、電解質などの一般生化学検査に加え、甲状腺機能検査（TSH、free T3、free T4 など）、や梅毒検査（TPHA 法、RPR など）、ビタミン B_1、B_{12}、葉酸などが適時検査される。HIV 脳症が疑われる際は HIV 抗体検査、CNS ループスなど自己免疫疾患が疑われる際には各種自己抗体など、鑑別のためにさらに詳細な検査がなされる。慢性髄膜炎や Creutzfeldt-Jakob 病、神経梅毒などでは髄液検査も選択される。

(2) 脳画像検査

1) 形態画像検査

脳の形態を評価するために CT および MRI が用いられる。脳腫瘍や、慢性硬膜下血腫、正常圧水頭症、脳梗塞、脳出血などを鑑別するのに加え、脳の萎縮の有無や萎縮の部位、程度を評価する。

2) 機能画像検査

認知症の初期では萎縮は目立たないものの、血流・代謝の低下が認められることがあり、機能画像検査の有用性が高い。FDG-PET では神経障害によるシナプス機能変化を捉えることができるとされるが、現時点では、わが国において認知症に保険適応となっていない。脳血流 SPECT が日常診療において用いられている。

また、レビー小体型認知症の診断にはドーパミントランスポーターシンチグラフィが大脳基底核でのドーパミントランスポーターの取り込み低下を検出するのに用いられる。脳以外の機能画像検査では、MIBG 心筋シンチグラフィーもレビー小体型認知症の診断に有用である。

(3) 神経心理検査・評価尺度

　認知症のどの症状、状態を評価するのか、また、スクリーニング検査なのか、重症度の評価なのかなど、評価の目的により、用いる神経心理学的検査、評価尺度は異なる。個別の状態、目的にあわせてふさわしい、神経心理検査、評価尺度を選択する。

　神経心理的検査、評価尺度を用いて評価する内容は、主に認知機能障害、行動・心理症状、日常生活動作、全般的重症度に大別される（表 10.8）。評価方法としては質問や課題による評価と観察による評価に大別される。

表 10.8　主な神経心理検査、評価尺度

認知機能障害の評価

＜質問式＞

・MMSE（ミニメンタルテスト）、HDS-R（改訂長谷川式簡易知能評価スケール）、MoCA-J（日本語版 MoCA）：スクリーニング検査

・ADAS-cogJ（アルツハイマー病評価スケール日本語版）：複合的認知機能評価

・WAIS-Ⅲ（Wechsler 成人知能検査 第 3 版）、RCPM：知能検査

・WMS-R（Wechsler 記憶検査）、Benton 視覚記銘検査：記憶検査

・WAB 失語症検査、標準失語症検査：言語検査

・FAB（Frontal Assessment Battery）、トレイルメーキングテスト、Wisconsin カード分類検査：前頭葉機能検査

行動・心理症状の評価

＜観察式＞ NPI（Neuropsychiatric Inventory）、Behave-AD（Behavioral Pathology in Alzheimer's Disease）、CMAI（Cohen-Mansfield Agitation Inventory）など

日常生活動作能力の評価

＜観察式＞ IADL（Instrumental Activities of Daily Living Scale）、N-ADL（N 式老年者用日常生活動作能力評価尺度）、PMES（Physical Self-Maintenance Scale）、DAD（Disability Assessment for Dementia）など

全般的重症度の評価

＜観察式＞ CDR（Clinical Dementia Rating）、FAST（Functional Assessment Staging）、NM-スケール（N 式老年者用精神状態評価尺度）など

第10章 認知症

1.6 軽度認知障害

(1) 軽度認知障害の定義

軽度認知障害（mild cognitive impairment：MCI）とは、認知症ともいえないが、正常ともいえない、その境界域を表す概念である。より早期の介入が認知症治療に有益であるという考えもあり、この概念が注目された。

Peterson らは MCI を、①本人または家族（介護者）による物忘れの訴えがある、②加齢の影響だけでは説明できない記憶障害の存在、③日常生活能力は自立、④全般的な認知機能は正常、⑤認知症は認めない、と定義したが[7]（表10.9）、この定義は記憶障害に重点をあてたものであった。しかし、認知症の前駆期の症状には記憶以外の認知機能の低下も起こり得ることから、2003 年には、記憶障害に限定せず、①認知機能の低下に関する訴えがある、②正常ではない認知機能の低下はあるが、認知症には至らない、③日常生活に支障はない、状態を MCI と定義することが提唱された[8]（表10.10）。この基準では、さらに記憶障害の有無（amnestic MCI、non-amnestic MCI）、障害領域がひとつか複数か（single domain、multiple domain）によって下位分類がなされる（図10.2）。

(2) MCI の経過

MCI のうち 1 年で 10〜15％程度、4 年で 50％程度がアルツハイマー型認知症に進行するといわれている[7]。その割合は正常母集団よりも高率で MCI は認知症予備軍と考えられる。ただし、MCI のおよそ 2〜3 割は認知症に進行せず、むしろ回復するといわれ、MCI の診断のなかにはアルツハイマー型認知症以外にも多種の原因が含まれていると推量される。

表10.9 軽度認知障害（MCI）（1999 年、Petersen らの定義）

> ① 本人または家族（介護者）による物忘れの訴えがある
> ② 加齢の影響だけでは説明できない記憶障害の存在
> ③ 日常生活能力は自立
> ④ 全般的な認知機能は正常
> ⑤ 認知症は認めない

表10.10 軽度認知障害（MCI）（2003 年、Petersen らの定義）

> ① 本人や家族から認知機能低下に関する訴えがある
> ② 正常ではない認知機能の低下はあるが、認知症には至らない
> ③ 日常生活に支障はない

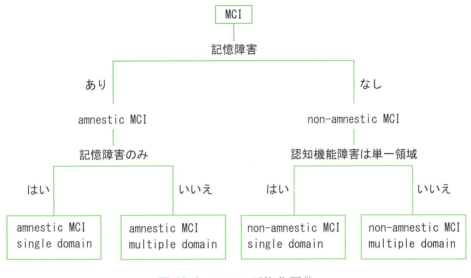

図 10.2　MCI の下位分類[8]

2 認知症各論

2.1 アルツハイマー型認知症

(1) 概念・定義

　1906〜07 年においてドイツの精神医学者である Alois Alzheimer によって最初の症例報告がなされ、1910 年 Kraepelin によって、アルツハイマー病の命名がなされた。臨床症状としては記憶障害を中心とした進行性の認知機能の低下を認め、神経病理所見としては、神経細胞内に蓄積する神経原線維変化（タウ蛋白が主要構成成分）と、大脳の神経細胞外に広範に沈着する老人斑（アミロイドβが主要構成成分）を特徴とする認知症である。

　以前は発症年齢によって、初老期以前の発症をアルツハイマー病と呼称し、「老年痴呆」（現在の晩発性のアルツハイマー型認知症）と区別していたが、脳の神経病理学的所見では、両者に本質的な差異はないという考え方が優勢となり、現在では両者ともアルツハイマー型認知症、またはアルツハイマー病と総称することが一般的となっている。

(2) 疫学

　アルツハイマー型認知症は、現在、欧米でもわが国でも最も頻度の高い認知症であり、全認知症の 60〜70％ を占めている[5]。アルツハイマー型認知症がわが国でも最も頻度の高い認知症となった背景には生活習慣を含む環境的要因の関与が考えら

れている。アルツハイマー型認知症の最大の危険因子は年齢であり、65歳から85歳の間では、5歳ごとに有病率が2倍になるといわれるが、ApoE-ε4やAPP、PSEN1、PSEN2などの遺伝的な危険因子の他に、高血圧や糖尿病、食餌などの生活習慣と関連した要因も危険因子として考えられている。

(3) 成因と機序

アルツハイマー型認知症では、アミロイドβ、タウ蛋白が脳内に蓄積し、神経細胞が徐々に減少（脱落）していく。神経細胞の脱落の結果、形態的には海馬周囲、頭頂葉、側頭葉を中心に大脳が全般性に徐々に萎縮して認められる。アミロイドβは老人斑として神経細胞外に蓄積し、タウ蛋白は神経原線維変化として神経細胞内に蓄積する。

アミロイドβの細胞外の蓄積はタウ蛋白の蓄積よりもアルツハイマー型認知症に特異的と考えられている。アミロイドβは膜貫通蛋白であるβアミロイド前駆体蛋白質の一部が、βセクレターゼおよびγセクレターゼで切断されることにより出現する。アミロイドβはアミノ酸残基により、アミロイドβ40とアミロイドβ42の2種類あるが、老人斑の主要構成物となるのはアミロイドβ42である。

タウ蛋白は微小管結合蛋白のひとつとして、細胞内に存在しているが、過剰なリン酸化により、微小管との結合が減弱して遊離し、細胞内に凝集して神経原線維変化を形成すると考えられている。神経原線維変化は嗅内皮質から、海馬、新皮質連合野、新皮質一次野へと進展し、その進展は認知症の重症度と関係すると考えられている。

(4) 症状・経過

アルツハイマー型認知症は緩徐進行性の疾患であり、初期には記憶障害を主要症状とし、徐々に進行する経過をたどる。発症年齢や併存疾患など（一般的には発症が若いほど進行が速いとされる）により、個人差はあるが、死亡まで10年前後の経過となる。

初期には近時記憶障害が出現し、最近のエピソード記憶の障害が認められることが多い。新しい出来事を記憶することが困難になり、最近のエピソードが完全に欠落していたりすることがみられる。見当識障害では、まず時間の見当識障害が認められる。実行機能障害も初期に気づかれやすい症状のひとつである。言語に関しては、発症初期では語想起困難、失名詞などが中心となる。

進行し中期になると、遠隔記憶の障害も認められ、最近のことだけでなく、以前の記憶も障害される。場所に対する見当識障害も出現し、自宅に帰れなくなる、今いる場所が分からなくなることがみられる。着衣失行、観念運動性失行などの失行

症状、失算も認められる。言語的には理解の障害、書字、読字の障害がみられやすいが、流暢性や復唱は比較的保たれる。

　後期になると、記憶障害はさらに進行し、近親者の名前を忘れたり、人物に関する見当識障害も表れる。単語数や自発語が低下し、言語的な疎通性は低下する。徐々に意味のある会話が困難となる。排泄、摂食などにも介護を必要とするようになり、徐々に運動機能も低下し、寝たきり状態へと進行していく。

　若年や初老期発症の認知症では、早期から失語、失算、失行などの皮質症状を伴うことがある。また、前頭葉症状や視覚症状など、記憶障害以外の症状から発症するアルツハイマー型認知症も存在する。

(5) 診断

　アルツハイマー型認知症の診断は除外診断を基本とする。アルツハイマー型認知症の診断基準にはDSM-5（表10.11）によるものがあるが、記憶障害を主要とした複数領域の認知機能障害が緩徐進行性に認められ、アルツハイマー型認知症以外の認知症を除外してあることが、診断の主要要件になっている。

表 10.11　アルツハイマー病による認知症（アルツハイマー型認知症）
の診断基準（DSM-5）

A 認知症の基準を満たす。

B 少なくとも2つ以上の認知領域で、障害は潜行性に発症し緩徐に進行する。

C ほぼ確実なアルツハイマー病は、以下のどちらかを満たしたときに診断されるべきである。そうでなければ疑いのあるアルツハイマー病と診断されるべきである。

（1）家族歴または遺伝子検査から、アルツハイマー病の原因となる遺伝子変異の証拠がある。

（2）以下の3つすべてが存在している。

（a）．記憶、学習、および少なくともひとつの他の認知機能領域低下の証拠が明らかである。（詳細な病歴または連続的な神経心理学的検査に基づいた）

（b）．着実に進行性で緩徐な認知機能低下があって、安定状態が続くことはない。

（c）．混合性の病因の証拠がない。（他の神経変性疾患または脳血管疾患がない。または認知の低下をもたらす可能性のある他の神経疾患、精神疾患、または全身疾患がない）

D 障害は脳血管障害、他の神経変性疾患、物質の影響、その他の精神疾患、神経疾患または全身疾患ではうまく説明されない。

出典）日本精神神経学会（日本語版用語監修），高橋 三郎・大野 裕（監訳）：DSM-5 精神疾患の診断・統計マニュアル．
p. 602-603，医学書院，2014

第10章　認知症

　また、2011 年に発表された NIA-AA によるアルツハイマー型認知症の診断基準
（表 10.12）では、記憶領域以外の症状で発症するアルツハイマー型認知症も考慮さ
れ、記憶以外の認知機能障害でも、診断基準を満たし得るようになった[1]。さらに、
アルツハイマー病理をより生物学的に同定するために、アミロイド蓄積のバイオマ
ーカー、神経変性のバイオマーカー、遺伝学検査なども記載された。

表 10.12　アルツハイマー型認知症の診断基準（NIA-AA）

ほぼ確実な（Probable）アルツハイマー型認知症

　認知症があり、

　1.　数カ月から年余に緩徐進行性

　2.　認知機能低下の客観的病歴

　3.　以下のひとつ以上の項目で病歴、検査の明らかな低下

　　　a.　健忘症状　　b.　非健忘症状：失語、視空間障害、遂行機能障害

　4.　以下の所見がない場合

　　　a.　脳血管障害　　b.　レビー小体型認知症　　c.　行動障害型前頭側頭型認知症　　d.　意味
　　　性認知症、進行性非流暢性/失文法性失語　　e.　他の内科・神経疾患の存在、薬剤性
　　　認知機能障害

確実性の増したほぼ確実な（Probable）アルツハイマー型認知症

　認知機能検査の進行性低下例、原因遺伝子変異キャリアー

疑いのある（Possible）アルツハイマー型認知症

　非典型な臨床経過、他疾患の合併例（脳血管障害、レビー小体型認知症、他の神経疾患
　や内科疾患、薬剤性）

アルツハイマー病理が存在するほぼ確実な（Probable）アルツハイマー型認知症

　①　脳 Aβ 蓄積のバイオマーカー：CSF アミロイドβ42 低下、アミロイド PET 陽性

　②　2 次性神経変性や障害のバイオマーカー：CSF タウ・リン酸化タウ増加、側頭・頭
　　　頂葉の糖代謝低下（FDG-PET）、側頭・頭頂葉の萎縮（MRI 画像統計処理）

アルツハイマー病理が存在する疑いのある（Possible）アルツハイマー型認知症

　非アルツハイマー型認知症の臨床診断、バイオマーカー陽性か AD 脳病理診断

神経心理学的検査としては、スクリーニングとして HDS-R や MMSE が日常診療場面でよく使用される。初期のアルツハイマー型認知症では、初期症状を反映して、時間の見当識、遅延再生での減点がみられることが多い。MCI との鑑別では、WAIS-III (Wechsler Adult Intelligence Scale Third Edition)、WMS-R (Wechsler Memory Scale-Revised)、CDR (Clinical Dementia Rating) が参考となる。

画像検査では、CT、MRI などの構造画像で、大脳のびまん性萎縮、脳室の拡大、シルビウス裂の拡大などが認められる。海馬の萎縮が MRI の冠状断で認められ、この所見は水平断では側脳室下角の拡大として描出される。脳血流 SPECT、FDG-PET では、楔前部、後部帯状回、頭頂葉の血流低下が、認知症の初期において診断の参考になる。

アミロイド PET によるアミロイドの沈着、髄液アミロイド β42 の低下は、より生物学的なアルツハイマー病理の診断に有用である可能性があるが、現時点では保険適応はない。

(6) 治療

1) 薬物療法

現時点では根治的な治療はなく、中核症状の進行の予防に、認知症治療薬として、アセチルコリンエステラーゼ阻害薬（ドネペジル、ガランタミン、リバスチグミン）および NMDA 受容体拮抗薬（メマンチン）が用いられる。

心理・行動症状に対しては非薬物治療が第一選択となるが、非薬物療法が無効な際や、切迫性のある際は、薬物療法も行われる。認知症治療薬も心理・行動症状に対して用いられるが、抑肝散などの漢方や、非定型抗精神病薬が焦燥、興奮や易怒性、幻覚妄想に対し使用される。ただし、非定型抗精神病薬の使用は、保険適応外であることや、心血管系疾患、誤嚥性肺炎などの有害事象などについて、家族によくインフォームドコンセントを行う必要がある。

2) 非薬物療法

ケアや介護、またその体制の構築も広義の意味で非薬物療法にはいるが、狭義の非薬物療法としては、認知刺激、音楽療法、回想法、運動療法などがあげられる。

2.2 血管性認知症

(1) 概念・定義・分類

脳血管障害に起因する認知症状態を血管性認知症という。わが国において、以前は、アルツハイマー型認知症より頻度が多いとされていたが、現在では、アルツハイマー型認知症に次いで、2番目、もしくは3番目に多い認知症となっている。認

知機能障害を来す脳血管障害のタイプによって分類され、NINDS-AIREN（National Institute of Neurological Disorders and Stroke and Association-Internationale pour la Recherché et l'Enseignement en Neurosciences）では、①多発梗塞性認知症、②戦略的な部位の単一病変による認知症、③小血管病性認知症、④低灌流性血管性認知症、⑤脳出血性血管性認知症、⑥その他、に分けられる[9]。

　多発性梗塞性認知症は、大・中の多発する梗塞による。戦略的な部位の単一病変による認知症は、多発せずとも、それ単独のみで認知症状態を起こす梗塞部位によるものであり、部位としては、前大脳動脈領域、中大脳動脈領域、後大脳動脈領域、角回、視床、前脳基底部などがあげられる。小血管性認知症は、多発性のラクナ梗塞によるものと広範な白質の循環障害によるもの（Binswanger 病）がある。低灌流性血管性認知症は、心停止や高度の血圧低下などにより、脳全体で循環障害が生じることによる。脳出血性血管性認知症は脳出血、クモ膜下出血などの出血性病変を原因とする。

(2) 症状・経過

　障害部位および血管障害の原因に応じた症状および経過を示す。多発性梗塞性認知症では、急性発症や階段状の悪化を示すことが多い。障害された部位に応じて、記憶障害、失語、失行、失認、遂行機能障害、視空間障害などのさまざまな認知機能障害を呈する。戦略的な部位の単一病変による認知症でも障害された部位に応じた認知機能障害を生じ、急性発症が多い。

　一方で、多発性のラクナ梗塞やBinswanger 病による認知症では、多くは緩徐に進行する。その点で、アルツハイマー型認知症など変性性の認知症との鑑別が困難な場合がある。症状の特徴としては、皮質下病変を反映し、遂行機能障害や思考の緩慢化や遅延が、記憶障害より目立つことが多い。

　血管性認知症の症状の他の特徴としては、動揺性で、せん妄、感情失禁、抑うつなども呈しやすいことがある。また、神経症候も血管性認知症の特徴であり、尿失禁、パーキンソン症状、仮性球麻痺、運動麻痺などを呈することが多い。腱反射亢進、病的反射、バレー兆候などの神経学的所見も診断の参考となる。

　血管性認知症はアルツハイマー型認知症に比べて予後が不良であり、死亡までの期間が短いと考えられている。

(3) 診断

　NINDS-AIREN[9]（表 10.13）、DSM-IV の診断基準では記憶障害を認知機能障害の必要事項としていたが、DSM-5 の診断基準（表 10.14）や、米国脳卒中協会（AHA/ASA）の包括的ステートメントでは、診断において、記憶障害を必ずしも必要としない。

2 認知症各論

表10.13 ほぼ確実な（Probable）血管性認知症の診断基準（NINDS-AIREN）

A 認知症がある
(a)記憶障害と、次の認知機能のうち2つ以上の障害がある。
　見当識、注意力、言語、視覚空間機能、行動機能、運動統御、行為
(b)臨床的診察と神経心理学的検査の両方で確認することが望ましい。
(c)機能障害は、日常生活に支障を来すほど重症である。しかし、これは脳卒中に基づく
　身体障害によるものを除く。
【除外基準】
① 神経心理検査を妨げる意識障害、せん妄、精神病、重症失語、著明な感覚運動障害がない。
② 記憶や認知機能を障害する全身性疾患や他の脳疾患がない。

B 脳血管障害がある
(a)神経学的診察で、脳卒中の際にみられる局所神経症候（片麻痺・下部顔面神経麻痺・
　Babinski徴候・感覚障害・半盲・構音障害）がみられる。
(b)脳画像（CT・MRI）で明らかな多発性の大梗塞、重要な領域の単発梗塞、多発性の基
　底核ないし白質の小梗塞あるいは広範な脳室周囲白質の病変を認める。

C 上記AとBの両者に関連がみられる。下記(a)ないし(b)の両者、またはいずれかを満たす。
(a)明らかな脳血管障害後3カ月以内に認知症が起こる。
(b)認知機能が急激に低下するか、認知機能障害が動揺性ないし段階的に進行する。

表10.14 血管性認知症の診断基準（DSM-5）

A 認知症の基準を満たす。
B 臨床像は次のいずれかで示唆される血管性の特徴を有すること。
　1. 認知機能障害の発症が、1回以上の脳血管性発作に時間的に関連する。
　2. 障害が複雑性注意（情報処理速度を含む）、前頭葉性の実行機能に顕著である。
C 病歴、理学所見、および/または神経画像所見から、認知機能障害を十分に説明し得
　る程度の脳血管障害が存在する。
D 症状は他の脳疾患や全身疾患で説明されないこと。

確実な血管性認知症は以下の項目の少なくともひとつを満たす。それ以外は**疑いのある
血管性認知症**とする。
　(1)臨床的基準が脳血管性疾患によるはっきりとした脳実質の損傷を示す神経画像的証
　　拠によって支持される。
　(2)認知機能障害の発症が、1回以上の記録のある脳血管性発作に時間的に関連する。
　(3)臨床的にも遺伝的にも脳血管疾患の証拠がある。

疑いのある血管性認知症
臨床的基準が一致しても、神経画像が得られない場合や、認知機能障害の発症が1回以上
の脳血管性発作に時間的に関連することが確認できない場合。

出典）日本精神神経学会（日本語版用語監修），高橋 三郎・大野 裕（監訳）：DSM-5 精神疾患の診断・統計マニュアル.
　　　p.612-613, 医学書院, 2014

いずれにしろ、認知症状態であることを確認し、その認知症症状が脳血管障害の部位によって十分に説明が可能（認知障害の程度やタイプが障害部位で説明可能か、時間的な関連があるか）であることが、脳血管性認知症と診断するうえで肝要となる。

また、認知機能障害Hachinski の虚血スコア[10]（表10.15）はアルツハイマー型認知症の鑑別で用いられる。

(4) 治療

アルツハイマー型認知症と同様に中核症状の治療にアセチルコリンエステラーゼ阻害薬（ドネペジル、ガランタミン、リバスチグミン）およびNMDA受容体拮抗薬（メマンチン）が用いられるが、適応外処方であることに注意を要する。

心理・行動症状に対しても生じる症状に応じて、非定型抗精神病薬などの向精神薬が用いられる。また、アマンタジン、ニセルゴリン、チアプリドはそれぞれ、脳梗塞後遺症に伴う「意欲・自発性低下の改善」「慢性脳循環障害による意欲低下の改善」「攻撃的行為、精神興奮、せん妄の改善」に保険適応をもち使用が考慮される。

予防という観点では、血管性病変に対する対応も必要となる。高血圧や糖尿病、脂質異常症、肥満、心房細動などが、リスクファクターとなる。

非心原性の脳梗塞に対して、抗血小板薬の使用も考慮されるが、認知症予防に関して証左は明確ではない。心房細動に対しては、抗凝固療法を行う。

2.3 レビー小体型認知症

(1) 概念・定義

パーキンソン病において、黒質や青斑核などの脳幹部にレビー小体が認められることは知られていたが、レビー小体は大脳皮質にはまず認められないものであると考えられていた。しかし、1976年に、レビー小体が脳幹以外にも大脳や扁桃核に多数認められ、認知症とパーキンソン症状を主症状とする症例を小坂らが報告し、その後レビー小体病、びまん性レビー小体病の概念を小坂らが提唱した。欧米からも追従するかたちで報告がなされ、1995年に第1回国際ワークショップでレビー小体型認知症の臨床、病理診断基準が提唱された。その後、2005年に診断基準の改訂版が発表され、現在では、2017年にさらに新たな診断基準が発表された[11]（表10.16）。進行性の認知機能低下（注意、集中に変動がみられるのが特徴的）に加え、繰り返し出現する幻視、パーキンソン症状、レム睡眠行動異常を主症状とする認知症と考えられている。

2 認知症各論

表 10.15 Hachinski の虚血スコア

特　徴	点数	特　徴	点数
急激な発症	2	感情失禁	1
階段状の悪化	1	高血圧の既往	1
経過の動揺性	2	脳血管発作の既往	2
夜間の錯乱	1	アテローム硬化合併の証拠	1
人格が比較的に保持される	1	局所的神経症状	2
抑うつ	1	局所的神経徴候	2
身体愁訴	1		

合計点数が 7 点以上であれば、血管性認知症の可能性が高くなる。
4 点以下であればアルツハイマー型認知症の可能性が高くなる。

表 10.16 レビー小体型認知症の診断基準（2017 年改訂版）

1. 中心的特徴（必須症状）

　正常な社会生活、職業機能、日常生活を妨げる進行性の認知機能低下（認知症）がある。顕著で持続的な記憶障害は病初期には必ずしも起こらない場合があるが、通常は進行すると明らかになる。注意、実行機能、視覚認知機能は障害されやすく、早期に起こる可能性がある。

2. 中核的特徴（2 つを満たせばほぼ確実（Probable）、ひとつでは疑い（Possible））

a. 注意や覚醒レベルの顕著な変動を伴う動揺性の認知機能

b. 典型的には具体的で詳細な内容の繰り返し起こる幻視

c. REM 睡眠行動異常（認知機能低下に先行する可能性がある）

d. ひとつ以上の誘因のないパーキンソン症状（寡動、安静時振戦、固縮）

3. 指標的バイオマーカー（中核的特徴ひとつ以上に加え、指標的バイオマーカーがひとつ以上存在する場合、ほぼ確実（Probable）。中核的特徴はないが、指標的バイオマーカーがひとつ以上あれば疑い（Possible）とする）

a. SPECT や PET による大脳基底核におけるドーパミントランスポーターの取り込み低下

b. 123I-MIBG 心筋シンチグラフィーにおける取り込み低下

c. 睡眠ポリグラフ検査で筋活動低下を伴わない REM 睡眠

(2) 疫学

　報告により差はあるが、アルツハイマー型認知症に次いで、2 番目、もしくは 3 番目に多い認知症とされている。

(3) 成因と機序

　神経病理学的には、レビー小体およびレビー関連神経突起が、大脳皮質、扁桃体、マイネルト基底核、黒質、青斑核、縫線核、迷走神経背側核などに認められ、同部位では神経細胞が減少（脱落）している。レビー小体の主要構成成分はαシヌクレインであることが分かっており、αシヌクレインの異常蓄積による神経変性に症状が起因すると考えられている。

(4) 症状・経過

　進行性の認知機能低下を中心的特徴とし、幻視、パーキンソン症状、レム睡眠行動障害といった診断基準において中核的特徴となる症状に加え、便秘、発汗、起立性低血圧などの自律神経症状、うつ症状、妄想などの精神症状、嗅覚障害などを幅広く呈する。認知機能障害の発現以前に、レム睡眠行動障害、抑うつ、便秘、嗅覚障害などが、しばしば先行して認められる。

1) 認知機能障害

　初期には記憶障害は目立たず、遂行機能障害や注意障害、空間認知、構成に関する障害が目立つ場合がある。

　注意や覚醒レベルの変動を伴うこともあり、診断基準において中核的特徴となっているこの変動は日内や数日から数週、ときには数カ月に及ぶ単位でみられることもある。

2) 幻視

　繰り返しみられるのがひとつの特徴で、中核的特徴である。幻視の内容としては人物が多い。その次に、小動物、虫がみられる。錯視も度々認められる。幻視以外の幻覚では体感幻覚や幻聴に加え、「何かがいる感じ、気配がする」という実体的意識性も幻覚の近縁症状としてしばしば認められる。

　幻視の持続性や記憶において、本人自ら説明が可能という点でせん妄と鑑別され得るが、ときに鑑別困難なことがある。

3) パーキンソン症状

　パーキンソン病と同様にパーキンソン症状が出現し、中核的症状のひとつである。筋固縮、振戦、仮面様顔貌、動作の緩慢、小刻み歩行、姿勢反射障害などの症状が認められる。振戦より、筋固縮が目立ち、筋固縮は対称的に認められることが多い。

4) レム睡眠行動障害

　以前の診断基準では示唆的症状であったが、新しい診断基準では中核的特徴となっており、診断上の重要性が増している。レム睡眠期に起きる運動活動で、夢を行動に移している状態である。夢に反応して行動し、起き上がって家具に衝突したり、

パートナーを殴ったり、蹴ったり、大声を出したりする。

5) 自律神経系障害

起立性低血圧、便秘、神経因性膀胱などの自律神経症状も認められる。

6) 幻覚以外の精神症状

幻視以外にもさまざまな精神症状が認められる。例えば、カプグラ症候群、幻の同居人、重複記憶錯誤などの妄想性誤認症候群が認められることがある。カプグラ症候群は替え玉妄想ともいわれ、身近な人物が他の人物に入れ替わってしまっているという妄想である。幻の同居人は、自分以外の知らない誰かが、家にいるといった妄想である。重複記憶錯誤とはひとつしか存在しない場所や人物が、複数存在すると確信する状態である。

抑うつや不安も認められ、アルツハイマー型認知症よりも頻度が多いと考えられている。中心的特徴、中核的特徴に先行することもある。

(5) 診断

診断には中心的特徴、中核的特徴に加え、指標的バイオマーカーの確認が重要となり、以下の検査が診断に有用である。

1) ドーパミントランスポーターシンチグラフィー

大脳基底核でドーパミントランスポーターの取り込み低下が認められる。

2) MIBG 心筋シンチグラフィー

自律神経（交感神経）系障害を反映して、心臓/縦隔比が低下、washout rate が亢進する。

3) 睡眠ポリグラフ検査

筋活動低下を伴わない REM 睡眠が認められる。

(6) 治療

全身性の疾患であることを考慮に入れた対応が肝要である。例えば、パーキンソン症状に対するレボドパの使用が、幻視の悪化を起こし得るなど、ある症状に対する治療薬が別の症状に対して悪影響をもたらすことがあり、患者ごとに主要な治療標的を考え、治療計画を立てる必要がある。

認知機能障害には、アセチルコリンエステラーゼ阻害薬、NMDA 受容体拮抗薬が検討される。幻覚妄想、うつなどの行動・心理症状にはアセチルコリンエステラーゼ阻害薬、NMDA 受容体拮抗薬に加え、抑肝散や非定型抗精神病薬も使用が考慮されるが、非定型抗精神病薬に関しては、過敏性、パーキンソン症状の悪化に注意が必要である。レム睡眠行動異常に関してはクロナゼパムの有効性が報告されている。

2.4 前頭側頭葉変性症

(1) 概念・定義

　前頭側頭葉変性症は前頭葉と側頭葉前部を主な病変とする変性性の認知症疾患である。前頭側頭葉変性症は、1996年にマンチェスターのグループによって提唱された概念で、臨床症状から前頭側頭型認知症、意味性認知症、進行性非流暢性失語に分類されている（図10.3）。ただし、現在では前頭側頭葉変性症は病理診断名のみに用い、臨床診断時には旧来の前頭側頭葉変性症は前頭側頭型認知症、旧来の前頭側頭型認知症は行動障害型前頭側頭型認知症（behavioral variant frontotemporal dementia：bvFTD）とよぶことが一般的となっている。

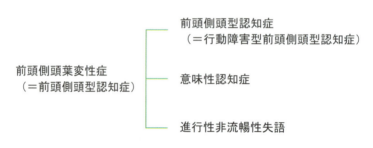

図10.3　前頭側頭葉変性症の臨床分類

(2) 疫学

　認知症全体における頻度は多くはないが、初老期の認知症に限れば、10～20％を占めており[12,13]、アルツハイマー型認知症の次に頻度が多くなっている。

(3) 成因と機序

　病理学的には、前頭葉、側頭葉の神経細胞、グリア細胞内に蛋白質の凝集が認められており、タウ、TDP-43、FUSが同定され、主な分類を形成している。

(4) 症状

　前頭葉、側頭葉の障害を反映し、行動および言語を中心とした症状が進行性に認められる。アルツハイマー型認知症などとは異なり、記憶障害は目立たない。

1）前頭側頭型認知症（行動障害型前頭側頭型認知症）

(ⅰ) 脱抑制、わが道を行く行動（going my way behavior）

　周囲への配慮を欠いた行動が認められ、自分の欲求をそのまま行動に移してしまう。悪意はないものの、店のものをそのまま持ってきてしまうなどといった行動が生じ、ときに問題となる。

(ⅱ) 常同行動

　常同性がさまざまな面に及び、決まった椅子に座る、決まった経路を歩く（常同

的周遊）、同じものばかり食べる（常道的食行動異常）、毎日決まった時間に決まった行動をする（時刻表的生活）といった行動が認められる。言語的には、反復言語（何を聞いても同じ答え）や滞続言語（先ほど述べた答えを、別の質問でも繰り返す）といったかたちが認められる。

（ⅲ）感情・情動変化

多幸的、児戯的（モリア）、焦燥・易怒的といった感情・情動面での変化が認められる。情意鈍麻、共感性の欠如、感情的な接触性の乏しさも認められる。

（ⅳ）自発性低下

無気力、無関心になり、自発性が低下する。

（ⅴ）転導性の亢進

同じ行為を持続して続けられず、食事中や作業中に突然立ち上がってどこかへ行ってしまう（立ち去り行動）。

（ⅵ）被影響性の亢進

状況依存的、環境依存的な反射的、短絡的行動が認められる。例えば、何もいわないでも医師の行動をまねしたり、聴診器を提示するとそれを使用しようとしたり、目につくものは何でも読み上げてしまう（強迫的音読）、提示された物品や動作に、強迫的にことばで応じてしまう（強迫的言語応答）といった行動が認められる。

（ⅶ）食行動異常

食欲、嗜好、食習慣の変化、口唇傾向などの食行動の変化が認められやすい。

2）意味性認知症

呼称や単語の意味理解が障害されるが、会話の流暢性や文法は保たれる。物を提示しても呼称ができず、それが何であるかも説明できなかったりする。低頻度、低親密性の物から障害されやすい。ひらがな、カタカナは読めるが、理解していなかったり、漢字はひとつずつの漢字は読めるものの、漢字の組み合わせが正しく読めなかったり、意味が分からなかったりする。

物や顔による人の認識（相貌失認）の障害が認められることもある。また、経過中に行動異常を伴うなど行動障害型前頭側頭型認知症の症状が認められてくることがある。

3）進行性非流暢性失語

言語的な理解力は比較的保たれているものの、非流暢性の発語（言葉がつかえる、名詞がいえなくなる、錯語）、失文法（助詞を間違える）などの症状が認められる。経過中に行動異常を伴うなど行動障害型前頭側頭型認知症の症状が認められてくることがあるが、頭頂葉への病変の進展がみられ、最終的にはアルツハイマー型認知

症と診断され、前頭側頭葉変性症の概念から外れる症例もある。

(5) 診断

頭部 MRI、CT、脳血流 SPECT では、前側頭葉に萎縮および血流低下が認められるが、海馬は比較的保たれる。意味性認知症では左側頭葉の前方部の萎縮、血流低下が、進行性非流暢性失語では左前頭葉後部から島優位の萎縮、血流低下が診断の参考になる。

(6) 治療

行動障害が主症状であり、介護に困難を生じやすい認知症であるが、現在、前頭側頭葉変性症に対して十分なエビデンスのある薬剤はないのが現状である。脱抑制、常同行動、食行動異常などに SSRI が効果があるともいわれているが、報告は一定しない。

記憶は比較的保たれていることや常同行動、被影響性の亢進などの特徴的症状をケアに生かすことが可能である。記憶の保持をいかした関係の構築、常同行動や時刻表的生活に作業療法や介護プログラムを組み入れる、被影響性の亢進をいかして作業やプログラムに誘導することなどが考えられる。

2.5 その他の認知症

(1) 進行性核上性麻痺

タウ蛋白が蓄積する変性性認知症疾患である。垂直性核上性眼球運動障害と発症早期からの姿勢の不安定性、易転倒性を主要症状とし、頸部や体幹に強い筋固縮が認められる。

思考の緩慢化、失念、注意障害などの認知機能障害、人格変化に加え、抑うつ、幻覚妄想もときにみられる。大脳基底核や脳幹に主要な病変が存在する。

(2) 皮質基底核変性症

タウ蛋白が蓄積する変性性認知症疾患であり、典型的には観念運動性失行、皮質性感覚障害、構成失行、半空間無視などの皮質症状と非対称性の筋固縮、ジストニアなどの錐体外路症状を特徴とする。病変の部位にもよるが、認知症症状は前頭葉に病変がある場合、人格変化などで始まる。頭部 CT、MRI や SPECT では非対称性の変化を認めることが多い。

(3) 嗜銀顆粒性認知症

タウ蛋白からなる嗜銀性顆粒が迂回回から側頭葉内側面にかけて出現する認知症である。高齢になるほど増加する。記憶障害が認知症の主症状であるが、比較的軽度に留まり、易怒性、焦燥などの情動面での障害が表れやすい。

(4) 神経原線維変化型老年期認知症

神経原線維変化を海馬領域に認めるが、老人斑をほとんど欠く。記憶障害を主体とするが、他の認知機能や人格水準は保たれる。

(5) ハンチントン舞踏病

常染色体優性遺伝の変性性疾患である。舞踏運動とよばれる不随意運動に加え、易怒性、無頓着などの性格変化、記銘力・判断低下などの認知機能障害を示す。頭部 CT、MRI で尾状核の萎縮を認め、遺伝子診断（Huntintin 遺伝子の CAG 反復配列の異常伸長）が確定診断となる。

(6) 正常圧水頭症

髄液が貯留することにより、歩行障害、認知障害、排尿障害などの症状が認められる。クモ膜下出血、頭部外傷などに引き続いて起こるものを続発性、原因不明のものを特発性とよぶ。特発性正常圧水頭症では、頭部 CT や MRI では脳室が拡大し、高位円蓋部の狭小化や DESH（Disproportionately Enlarged Subarachnoid-space Hydrocephalus）とよばれる、不均衡なクモ膜下腔の拡大を示す。外科的な治療（髄液シャント術）により、症状の改善が期待できる。

(7) クロイツフェルトヤコブ病

プリオン病のひとつで、孤発性、遺伝性、医原性、変異型があるが、わが国では孤発性が多い。典型的には急速に認知症が進行し、ミオクローヌス、視覚、小脳症状、錐体路・錐体外路症状などの症状も呈する。数カ月で無動性無言に至る。脳波では周期性同期性放電、脳脊髄液では 14-3-3 蛋白とタウ蛋白の増加、MRI の FLAIR 画像では大脳皮質、基底核、視床などの高信号が認められる。

参考文献

1) McKhann, G.M., et al., The diagnosis of dementia due to Alzheimer's disease: recommendations from the National Institute on Aging-Alzheimer's Association workgroups on diagnostic guidelines for Alzheimer's disease. Alzheimers Dement, 2011. 7(3): p. 263-9.

2) Ownby, R.L., et al., Depression and risk for Alzheimer disease: systematic review, meta-analysis, and metaregression analysis. Arch Gen Psychiatry, 2006. 63(5): p. 530-8.

3) Niizato, K., et al., Cognitive decline in schizophrenics with Alzheimer's disease: a mini-review of neuropsychological and neuropathological stud-

ies. Prog Neuropsychopharmacol Biol Psychiatry, 2001. 25(7): p. 1359-66.

4) Alzheimer Disease International. World Alzheimer Report 2015: The Global Impact of Dementia An analysis of prevalence, incidence, cost and trends.

5) 朝田　隆、厚生労働科学研究費補助金　認知症対策総合研究事業「都市部における認知症有病率と認知症の生活機能障害への対応」平成23年度〜平成24年度　総合研究報告書　2013.

6) 二宮　利治、厚生労働科学研究費補助金　認知症対策総合研究事業「日本における認知症の高齢者人口の将来推計に関する研究」平成26年度　総括・分担研究報告書 2015.

7) Petersen, R.C., et al., Mild cognitive impairment: clinical characterization and outcome. Arch Neurol, 1999. 56(3): p. 303-8.

8) Petersen, R.C. and J.C. Morris, Mild cognitive impairment as a clinical entity and treatment target. Arch Neurol, 2005. 62(7): p. 1160-3; discussion 1167.

9) Roman, G.C., et al., Vascular dementia: diagnostic criteria for research studies. Report of the NINDS-AIREN International Workshop. Neurology, 1993. 43(2): p. 250-60.

10) Hachinski, V.C., et al., Cerebral blood flow in dementia. Arch Neurol, 1975. 32(9): p. 632-7.

11) McKeith, I.G., et al., Diagnosis and management of dementia with Lewy bodies: Fourth consensus report of the DLB Consortium. Neurology, 2017. 89(1): p. 88-100.

12) Ratnavalli, E., et al., The prevalence of frontotemporal dementia. Neurology, 2002. 58(11): p. 1615-21.

13) Harvey, R.J., M. Skelton-Robinson, and M.N. Rossor, The prevalence and causes of dementia in people under the age of 65 years. J Neurol Neurosurg Psychiatry, 2003. 74(9): p. 1206-9.

第 11 章

神経発達症

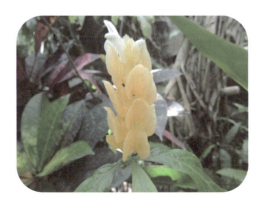

第11章 神経発達症

1 はじめに

　神経発達症群とは、①脳神経系の発達に障害や遅れがあることによって、②生活に支障を来すほどの発達上の問題が、③発達の早期、しばしば就学前後に明らかになる障害をまとめたものである。発達上の問題は、成人期まで継続するものもあれば、成長とともに追いついて症状が軽快するものもある。本来、脳神経系の発達は連続的（＝スペクトラム）で正常と異常の明確な境目はない。すべての人が神経発達症の特徴を多かれ少なかれ持っている。そこで、精神障害の診断基準は生活への支障の有無で正常と異常を区切る。連続的な性質に基準値を設定して正常と異常を分けるやりかたは糖尿病や高血圧など多くの身体疾患で採用されてきた。それにしても、生活に支障を来すという基準はきわめて状況依存的といわざるを得ない。どこで線引きするかによって異常とされる範囲が大きく変わり、評価者によって過剰診断もしくは過少診断が生じる。その上、生活への支障には、いわゆる適応の問題がある。

　適応とは、環境や状況に適合して、著しい葛藤や不安を体験することなく生活することをいう。神経発達症の特徴が軽くても環境とのこじれが大きい、つまり適応がうまくいかないと特別な支援が必要になる。逆に、特徴が明らかでも発達期の生活環境には適応でき、就労してから適応の問題が生じて神経発達症と診断される例もある。

　2012年に文部科学省が行った公立の小中学校600校の通常学級に対する調査では、学習面や行動面で困難を示す児童生徒は6.5％と報告された（図11.1）。これは全国の小・中学生の数から算出すると65万人に相当する。学習面の困難とは、知的な発達の遅れはないものの、聞く、話す、読む、書く、計算する、推論することの困難である。行動面の困難とは、不注意、多動性、衝動性、対人関係やこだわりなどの問題である。いずれも神経発達症の特徴に重なる。この調査は教師からの報告であって医学的診断ではないが、この数字は神経発達症の特徴をもつ人が少なくない実態をよく表している。

　表11.1に神経発達症群に分類される障害を示した。本章では、知的能力障害群、自閉スペクトラム症、注意欠如・多動症を中心に、それぞれの特徴を概説する。

1 はじめに

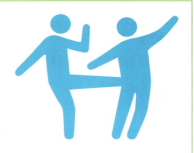
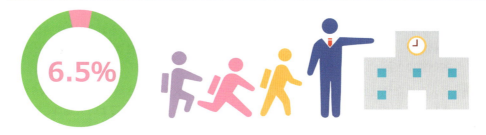

図 11.1　小中学校の通常学級において学習や行動面で困難を示す児童生徒

表 11.1　神経発達症群

	遅れがみられる領域
全体的な発達の遅れがみられるもの	
・知的能力障害群 　(Intellectual Disabilities)	認識・理解
・自閉スペクトラム症 　(Autism Spectrum Disorder)	関係性・社会性
全体的な発達の遅れがみられないもの	
・注意欠如・多動症 　(Attention-Deficit/Hyperactivity Disorder)	注意の集中・多動性・衝動性
・限局性学習症 　(Specific Learning Disorder)	読み・書き・算数など特定の学業機能
・コミュニケーション症群 　(Communication Disorders)	言語、会話および社会的コミュニケーションの発達および使用
・運動症群 　(Motor Disorders)	協調運動技能の獲得や遂行 通常はみられない反復性、突発性の運動行動

第11章　神経発達症

1.1　知的能力障害群

(1)　概念・歴史

　知的能力障害群は知的能力障害と全般的発達遅延を含む（表11.2）。全般的発達遅延は5歳未満の児につける暫定的な診断名であり、本章では知的能力障害に絞って述べる。

表11.2　DSM-5における知的能力障害群の診断基準

知的能力障害

知的能力障害は、発達期に発症し、概念的、社会的、および実用的な領域における知的機能と適応機能両面の欠陥を含む障害である。以下の3つの基準を満たさなければならない。

A　臨床的評価および個別化、標準化された知能検査によって確かめられる、論理的思考、問題解決、計画、抽象的思考、判断、学校での学習、および経験からの学習など、知的機能の欠陥。

B　個人の自立や社会的責任において発達的および社会文化的な水準を満たすことができなくなるという適応機能の欠陥。継続的な支援がなければ、適応上の欠陥は、家庭、学校、職場、および地域社会といった多岐にわたる環境において、コミュニケーション、社会参加、および自立した生活といった複数の日常生活活動における機能を限定する。

C　知的および適応の欠陥は発達期の間に発症する。

全般的発達遅延

このカテゴリーは、小児期早期には臨床的重症度の妥当性のある評価をすることができない場合に、5歳未満の人のために用意された。この分類は、ある者が知的機能のいくつかの領域において期待される発達の里程標に合致しない場合に診断され、標準的な検査を受けるには幼過ぎる子ども達など知的機能の系統的評価が施行できない人にも適用される。この分類は一定期間をおいて再評価を必要とする。

出典）日本精神神経学会（日本語版用語監修），高橋　三郎・大野　裕（監訳）：DSM-5 精神疾患の診断・統計マニュアル.
　　　p.33，医学書院，2014

　知的能力障害は以下の3つ、① 概念的、社会的、および実用的な領域における知的機能の欠陥、② 継続的な支援を要するほどの適応機能の欠陥、③ 発達期に発症することを特徴とする。知的機能の欠陥については、知能検査で知能指数（intelligence quotient：IQ）70を基準とすることが多い。ただし、知能検査の数値には幅があるうえに、必ずしも適応機能とは一致しない。日常生活における困り具合をあわせて評価する必要がある。

　知的能力障害は古くから知られていた。諸外国では、1800年頃には訓練や療育などの介入を試みた者がいたようである。大きく注目されるようになったのは初等教育制度が確立した1800年代後半であった。同じ学齢の児童生徒を集めると、必ず一

定の割合で学業についていけない者が含まれる。この子達の知的能力を科学的に評価したいという関心から、フランス人のビネーとシモンが世界初の知能検査法である知能測定尺度を出版したのは1905年だった。現在、わが国で広く行われている田中・ビネー知能検査は、これをもとにしたものである。

　日本の知的能力障害の歴史においては、知的障害児教育の父とよばれる石井亮一の影響が大きい[1]。キリスト教者で篤志家でもあった石井は、1891年に孤女学院を設立し、濃尾地震で孤児となった女子十数名を引き取った。その中に知的能力障害をもつ児童がいた。石井はその児童に言葉や数字を教えたが、どうも身につけさせることができない。障害があろうとなかろうと教育は必要という考えのもと、石井はアメリカに渡って特性にあわせた専門教育を学んだ。そして帰国後の1897年、孤女学院を滝乃川学園と改称し、知的能力障害に特化した教育の研究実践を始める。こうして滝乃川学園は日本初の知的障害児者のための専門施設となった。もちろん戦前にその恩恵を得られたのはごく一部である。戦時下に労働力にも兵力にもならなかった知的能力障害児者の多くは、自宅内で閉じ込められたり孤児院に収容されたりと、排除の対象であった。

　戦後、日本国憲法は、すべての国民が健康で文化的な生活を営む権利を保障し、そのために、国家は生活面、社会福祉や公衆衛生面の向上に努めることを定めた。1947年には児童福祉法が制定された。これによって知的能力障害は公的に医療、福祉、教育の対象となった。同時期に田中ビネー知能検査など日本語版の知能検査が刊行されて、支援を必要とする者が見出されやすくなった。1952年には親たちの呼びかけによって精神薄弱児育成会（現在の「全国手をつなぐ育成会連合会」）が結成された。こうして福祉、教育、法律などの整備が進んだ。

　1960年に精神薄弱者福祉法が制定されると、親亡き後の生活の場を求める育成会の要請を受けて、始めに、知的能力障害児を収容、訓練して将来的に退所、自立生活を目指す公的施設が全国につくられた。しかし実際は、成人しても退所できない者が多かった。1966年、国は、小児から成人まで一生涯の保護を目的とした総合的な大規模施設、いわゆるコロニーの具体的な設置を計画する。1971年には群馬県高崎市に「国立コロニーのぞみの園」が開園し、前後していくつかの公的、民間コロニーが開設された。

　このコロニー政策は、専門職員の確保など運営の難しさ、障害をもつ者を一般社会から隔離することへの根強い批判を抱えていた。さらに、わずか10年後の1981年、国際連合で決議された国際障害者年において「施設から地域へ」という考え方が世界的な共通認識となった。これを受けて、国のコロニー政策は消極的となっていく。

第11章　神経発達症

現在は当事者や家族の意向を尊重した個別支援や地域生活への環境調整が主流となっている。このような流れの一方で、2016年には知的障害者福祉施設津久井やまゆり園で障害者殺傷事件が起きた。知的能力障害をもつ人ももたない人も安心して暮らせる社会にたどり着くには多くの課題がある。

(2) 疫学

内閣府の障害者白書平成29年度版によると、わが国の知的能力障害者は推計74万1千人と算出される。どの国、地域でも頻度はおおむね1%程度で、男児の方が女児よりも1.2～1.6倍程度多い。

(3) 成因と機序

知的能力障害の85%を占める軽度の人たちのほとんどは原因不明である。中等度以上の重症度では原因を特定できることが多い。原因が生じた時期は、胎児期、周産期、出生後に分けられる。胎児期の原因は、ダウン症候群などの遺伝性症候群、フェニルケトン尿症などの先天代謝異常、脳形成異常、感染症、胎内でのアルコールや催奇形物質曝露などがある。周産期の原因は、早産、感染症、新生児仮死や頭蓋内出血などがある。出生後の原因には、頭部外傷、感染症、脱髄性疾患、痙攣性疾患に加え、慢性的な低栄養や社会的窮乏などが含まれる。脳神経系の発達に影響を及ぼすすべてのものが知的能力障害の原因となり得る。

(4) 症状、診断と分類、経過と予後

知的能力障害は発達期に発症し、生涯続く。知的能力障害の分類と発達特徴、経過や予後を表11.3に示した。DSM-5以前の診断基準では、知能検査から得られるIQの値により、重症度を、軽度75～52、中等度51～36、重度35～20、最重度20未満と分類していた。

これに対してDSM-5の重症度分類は、IQ値でなく「適応機能の欠陥によって日常生活に生じる困難の程度」と規定されている。これは、IQが障害の重症度を必ずしも反映しないこと、必要な支援のレベルは適応機能で決まることに基づいたものである。諸外国で活用されている標準化された適応行動の評価尺度としてはヴァインランド適応行動尺度がある。ヴァインランド適応行動尺度は、コミュニケーション、日常生活スキル、社会性、運動スキルを点数化して、生活年齢で期待される能力に応じた適応行動合計点を算出する尺度であり、わが国でも2014年に日本語版が発行された。今後、活用が広がると思われる。

(5) 治療・支援

知的能力障害の多くは、仮に原因が特定されてもそれを直接治療できることはまれである。基本は生活支援や療育によって適応機能の最適化を目指す。　知的能力障

表 11.3 知的能力障害の重症度分類と経過[2]

知的能力障害の重症度	就学前（0-5 歳）成熟と発達	就学期（6-20 歳）訓練と教育	成人期（21 歳以上）社会・職業への適応
最重度 1%	全般的な障害。 最低限の感覚運動機能。 要介護。 常時支援と見守りを要する。	一部の運動機能の発達によって最低限の自助能力を身につけることもある。	運動や発語のわずかな発達により、きわめて限定的な自助能力を身につけることもある。 要介護。
重度 4%	運動発達の遅れ。 最低限の発話。 自助能力を身につける訓練は無効。 意思疎通はほぼ不可能。	会話または意思疎通の手段を身につけられる。 基本的な生活習慣を身につけることができる。 生活習慣の系統的な訓練が有効。 職業訓練の効果はない。	完全な見守り下で自己管理できる領域もある。 保護的な環境下では、自分で危険を回避する能力を身につけることができる。
中等度 10%	会話または意思疎通の手段を身につけられる。 社会的認知の遅れ。 運動発達はまずまず。 自助能力を身につける訓練が有効。 一定程度の見守りによって生活できる。	社会技能訓練や作業訓練が有効。 小学校 2 年生の学業水準を超えることは少ない。 慣れた場所は一人で移動できる。	保護的な環境下で限られた作業ができる。 軽度の社会的・経済的困難下では見守りや助言が必要となる。
軽度 85%	社会性・意思疎通能力を身につけられる。 感覚運動領域の遅れはわずかで、正常域の児と区別するのは難しい。	10 代後半までに小学校 6 年生の学業水準を身につけることが可能。 社会適応が目指せる。	最低限度の自立と社会的、職業的技術の習得を身につけることができる。 一定以上の社会的、経済的困難下では、見守りや助言が必要となる。

害をもつ人に対するわが国の福祉支援として、都道府県知事が発行する療育手帳がある。この療育手帳は、都道府県が知的能力障害をもつ人に対して一貫した指導・相談を行いやすくすることと、本人が各種の制度を受けやすくすることの 2 つの目的がある。中等度以上の重症度の場合、幼児期には障害児通所支援施設や療育センター、学齢期には特別支援学級（小中学校）や特別支援学校（幼稚部、小学部、中学部、高等部）などが利用できる。卒業後、多くの人は障害年金を受給しながら、福祉的就労または通所、入所による支援施設で生活訓練や就労支援などを受ける。知的能力障害が軽度の場合、小中学校を通常学級もしくは特別支援学級で過ごし、軽度の支援を受けて本人の適性にあう労働環境を得る。「安定した精神状態で家族以

外の居場所や本人なりの楽しみをもち、必要な他者との交流ができること」において
は良好な経過を示す人が多い。

　一方で、軽度の知的能力障害～知的能力障害の診断には該当しない IQ 70～85 の
いわゆる境界知能の人は、一見自立度が高く不適応状態に気づかれにくい。そのた
め、支援対象になりにくかったり、困りごとが表面化しにくかったりする。困難を
積み重ねた結果、うつ状態となって初めて知的機能の問題が明らかになる成人もい
る。このような状況を予防するためにも、早期診断や障害理解に沿った支援は不可
欠である。

1.2 自閉スペクトラム症

(1) 概念・歴史

　自閉スペクトラム症は以下の 3 つ、①社会的コミュニケーションおよび対人的相
互反応における持続的な欠陥、②行動、興味、または活動の限定された反復的な様
式、③症状が発達早期に存在していることによって定義される（表 11.4）。DSM-5
から採用された自閉スペクトラム症という診断名は、誰もが上記の特徴をもち得る
こと、自閉スペクトラム症と診断される人のなかでも特徴の程度がさまざまである
ことを含む概念である。DSM-5 以前は、広汎性発達障害やその下位分類にあたる自
閉性障害、アスペルガー障害、高機能自閉症、DSM-Ⅲ以前は自閉症とよばれていた。
本章では煩雑さを避けるためにすべてを区別せず、自閉スペクトラム症と表記する。

　自閉スペクトラム症が精神医学的な関心事となったのは 1940 年代前半である。同
時期に、米国の児童精神科医カナーとオーストリアの小児科医アスペルガーが、自
閉スペクトラム症の特性をもつ症例を報告した。当初、自閉スペクトラム症は母親
の冷たい（＝冷蔵庫のような）育児の結果という学説が信じられ、「冷蔵庫マザー
（refrigerator mother）」という言葉までつくられた。その後、症候性疾患での併存
率の高さ、双生児の一致率などから自閉スペクトラム症の生物学的基盤が明らかと
なり、親の育児の失敗によって自閉スペクトラム症になるという説は科学的に完全
に否定された[2,3]。

　1980 年に発行された DSM-Ⅲで広汎性発達障害概念がつくられ、以下の 3 領域、
① 対人相互作用の質的障害、② コミュニケーションの質的障害、③ 行動、興味お
よび活動の限定された反復的で常同的な様式、が基本特徴となった。

　1994 年発行の DSM-Ⅳ では、知的障害の有無や障害特性の程度、発症時期および
発症様式によって 5 つの下位分類（自閉性障害、アスペルガー障害、特定不能の広
汎性発達障害、小児期崩壊性障害、レット障害）がつくられた。

1 はじめに

表11.4 DSM-5における自閉スペクトラム症の診断基準

A 複数の状況で社会的コミュニケーションおよび対人的相互反応における持続的な欠陥があり、現時点または病歴によって、以下により明らかになる。

(1) 相互の対人的～情緒的関係の欠落で、例えば、対人的に異常な近づき方や通常の会話のやり取りのできないことといったものから、興味、常同、または感情を共有することの少なさ、社会的相互反応を開始したり応じたりすることができないことに及ぶ。

(2) 対人的相互反応で非言語的コミュニケーション行動を用いることの欠陥、例えば、まとまりの悪い言語的、非言語的コミュニケーションから、視線をあわせることと身振りの異常、または身振りの理解やその使用の欠陥、顔の表情や非言語的コミュニケーションの完全な欠落に及ぶ。

(3) 人間関係を発展させ、維持し、それを理解することの欠落で、例えば、さまざまな社会的状況にあった行動に調整することの困難さから、想像上の遊びを他者と一緒にしたり友人をつくることの困難さ、または仲間に対する興味の欠如に及ぶ。

B 行動、興味、または活動の限定された反復的な様式で、現在または病歴によって、以下の少なくとも2つにより明らかになる。

(1) 常同的または反復的な身体の運動、物の使用、または会話（例：おもちゃを一列に並べたり物を叩いたりするなどの単調な常同運動、反響言語、独特な言い回し）。

(2) 同一性への固執、習慣への頑なこだわり、または言語的、非言語的な儀式的行動様式（例：小さな変化に対する極度の苦痛、移行することの困難さ、柔軟性に欠ける思考様式、儀式のような挨拶の習慣、毎日同じ道順をたどったり、同じ食物を食べたりすることへの要求）。

(3) 強度または対象において異常なほど、極めて限定され執着する興味（例：一般的ではない対象への強い愛着または没頭、過度に限局したまたは固執した興味）。

(4) 感覚刺激に対する過敏さまたは鈍感さ、または環境の感覚的側面に対する並外れた興味（例：痛みや体温に無関心のようにみえる、特定の音または食感に逆の反応をする、対象を過度に嗅いだり触れたりする、光または動きをみることに熱中する）。

C 症状は発達早期に存在していなければならない（しかし社会的要求が能力の限界を越えるまでは症状は完全に明らかにならないかも知れないし、その後の生活で学んだ対応の仕方によって隠されている場合もある）。

D その症状は、社会的、学業的、または他の重要な領域における現在の機能に臨床的に意味のある障害を引き起こしている。

E これらの障害は、知的能力障害または全般的発達遅延ではうまく説明されない。知的能力障害と自閉スペクトラム症はしばしば同時に起こり、自閉スペクトラム症と知的能力障害の併存の診断を下すためには、社会的コミュニケーションが全般的な発達の水準から期待される物より下回っていなければならない。

出典）日本精神神経学会（日本語版用語監修），高橋 三郎・大野 裕（監訳）：DSM-5 精神疾患の診断・統計マニュアル. p.49-50，医学書院，2014

このうちレット障害は原因遺伝子が同定されてレット症候群として独立し、残りの4つは重症度に差はあっても質的には同様な連続体（＝スペクトラム）であるという見解が優勢となり、DSM-5では自閉スペクトラム症としてまとめられた。

わが国で自閉スペクトラム症が公的に支援の対象となったのは、発達障害者支援法が施行された2005年である。国・自治体・国民の責務として、学校教育上の配慮、就労支援、発達障害者支援センターの設置など、それぞれの障害特性やライフステージに応じた支援が定められた。

2017年にも大規模な双生児研究から自閉スペクトラム症の生物学的基盤が裏づけられた[4]。自閉スペクトラム症とワクチンや特定の栄養素の関係は多くの科学的検証によって否定されている[5,6]。しかし、いまだに多くの人が親の養育態度と自閉スペクトラム症を結びつけがちであること、ワクチンや栄養素に原因を求めようとすることは知っておきたい。

(2) 疫学

有病率は先進諸外国において、小児、成人にかかわらず人口のおよそ1％程度と報告されている。男女比は4：1と男性が多い。

ただし、近年、有病率は急激な増加が報告されている。これは、疾患概念の広がりや一般的な認知度の高まり、社会構造の変化によって社会的コミュニケーションが問題視されやすくなった結果と考えられる。1966年にイギリスから報告された自閉症有病率の推計値は1万人当たり4.5人だった。1980年代には一桁増え、2000年代になるとイギリスで1.16％、2008年の国内調査で1.81％、現時点で最も高い有病率は2011年に韓国から報告された2.64％である。

(3) 成因と機序

病態は脳の発達や成熟が進む胎児期や乳幼児期に生じると考えられている。しかし、自閉スペクトラム症に特異的な要因は見出されていない。ダウン症候群や脆弱X症候群など遺伝学的疾患との高い併存率や、胎児期のバルプロ酸、アルコール曝露などの関与が知られるが、これらは広く神経発達症に関連することが分かっている。

(4) 症状、診断と分類

表11.4に示すように、以下の症状が複数の場面でみられることで診断する。

1) 社会的コミュニケーションおよび対人的相互反応における持続的な欠陥

社会的コミュニケーションや対人相互反応を妨げる症状は、個人差がきわめて大きい。非言語面では、視線があわない、身振りを使わない、表情が乏しい、人との距離感が不自然、気持ちを共有しようとしない、相手の表情や動作から感情や文脈をくみ取るのが苦手、などの特性を認める。言語面ではまったく話せない人から一

見よく話す人まで含まれ、表現が独特だったり、極端に丁寧過ぎたり、相手との関係性を意識しない一方的なものであったり、皮肉や冗談を理解できなかったりする。

2) 行動、興味、または活動の限定された反復的な様式

特定の人およびタオルやぬいぐるみなどへの極端な執着、特定のリズムや音程をもった奇声の反復、回るものや光るものへの熱中などがみられる。また、おもちゃを一列に並べる、ぴょんぴょん飛び跳ねる、体を前後に揺らす、手足をひらひら動かすなどの常同運動を好む。活動の限定された様式のあり方としては、同じ道順や手順、生活習慣への執着がある。このような同じ感触や感覚、状況が安定的に続くことは気持ちを落ち着かせる効果をもつ。そのため、執着している人や物がなくなったり、常同行動を妨げられたり、急な予定の変更や物事の中断などちょっとした変化で不安が急激に高まり、混乱してパニックに陥ることもある。

上記以外の重要な特性としては、感覚の極端な敏感さや鈍感さがある。口腔粘膜の感覚や嗅覚が敏感な当事者の偏食はわがままと勘違いされやすい。服が濡れる感覚にまったく鈍感な幼児のトイレトレーニングが進まないのはやむを得ない。服の素材への敏感さや、わずかな音、空間の臭いへの嫌悪感から社会生活が困難となる当事者も少なくない。いずれの症状も人によって程度の差があり、成長や経験、環境によって自然と改善することも多い。

併存症を持つ人は7割ほどともいわれ、例えば知的能力障害は45%以下、注意欠如・多動症は28～44%、消化器症状は9～70%と報告されている。不安障害やうつ病も併存しやすい[7]。環境調整を含めた予防的支援、早期発見と治療的介入が必要である。

(5) 経過と予後

生後6カ月までの特異的行動は明らかでない。生後6カ月から12カ月の間に、視線があわない、名前をよんでも反応しない、喃語（なんご）が少ない、表情が乏しいなどの社会的コミュニケーションにおける特異的行動が観察される。さらに、くるくると回るものを眺める、手をひらひらさせるなどの常同行動が現れる。1歳半頃にはこれらの特徴が揃い、診断が可能となる。よい長期経過の指標は、幼少期のIQの高さと5歳までに意味のある会話ができていることである。長期的には、小児期に診断を受けた人の15%は成人期に診断基準を満たさない程度に症状が軽快する一方で、成長に伴って症状が強くなる人もいる。

(6) 治療・支援

自閉スペクトラム症の治療は、①個々の認知・行動特性を踏まえた療育・発達支援と、②二次的な併存障害の予防、早期発見と治療に分けられる。

第11章　神経発達症

　専門的な療育プログラムとしては、米国ノースカロライナ大学において開発された
TEACCH（Treatment and Education of Autistic and related Communication-handi-
capped Children；自閉症および関連するコミュニケーション障害を抱える子ども向
けの治療と教育）プログラム、ABA（Applied Behavior Analysis：応用行動分析学）
に基づいたアプローチ、PECS（Picture Exchange Communication System：絵カード
交換式コミュニケーションシステム）や感覚統合などの運動療法などがある。これ
らのプログラムは専門家を含む相当の人手と、当事者家族の年余にわたる時間的、
費用的負担を必要とする。現状、わが国の公的施設は、上記の方法をもとに、それ
ぞれの限られた資源を工夫して療育支援を行っている。

　発達支援では次の4項目が大切である。①それぞれの特性を環境に適応させる、
②短時間に無理なく達成できる課題を設定して小さな成功体験の積み重ねを本人と
支援者の自信につなげる、③いわゆる定型発達に近づけることを目標にしない、④
介入しなくてよい、つまり発達に伴って解決する問題を見極める。

　就学後の発達支援について述べる。知的能力障害を伴う自閉スペクトラム症者は
知的能力障害の項に準ずる。知的能力障害がない自閉スペクトラム症者は、小中学
校では、多少の支援や特別な配慮を受けながら、通常学級もしくは特別支援学級に
在籍する。高等学校や大学に進学すると、それぞれの教育機関のスクールカウンセ
ラーや学生相談室などを窓口として支援が行われる。卒業後は、各自治体で発達障
害支援センターや障害者就業・生活支援センターなどが設置されており、支援機関
や制度の情報、就職や日常生活に関する相談ができる。

　パニックや感覚の過敏さなど、自閉スペクトラム症に伴う易刺激性に対しては、
薬物療法を行うこともある。2017年8月の時点でリスペリドンとアリピプラゾールが
承認されている。

1.3 注意欠如・多動症

(1) 概念・歴史

　注意欠如・多動症は以下の3つ、① 不注意および/または多動性と衝動性が少な
くとも6カ月持続したことがあり、② その程度は発達の水準に不相応で社会的およ
び学業的/職業的活動の2つ以上の状況（家庭、学校、職場、趣味の活動や習い事、
友人や親戚といるとき、その他の活動中など）に直接悪影響を及ぼす、③ 症状のい
くつかは12歳になる前から存在していたことによって定義される（表11.5）。

表 11.5　DSM-5 における注意欠如・多動症の診断基準

A （1）および/または（2）によって特徴づけられる、不注意および/または多動性－衝動性の持続的な様式で、機能または発達の妨げとなっているもの。

（1）不注意

以下の症状のうち 6 つ（またはそれ以上）が少なくとも 6 カ月持続したことがあり、その程度は発達の水準に不相応で、社会的および学業的/職業的活動に直接、悪影響を及ぼすほどである。

(a)学業、仕事、その他の活動中にしばしば綿密に注意することができない、または不注意な間違いをする。

(b)課題または遊びの活動中に、しばしば注意を集中し続けることが困難である。

(c)直接話しかけられたときに、しばしば聞いていないようにみえる。

(d)しばしば指示に従えず、学業、用事、職場での義務をやり遂げることができない。

(e)課題や活動を順序立てることが、しばしば困難である。

(f)精神的努力の持続を要する課題に従事することをしばしば避ける、嫌う、またはいやいや行う。

(g)課題や活動に必要なものをしばしば失くしてしまう。

(h)しばしば外的な刺激によってすぐ気が散ってしまう。

(i)しばしば日々の活動で忘れっぽい。

（2）多動性および衝動性

以下の症状のうち 6 つ（またはそれ以上）が少なくとも 6 カ月持続したことがあり、その程度は発達の水準に不相応で、社会的および学業的/職業的活動に直接、悪影響を及ぼすほどである。

(a)しばしば手足をそわそわと動かしたりトントン叩いたりする、またはいすの上でもじもじする。

(b)席に着いていることが求められる場面でしばしば席を離れる。

(c)不適切な状況でしばしば走り回ったり高い所へ登ったりする。

(d)静かに遊んだり余暇活動につくことがしばしばできない。

(e)しばしばじっとしていられない、またはまるでエンジンで動かされているように行動する。

(f)しばしばしゃべり過ぎる。

(g)しばしば質問が終わる前に出し抜いて答え始めてしまう。

(h)しばしば自分の順番を待つことが困難である。

(i)しばしば他人を妨害し、邪魔する。

B 不注意または多動性－衝動性の症状のうちいくつかが 12 歳になる前から存在していた。

C 不注意または多動性－衝動性の症状のうちいくつかが 2 つ以上の状況において存在する。

D これらの症状が、社会的、学業的、または職業的機能を損なわせている、またはその質を低下させているという明確な証拠がある。

E その症状は、統合失調症、または他の精神病性障害の経過中にのみ起こるものではなく、他の精神疾患ではうまく説明されない。

出典）日本精神神経学会（日本語版用語監修）, 高橋 三郎・大野 裕（監訳）: DSM-5 精神疾患の診断・統計マニュアル.
　　　p.58-59, 医学書院, 2014

第11章　神経発達症

　　初等教育制度が整備された際、どうしても学習についていけない児童生徒の存在
から知的能力障害の概念が生まれた。次に、一定以上の知的水準があるにもかかわ
らず、教室でじっと座っていられない児童生徒に気づかれるようになった。当初、
本人の不真面目さや親のしつけの問題とされていた。ところが1902年、小児科医ス
ティルは、脳外傷や脳炎の後遺症で過度に落ち着きがなくなる症例を報告した。1914
年、大流行した脳炎の後に行動障害を呈する子供が急増し、行動障害は脳障害の結
果であるという考えが疫学的に支持された。1937年には、アンフェタミンが脳障害
の後遺症としての行動障害を改善することが分かった。こうして1959年には「微細
脳損傷」という概念が提唱された。医学的には同定できないほどに微細な脳損傷に
よるものを医学的に定義することは難しく、不注意、多動性、衝動性といった観察
可能な臨床症状に基づく概念に移行して現在に至る。

(2) 疫学

　　注意欠如・多動症の有病率は学齢期で5%である。そのうちの半数は成人期まで
症状が続き、成人期の有病率は2.5%ほどと報告されている。多動性は年齢ととも
に目立たなくなることが多く、不注意や衝動性は残存しやすい。男児が女児の2〜
9倍とされているが、青年期以降は男女比が1：1に近づく。

(3) 成因と機序

　　発症しやすさは、基盤となる生物学的要因と生後早期の環境要因との相互作用に
よって形成される。置かれた環境とのこじれによって、症状が引き起こされる、も
しくは悪化する。病態仮説としては、実行機能、報酬系、時間処理の障害などが提
唱されている。

　　実行機能とは、心の中に情報を保持して必要なときに引き出すこと、言葉を発す
ることをコントロールして必要のないことは話さないこと、気分や覚醒状態をコン
トロールすること、自分の行動を分析して新たな行動をつくり出す能力のことであ
る。報酬系は、長期的な報酬を予測して短期的な欲求を抑えること、達成感を踏ま
えて次の意欲につなげることである。時間処理は、順序立てて物事を処理すること
や段取りを考えることである。ただし、これらすべてが一様に障害されるわけでは
なく、注意欠如・多動症はさまざまな機序からなる不均質な集団と考えられている。

(4) 症状、診断と分類

　　症状は、注意を持続したり、自分をコントロールしたり、衝動を抑えたりする力
の発達が年齢に対して大きく遅れる状態であり、不注意、多動性および衝動性の特
徴に分けられる。診断は、表11.5の特徴を過去6カ月間にそれぞれ6項目以上（17
歳以上では5項目以上）、家庭、学校、職場、趣味の活動や習い事、友人や親戚とい

るとき、その他の活動中など2カ所以上の状況で満たす場合に診断する。2カ所以上の状況を必要とするのは、特定の環境に対する不適応ではないことの確認である。成人では12歳より前から不注意、多動性および衝動性が存在することが診断の前提となる。

　不注意、多動性および衝動性をともに満たす場合は混合型、不注意だけを満たす場合は不注意優勢型、多動性および衝動性だけを満たす場合は多動・衝動優勢型とする。併存症としては1/3に自閉スペクトラム症が認められる。運動の問題、限局性学習症やチック症、気分や行動の障害が併存することも多い。

　また、注意欠如・多動症以外の多くの精神、身体疾患も注意欠如・多動症の特徴を示すことに留意したい。読者にも、いくつかは該当する項目があるに違いない。例えば知的発達障害、自閉スペクトラム症、知能が高くて周囲より判断や行動が早い場合も表11.5にあげた症状は生じ得る。これら以外の精神障害、脳外傷、てんかんや脳腫瘍などの神経疾患、甲状腺機能亢進症などの身体疾患によっても注意欠如・多動症と同様の症状がみられる。不遇な養育環境や虐待経験によって感情コントロールが身についていないと、注意欠如・多動症と類似した行動をとることがある。注意欠如・多動症自体が、育てにくさから虐待につながることもある。

(5) 経過と予後

　多動性は成長とともに目立たなくなることが多い。不注意と衝動性は成人しても残存しがちである。家族歴や、不幸な経験がある例、他の精神障害を併存する例は症状が続きがちである。

(6) 治療

　治療目標は、心理的安定を図って社会生活への適応能力を身につけることである。注意欠如・多動症の当事者はその特性のために周囲から批判や叱責を受け続け、自己評価や自尊感情が低下しやすい。また、不注意、多動性、衝動性がある子を養育する保護者の苦労は並大抵のものではない。保護者自身が養育の失敗と受け止めて自信を失い、親子関係がこじれる例は多い。

　このような感情のこじれを避けるために、保護者に対する心理教育が有効となる。これらは親ガイダンスやペアレントトレーニングともよばれている。これは個別に行われることもあるし、5、6人の保護者による数回のグループワークのこともある。いずれも、保護者が注意欠如・多動症を理解して適切な環境調整とサポートの仕方を知り、わが子のよいところをみつけて褒めるように促す。

　環境調整の例としては、自宅、学校などの生活場面で、刺激を減らしたり、分かりやすい日課表をみえるところに提示したりといった工夫が行われる。本人に対し

ては、対人関係を練習したり、問題行動を適切な行動に置き換えたりといった心理療法や、自分の特性を踏まえて日課表を自分で作成したりメモを活用したりといった、生活環境や人間関係を改善する行動療法が行われる。これらはソーシャルスキルトレーニングなどとよばれる。

　上記の介入と並行して薬物療法が選択されることもある。薬物療法は症状のコントロールには有効であり、特に症状による生活上の支障や、家庭、学校環境などでのこじれが大きい場合に選択される。食欲低下、不眠や眠気、頭痛、消化器症状などの副作用があり、漫然と投与しないよう気をつけたい。2017年8月の時点でわが国において承認されている薬剤は、中枢神経刺激薬であるメチルフェニデート徐放剤、非中枢刺激薬のアトモキセチンとグアンファシン塩酸塩徐放錠の3剤である。いずれも6歳以上が適応となる。

1.4 限局性学習症

(1) 概念・歴史

　限局性学習症はDSM-5から用いられることになった診断名であり、従来は学習障害とよばれていた。DSM-Ⅳの学習障害は、読字障害、算数障害、書字表出障害、特定不能の学習障害という4つの下位分類を設定した。しかし、双生児や異なる文化圏、言語圏で同様に下位分類間の重複、併存が多いことから、さまざまな形で表面化する学習の困難さには共通の生物学的要因が想定される[8]。そこで、DSM-5の限局性学習症はこれら4つの下位分類をまとめた診断名となった。

　学習障害は、医学用語でlearning disorders、教育分野ではlearning disabilities、イギリス文化圏では知的能力障害を含む概念としてのlearning difficultyなど、略語はいずれもLDでありながら異なる定義が混在していた。また保護者や学校の先生は、知的能力障害を、文字通り学習ができないという意味で学習障害とよぶ傾向があった。限局性学習症という診断名は、障害の本質をよく反映した分かりやすい診断名といえる。

　DSM-5では、①知的水準は正常域で、②その困難を対象とした介入が提供されているにもかかわらず、③特定の領域（読み、書き、計算など）の学習能力が年齢、就学、知的水準から期待されるより十分に低い場合に診断する（表11.6）。

　歴史的には1800年代後半〜1900年代前半にかけて、知的発達や身体的な異常がないにもかかわらず特定領域の学習の遅れをもつ児童が着目されるようになった。概念的には注意欠如・多動症とともに微細脳損傷としてまとめられたが、病態を説明する医学的な機序はみつからなかった。その後1960年代に米国の教育心理学者カ

ークが、教育の観点から「知的な遅れがなく、意欲を欠くわけでもなく、十分な生育環境や学習機会にもかかわらず、読み、書き、計算などの習得が著しく困難である状態」を学習障害（learning disabilities）と名づけた。これが教育上の施策に結びつき、米国では 1975 年の全障害児教育法に学習障害の概念が盛り込まれることとなった。この米国の用語がわが国でもそのまま導入された。1999 年に文部科学省は学習障害（learning disabilities）を、基本的には全般的な知的発達に遅れはないが、聞く、話す、読む、書く、計算するまたは推論する能力のうち特定のものの習得と使用に著しい困難を示すさまざまな状態をさすもので、中枢神経系のなんらかの機能障害に起因するものと定義している。

表 11.6　DSM−5 における限局性学習症の診断基準

A 学習や学業的技能の使用に困難があり、その困難を対象とした介入が提供されているにもかかわらず、以下の症状の少なくともひとつが存在し、少なくとも 6 カ月間持続していることで明らかになる。

(1) 不適格または速度が遅く、努力を要する読字（例：単語を間違ってまたはゆっくりとためらいがちに音読する、しばしば言葉をあてずっぽうにいう、言葉を発音することの困難さをもつ）

(2) 読んでいるものの意味を理解することの困難さ（例：文章を正確に読む場合があるが、読んでいるもののつながり、関係、意味するもの、またはより深い意味を理解していないかも知れない）

(3) 綴字の困難さ（例：母音や子音をつけ加えたり、入れ忘れたり、置き換えたりするかも知れない）

(4) 書字表出の困難さ（例：文章の中で複数の文法または句読点の間違いをする、段落のまとめ方が下手、思考の書字表出に明確さがない）

(5) 数字の概念、数値、または計算を習得することの困難さ（例：数字、その大小、および関係の理解に乏しい、1 桁の足し算を行うのに同級生がやるように数学的事実を思い浮かべるのではなく指を折って数える、算術計算の途中で迷ってしまい、方法を変更するかも知れない）

(6) 数学的推論の困難さ（例：定量的問題を解くために、数学的概念、数学的事実、または数学的方法を適用することが非常に困難である）

B 欠陥のある学業的技能は、その人の暦年齢に期待されるよりも、著明かつ定量的に低く、学業または職業遂行能力、または日常生活活動に意味のある障害を引き起こしており、個別施行の標準化された到達尺度および総合的な臨床評価で確認されている。17 歳以上の人においては、確認された学習困難の経歴は標準化された評価の代わりにしてよいかも知れない。

C 学習困難は学齢期に始まるが、欠陥のある学業的技能に対する要求が、その人の限られた能力を超えるまでは完全には明らかにならないかも知れない。

D 学習困難は知的能力障害群、非矯正視力または聴力、他の精神または神経疾患、心理社会的逆境、学業的指導に用いる言語の習熟度不足、または不適切な教育指導によってはうまく説明されない。

出典）日本精神神経学会（日本語版用語監修）, 髙橋 三郎・大野 裕（監訳）: DSM-5 精神疾患の診断・統計マニュアル. p. 65-66, 医学書院, 2014

(2) 疫学

欧米の報告によれば、読み書きに困難をもつ人はおよそ7%、男児に多い傾向が知られる（男女比は小規模の検討でおよそ1.5:1から3:1程度と報告されている）[8]。算数に困難をもつ人は学齢期の1.3%といわれ、男女差はない。国内の調査では、読みについては、ひらがな0.2%、カタカナ1.4%、漢字6.9%、書字については、ひらがな1.8%、カタカナ3.6%、漢字6.0%と報告されている。わが国で算数に困難をもつ人の頻度の報告は見当たらない。読みと算数両方に困難をもつ人は2.3%ほどである。注意欠如・多動症の併存は、研究によって数値は幅広いが、読み書きに困難をもつ人の25〜40%、算数に困難をもつ人の10〜60%程度と報告されている。

(3) 成因と機序

中枢神経における認知機能障害であり、背景となる中枢神経系の機能障害は先天的である。生物学的基盤と環境要因の相互作用によって発症すると考えられるが、分子病態や発症機序は明らかでない。

(4) 症状、診断と分類、治療、経過と予後

DSM-5の診断基準を表11.6に示す。治療的介入の目標は、特定領域の苦手さから学習全般に拒否的な認識をもってしまうのを避けることである。達成可能な目標設定を行い、成功体験を重ねて障害を克服することも選択肢ではある。しかし、限局性学習症は見逃されやすいことから、診断に至るまでに幾度となく叱責を受け続け、物事への意欲を失っている例が少なくない。そのため、本人に努力を求めるよりも、まずはそれぞれの障害が日常生活に支障を来さないこと、本人の自信を回復させることを目標に、上手に補助手段を活用するのが望ましい。例えば、読字障害なら文字を拡大したり、読み上げソフトなど音声を用いたりといったことが考えられる。同様に、書字障害ではパソコンやワープロなど入力機器の活用や黒板の写真撮影、算数障害では計算機の利用などがあげられる。

1.5 コミュニケーション症群

コミュニケーション症群は4つの下位分類からなり（表11.7）、言語および会話、コミュニケーションの障害を含む。言語症、語音症、小児期発症流暢症（いわゆる吃音）は、言語機能と発話機能の障害のために、他者との会話において効果的なコミュニケーションを妨げるものである。社会的コミュニケーション症は、言語的または非言語的なコミュニケーションの社会的な使用の困難さを呈する。いずれも、器質的疾患によらないこと、発達期早期に発症すること、コミュニケーションの障害によって集団生活や学習上の達成に支障があることを条件とする。

1　はじめに

表 11.7　DSM-5におけるコミュニケーション症群の診断基準

言語症

A　複数の様式の（すなわち、話す、書く、手話、あるいはその他）言語の習得および使用における持続的な困難さで、以下のような言語理解または言語産出の欠陥によるもの。

　(1) 少ない語彙（単語の知識および使用）

　(2) 限定された構文（文法および語形論の規則に基づいた文章を形成するために、単語と語の末尾を配置する能力）

　(3) 話法（ひとつの話題や一連の出来事を説明または表現したり、会話をしたりするために、語彙を使用し文章をつなげる能力）における障害

B　言語能力は年齢において期待されるものより本質的かつ量的に低く、効果的なコミュニケーション、社会参加、学業成績、または職業的能力のひとつまたは複数において、機能的な制限をもたらしている。

C　症状の始まりは発達期早期である。

D　その困難さは、聴力またはその他の感覚障害、運動機能障害、または他の身体的または神経学的疾患によるものではなく、知的能力障害または全般的発達遅延によってはうまく説明されない。

語音症

A　会話の分かりやすさを妨げ、または言語的コミュニケーションによる意思伝達を阻むような、語音の産出に持続的な困難さがある。

B　その障害は効果的なコミュニケーションに制限をもたらし、社会参加、学業成績、または職業的能力のひとつまたは複数を妨げる。

C　症状の始まりは発達期早期である。

D　その困難さは、脳性麻痺、口蓋裂、聾、難聴などのような先天性または後天性の疾患、頭部外傷、他の医学的疾患または神経疾患などによるものではない。

小児期発症流暢症（吃音）

A　会話の正常な流暢性と時間的構成における困難、その人の年齢や言語技能に不相応で、長時間にわたって続き、以下のひとつ（またはそれ以上）のことがしばしば明らかに起こることにより特徴づけられる。

　(1) 音声と音節の繰り返し

　(2) 子音と母音の音声の延長

　(3) 単語が途切れること（例：ひとつの単語のなかでの休止）

　(4) 聴き取れる、または無言状態での停止（発生を伴ったまたは伴わない会話の休止）

　(5) 遠まわしの言い方（問題の言葉を避けて他の単語を使う）

　(6) 過剰な身体的緊張とともに発せられる言葉

　(7) 単音節の単語の反復

B　その障害は、話すことの不安、または効果的なコミュニケーション、社会参加、学業的または職業的遂行能力の制限のどれかひとつ、またはその複数の組み合わせを引き起こす。

C　症状の始まりは発達期早期である。

D　その障害は、言語運動または感覚器の欠陥、神経損傷に関連する非流暢性、または他の医学的疾患によるものではなく、他の精神疾患ではうまく説明されない。

表 11.7 つづき

社会的コニュニケーション症

A 言語的および非言語的なコミュニケーションの社会的使用における持続的な困難さで、以下のうちすべてによって明らかになる。

(1) 社会的状況に適切な様式で、挨拶や情報を共有するといった社会的な目的でコミュニケーションを用いることの欠陥

(2) 遊び場と教室とで喋り方を変える、相手が大人か子どもかで話し方を変える、過度に堅苦しい言葉を避けるなど、状況や聞き手の要求にあわせてコミュニケーションを変える能力の障害

(3) 会話で相槌を打つ、誤解されたときに言い換える、相互関係を理解するための言語的および非言語的な合図の使い方を理解するなど、会話や話術のルールに従うことの困難さ

(4) 明確に示されていないこと（例：推測すること）や、字義通りでなかったりあいまいであったりする言葉の意味（例：慣用句、ユーモア、隠喩、解釈の状況によっては複数の意味をもつ語）を理解することの困難さ

B それらの欠陥は、効果的なコミュニケーション、社会参加、社会的関係、学業成績、および職業的遂行能力のひとつまたは複数に機能的制限をもたらす。

C 症状は発達期早期より出現している（しかし、能力の限界を超えた社会的コミュニケーションが要求されるまでは、その欠陥は完全には明らかにならないかも知れない）。

D その症状は他の医学的または神経疾患、および言語の構造や文法の領域における能力の低さによるものではなく、自閉スペクトラム症、知的能力障害、全般的発達遅延、および他の精神疾患ではうまく説明されない。

出典）日本精神神経学会（日本語版用語監修）, 高橋 三郎・大野 裕（監訳）: DSM-5 精神疾患の診断・統計マニュアル.
p. 40-41, p. 43-47, 医学書院, 2014

(1) 言語症

　言語症は以下の 3 項目、① 語彙の少なさ、② 文章を構成する能力の乏しさ、③ ひとつの話題や一連の出来事を説明または表現したり会話をしたりするために、語彙を使用し文章をつなげることができない状態、で定義される。これらの特性は受容性と表出性の能力に分けることができる。受容性の能力とは、言語による伝達の受容および理解の過程をさす。表出性の能力とは、声、身振り、言葉の合図の産出をさす。

　受容性の障害をもつ人は、表現性の障害を主とする人よりも予後が悪く、読解力にも困難を示すことが多い。4 歳以降に診断された言語症の多くは成人期まで持続する。

(2) 語音症

　一般に、3 歳までに他者が理解可能な会話ができ、7 歳までにほとんどの単語を正確に発音する。これに対して語音症は、語音の産出が持続的に困難であることによって、会話の分かりやすさや言語コミュニケーションによる意思伝達が妨げられるものをいう。語音の産出とは個々の音声を明瞭に構音することであり、語音につい

ての音韻的知識と、顎、舌、唇など会話のための構音器官の運動を調整する能力が必要である。

語音症でみられる舌足らずな発音や、特定の音（ちゃ、じゅ、じょなど）の不明瞭さは言語訓練に良好に反応し、年齢とともに改善することが多い。言語症が併存する場合は予後がよくないとされる。

(3) 小児期発症流暢症（吃音、どもり）

会話の正常な流暢性と時間的構成の障害であり、発話関連器官の協調運動の障害によって生じる非流暢や発話タイミングの乱れを主症状とする。以下7項目、① 音声と音節の繰り返し、② 子音と母音の音声の延長、③ 単語が途切れること、④ 聞き取れるまたは無言状態での停止、⑤ 特定の単語を避けて他の単語を用いる遠回しの言い方、⑥ 過剰な身体的緊張とともに発せられる言葉、⑦ 単音節の単語の反復、のうちひとつ以上があることで定義される。

幼児の5～8%と頻度の高い障害である。3歳までに半数、6歳までに9割が発症し、男女比は2：1である。8歳時の重症度が予後予測に有効で、これ以降は治癒しにくい。成人の有病率は1%、男女比は4：1である。

(4) 社会的コミュニケーション症

言語的および非言語的なコミュニケーションの社会的使用における持続的な困難さであり、以下の4項目、① 状況に見合った挨拶や情報を共有するといった社会的な目的でコミュニケーションを用いることの欠陥、② 場面や相手にあわせたコミュニケーション能力の障害、③ 相槌を打つことや相互関係を調整するための言語的および非言語的な合図を理解するなど、会話のルールに従うことの困難さ、④ 明確に示されていないことや、慣用句や冗談、隠喩など字義通りでなかったり曖昧であったりする言葉の意味を理解することの困難さ、のすべてを満たすことで定義される。

1.6 運動症群

運動症群は、協調運動技能の獲得や遂行、通常はみられない反復性で無目的な動き、突発的、急速、反復性、非律動性の運動または発声などの症状を含み、それぞれ、発達性協調運動症、常同運動症、チック症とよばれる。DSM-5の診断基準を表11.8に示した。発達性協調運動障害と常同運動症は、運動機能に影響を及ぼす神経疾患や薬物によるものではないこと、発達期早期に症状が始まること、日常生活活動に支障があることを条件とする。チック症は、18歳までに発症することが診断基準に含まれる。

第11章　神経発達症

表 11.8　DSM-5における運動症群の診断基準

発達性協調運動症

A　協調運動技能の獲得や遂行が、その人の生活年齢や技能の学習および使用の機会に応じて期待されるものよりも明らかに劣っている。その困難さは不器用（例：ものを落とす、またはものにぶつかる）、運動技能（例：物をつかむ、はさみや刃物を使う、書字、自転車に乗る、スポーツに参加する）の遂行における遅さと不正確さによって明らかになる。

B　診断基準Aにおける運動技能の欠如は、生活年齢にふさわしい日常生活活動（例：自己管理、自己保全）を著名および持続的に妨げており、学業または学校での生産性、就労前および就労後の活動、余暇、および遊びに影響を与えている。

C　この症状の始まりは発達段階早期である。

D　この運動技能の欠如は、知的能力障害や視力障害によってはうまく説明されず、運動に影響を与える神経疾患によるものではない。

常同運動症

A　反復し、駆り立てられるようにみえ、かつ外見上無目的な運動行動（例：手を震わせるまたは手を振って合図する、身体を揺する、頭を打ちつける、自分にかみつく、自分の身体を叩く）。

B　この反復性の運動行動によって、社会的、学業的、または他の活動が障害され、自傷を起こすこともある。

C　発症は発達期早期である。

D　この反復性の運動行動は、物質や神経疾患の生理学的作用によるものではなく、他の神経発達症や精神疾患ではうまく説明されない。

チック症群

トゥレット症

A　多彩な運動チック、およびひとつまたはそれ以上の音声チックの両方が、同時に存在するとは限らないが、疾患のある時期に存在したことがある。

B　チックの頻度は増減することがあるが、最初にチックが始まってから1年以上は持続している。

C　発症は18歳以前である。

D　この障害は物質の生理学的作用または他の医学的疾患によるものではない。

持続性運動または音声チック症

A　1種類または多彩な運動チック、または音声チックが病気に存在したことがあるが、運動チックと音声チックの両者がともにみられることはない。

B　チックの頻度は増減することがあるが、最初にチックが始まってから1年以上は持続している。

C　発症は18歳以前である。

D　トゥレット症の基準を満たしたことがない。

暫定的チック症

A　1種類または多彩な運動チックおよび/または音声チック。

B　チックの持続は最初にチックが始まってから1年未満である。

C　発症は18歳以前である。

D　この障害は物質の生理学的作用または他の医学的疾患によるものではない。

E　トゥレット症または持続性運動または音声チック症の基準を満たしたことがない。

出典）日本精神神経学会（日本語版用語監修），髙橋 三郎・大野 裕（監訳）：DSM-5 精神疾患の診断・統計マニュアル.
　　　p. 73, p. 76, p. 79-80，医学書院, 2014

(1) 発達性協調運動症

　年齢や環境から期待されるものよりも明らかに劣る不器用さ（物を落とす、物にぶつかるなど）、物をつかむ、ハサミや刃物を使う、字を書く、自転車に乗る、運動するなどの技能遂行における遅さと不正確さによって明らかになる。5〜11歳での有病率は5〜6%であり、男女比は2：1〜7：1と男児に多い。半数以上は青年期まで協調運動の問題が続く。

(2) 常同運動症

　繰り返し、何かに駆り立てられるかのような一見無目的な運動、例えば手を振る、身体を揺する、頭を打ちつける、自分自身を噛む、または叩くといった運動行動がみられる際に診断される。症状は、80%は生後24カ月以前、12%は25〜35カ月、8%は36カ月以降と、典型的には生後3歳までに出現する。併存症のない児では自然に解消する。知的能力障害や遺伝性症候群を伴う場合は常同的な自傷行為がみられることがある。

(3) チック症

　チックは、5〜10人に1人は一過性に症状をもつ頻度の高い障害である。突発的、急速、反復性、非律動性の運動または発声を認め、運動チックと音声チックに分けられる。運動チックのうち、1,000分の数秒程度の持続時間のものは単純性運動チックとよばれる。まばたき、肩や首などを一瞬動かす動作から、身体をねじったり飛び跳ねたりする動作まで幅広い。これに対して持続時間が数秒間と長いものを複雑性運動チックとよび、単純性運動チックの組み合わせや、性的な身振りや他の人の動作の真似のようにみえる動きなどが知られる。音声チックのうち単純性音声チックでは、咳払い、鼻鳴らし、うなりなどがみられる。複雑性音声チックは、自分が話した音声や言葉の繰り返し、最後に聞いた言葉や音節の繰り返し、わいせつな言葉、社会的に受け入れがたい発言を突然激しく叫ぶ、もしくは低く唸るように口にするなどがある。運動チックと音声チックのいずれかのみが1年以上続く場合は、持続性運動チック症もしくは持続性音声チック症とよぶ。運動チックと音声チックの両方が同時期でなくてもよいが存在し、1年以上続く場合はトゥレット症とよばれる。

　典型的には4〜6歳で発症し、たいていは1年以内におさまる。重症度のピークは10〜12歳であり、20歳までに2/3以上が軽快する。トゥレット症の30〜50%は注意欠如・多動症、40%以上に強迫症状が併存し、併存症がある症例ではチック症状の発症年齢が若く、また成人期まで持続することが多い。

　症状は不安、興奮、疲労で悪化し、落ち着いて集中している活動の間には改善す

ることが多い。治療は環境調整を含めた心理社会的治療が中心となる。具体的には、本人は症状を意識していないのに家族がうるさがったり恥ずかしがったりして叱責が繰り返されたり、学校で同級生からの指摘が繰り返されたりする。また、学校などの緊張する場面では症状が抑えられるのに自宅などリラックスする場面では症状が増悪しがちなことから、親に対する反抗と受け止められて親子関係がこじれていることもある。

これらの状況においては、家族や学校に疾病理解を促して、不要な否定的感情のやりとりを減らすのが有効である。また、本人が症状を恥ずかしがったり辛く感じたり、生活上の困りごとが大きい場合は、症状を分かりやすく説明するとともに、薬物療法や行動療法などの選択肢を提示する。

薬物療法は、チック症を治癒させるものではないこと、必ずしも症状が軽減するわけではないこと、チック症に適応のある薬剤はなく適応外処方になることに注意する。行動療法は、チックの症状が出る前の衝動を認識してチック症状に拮抗する運動をとることで症状をコントロールするハビットリバーサル、チック症状が悪化する状況や環境の調整、リラクゼーションなどが行われる。

2 症例提示

(1) 初診時8歳男児、軽度知的能力障害、持続性音声チック
初診時主訴：
　学校に行きたくない。
発達歴：
　同胞2名第一子、長男。周産期異常はなく、健診で明らかな異常を指摘されたことはなかった。言葉の発達や歩き始めは遅かったものの、性格は穏やかで育てやすく、両親はあまり心配していなかった。年少より幼稚園に入園した。他の園児と比べて身の回りの支度や行動に時間がかかることは多かったが、世話好きの女児に助けてもらい、問題となることはなかった。絵本やアニメが好きで、年下の子とのごっこ遊びや、女児のままごとに加わることを好んだ。
現病歴：
　小学校入学後、喉を鳴らすような咳払いをするようになった。学校では、授業中に先生にあてられて答えられずに泣いたり、テスト中に隣の子の答案をみたり、黒板の書き取りや連絡帳の記入ができないなど行動の問題が目立つようになった。休み時間や放課後は、同級生の遊びのルールを理解できず、仲間外れにされることが

増えた。

　家では、母に渡すプリントをなくしたり、宿題がないと母に嘘をついたり、宿題に取り組ませると何時間でも黙って固まっていたりしたために、母から叱られることが多くなった。同時期に妹が生まれたため両親は赤ちゃん返りととらえていたが、小学校2年生に進級しても状況は変わりなく、勉強ができないことに加え、咳払いの回数が増えてからかわれるようになったこともあって本人が登校を渋るようになった。

　学校は両親に、特別支援学級に籍を移すことを強く勧めたが、両親が強く反発し、児童精神科外来を受診した。幼少時より全般的な認知、理解の遅れを認めること、初診時の田中ビネー検査でIQ 64だったことを踏まえて、軽度知的能力障害と診断した。1年以上続く咳払いについては持続性チック症と診断した。

治療経過：

　本人と両親に、学校と家での問題行動は生来の学習の苦手さから生じるものであって赤ちゃん返りでもなまけでもないことを説明した。両親は、妹と比較して本人の発達がゆっくりだったことを振り返り、診断に理解を示した。一方で特別支援学級には抵抗が強く、本人が頑張ればなんとかなるのではないか、特別支援学級に行ったらもっと勉強ができなくなるのではないかと述べた。本人は、授業が理解できないことや他の児童と同じようにできないことを自覚していたが、特別支援学級への移籍はかっこ悪いから嫌と述べた。

　そこで両親には、お手伝いや妹の世話など家庭で褒める機会を増やすよう依頼した。学校には、特別支援学級を勧める話題をしばらく控えるようお願いした。担任の協力を得て、授業中の助言や宿題内容の配慮、係の仕事など本人の自信につながるような課外活動と特別支援学級の教師との関わりによって学校が居心地よくなるように環境調整を行った。チック症については、薬物療法で軽減できることを説明したところ、両親は処方を希望したが本人は拒否した。そこで、咳払いがからかいの対象にならないよう、本人と両親の了承を得て、担任と養護教諭からチック症を同級生に説明してもらったところ、からかいが減り、徐々に咳払いは軽減した。

　その後、元気に学校に通う本人をみて両親の態度は軟化し、本人が特別支援学級を希望して小4から籍を移した。同時期に療育手帳の判定を受け、福祉サービスを利用して余暇活動を楽しむ機会も得た。その後の経過は順調で、中学校卒業後は特別支援学校高等部に進学し、卒業後は福祉的就労で安定した生活を送っている。

考察：

　軽度の知的能力障害は就学や就職まで気づかれないことがある。本人は努力して

もなぜかうまくいかないと感じながら不適応の経験が重なり、うつ状態となって病院を受診することになる。適切な現状評価は、本人がこれまで経験してきた不全感をねぎらい、医学的な説明を可能にする点で有効である。環境調整は不可欠だが、実際には多くの制約があり、往々にして周囲が考える望ましい環境と当事者や家族が期待する環境は一致しない。周囲と連携しながら、年単位で当事者家族に寄り添う支援が求められる。

(2) 初診時 20 歳女性、自閉スペクトラム症、注意欠如・多動症

初診時主訴：

　仕事がうまくできない。

発達歴：

　同胞なし。周産期異常なし。乳児期より寝相が悪く、寝返りをうてるようになってからは部屋中を転がって移動し、歩ける頃には棚に登ろうとする、外出時にはすぐに飛び出していなくなるなど目が離せなかった。ベッドに寝かせるとすぐ目を覚ますため、母は常に抱っこして寝かせていた。後追いや人見知りはなく、誰にでも平気で抱かれたりついていったりして迷子になっていたが、本人はけろっとしていた。食事ではお酒のつまみを好んだり、大人と同じ量を食べたがったりした。公園では走り回ってさまざまな遊具のところに行き、順番を守れずに他の子を押したりぶつかったりして、相手が怒っても気づかないかのように別の場所に行ってしまい、転んでも痛がることなく遊んでいた。ブロックを組み立てるのが得意で、親が手伝おうとすると嫌がった。思い通りにならないと癇癪を起こしたが、他のことに気が向けばすぐに気分が切り替わった。外出時はお気に入りのピンクのタオルを持って歩き、忘れたことに気づくと家に取りに帰るほど執着していたが、頻繁になくすため、母が同じタオルを何枚も用意していた。

　4 歳で保育園に入園。集団行動が取れずに、園庭で走り回ったり場にそぐわない発言をしたりとマイペースであった。赤ちゃんの泣き声や特定の園児の声が苦手で、赤ちゃんの口をふさいだり特定の園児を叩いたりするトラブルがあった。小学校では、成績は上位だったが、授業中勝手に発言したり、姿勢が悪かったり、宿題をやっていても提出し忘れたり、大事なものをなくしたりし、教師が叱責すると言い訳をするため、ますますきつく叱責された。家では、お菓子の空箱を並べて飾ることにこだわり、片づけると怒るので両親は戸惑っていた。朝の支度の途中でテレビに見入って手が止まり、毎朝母に注意されていた。水泳を習ったが、指導者によって指示の仕方が違うことでパニックになり、続かなかった。同級生との会話は一方的

で、些細な言葉の意味の取り違えからトラブルが絶えなかった。それでも、学校には行くべきであるという考えに執着して、高校まで無遅刻無欠席だった。

　高校を優秀な成績で卒業し、学校から推薦を受けて地元企業に就職した。初めのうちは先輩の丁寧な指導を受けて大きな問題なく就労していたが、独り立ちしたところ、締め切りを守れずミスが頻発した。叱責を受けても改善なく、叱責直後に終業時刻だからと帰宅するなど、周囲からみて理解しにくい言動が繰り返された。産業医の勧めで精神科クリニックを受診した。幼少時より社会的コミュニケーションの障害と行動や興味の偏りを認めることから自閉スペクトラム症と診断した。また、幼少時より複数の場面で不注意、多動性、衝動性の特徴を認めることから混合型の注意欠如・多動症と診断した。

治療経過：

　本人と母親に診断を伝え、職場での問題行動については、上司にも同席していただいて対策を話し合った。自閉スペクトラム症に関しては、違和感を覚える日常のやりとりに悪気がないことを職場の人たちに理解してもらった上で、本人にもコミュニケーション上の齟齬について自覚を促した。注意欠如・多動症の症状に対しては、職場での問題が大きかったことから薬物療法を開始した。同時に、気が散りにくい座席配置や机周りの整理、メモをとること、指示された内容の復唱など、本人に工夫をさせるとともに職場の協力を得て環境を調整した。

考察：

　幼少時より行動上の問題が明らかであっても、学業成績が良好で本人が不登校などの不適応を示さない場合、診断を受けることなく就職して、職場でのトラブルから問題が明るみになる。このような例ではしばしば転職を繰り返して自信を失い、中年期にうつ状態を呈してから受診することも少なくない。このようなケースに診断をつけることは、本人の疾病理解、環境調整による負荷の軽減と適切な薬物療法に加え、戸惑う周囲の人たちにとっても意義がある。

3 終わりに

　神経発達症群の当事者は、幼少時より「できないこと」を繰り返し叱責されて、意欲を失ったり自己評価がさがったりしている。ここまで述べたように、ほとんどの神経発達症は原因が分かっておらず、科学的根拠が確立した治療法もない[7]。特に当事者や家族は非障害者に近づくことを目指しがちだが、本来、神経発達症の人への支援は、発達期に顕在化する発達上の問題が日常生活、社会生活、学習、仕事

に支障を来さないように支えることである。

　従来、学校現場における特殊教育の対象は、養護学校、盲学校、聾学校、特殊学級における知的能力障害や身体の障害（視覚障害、聴覚障害、肢体不自由、病弱者など）を持つ児童生徒であった。通常学級にも特別な教育的支援を必要とする児童生徒が目立ってきたことを受けて、2007年の学校教育法改正で特殊教育は特別支援教育と呼称を変えた。この特別支援教育は、幼児児童生徒一人ひとりの教育的ニーズを把握し、それに対応した適切な指導および支援を行うという理念を掲げている。通常の小中学校で、特別支援教育に関する校内委員会の設置、実態把握の実施、特別支援教育コーディネーターの指名、個別の指導計画や個別の教育支援計画の作成・活用、巡回相談や専門家チームの活用、特別支援教育に関する教育研修の実施など、校内体制の整備が進んでいる。

　また、2016年施行の「障害を理由とする差別の解消の推進に関する法律（通称・障害者差別解消法）」は、障害のある人が他の人と同じ権利を享有・行使するために、公的機関を始めとする各種事業所に、負担が重過ぎない範囲で個別の状況に応じて行う変更や調整を行う合理的配慮を義務づけた。合理的配慮とは、2006年に国際連合で採択された障害者の権利に関する条約において、「障害者が他の者との平等を基礎として全ての人権及び基本的自由を享有し、又は行使することを確保するための必要かつ適当な変更及び調整であって、特定の場合において必要とされるものであり、かつ、均衡を失したまたは過度の負担を課さないもの」と定義されている。このように、学校も社会も神経発達症をもつ人たちの自立や社会参加に向けた取り組みを支援する方向に動いている。医療に関わる方々においても、ぜひ神経発達症を深く理解し、特性に配慮した対応をお願いしたい。

参考文献

1)　American Psychiatric Association. (2013) Diagnostic and Statistical Manual of Mental Disorders, Fifth Edition. American Psychiatric Association（髙橋三郎・大野裕訳（2014）DSM－5精神疾患の診断・統計マニュアル. 医学書院）

2)　Benjamin J. Sadock, Virginia A. Sadock, Pedro Ruiz. (2014) Kaplan and Sadock's Synopsis of Psychiatry: Behavioral Sciences/Clinical Psychiatry, 11th　3. A. Thapar, D. Pine, J. Leckman, S. Scott, M. Snowling & E. Taylor. (2015) Rutter's Child and Adolescent Psychiatry, 6th Edition. Oxford.

John Wiley & Sons, lnc.

4) 文部科学省ホームページ　教育 http://www.mext.go.jp/a_menu/a002.htm（最終アクセス 2017 年 8 月）

5) 本城秀次・野邑健二・岡田俊編（2016）臨床児童青年精神医学ハンドブック. 西村書店.

6) 滝川一廣（2017）子どものための精神医学. 医学書院.

引用文献

1) http://www.takinogawagakuen.jp. 社会福祉法人滝乃川学園ホームページ.

2) Folstein S, Rutter M. Infantile autism: a genetic study of 21 twin pairs. J Child Psychol Psychiatry. 1977;18(4):297-321.

3) Wing L, Gould J. Severe impairments of social interaction and associated abnormalities in children: Epidemiology and classification. Journal of Autism and Developmental Disorders. 1979;9(1):11-29.

4) de Zeeuw EL, van Beijsterveldt CEM, Hoekstra RA, Bartels M, Boomsma DI. The etiology of autistic traits in preschoolers: a population-based twin study. J Child Psychol Psychiatry. 2017;58(8):893-901.

5) Taylor LE, Swerdfeger AL, Eslick GD. Vaccines are not associated with autism: an evidence-based meta-analysis of case-control and cohort studies. Vaccine. 2014;32(29):3623-9.

6) Uno Y, Uchiyama T, Kurosawa M, Aleksic B, Ozaki N. Early exposure to the combined measles-mumps-rubella vaccine and thimerosal-containing vaccines and risk of autism spectrum disorder. Vaccine. 2015;33(21):2511-6.

7) Lai M-C, Lombardo MV, Baron-Cohen S. Autism. The Lancet. 2014;383(9920): 896-910.

8) Peterson RL, Pennington BF. Developmental dyslexia. The Lancet. 2012;379 (9830):1997-2007.

9) Uno A, Wydell TN, Haruhara N, Kaneko M, Shinya N. Relationship between reading/writing skills and cognitive abilities among Japanese primary-school children: normal readers versus poor readers (dyslexics). Reading and Writing. 2008;22(7):755-89.

第12章

身体症状症と総合病院精神医学

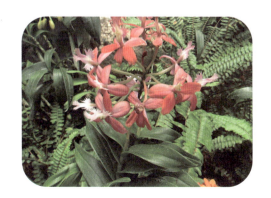

1 身体症状症の定義と概要

　身体症状症とそれに関連する疾患群には、身体症状症、病気不安症、変換症（または転換性障害、機能性神経症状症）、作為症（または虚偽性障害）、他の医学的疾患に影響する心理的要因などが含まれており、本章ではこれらの疾患について概説する。

　米国精神医学会が作成した精神疾患の国際的診断基準である Diagnostic and Statistical Manual of Mental Disorders：DSM の最新版である DSM‐5 では、これらの疾患は「苦痛を伴う身体症状があり、それらの症状に対して、異常な思考・感情・行動が認められるもの」と定義されている。例えば、痛みや感覚異常などの身体症状が何カ月も持続し、その身体症状に対して通常では考えられないほどの心理的苦痛や不安を感じており、その身体症状に強く固執して日常生活におけるさまざまな行動が大きく左右されてしまい、社会生活にも支障を来してしまう、といった状態が該当する。

　DSM‐5 の前版である DSM‐IV では、これらの疾患群は身体表現性障害に分類され、「何らかの身体疾患を示唆する身体症状が存在するが、身体疾患・薬物・何らかの精神疾患によってその症状を完全には説明できない」と定義されていた。そのため、診断をくだすためにはその身体症状の原因となる可能性がある身体疾患をすべて除外する必要があった。しかしながら、すべての身体疾患を完全に除外することは実質的に非常に困難であり、また、医学的説明ができないことを基礎とした診断は「こころか身体か」という心身二元論を強化してしまう可能性があること、医学的原因が明らかになっていないということを理由に精神疾患の診断をくだすのは適切ではないこと、医学的疾患があるからといって精神疾患が否定されるものではないことなどの理由から、「医学的に説明できない」という定義は DSM‐5 では除外された。ただし後述するように、変換症だけはその症状が医学的に説明できないことが診断のひとつの要素となっている。これは、変換症ではその症状が病態生理と一致しないことを示すことが可能であるためである。なお、うつ病やパニック症など身体症状症以外の精神疾患でも身体症状が併発することはあるため、鑑別に注意が必要である。また、診断だけでなく治療においても、「こころか身体か」という二律背反的な姿勢にならないことが肝要である。

1.1 身体症状症 (Somatic Symptom Disorder)

(1) 特徴

　本症は、身体症状のために苦痛を感じているか、もしくは日常生活に支障を来しており、さらにその身体症状や健康不安に関連した過剰な思考・感情・行動が認められることを特徴としている。具体的には、身体症状を実際と比べて不釣り合いなほどに深刻に捉えて常に心配しており、不安の水準はいつも高く、身体症状や健康不安に対して過剰な時間や労力を費やしており、それらの症状はしばしば6カ月以上持続している。そして、患者の苦痛が明確であれば、身体症状が医学的に説明できるかどうかは問わない（表12.1）。DSM-5では、身体症状の数によって重症度が分類されているが、"重度"の分類は、従来「身体化障害（Somatization Disorder）」もしくは「ブリケ症候群（Briquet's Syndrome）」とよばれていたものに該当する。また、"疼痛が主症状のもの"の分類は、従来の疼痛性障害（Pain Disorder）に該当する。

表12.1　身体症状症の診断基準

> **A** ひとつまたはそれ以上の、苦痛を伴う、または日常生活に意味のある混乱を引き起こす身体症状。
>
> **B** 身体症状、またはそれに伴う健康への懸念に関連した過度な思考、感情、または行動で、以下のうち少なくともひとつによって顕在化する。
> (1) 自分の症状の深刻さについての不釣り合いかつ持続する思考
> (2) 健康または症状についての持続する強い不安
> (3) これらの症状または健康への懸念に費やされる過度の時間と労力
>
> **C** 身体症状はどれひとつとして持続的に存在していないかもしれないが、症状のある状態は持続している（典型的には6カ月以上）。
>
> ▶ 該当すれば特定せよ
> ・ 疼痛が主症状のもの（従来の疼痛性障害）：この特定用語は身体症状が主に痛みにある人についてである。
> ・ 持続性：持続的な経過が、重篤な症状、著しい機能障害、および長期にわたる持続期間（6カ月以上）によって特徴づけられる。
>
> ▶ 現在の重篤度を特定せよ
> ・ 軽度：基準Bのひとつを満たす。
> ・ 中等度：基準Bの2つ以上を満たす。
> ・ 重度：基準Bの2つ以上を満たし、かつ複数の身体愁訴（またはひとつの非常に重篤な身体症状）が存在する。

出典）日本精神神経学会（日本語版用語監修），高橋 三郎・大野 裕（監訳）：DSM-5 精神疾患の診断・統計マニュアル．p.307, 医学書院, 2014

有病率は成人の5%前後と推測されており、患者は男性より女性に多い。前述のように医学的疾患があっても診断が可能であり、例えば、心筋梗塞を起こした患者がその後遺症とは異なるものの確かに胸が痛い、といった状況も診断を満たす。精密検査を希望して大学病院など高水準の医療機関を受診することも多いが、身体的に重篤な状態ではないという検査結果が示されても、不安が軽減されることは少ない。何か隠れた身体疾患が見過ごされているのではないか、これまでの身体治療が適切でなかったため身体症状が改善されていないのではないか、などのように捉えてしまう場合も多い。医薬品の副作用をひどく過敏に捉えてしまう患者もいる。

なお、医学的疾患があっても過度な思考・感情・行動がある場合には身体症状症と診断することは可能であるが、患者の訴える症状が治療を必要とする身体疾患によるものではないことは確認しなければならない。特に、多発性硬化症などの神経疾患や甲状腺・副腎機能異常などの内分泌疾患は見落とされてしまう可能性が高いとされるため注意が必要である。

(2) 簡単な症例提示（架空の症例）

30歳女性。幼少期に母親を亡くして苦労し、学校でもいじめに遭うことが多かった。高校を中退して仕事を始めたが長続きせずに退職。20歳で恋愛結婚したが結婚生活は5年で破綻し、25歳で離婚。生活保護を受給するようになった。自分にできる仕事を探すが思うようにみつからず、そのうちに左下肢の疼痛が出現。整形外科などで精密検査が行われたが疼痛の原因ははっきりしなかった。疼痛のために徐々に歩きづらくなり、今では杖なしでは歩行できない状態となった。

1.2 病気不安症（Illness Anxiety Disorder）

(1) 特徴

身体疾患は存在しないかまたは軽度であるにもかかわらず、重い身体疾患にかかってしまったという考えに捉われてしまい、健康状態に強い不安や恐怖を抱き、病気の症状がないかと繰り返し身体を調べたり、逆に病院受診を避けたりする状態が、6カ月以上持続することを特徴としている（表12.2）。

自分の身体をしばしば徹底的に確認し、病気についてもインターネットや医学書などで過度に調べるが、合理的に説明できるような深刻な医学的疾患は発見できず、精密検査の結果が問題なかったことを医療者が説明して大丈夫であることを保証しても、不安は緩和されない。また、誰かが病気にかかったと聞いたり、病気に関するニュース記事を読んだりみたりすることで、病気に対する強い恐怖を容易に抱きやすくなる。家族・友人・医療者から繰り返し保証を求めようとするため、ときに

1　身体症状症の定義と概要

表 12.2　病気不安症の診断基準

> **A** 重い病気である、または病気にかかりつつあるという捉われ。
>
> **B** 身体症状は存在しない、または存在してもごく軽度である。他の医学的疾患が存在する、または発症する危険が高い場合（例：濃厚な家族歴がある）は、捉われは明らかに過度であるが不釣り合いなものである。
>
> **C** 健康に対する強い不安が存在し、かつ健康状態について容易に恐怖を感じる。
>
> **D** その人は過度の健康関連行動を行う（例：病気の兆候が出ていないか繰り返し体を調べ上げる）、または不適切な回避を示す（例：受診予約や病院を避ける）。
>
> **E** 病気についての捉われは少なくとも 6 カ月は存在するが、恐怖している特定の病気は、その間変化するかも知れない。
>
> **F** その病気に関連した捉われは、身体症状症、パニック症、全般不安症、醜形恐怖症、強迫症、または「妄想性障害、身体型」などの他の精神疾患ではうまく説明できない。
>
> ▶ いずれかを特定せよ
>
> ・ 医療を求める病型：受診または実施中の検査および手技を含む医療を頻回に利用する。
> ・ 医療を避ける病型：医療をめったに受けない。

出典）日本精神神経学会（日本語版用語監修），高橋 三郎・大野 裕（監訳）：DSM-5 精神疾患の診断・統計マニュアル．p. 311，医学書院，2014

それらの人物をいらだたせてしまう。

　有病率は不明であるが、精神科以外の科の外来を受診する患者の 5％前後と推測され、男女差はない。1/3〜1/2 の患者ではその経過は一過性で予後も良好である。統合失調症や妄想性障害などの精神病性障害との鑑別が問題となるが、精神病性障害では、「臓器が腐っている」「自分は既に死んでいる」などのように病気不安症よりも心配内容が奇異で理解困難であることが特徴となる。なお、過度な心配の対象となる身体症状が実際に存在する場合には、病気不安症でなく身体症状症に分類される。

(2) 簡単な症例提示（架空の症例）

　60 歳男性。10 年前に妻を乳がんで亡くし、以後は一人暮らし。芸能人が口腔がんで亡くなったというテレビのニュースが気になって鏡で自分の口を覗いたら、舌が赤く腫れているように感じられた。それ以来、それががんではないかと心配になって口の中ばかりをみてしまい、歯科医師から「異常はないので大丈夫」と保証され

315

ても安心できず、複数の医療機関を受診してはインターネットで調べた情報をもとにそのつど医師を質問責めにしている。

1.3 変換症（または転換性障害、機能性神経症状症）（Conversion Disorder）

(1) 特徴

　脱力、麻痺、振戦（手足の震え）、ジストニア（自分の意志によらず筋肉が勝手に動いたり異常な姿勢になったりする症状）、歩行障害などの運動症状や皮膚感覚異常（例えば手足がしびれる）、視覚・聴覚異常などの感覚症状を認め、それらの症状が他の医学的疾患ではうまく説明できないことを特徴とする。意識の障害を伴う四肢の痙攣発作（心因性非てんかん発作；Psychogenic Non-Epileptic Seizure：PNES）、失立（立つことができない）、失声（声が出ない）、ヒステリー球（喉の中に塊があるような感覚）、複視などの症状を呈することもある（表 12.3）。

　前述のように、身体症状症の関連疾患群のうちでこの変換症だけは、症状が医学的疾患によってうまく説明できないことが診断に必要となるが、単に精密検査で異常がみつからないことや症状が奇妙であることだけで診断をくだすべきではない。診察の結果に一貫性がないことは診断を支持する所見であり、例えば、検査Ａでは陽性であったが、同じ神経症状を評価する検査Ｂでは陰性であったという場合には変換症の可能性が高くなる。変換症の患者では、自分のことであるにもかかわらず症状自体や症状によって生じている生活へのよくない影響に関心が乏しいという状態像がみられることがあり、これは「美しき無関心、または、満ち足りた無関心（La belle indifference）」とよばれる。

　有病率は不明であるが、神経内科を紹介受診した患者の約 5％という報告がある。男性より女性に 2〜3 倍多い。しばしば解離症を併存し、他にうつ病、パニック症、パーソナリティ障害との併存も多い。てんかん患者に非てんかん発作が生じることもある。精神科以外の科では、機能性（functional）あるいは心因性（psychogenic）と記載されやすい。

　精神分析学的には、変換は直面を迫られた葛藤への不安から自我を防衛するための防衛機制のひとつとされている。

(2) 簡単な症例提示（架空の症例）

　40 歳女性。家の跡継ぎを期待されていたが女に生まれたことで両親に落胆された、と常々感じていた。学生時代は優等生で成績もよかったが、就職後は体調不良や過呼吸発作のために失職することを繰り返した。そのうちに、声を出そうと思っても出なくなったが神経内科の精密検査で異常を認めなかった。筆談でコミュニケ

表 12.3 変換症（または転換性障害、機能性神経症状症）の診断基準

A ひとつまたはそれ以上の随意運動、または感覚機能の変化の症状。

B その症状と、認められる神経疾患または医学的疾患とが適合しないことを裏づける臨床的所見がある。

C その症状または欠損は、他の医学的疾患や精神疾患ではうまく説明されない。

D その症状または欠損は、臨床的に意味のある苦痛、または社会的、職業的、または他の重要な領域における機能の障害を引き起こしている、または医学的な評価が必要である。

▶ 症状の型を特定せよ
- 脱力または麻痺を伴う
- 異常運動を伴う（例：振戦、ジストニア運動、ミオクローヌス、歩行障害）
- 嚥下症状を伴う
- 発話症状を伴う（例：失声症、ろれつ不良など）
- 発作または痙攣を伴う
- 知覚麻痺または感覚脱失を伴う
- 特別な感覚症状を伴う（例：視覚、嗅覚、聴覚の障害）
- 混合症状を伴う

▶ 該当すれば特定せよ
- 急性エピソード：6カ月未満存在する症状
- 持続性：6カ月以上現れている症状

▶ 該当すれば特定せよ
- 心理的ストレス因を伴う
- 心理的ストレス因を伴わない

出典）日本精神神経学会（日本語版用語監修），高橋 三郎・大野 裕（監訳）：DSM-5 精神疾患の診断・統計マニュアル．p.314，医学書院，2014

ーションすることを余儀なくされ、「これでは働けなくて困る」と述べるものの、どこか他人事な様子であった。

1.4 作為症（または虚偽性障害）(Factitious Disorder)

(1) 特徴

作為症は、自らに負わせる作為症と、他者に負わせる作為症とに分けられる。い

ずれの特徴も、自分自身または他者に負わせる症状をねつ造することであり、病気や外傷を誘発させてその治療を求める場合もある。診断するためには、金銭など明らかな外的報酬がないにもかかわらず、病気や外傷の症状をねつ造するまたは症状を引き起こす目的で不正行為を行っていることを示す必要がある（表12.4）。

具体例としては、配偶者が死んでいないにもかかわらず死んだと述べて、その死に伴う抑うつと希死念慮を訴える、痙攣やめまいのエピソードがないにもかかわらずあったと訴える、検査結果に異常が出るようにするために意図的に血液に尿を混入して提出する、貧血を装う目的で自ら血液を多量に抜く、家族の病気（例えば膿瘍や敗血症）を誘発する目的で傷口に糞便を塗りつける、などの状況があげられる。他者に症状を負わせる作為症の場合は、例えば児に対する養育者の虐待と同様の違法行為であり、司法との連携が必要となることもある。

有病率は不明であるが、入院患者の1%程度とも推測されている。鑑別疾患として詐病や変換症があげられるが、詐病では金銭報酬や学校・会社を休むことができるなどの外的理由が存在しており、また変換症では症状をねつ造しているわけではない。

作為症は、ほら吹き男爵の異名を持つミュンヒハウゼン男爵にちなんでミュンヒハウゼン症候群（Münchhausen Syndrome）とよばれることもある。他者に負わせる作為症は代理ミュンヒハウゼン症候群（Münchhausen Syndrome by Proxy）ともよばれる。

(2) 簡単な症例提示（架空の症例）

25歳女性。立ちくらみを訴えて内科を受診したところ、血液検査の結果から鉄欠乏性貧血と診断された。鉄剤が処方されたがその後も改善せず貧血を繰り返すため、消化器疾患や婦人科疾患を含めた精密検査が行われたが、異常は発見されなかった。経過観察のため入院したところ、病棟のトイレ内で自ら血を抜いていたところを看護師が発見した。これまでも同様の方法で貧血を装っていたことがその後明らかになった。

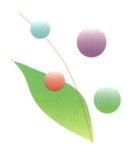

表 12.4　作為症の診断基準

> **a.　自らに負わせる作為症の診断基準**

A　身体的または心理的徴候または症状のねつ造、または外傷または疾患の意図的誘発で、確認されたごまかしと関連している。

B　自分自身が病気、障害、または外傷を負っていると周囲に示す。

C　明らかな外的報酬がない場合でも、ごまかしの行動が確かである。

D　その行動は、妄想性障害または他の精神病性障害のような他の精神疾患ではうまく説明できない。

> **b.　他者に負わせる作為症の診断基準**

A　他者においての、身体的または心理的徴候または症状のねつ造、または外傷または疾患の意図的誘発で、確認されたごまかしと関連している。

B　他者（被害者）が、病気、障害、または外傷を負っていると周囲に示す。

C　明らかな外的報酬がない場合でも、ごまかしの行動が確かである。

D　その行動は、妄想性障害または他の精神病性障害のような他の精神疾患ではうまく説明できない。

▶　特定せよ（「自ら〜」「他者に〜」共通）
- 単一エピソード
- 反復エピソード：2回以上の病気のねつ造、および/または外傷の意図的な誘発

出典）日本精神神経学会（日本語版用語監修），髙橋 三郎・大野 裕（監訳）：DSM-5 精神疾患の診断・統計マニュアル．p.320, 医学書院, 2014

1.5　他の医学的疾患に影響する心理的要因

(1)　特徴

　何か医学的疾患を持っており、心理的または行動的要因がその疾患に好ましくない影響を与えている場合にこの診断が適用される（表 12.5）。

　具体例としては、心理的不安が強いために気管支喘息の発作が悪化する、降圧薬の服薬アドヒアランスが低い（きちんと服薬できていない）ために高血圧が悪化する、狭心症の可能性が高い胸痛があるにもかかわらず治療の必要性を否認して医療機関を受診しない、糖尿病の患者が血糖を下げるためにインスリンを自分で勝手に増量して投与する、などの状況があげられる。

　有病率は不明である。なお、信仰している宗教の教義に基づいて輸血を拒否するなどのように信仰に基づく対処行動の場合にはこの診断は適用されない。

第12章　身体症状症と総合病院精神医学

本症に近い概念として、わが国における「心身症」（Psychosomatic Disease）がある。心身症は「身体疾患のなかで、その発症や経過に心理社会的な因子が密接に関与し、器質的ないし機能障害が認められる病態をいう。ただし、精神障害に伴う身体症状は除外する」（日本心身医学会、1991）と定義されている。心理社会的因子である人生のさまざまな出来事を、ストレスの度合いとして点数化した海外の研究がある（表12.6）。ただし、国や時代によって文化に差があるため、必ずしもそのまま適用できるとは限らない。

1.6　基本的対応と治療

（1）基本的対応

患者は自身の身体症状について執拗に訴えるかも知れないが、「そのような身体症状があるために強い苦痛を感じていること」には理解する姿勢を示し、支持的な態度で関わることがまずは基本となる。

表12.5　他の医学的疾患に影響する心理的要因の診断基準

A　身体症状または医学的疾患が（精神疾患以外に）存在している。

B　心理的または行動的要因が以下のうちのひとつの様式で、医学的疾患に好ましくない影響を与えている。

(1) その要因が、医学的疾患の経過に影響を与えており、その心理的要因と、医学的疾患の進行、悪化、または回復の遅延との間に密接な時間的関連が示されている。

(2) その要因が、医学的疾患の治療を妨げている（例：アドヒアランス不良）。

(3) その要因が、その人の健康へのさらなる危険要因として十分に明らかである。

(4) その要因が、基礎的な病態生理に影響を及ぼし、症状を誘発または悪化させている、または医学的関心を余儀なくさせている。

C　基準Bにおける心理的および行動的要因は、他の精神疾患（例：パニック症、うつ病、心的外傷後ストレス障害）ではうまく説明できない。

▶　現在の重症度を特定せよ

・　軽度：医療上の危険性を増加させる（例：高血圧の治療においてアドヒアランスが安定しない）。

・　中等度：基礎にある医学的疾患を悪化させる（例：喘息を悪化させる不安）。

・　重度：入院や救急受診に至る。

・　最重度：重篤で、生命を脅かす結果になる（例：心臓発作の症状を無視する）。

出典）日本精神神経学会（日本語版用語監修），高橋 三郎・大野 裕（監訳）：DSM-5 精神疾患の診断・統計マニュアル．p. 317-318，医学書院, 2014

表 12.6　Holms と Rahe の社会的再適応評価尺度 (1967)

ライフイベント	ストレス値	ライフイベント	ストレス値
配偶者の死	100	息子や娘が家を離れる	29
離婚	73	親戚とのトラブル	29
配偶者との離別	65	自分の特別な成功	28
拘禁や刑務所入所	63	妻の仕事開始あるいは中止	26
家族の死	63	就業あるいは卒業	26
自分の怪我や病気	53	生活条件の変化	25
結婚	50	個人的習慣の変更（禁煙等）	24
失業	47	上司とのトラブル	23
婚姻上の和解	45	労働条件の変化	20
退職	45	住居の変化	20
家族の健康上の変化	44	学校の変化	20
妊娠	40	気晴らしの変化	19
性的な障害	39	宗教活動の変化	19
新しい家族ができる	39	社会活動の変化	19
ビジネスの再調整	39	1万ドル以下の借金	17
経済状態の変化	38	睡眠習慣の変化	16
親友の死	37	家族だんらんの回数変化	15
仕事の変更	36	食習慣の変化	15
配偶者との喧嘩数の変化	35	休暇	13
1万ドル以上の借金	31	クリスマス・正月	12
借金やローンの抵当流れ	30	軽微な法律違反	11
職場での責任の変化	29		

　その上で、治療には長期間を要する場合が多いことを説明し、短期間で症状を消失させることを目標とはせずに、まずは症状とうまく付き合いながら生活が送れることを目標として設定する。具体的には、症状があっても家事や仕事などできることは続けて、症状の短期的な変動に一喜一憂しないように指導する。また、インターネットなどで病気や症状に関して過度な情報収集を行っている場合には、その行為が不安をかえって一層増強させることを説明し、徐々にやめていくように促す。

　また、症状について説明する際には、「何も異常がない」「気のせい」「心因性」といった伝え方を避けるように留意する。疼痛が主症状となることも多いので疼痛についての説明を例にあげると、「心因、つまり心理的要因だけによって今の痛みが発生しているとは考えにくいが、痛みへの不安・恐怖といった感情の要素や痛みに対

第12章　身体症状症と総合病院精神医学

する悲観的な捉え方といった認知の要素は痛みの感度を上げ、結果として痛みをさらに強めてしまう」といった説明をすることができる（図12.1）。

　心理社会的要因については、「もしかしたら自分でも気づけていない心理社会的要因の関与もあるのかも知れない」といったメッセージを伝え、家庭・職場の状況や養育体験などの心理社会的側面にも少しずつ意識を向けてもらう。自身の感情をうまく言葉として表出することができない患者の場合には、言語化していくことができるように援助する。また、本人にその意図がないとしても、病気が存在することで何らかの心理社会的利益が得られている、すなわち疾病利得がある場合があり、その可能性についても徐々に話題にしていけるとよい。疾病利得の具体例としては、つらい職場に行かなくてよくなる、病気がよくなるまで家族内の問題が一旦保留にできる、病気があることで周囲の共感や支援が得られやすくなる、などがある。

　一方で、治療者は心理社会的要因ばかりに意識を向けるのではなく、診察の際には簡単な身体診察も行うことが望ましい。患者は「身体症状にもきちんと気を配ってくれている」「自分の訴えを汲んでもらえた」と感じることができ、精神医学的治療への主体的な参画も得られやすくなる。また、ときに見逃されていた身体疾患や新たな身体疾患が経過中に発見されることもある。身体疾患が存在する可能性を常に念頭に置きながら、多面的な介入を心がける（図12.2）。

(2) 薬物療法

　薬物療法としては抗うつ薬や抗不安薬が用いられることが多いが、薬物の効果は限定的であることも多い。また、患者が薬物の副作用に対して敏感になってしまい服用を継続できない場合も多い。

　ただし、疼痛に対しては抗うつ薬が奏功することも少なくない。抗うつ薬としては三環系抗うつ薬やセロトニン・ノルアドレナリン再取り込み阻害薬（Serotonin and Noradrenalin Reuptake Inhibitor：SNRI）が用いられることが多いが、三環系抗うつ薬は副作用が強いため使用には注意を要する（第14章　参照）。

　疼痛に抗うつ薬が効果を示す機序としては、下行性疼痛抑制系の関与が示唆されている。下行性疼痛抑制系とは、脳幹から脊髄に向かって下行する抑制性ニューロンによって脊髄後角でのシナプス伝達が抑制され、痛みの情報が二次侵害受容ニューロンに伝わらなくなることで、疼痛を軽減させるものである。身体症状症における疼痛では、この下行性疼痛抑制系の機能異常が示唆されており、抗うつ薬を投与することで抑制性ニューロンの伝達物質であるセロトニンやノルアドレナリンの脊髄後角での濃度が高まり、シナプス伝達の抑制が強化されて疼痛軽減につながるという機序が想定されている（図12.3）。

1 　身体症状症の定義と概要

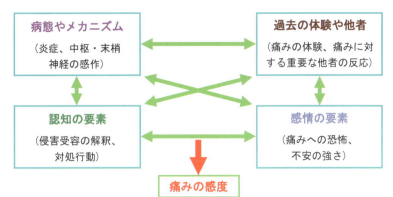

出典）Turk DC, et al. Lancet. 377: 2226-2235, 2011.

図 12.1　痛みの感度に影響を与える要因

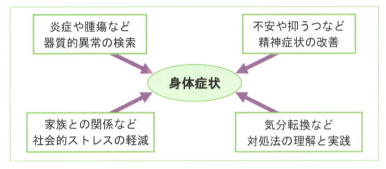

図 12.2　身体症状症に対する多面的な介入

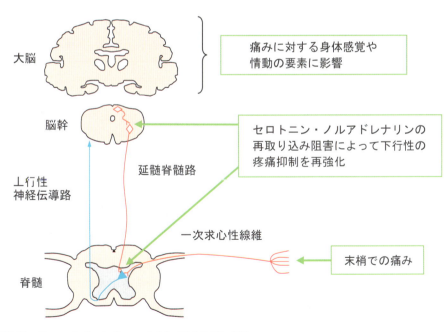

出典）Micó JA, et al. Trends Pharmacol Sci. 27: 348-354, 2006.

図 12.3　下行性疼痛抑制系への抗うつ薬の効果

第12章　身体症状症と総合病院精神医学

　なお、身体症状症で認められる疼痛には、非ステロイド性抗炎症薬（Non-Steroidal Anti-Inflammatory Drugs：NSAIDs）のような通常の鎮痛薬は効かないことが多いが、それでも患者が処方を求めてくることも多いため、漫然と投与を続けることのないように気をつけなければならない。

(3)　精神療法

　精神療法としては、認知行動療法（Cognitive Behavioral Therapy：CBT）の有効性が報告されている。具体的には、例えば週1回の頻度での10回程度の系統的なセッションによって、理想的な健康を求める態度や悪性疾患への恐怖のもととなる自動思考の修正を図り、症状と不適切な対処行動の悪循環を断つための行動変容を促す。日常診療においては認知行動療法そのものを施行することは難しい場合も多いため、そのエッセンスを取り入れたアプローチが行われることも多い。すなわち、上述(1)の基本的対応と重なる部分も多いが、症状消失ばかりを目標とせずに症状とうまく付き合う姿勢を持てるような物事の捉え方を提示し、有意義な生活を送ることができるように何らかの活動を促すといったアプローチを行う（表12.7）。認知行動療法以外には、精神分析的精神療法や家族療法の有効性を示す報告がある。

表 12.7　認知行動療法のエッセンスを生かしたアプローチ

- **症状とうまく付き合う**
  - 症状について考える時間を減らす。
  - 症状と心理社会的要因との関係を振り返り、理解する。
  - 症状に振り回されない。
  - 悲観的な捉え方ばかりにならない。
- **社会から孤立しない**
  - 症状の消失よりも社会参加を目標にする。
  - 建設的な生活を続ける。
  - 症状があっても、するべきことはする。
  - 寝込まない、引きこもらない。

(4)　簡単な症例提示（架空の症例）

1)　治療が奏功した身体症状症の症例

　60歳女性。仕事に加えて町内会の業務が多忙になり、そのうちに歯の痛みが出現した。複数の歯が強く痛むようになったため近くの歯科医院を受診したが、症状に見合う明らかな異常はみつからず、歯科医から勧められて精神科を受診した。痛みのためにつらい思いをしていることを踏まえた上で、痛みとうまく付き合いながら生活を続けることを目標として設定されるとともに、薬物療法とて SNRI が開始された。また、精神科とあわせて歯科での診察も定期的に行われ、口腔内に新たな異常が生じていないこともそのつど確認された。治療開始1カ月が経過した頃から痛みは軽減し始め、1年後には痛みをほぼ気にせずに生活できるようになった。

2)　心因性の疼痛と診断されたが身体疾患がみつかった症例

　50歳女性。不仲の夫との離婚を決意した翌日から腰に強い痛みが走るようになった。整形外科と神経内科の診察で明らかな異常はみつからず、心因性の疼痛と診断

され精神科を受診した。しかし、医師が改めて詳しく病歴を聴取したところ、その数カ月前からごく軽い痛みが存在していたことが分かり、身体診察を行うと左下肢に軽度の知覚低下を認めた。MRIを撮影したところ、がんの腰椎転移が発見された。

2 コンサルテーション・リエゾン精神医学の定義と概念

　コンサルテーション・リエゾン精神医学とは、総合病院において精神科以外の領域で精神科医が行う診断・治療・教育などのさまざまな活動すべてを含む臨床分野のことをいう。具体例としては、身体疾患によって直接的に発生する精神障害（すなわち、症状性を含む器質性精神障害）への対応や、身体疾患の治療中に生じるせん妄や不安・抑うつへの対処、がん終末期患者の精神的ケア、精神疾患のハイリスク群である臓器移植患者への予防的関わり、精神疾患を有する患者が手術を受けることになった場合の精神症状のマネジメント、などが含まれる（表12.8）。

表12.8　コンサルテーション・リエゾン精神医学で扱われる問題

1. **身体疾患により直接的に発生する精神障害（すなわち、症状性を含む器質性精神障害）**
   - パーキンソン病（意欲低下、認知機能障害、幻視、妄想）
   - 甲状腺機能障害（気分変動、幻聴、妄想、せん妄）
   - 全身性エリテマトーデス（精神神経ループス）
   - 副腎皮質ステロイドによる抑うつ　など

2. **身体疾患治療中に生じる精神医学的問題**
   - せん妄、抑うつ、適応障害　など

3. **サイコオンコロジー、緩和ケア**

4. **心移植・腎移植など臓器移植に伴う問題**
   - 移植決定の過程や判断力・自発的意思の確認
   - 臓器を提供する家族と受け取る患者の間に発生するさまざまな心理的葛藤
   - 他者から得た臓器が心理的に自己のものになる心理的過程　など

5. **周産期の精神医学的問題**
   - 妊娠・授乳中の向精神薬の調整
   - 周産期発症のうつ病、双極性障害、精神病性障害
   - 乳児発達や養育に関わる諸問題　など

6. **精神疾患を有する患者の身体疾患治療中の精神医学的管理**
   - 統合失調症患者の周術期管理（精神症状のコントロール、薬物調整）など

7. **その他**
   - 患者の社会的問題　　● 患者家族の問題　　● スタッフの精神的ケア　など

コンサルテーション精神医学とリエゾン精神医学がひとまとめにコンサルテーション・リエゾン精神医学とよばれることも多いが、その臨床形態には違いがある。コンサルテーション（Consultation）は、精神科以外の領域の医師や看護師からの相談や依頼を受けて精神科医が助言や介入を行う臨床形態をさし、リエゾン（Liaison）は、精神科医が身体疾患の治療チームの一員として診療に参加する臨床形態をさす。なお、リエゾンとは、ラテン語で連携・つながりを意味する言葉である。コンサルテーションでは、精神医学的に困っている患者が明確化された上で介入を行うが、困っている患者や困る可能性が高い患者を医療側が分からない場合には介入から漏れてしまう。

一方でリエゾンでは、精神科以外の領域の患者をめぐるさまざまな問題に精神科側から積極的に働きかけて問題を未然に解決しようとするものであり、問題が明らかであってもなくても全例に診察を行うため、困っている可能性がある患者が漏れることはほとんどないといえる。つまり、コンサルテーション精神医学は介入的であり、リエゾン精神医学は予防的であるということができる（表12.9）。

コンサルテーション・リエゾン精神医学が簡略化されてリエゾン精神医学と表記されることも多く、さらに実際の臨床場面ではリエゾン精神医学の場でコンサルテーションを受けるということも生じるために両者は混同されやすいが、両者の違いについては「コンサルテーション精神科医は火事が起きてからよばれる消防夫、リエゾン精神科医は火災を早期に発見したり未然に予防したりする消防検査官」というGlickman LSによる例えが分かりやすい。

表12.9　コンサルテーション精神医学とリエゾン精神医学の違い

	コンサルテーション精神医学	リエゾン精神医学
精神医学的介入	治療的（個別に介入）	予防的（全例に介入）
依頼の時期	発症後・症状増悪時	発症前・発症後早期
精神医学的問題の発見	依頼医	精神科医
必要な精神科医の人数	少ない	多い
依頼科との関係	薄い	濃い

2.1 歴史

19世紀になると身体疾患における精神医学の重要性が認識されるようになった。1902年にアメリカで総合病院に初めて精神科が併設され、1920年代にはイギリスやアメリカで精神科の併設が急増した。1939年にBillings EGがリエゾンという言葉

を初めて使用し、リエゾン精神医学という領域が提唱された。その後、リエゾン精神医学は、がん領域におけるサイコオンコロジーや腎臓（透析）領域におけるサイコネフロロジー、循環器領域におけるサイコカルディオロジーといったさまざまな領域に発展していった。1990年代にはがん領域や循環器領域で精神症状が死亡率に直接関与することが実証され始め、さらに注目を浴びるようになった。わが国では2007年にがん対策基本法が施行され、がん領域への精神医学の貢献が法律に基づいて行われるようになった。現在、コンサルテーション・リエゾン精神医学の必要性は一層高まっており、実にさまざまな問題が扱われている（表12.8）。

2.2 コンサルテーション精神医学における介入の実際

(1) 依頼を受ける

精神科以外の医師や看護師が精神症状の対応に困り、精神科医に依頼が行われることから始まる。依頼を受けたら、病棟に赴く前にカルテから得られる情報を整理し、その上で精神科に期待されている内容を想定しておく。例えば、精神医学的診断を必要としているのか、病棟で円滑に対応するための一時的な助言を求めているのか、精神科薬物療法を必要としているのか、精神科への転棟が期待されているのか、といったことがあげられる。

(2) 病棟に赴き、情報を収集する

可能であれば依頼医と看護師の双方から実際の患者の状況や「困りごと、困り具合」などの情報を収集し、依頼目的を確認する。この段階で、「精神科に期待されていること」と「精神科が現実的に援助できること」との間の齟齬が生じやすいため、両者を明確にして精神科側と依頼科側の間でその理解を共有することが重要である。

(3) 患者に会い、診察する

自分が精神科医であり、かつ依頼医（もしくは看護師）からの依頼で赴いたことを患者に説明し、診察を開始する。精神科医が来ることについて依頼医や看護師から何も説明を受けておらず、患者が動揺する場合もあるため注意する。診察は、病棟の面談室などの個室をできるだけ使うなどして、患者の心情やプライバシーに配慮する。

(4) 精神医学的な見立てを行い、依頼医に回答する

患者に生じている現象について依頼医側が心因論的な解釈に陥っている場合も少なくないため、「精神疾患」「心因性」と安易には決めず、身体科からの依頼であっても身体的な器質疾患や軽度の意識障害がその症状の背景にある可能性を念頭に置き、必要に応じて、頭部MRIや脳波などの検査を行う。その後、患者（および家族）・

依頼医・看護師に対して、精神医学的な見立てと今後の見通しについて専門用語をできるだけ用いずに分かりやすく回答する。自殺や暴力の危険がある場合にはその旨を正直に依頼医に説明し、後述の（5）に示すような実行可能な現実的対策を提示する。

(5) 治療を行う

身体疾患の治療が円滑に継続できるように配慮した上で精神医学的治療を行う。薬物治療を行う際には、身体疾患とその治療薬物を十分に把握し、患者の肝機能・腎機能・心機能などに注意して、身体副作用や薬物相互作用を考慮した上で処方を行う（第14章 参照）。また、上述のような自殺や暴力の危険がある場合には、家族に付き添いを求める、多床室から個室に病床移動する、センサーマットを使用する、向精神薬を投与する、やむを得ず身体抑制を行う、などの選択肢を考慮する。場合によっては精神科病棟への転棟や精神科病院への転院が必要となることもある。

(6) 簡単な症例提示（架空の症例）

40歳女性。全身性エリテマトーデスによる腎障害（ループス腎炎）のため、腎臓内科に入院となった。副腎皮質ステロイドによるパルス療法が開始されたが、その頃から不眠や気分の落ち込みが顕著となったため精神科依頼となった。副腎皮質ステロイド投与に伴う抑うつ状態と考え、身体治療薬との相互作用に注意しながら抗うつ薬と睡眠薬を開始した。抑うつ悪化時には精神科病棟への転棟も検討することを依頼医に伝え、以後も慎重に精神症状の経過をフォローしたところ、抑うつ状態は改善傾向となり、精神科に転科転棟することなく腎臓内科での入院治療を完遂できた。

2.3 リエゾン精神医学における介入の実際

(1) 特定領域のチームの一員になる

ある特定領域の対象疾患や対象患者に対して、精神医学的問題のあるなしにかかわらず全例の診察と評価を継続的に行うチームの一員になる。

(2) リエゾンカンファレンスに継続参加する

対象疾患の患者に一般的にどのような精神医学的問題が生じやすいのかを把握し、精神科医（もしくは心理士）としてどのような関与が可能かを理解する。カンファレンスに継続参加しているうちに、患者個人の問題からシステムの問題まで色々な問題がみえやすくなる。ある程度共通の問題が生じているようなら、精神医学的視点から解決の提案を行ってみる。また、リエゾンカンファレンスは他の職種のメンバーにとっても、精神医学的な理解やアプローチを学習する機会となる。リ

エゾンカンファレンスの一例を図に示す（図 12.4）。

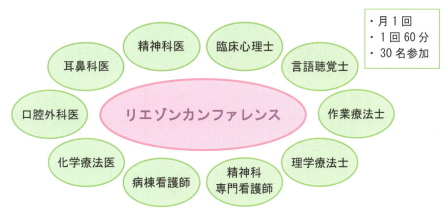

図 12.4　リエゾンカンファレンスの一例
（例として頭頸部がん領域の場合）

(3) 診察と評価を行い、必要に応じて治療介入を行う

　精神科医の関与に心理的抵抗感をもつ患者でも、精神科医が身体治療チームの一員であるということで抵抗感が減る場合も多い。また、早期から関与することによって、精神医学的問題が顕在化する前に対策をとることが可能となる。そのため、コンサルテーションの場合と比べてリエゾンでは精神医学的介入の必要性が小さいまま終わることも多い。精神医学的介入を行った場合には、カンファレンスの場でその内容をフィードバックして、多職種チームで情報を共有する。

(4) 簡単な症例提示（架空の症例）

　60 歳男性。下咽頭がんの手術目的で耳鼻咽喉科に入院となった。リエゾンチームの一員として術前に精神医学的評価を行ったところ、過去の全身麻酔手術時に術後せん妄が生じたこと、また脳梗塞の既往もあることが分かり、術後せん妄のリスクが高いと判断された。リエゾンカンファレンスで多職種チームとその情報を共有して、せん妄発生時の対応や薬物療法について話し合い、せん妄が生じる可能性について家族にも説明した。術後 2 日目にせん妄が発生したが、早期から適切に対応できたことで転倒などの事故も生じることなく術後 5 日目にはせん妄は収束した。

2.4　法的・倫理的な問題

(1) 身体拘束（身体抑制）

　身体疾患の治療中にせん妄や急性の精神運動興奮などが生じ、点滴や経鼻チューブを自己抜去したり、危険な行動を行ったりなどして身体疾患の治療が困難となる

場合がある。このような場合、身体拘束（身体抑制）を開始するかどうかが検討されることになるが、身体拘束は行動制限の程度が強く、また肺血栓塞栓症や褥瘡など二次的な身体合併症を来す危険性を伴う行為であるため、安易な身体拘束は避け、まずは向精神薬の内服や静脈投与によって鎮静を図ることが優先される。向精神薬が身体状況に悪影響を与えるため使用できない場合など代替方法がない場合に、やむを得ず身体拘束が選択される。なお、精神科病床においては、身体拘束は精神保健及び精神障害者福祉に関する法律（精神保健福祉法）で厳しく規定されている。

(2) 患者が診察を拒否する場合

　精神医学的問題のため精神科の診察が必要であると依頼医が考えているが、患者が精神科受診を拒否しているという場合がある。このような場合には原則的に精神科医は診察に応じることができないが、病棟に赴いて主治医や看護師と話し合ったりケースカンファレンスに参加したりすることで、間接的に援助を試みることは可能である。

(3) 精神科への転科・転棟

　著しい精神症状のために精神科病床での治療が必要となる場合がある。しかし、精神科病床への入院形態は前述の精神保健福祉法によって厳しく規定されているため、その入院形態を把握し、依頼医にも理解してもらう必要がある。例えば、患者が精神科への入院に同意している場合には任意入院が可能であるが、患者が入院に同意しない場合には、精神科入院が必要であることを精神保健指定医が診断し、家族等（配偶者、親権者、扶養義務者、後見人または保佐人）が入院に同意することで医療保護入院を行う手続きが初めて可能となる。

　患者も家族等も入院に同意しない場合には、基本的には精神科病床に転科・転棟することができない。精神疾患に基づく自傷他害の恐れがある場合には措置入院が検討されるが、都道府県知事への通報を経た上で精神保健指定医2名がそれぞれ措置診察を行うことで可否が決定される入院形態であり、依頼医と精神科医（や家族等）の間で決定できる入院ではないことに留意する。また、精神疾患や精神症状によらない興奮や暴力の場合であっても精神科への入院や転棟を求められる場合があるが、このような場合には警備員や警察への連絡が適切である。

(4) 簡単な症例提示（架空の症例）

　20歳男性。整形外科病棟から「不穏の人がいるのですぐ診察に来てほしい、ただちに精神科病棟に入院させてほしい」という依頼の連絡があった。病棟に赴いて状況を整理すると、その男性は患者ではなく女性入院患者の恋人であり、女性の見舞いに来たところ別れ話を切り出されたために「死んでやる」と興奮して病室の物品

3 症状性を含む器質性精神障害

を投げつけたとのことであった。精神科治療の対象ではないと判断し、警備員に連絡したうえで病室からの退去を促した。

3 症状性を含む器質性精神障害

3.1 定義

　器質性精神障害とは、脳梗塞や脳炎など、脳の器質病変が原因で発症する精神障害である。そして、脳以外の身体疾患に罹患した際に生じる精神障害を症状性精神障害とよぶが、実際には両者の区別が困難なことも多いため、ここでは器質性精神障害と統一することにする。

3.2 病態

　器質性精神障害の原因となる身体疾患はさまざまである（表 12.10）。また、生じる精神症状は、疾患ごとに特徴はあるものの非常に多彩である。なかには、幻覚や妄想といった統合失調症様の精神病症状を呈するものや、抑うつ障害を引き起こす疾患、薬物がある（表 12.11、表 12.12）。

表 12.10　器質性精神障害の原因となる疾患

主に脳の器質病変が原因	
中枢神経変性疾患	パーキンソン病、進行性核上性麻痺、ハンチントン病
脱髄疾患	多発性硬化症、進行性多巣性白質脳症、散在性壊死性白質脳症
脳腫瘍	髄膜種、神経膠腫など
脳血管障害	脳出血、脳梗塞、クモ膜下出血など
頭部外傷	急性・慢性硬膜下血種など
脳炎	自己免疫性脳炎（例：抗 NMDA 受容体脳炎）含む
主に脳以外の身体疾患が原因	
感染症	チフス、肺炎、インフルエンザなど
内分泌疾患	下垂体機能低下症、甲状腺機能亢進症または低下症、副甲状腺機能亢進症または低下症、Addison 病、Cushing 症候群、月経関連障害（月経前症候群、月経前不快気分障害）、インスリノーマ
代謝性障害	尿毒症性脳症、肝性脳症、低血糖性脳症、糖尿病性ケトアシドーシス、急性間欠性ポルフィリン症、Wernicke 脳症
膠原病	全身性エリテマトーデス（Systemic lupus erythematosus：SLE）、ベーチェット病
薬物による精神障害	ステロイド、インターフェロンなど

331

第12章　身体症状症と総合病院精神医学

表 12.11　統合失調症様の精神病症状を呈する主な身体疾患

主に脳の器質病変が原因
脳腫瘍、脳血管障害、頭部外傷、脳炎、側頭葉てんかん、多発性硬化症
主に脳以外の身体疾患が原因
内分泌疾患、代謝性障害、膠原病

表 12.12　抑うつ障害を引き起こす主な身体疾患と薬物

主に脳の器質病変が原因
脳血管障害、パーキンソン病、ハンチントン病、多発性硬化症、頭部外傷
主に脳以外の身体疾患が原因
内分泌疾患（甲状腺機能低下症、Cushing 症候群）、膠原病（SLE）
薬物
ホルモン製剤（副腎皮質ステロイド、経口避妊薬）、免疫学的薬物（インターフェロン）

代表的な疾患として、中枢神経変性疾患からパーキンソン病、内分泌疾患から甲状腺機能障害、膠原病から全身性エリテマトーデスについて以下に解説する。

(1) パーキンソン病

振戦、無動・寡動（動作緩慢）、筋強剛（筋固縮）、姿勢反射障害を 4 大症状とする神経変性疾患である。発症年齢は 50〜60 歳代が多く、40 歳以下で発症したものは若年性パーキンソン病とよばれる。

主な精神症状は、意欲低下、認知機能障害、幻覚（幻視が多く、人物や小動物の幻視が多いとされる）、妄想などがあり、症状は多彩である。

(2) 甲状腺機能障害

甲状腺機能亢進症はバセドウ病によるものが最も多い。身体的には交感神経系の亢進状態が起こる。精神症状は気分変動が主であり、躁病エピソードを来すことが多いとされるが、まれにはうつ病エピソードを来すこともある。また、幻覚妄想状態を呈することもある。甲状腺中毒クリーゼを来すと、せん妄など意識障害を中心とする精神症状が出現する。

一方、甲状腺機能低下症は原発性と二次性に分類される。原発性の甲状腺機能低下症の原因としては、慢性甲状腺炎（橋本病）が多い。甲状腺機能低下症における典型的な精神症状は抑うつ症状である。無関心や意欲低下、記憶障害など、精神運動抑制を呈することが多い。

(3) 全身性エリテマトーデス（Systemic lupus erythematosus：SLE）

　SLE は、DNA－抗 DNA 抗体などの免疫複合体が組織に沈着して起こる全身性炎症性病変を特徴とする自己免疫性疾患である。好発年齢は 20～40 歳代で、男女比は 1:10 と女性に多い。

　全身倦怠感、易疲労感、発熱などの全身症状に加え、皮膚・粘膜症状（蝶形紅斑・ディスコイド疹）、筋・関節症状（筋肉痛、関節痛）、腎障害（ループス腎炎）、心外膜炎、胸膜炎、血液症状（溶血性貧血、白血球減少、血小板減少）などの症状がみられる。

　SLE は経過中に多彩な精神症状が生じることが知られ、近年では神経精神ループス（neuropsychiatric［NP］lupus）あるいは NPSLE とよばれるようになっている。NPSLE は SLE の難治性病態のひとつであり、予後不良、QOL 低下と関連していることが明らかとなっている。NPSLE で生じるさまざまな精神症状は、急性錯乱状態、認知機能障害、精神病性障害、気分障害、不安障害に分類される。

3.3 治療・ケアにおける注意点

　例えば、身体疾患で加療中の患者に抑うつ症状が出現した場合、医療者は心因論的説明を重視し、「重病に罹患したのだから、抑うつ的になるのも無理はない」と捉える傾向がある。しかし、これまでに述べた通り、身体疾患が原因となって発症する精神障害が存在する。身体疾患の症状として精神症状が出現している可能性を常に念頭に置き、速やかに治療を導入し、リハビリテーションを含めた効果的な治療戦略を立てる必要がある。

4 せん妄

4.1 定義

　せん妄は、注意と認知機能が急性あるいは亜急性に障害される意識障害であり、入院患者にしばしば生じることが知られている。入院中の発症率は 6～56% と報告されており、特にがんの入院患者において、最も頻度の高い神経学的合併症である。その他、手術後に生じる術後せん妄の発症率は 15～53%、がん末期患者での発症率は 83% ともされる。つまり、がん患者は、死の直前にほとんどがせん妄を経験するともいえる。

第12章　身体症状症と総合病院精神医学

4.2 症状

　せん妄にはさまざまな症状がある（表12.13）。せん妄の本態は意識障害であるため、患者はぼーっとしていて、活動性が低下したり、食事摂取量が低下したりする。注意が障害されることにより、段差を気にせず歩行して転倒することもあれば、点滴などのルート類が気になって抜去してしまうこともある。睡眠覚醒リズムの障害はしばしばみられるため、患者は日中のほとんどを寝て過ごし、夜になると起きて動き出す。消灯後の歩行が転倒のリスクをさらに高める。場所や時間が分からなくなる見当識障害により、自身が病院で身体疾患の治療中であることを認識できなくなる。幻覚（例えば、そこにないものが見える）や妄想といった症状が出現することもあり、患者は非常に混乱し、離棟や自傷、ときには家族や医療者に対する暴力が発生する可能性もある。これらの症状は1日のなかで変動するため（日内変動）、午前中穏やかだった患者が、午後興奮して落ち着かないということも起こり得る。

　このように、せん妄の症状は、患者の治療遂行の妨げになったり、患者やその家族、医療者の安全を脅かしたりすることがある（図12.5）。リハビリテーション中の患者においては、せん妄の併発により治療に前向きにならないことは多く、ときには患者からの暴力を受けることもある。せん妄の病態について十分に理解することが、臨床上重要である。

　なお、アメリカ精神医学会によるせん妄の診断基準を表12.14に示す。

4.3 原因

　表12.14の基準Eにあるように、せん妄には原因となる薬物あるいは医学的疾患が存在する。薬物には、鎮痛薬として使用されるオピオイドやベンゾジアゼピン系睡眠薬・抗不安薬などがある。せん妄発症のリスクの高い患者にこれらの要因が加わると、せん妄が発症する可能性が高い。せん妄発症のリスクの高い患者には、例えば、高齢患者や併存疾患に認知症を有する患者、既往に脳血管疾患（脳出血や脳梗塞など）を有する患者があげられる。せん妄発症の直接的な原因となる因子を直接因子、リスク因子を準備因子とよび、後述するせん妄症状を増悪させたり遷延させたりする因子を促進因子とよぶ（図12.6）。

4.4 予防、治療とケア

　せん妄治療の原則は、原因の除去・治療である。上述の通り、せん妄は、発症のリスクが高い患者に、原因となる薬物あるいは医学的疾患が加わることで発症する。よって、まずはせん妄発症のリスクの高い患者を同定し、せん妄を引き起こす原因

表12.13 進行がん患者にみられたせん妄症状

精神・行動症状	頻度（％）	認知機能障害	頻度（％）
睡眠覚醒リズム障害	97	注意力障害	97
多動	62	長期記憶障害	89
寡動	62	短期記憶障害	88
言語障害	57	視空間認識障害	87
思考経路障害	54	見当識障害	76
情動不安定	53		
幻覚	50		
妄想	31		

表12.14 せん妄の診断基準

A	注意の障害（すなわち、注意の方向づけ、集中、維持、転換する能力の低下）および意識の障害（環境に対する見当識の低下）
B	その障害は短期間のうちに出現し（通常数時間〜数日）、もととなる注意および意識水準からの変化を示し、さらに1日の経過中で重症度が変動する傾向がある。
C	さらに認知の障害を伴う（例：記憶欠損、失見当識、言語、視空間認知、知覚）。
D	基準AおよびCに示す障害は、他の既存の、確定した、または進行中の神経認知障害ではうまく説明されないし、昏睡のような覚醒水準の著しい低下という状況下で起こるものではない。
E	病歴、身体診察、臨床検査所見から、その障害が他の医学的疾患、物質中毒または離脱（すなわち、乱用薬物や医薬品によるもの）、または毒物への曝露、または複数の病因による直接的な生理学的結果により引き起こされたという証拠がある。

出典）日本精神神経学会（日本語版用語監修），髙橋 三郎・大野 裕（監訳）：DSM-5 精神疾患の診断・統計マニュアル. p.588, 医学書院, 2014

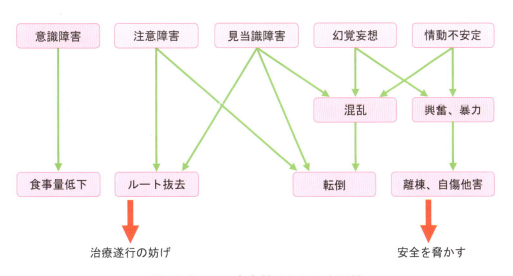

図12.5 せん妄合併がもたらす影響

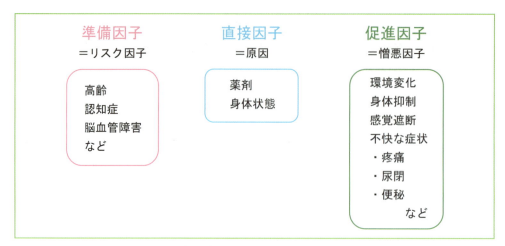

図 12.6　せん妄発症の準備因子、直接因子と促進因子

となるような要因が加わらないようにすることが重要である。例えば、睡眠薬はせん妄を引き起こすことのない薬剤を選択することが予防につながる。せん妄の原因となる医学的疾患がある場合には、その治療を行うことがせん妄治療にもつながる。原因に対する対応と並行して、せん妄に対する薬物療法が行われる。薬物療法は主に、抗精神病薬とよばれる薬物が用いられる。抗精神病薬には錐体外路症状とよばれる副作用があり、パーキンソン症状やアカシジア（静座不能）が出現することがある。

　せん妄症状を増悪させたり遷延させたりする要因を促進因子とよぶ（図 12.6）。環境変化や身体抑制、感覚遮断（視覚や聴覚など）、不快な症状（疼痛や尿閉、便秘など）が含まれる。自宅で使用していた物品を病室で使用するなど、日頃から慣れ親しんだ環境に近づけたり、可能な限り身体抑制を行わないようにしたりといったケアが、促進因子への対応には必要である。例えば、医学的疾患によって発症したせん妄は、原因疾患の治療が進むまで症状が遷延することが多い。その間、症状が増悪しないように管理することは非常に重要である。よって、せん妄治療において、促進因子に対するケアは重要な役割を担っている。

5　緩和医療

5.1　緩和ケア、サイコオンコロジーの定義

　緩和ケアの定義は、WHO（世界保健機関）によると（2002 年）、「生命を脅かす疾患による問題に直面している患者とその家族に対して、痛みやその他の身体的問題、心理社会的問題、スピリチュアルな問題を早期に発見し、的確なアセスメントと対

処（治療・処置）を行うことによって、苦しみを予防し、和らげることで、クオリティー・オブ・ライフ（QOL：生活の質）を改善するアプローチである」とされる。すなわち、がんを始めとする、重大な疾患を抱える患者やその家族の、苦痛全体を和らげることによって、より豊かな人生を送ることができるように支えていくケアである。

サイコオンコロジー（psycho-oncology：精神腫瘍学）は、1980年代に確立した比較的新しい学問分野である。がん医療における「心」を専門とし、「がんがこころに与える影響」と「こころや行動ががんの罹患や生存に与える影響」を明らかにすることを目的としている。がん患者を対象とした調査により、約半数の患者に何らかの精神医学的診断が存在することが明らかとなっている。サイコオンコロジーの臨床・実践活動に取り組む専門家であるサイコオンコロジストのニーズは高くなっている。

5.2 がん患者における精神症状

わが国では、年間86万人以上が新たにがんと診断されている（2012年）。一方、がんは1981年以来わが国の死亡原因の第1位であり、現在では年間約37万人ががんにより死亡している（2014年）。これは総死亡の約30％を占める。がん治療の進歩により生存率は向上しているが、今日においてもなお、がんは致死的疾患の代表である。よって、がんと診断されること自体、ストレスフルイベントである。

がん患者において頻度の高い精神症状、精神医学的診断には、不安・抑うつ、せん妄がある。せん妄は、身体状態が増悪する終末期に特に頻度が増すが、病期を通じて認められるため、まずせん妄が併存していないかを評価する必要がある。意識障害がないことが確認でき、せん妄を除外できれば、がん患者に頻度の高い不安・抑うつ症状を評価する。せん妄については前項を参照されたい。

不安とは漠然とした未分化な恐れの感情が続く状態とされ、明確な対象に対する持続的な恐れをさす恐怖と区別される。がん患者においては、がんと診断されることや、疼痛、手術などの治療が不安を惹起する原因となる。がん患者が不安を抱えていることは一般的であり、多くは脅威に対する適応的な行動である。しかし、病的な程度の不安は非適応的に作用し、全般的なQOL低下と関連する。身体症状への懸念が増すことが明らかとなっているため、対応が必要となる。通常の不安と病的な不安を区別するポイントは表 12.15 の通りである。

抑うつとは、正常範囲を超えた悲しみが続く状態とされ、喪失あるいは喪失の予期（「悪い知らせ」が伝えられた場合など）の状況において生じやすい。気分の落ち

第12章 身体症状症と総合病院精神医学

込みや憂うつだけでなく、例えば、倦怠感、疲労感や食欲不振、頭重感、不眠、便秘、思考・集中力低下といった、さまざまな身体症状が出現する。これらの症状を、がんに伴う身体症状と区別することは困難なことも多いが、抑うつの存在を疑う所見として重要である。

　抑うつ症状が診断基準を満たす程度であり、かつ、他の精神病性障害や双極性障害が除外されれば、うつ病と診断される（表12.16）。うつ病と健康なときに起こる憂うつの比較を表12.17に示した。

表12.15　病的な不安を通常の不安と区別するポイント

1	脅威の程度に対して、通常予測されるよりも著しく強い不安症状が出現している。
2	時間が経っても不安が軽減しない。
3	パニック発作など、強い症状が出現する。
4	誤った信念をもっている（すぐに死んでしまうなど）。
5	日常機能に支障を来している。

表12.16　抑うつエピソードの診断基準

A 以下の症状のうち5つ以上が同じ2週間の間に存在し、病前の機能から変化を起こしている。これらの症状のうち少なくともひとつは、(1)または(2)である。

(1)抑うつ気分

(2)活動における興味または喜びの著しい減退

(3)体重減少または体重増加、あるいは食欲減退または増加

(4)不眠、または過眠

(5)精神運動焦燥、または制止

(6)疲労感、または気力の減退

(7)無価値感、または過剰であるか不適切な罪責感

(8)思考力や集中力の減退、または決断困難

(9)死についての反復思考、反復的な自殺念慮、または自殺企図

B その症状は、臨床的に意味のある苦痛、または社会的、職業的、または他の重要な領域における機能の障害を引き起こしている。

C そのエピソードは、物質の生理学的作用、または他の医学的疾患によるものではない。

出典）日本精神神経学会（日本語版用語監修），高橋 三郎・大野 裕（監訳）：DSM-5 精神疾患の診断・統計マニュアル．p.160-161，医学書院，2014

表 12.17　うつ病と健康なときに起こる憂うつの比較

	うつ病	健康なときの憂うつ
日常生活	普段こなせていたことも大変 日常生活がつらくて仕方ない	なんとか日常生活が過ごせる
抑うつ症状の持続	2 週間以上毎日続き、後を引く	1 日ないし数日以内
考え方、捉え方	全てを否定的に考え、柔軟性なし	ものごとのよくない点とよい点の両方が捉えられる
周囲からの援助	周囲の援助を受け入れない 一人で抱え込む	周囲の援助を受け入れる 援助が役に立つ
周囲との接触	会うと気疲れするので避ける	人に会って相談できる
よいことがある	よいことに思えない	よいことがあれば気分改善
気晴らし	興味が持てず、楽しめない	気晴らしで気分転換できる
食事	好物もおいしく思えない おいしいものが食べたいと思えない	おいしいと思える おいしいものが食べたいと思う

5.3 終末期医療における治療目標の設定

終末期医療における治療目標は主に、患者の QOL を最大限に維持することである。そのため、患者にとっての望ましい最期を実現することに協力し、支えていくという役割が終末期医療に携わる医療者にはある。患者にとって望ましい最期には文化差があることが知られており、日本人にとっての望ましい最期の要として、皆が共通して望むものと個人差が大きいものとがあることが報告されている（表 12.18）。

表 12.18　日本人にとっての望ましい最期

皆が共通して望むもの	個人差が大きいもの
希望がある 他者の負担にならない 自分のことが自分でできる 人として尊重される 人生を全うしたと感じられる 苦痛がない 家族とよい関係でいる 医師・看護師とよい関係でいる 望んだ場所で過ごす 落ち着いた環境である	役割を果たせる 感謝して準備ができる 自尊心がある 残された時間を知り準備する 信仰をもつ 自然な形で亡くなる 死を意識しない 納得するまでがんと闘う

第12章　身体症状症と総合病院精神医学

　近年わが国でも、がんの療養におけるリハビリテーションに積極的に取り組む医療機関が増えてきている。がんの療養におけるリハビリテーションには、手術や放射線療法などの治療に伴う合併症、後遺症からの回復を目指すものがある一方で、終末期に行われる緩和的なリハビリテーションもある。表12.18にあるように、日本人にとっての望ましい最期には「他者の負担にならない」「自分のことが自分でできる」「役割を果たす」といった要素が含まれており、可能な限り最高の日常生活動作（ADL）を実現するリハビリテーションの役割は重要である。その際に必要となる、終末期におけるコミュニケーション上の配慮を記す（表12.19）。

表 12. 19　終末期におけるコミュニケーション上の配慮

- ■ 静かで急がない態度を心がける。
- ■ 手を握るなどの非言語的なコミュニケーションを積極的に利用する。治療関係が築かれている場合は、傍らにただ座っておくだけでも患者の安心感につながる。
- ■ 患者の個別性を最大限に尊重する。
- ■ 患者が病気や死を受容することを一義的な目標とすることは慎む。死を受容できない患者をそのまま受け容れることを心がける。
- ■ 一貫してケアを提供し続けること、見捨てないことの重要性を認識する。例え、せん妄状態になっても、それ以前と同じような個別性を尊重しながら患者に接することは家族ケアにもつながる。
- ■ 患者の状態に常に配慮し、個別性を尊重しながら治療者が最後まで訪れ続けることは、なかでも家族にとってかけがえのない援助になり得る。

参考文献

1) 高橋三郎・大野裕監訳　DSM-5 精神疾患の診断・統計マニュアル　医学書院　2014

2) 神庭重信総編集、三村將編集　DSM-5 を読み解く 伝統的精神病理、DSM-Ⅳ、ICD-10 をふまえた新時代の精神科診断 不安症群、強迫症および関連症群、心的外傷およびストレス因関連障害群、解離症群、身体症状症および関連症群　中山書店　2014

3) 野村総一郎・樋口輝彦監修、尾崎紀夫・朝田隆・村井俊哉編集　標準精神医学　第 6 版　医学書院　2015

4) 松浦雅人・松島英介監訳　コンサルテーション・リエゾン精神医学ガイド　メディカル・サイエンス・インターナショナル　2002

5) 堀川直史・吉野相英・野村総一郎編集　これだけは知っておきたい精神科の診かた、考え方　羊土社　2014

6) 井上令一監修、四宮滋子・田宮総翻訳　カプラン臨床精神医学テキスト DSM-5 診断基準の臨床への展開 第 3 版　メディカル・サイエンス・インターナショナル　2016

7) 財団法人医療研究推進財団監修、小川朝生・内富庸介編集　精神腫瘍学クイッククリファレンス　創造出版　2009

第 13 章

てんかん

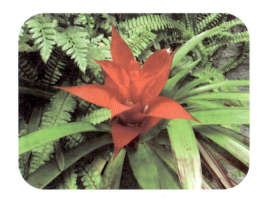

第13章　てんかん

1　はじめに

　てんかん（epilepsy）は中枢神経疾患のなかでは、アルツハイマー病、脳血管障害とともに、頻度の高いcommon diseaseである。てんかん患者の有病率は、0.8％とされ、日本においては、100万人と推定される。てんかん患者は、新生児から高齢者まで広い年齢層に分布している。患者の診療において、てんかん発作（epileptic seizure）であるか、非てんかん発作（non epileptic seizure）であるかの鑑別が重要である。てんかん発作と診断されると、問診、脳波検査、画像検査などにより、診断を確定し、てんかん症候群の病型分類がなされる。

　抗てんかん薬（antiepileptic drugs：AED）の選択は、発作のコントロールに重要である。近年、薬の種類が増え、その選択の幅が広がっている。てんかん症候群において、特発性全般てんかん（Idiopathic generalized epilepsy）に分類される発作の多くは、薬物療法では発作が抑制されるものの、症候性局在関連てんかん（Symptomatic localization-related epilepsy）は、難治性の発作（refractory seizure）になることも多い。

　一般的に、難治性てんかん患者は、15％を占め、外科治療が可能とされるのは、10％と推定されている。てんかん患者の診療は、小児科医、神経内科医、精神科医、脳神経外科医、神経放射線科医などの医師のみならず、看護師、神経心理士、作業・理学療法士、ソーシャルワーカーなど多職種による包括的チーム医療が望ましい。

2　病態

2.1　てんかんの定義

　WHO（世界保健機関）では、てんかんを、「さまざまな原因で起きる慢性の疾患で、脳神経細胞の過度な放電に由来する反復性発作であり、多種多様な臨床症状と検査所見を伴う。」と定義されている。アルコールや抗精神病薬などの中断、頭部外傷、脳血管障害や中枢神経系感染症などに時間的に密接に関連して出現する発作は、急性誘発性発作であり、慢性疾患としてのてんかんと区別される。

2.2　疫学

　有病率（ある時点でその疾患に罹患していた患者の比率）は、わが国では一般人口では、1,000人当たり4〜8人とされ、65〜90万人の患者数となる。発病率（一定

344

期間に対象人口においててんかんを発病する比率）は、先進国で年間平均45人/10万人で、わが国では年間平均45人/10万人である[1]。わが国では、毎年5万7千人の新規発症てんかんが存在する。てんかんの発症は、年齢別にみると乳幼児と高齢者に多く、高齢者の約1％がてんかんとされている（図13.1）。

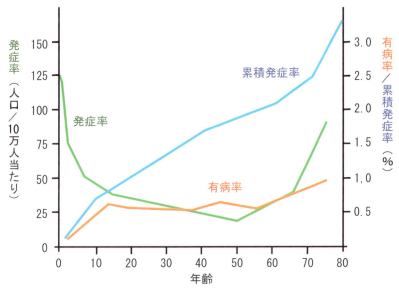

出典) Anderson VE, Hauser WA, Rich SS. Adv Neurol 44:59, 1986

図13.1 てんかんの年代別発症率

2.3 予後

初回に非誘発発作が出現した患者が、将来、発作が再発する確率は、33～37％である。てんかんと診断されて、薬物治療が開始した場合に5年以内に発作が消失するのは、約70％である。薬物治療で、発作が消失しない難治性てんかんは、15～30％であり、手術適応となる症例は10％である[1]。

てんかん患者がまったく予測できずに（溺水や外傷による死亡は除いて）、突然、死亡することが知られており、SUDEP (Sudden Unexpected Death in Epilepsy) と称される。自律神経機能不全が原因とされ、全身性痙攣が抑制できていない患者に多い。

2.4 原因

てんかんの病因は、脳に器質的病変がない特発性と器質的病変がある症候性に分けられる。ミネソタの研究では、特発性が65.5％、症候性が33.5％の割合である[2]。

器質的病変には、周産期の障害、先天的異常、頭部外傷、脳炎、脳血管障害、アルツハイマー病などがある（図13.2）。20歳以下の小児では、先天的異常が病因の多数を占め、65歳以上の高齢者では、脳血管障害が最も多く、続いてアルツハイマー病などの神経変性疾患の順となる。

2.5 てんかんまたはてんかん症候群の分類

てんかん分類の診断は、適切な治療をするために、重要である。てんかんの分類は、1979年に国際抗てんかん連盟（International league against epilepsy : ILAE）が提唱した、1) 発作の種類から、全般発作（Generalized seizure）か、部分発作（Partial seizure）であるかによる全般てんかんと局在関連てんかん（図13.3）、2) 器質的病巣の有無により特発性てんかんと症候性てんかんの2つを基軸とした4分法分類で整理する国際分類が治療計画をたてやすく、日常診療で役立っている[1]（表13.1）。

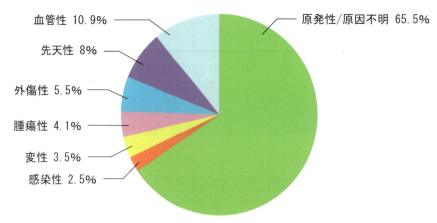

図13.2 てんかんの原因[2]

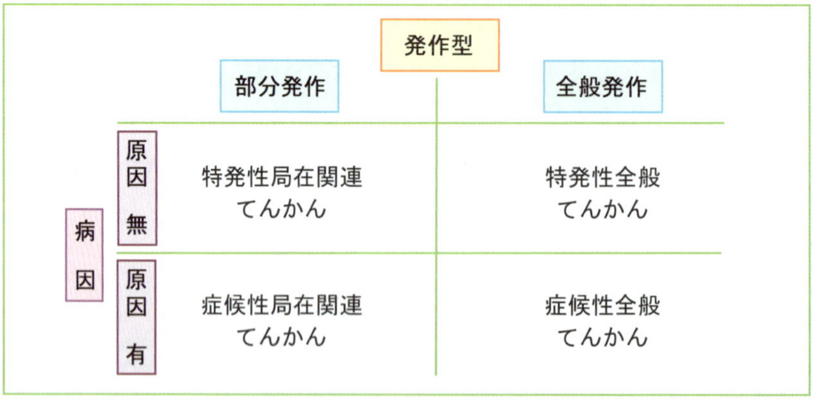

図13.3 てんかん症候群の大分類

表 13.1　てんかん、てんかん症候群および関連発作性疾患の分類（1989 年）

1 局在関連性（焦点性、局所性、部分性）てんかんおよび症候群

1.1 特発性（年齢に関連して発症する）

・中心・側頭部に棘波をもつ小児てんかん

・後頭部に突発波をもつ小児てんかん

・原発性小児てんかん

1.2 症候性

・小児の慢性進行性持続性部分てんかん

・特異な発作誘発様態をもつてんかん

・側頭葉、前頭葉、頭頂葉、後頭葉てんかん

1.3 潜因性

2 全般てんかんおよび症候群

2.1 特発性

（年齢に関連して発症するもので年齢順に記載）

・良性家族性新生児痙攣

・良性新生児痙攣

・乳児良性ミオクロニーてんかん

・小児欠神てんかん（ピクノレプシー）

・若年欠神てんかん

・若年ミオクロニーてんかん

・覚醒時大発作てんかん

・上記以外の特発性全般てんかん

・特異な発作誘発様態をもつてんかん

2.2 潜因性あるいは症候性（年齢順）

・West 症候群（乳児痙攣、電撃・点頭・礼拝痙攣）

・Lennox-Gastaut 症候群

・ミオクロニー失立発作てんかん

・ミオクロニー欠神てんかん

2.3 症候性

2.3.1 非特異病因

・早期ミオクロニー脳症

・サプレッション・バーストを伴う早期乳児てんかん性脳症

・上記以外の症候性全般てんかん

2.3.2 特異症候群

3 焦点性か全般性か決定できないてんかんおよび症候群

3.1 全般発作と焦点発作を併有するてんかん

・新生児発作

・乳児重症ミオクロニーてんかん

・徐波睡眠時に持続性棘徐波を示すてんかん

・獲得性てんかん性失語

　　（Landau-Kleffner 症候群）

3.2 明瞭な全般性あるいは焦点性のいずれかの特徴をも欠くてんかん

・新生児発作

4 特殊症候群

4.1 状況関連発作（機会発作）

・熱性痙攣

・孤発発作、あるいは孤発のてんかん重責状態

・アルコール、薬物、子癇、非ケトン性高血糖症等による急性の代謝障害や急性アルコール中毒にみられる発作

部分発作とは、発作の起始が脳の一部あるいは半側から始まり、全般発作は、両側大脳半球が同時に発作起始域となる。てんかん発作型の分類は、発作の臨床症状を詳細に尋ね、発作間欠期脳波所見、画像診断などをもとに行われる。近年の分子生物学の進歩により、てんかん発作に関与するイオンチャネルなどの遺伝子レベルの異常が明らかになっている。国際抗てんかん連盟もそれにあわせ、2000年以降、遺伝子異常をもとにした病態にあわせた最新の疾患分類を発表している。

(1) 小児てんかん

小児てんかんは、成人てんかんと異なる特徴がある。小児のてんかん症候群は、2010年の国際分類案では、脳波・臨床症候群として、発症年齢別に分類されている。

乳幼児期は、先天性代謝異常、先天性奇形、周産期脳障害が原因で起こる症候性てんかんの頻度が高い。幼児期以降では、遺伝素因による特発性てんかんが多くなる[3]。特発性てんかんでは、乳児期に良性新生児てんかん（Benign neonatal epilepsy：BNE）に代表され、幼児期には、小児欠神てんかん（Childhood absence epilepsy：CAE）、Panayiotopoulus症候群、中心・側頭部に棘波を示す良性小児てんかん（Benign childhood epilepsy with centrotemporal spikes：BECTS）などが発症するが、多くは自然寛解する[4]。

一方、同様に新生児期から幼児期にかけて、年齢依存性に発症し、てんかん発作は難治性であり、知能、運動などの発達障害を併発するてんかん性脳症（epileptic encephalopathy）がある。てんかん性脳症には、新生児期には大田原症候群、早期ミオクロニー脳症（Early myoclonic encephalopathy）、乳児期にはWest症候群、小児期にはレノックス・ガストー症候群（Lennox-Gastaut syndrome）などがある。

(2) 高齢者てんかん

高齢者のてんかん発症率は高く、てんかん発作が身体的、精神的に与える影響が大きいため、成人てんかんとは違った配慮が必要となる[6]。高齢者のてんかん発作には、非痙攣性の複雑部分発作（complex partial seizure：CPS）が多く、てんかんの診断が遅れることも多い。また、脳波上にてんかん性異常波（Epileptic discharge）が記録されることが少ないため、診断を難しくする。高齢者は、てんかん発作の再発率が高く、再発した場合の身体への悪影響を考慮して、初回発作から治療を開始することも多い。併発する疾患や、既に内服する他の薬との相互作用を考慮して、新しい抗てんかん薬を選択することが望ましい。

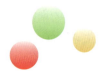

2.6 発作症候

(1) 全般発作

　両側大脳半球の広い神経回路内のどこかで興奮が起こり、脳全体が急速に巻き込まれて出現するてんかん発作である。全般発作には、以下の発作が含まれる。

1) 欠神発作

　突然始まり突然終わる意識障害が特徴である。発作の持続時間は数秒～数十秒で、発作後の回復は速い。脳波は、両側同期する3Hz棘徐波もしくは多棘徐波となる。

2) 非定型欠神発作 (atypical absence)

　定型欠神発作に比べ、発作の始まりや終わりが不明瞭である。脳波は、両側広汎性であるが、棘徐波はしばしば不規則である。

3) ミオクロニー発作

　全身、顔面や四肢、体幹の一部の筋あるいは筋群における短時間で急激な不随意運動の収縮が特徴である。対称性および非対称性であることも、意識障害があることもないこともある。脳波は、多棘徐波、棘徐波となる。

4) 強直発作 (tonic seizure)

　四肢の筋肉の持続性収縮が特徴である。脳波は、脱同期して平坦化、低電位の速波が振幅を増して同期化、律動する。

5) 間代発作 (clonic seizure)

　短い筋収縮と弛緩を交互し、規則的で律動的に繰り返す。脳波は、両側広汎性高振幅不規則徐波、棘徐波である。

6) 強直間代発作 (tonic-clonic seizure)

　全身性の強直発作に引き続き、律動的な間代発作に至る。

7) 脱力発作 (atonic seizure)

　姿勢保持筋の緊張が低下し、軽い場合は頭部前屈、強い場合には瞬時に転倒する。

(2) 部分発作

　脳内のある部分が興奮して生じる発作であり、出現する部位（前頭葉、側頭葉など）により、発作症状は多彩となる。詳細に発作症状を知り、てんかんの診断を確定することになり、本人と家族などの目撃者から、能動的に繰り返し質問することが必要となる。

2.7 てんかんの診断

　てんかんの診断は、患者が示す種々の一過性発作が、てんかん発作であるのか鑑別することから始まる。鑑別診断には、一時的に意識障害や、運動や感覚障害を呈

する失神発作（syncope）、一過性全健忘（Transient global amnesia：TGA）、一過性脳虚血発作（Transient ischemic attack：TIA）などがある[7]。

その次に、てんかん発作型を決定するために、発作症状を患者や本人から聴取する。聴取のポイントとして、発作の部位、型（強直、間代、脱力など）、持続時間、意識障害の有無、覚醒時か睡眠時に出現などがある。また、出産時、新生児期、乳幼児期の発達や熱性痙攣（Febrile convulsion）の有無などの既往歴およびてんかんの家族歴も聴取する。器質的病変の有無はMRI検査で診断する[8]（図13.4）。

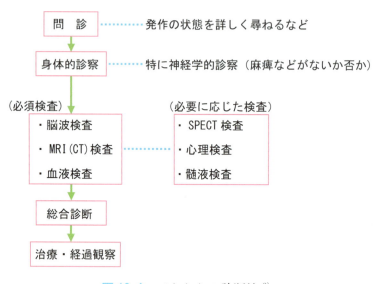

図13.4　てんかんの診断法[2]

3 てんかんの検査

3.1 脳波検査（electroencephalography）

てんかんを診断するうえで、欠くことのできない検査である。国際的に定められた配置（10-20法）にそって、頭皮に電極を装着する。脳波は、電極間の電位差の記録であり、ひとつの基準電極を決め、その他の電極間の電位差を記録する単極導出（monopolar lead）と、隣接する電極間の電位差を記録する双極導出（bipolar lead）がある。安静覚醒時記録を行い、開閉眼、光刺激、過呼吸の賦活検査を行う。てんかん波は、背景活動から突出している鋭い波形（波の時間幅が20〜70 msecは棘波（spike wave）、70〜200 msecは鋭波（sharp wave））、鋭い波形の後に徐波成分が後続するなどの特徴がある[9,10]（図13.5）。全般てんかんでは、てんかん波が全般性にみられ、部分てんかんでは、限局性にみられる。しかし、通常の脳波検査では、

3 てんかんの検査

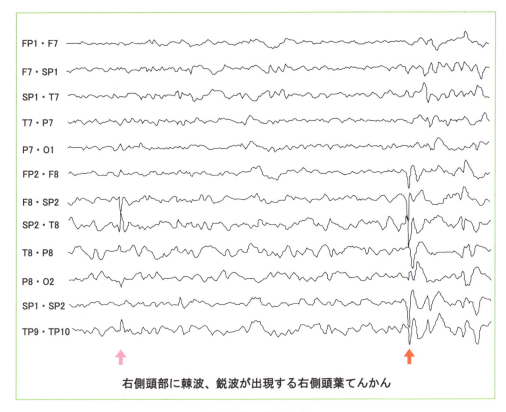

図 13.5 脳波検査

てんかん発作が記録されないことも多いため、てんかんの診断や発作型の診断を確定するために、入院してビデオと脳波を同時に記録するビデオ脳波同時記録(Video-EEG)検査が必要となることもある。VEEGは、てんかん発作を捕捉することを目的とし、ビデオカメラにて、被験者の発作の様子と、脳波所見を同時に記録する。側頭葉てんかんの症例においては、海馬などの側頭葉内側部より発作が起始することも多く、通常の頭皮電極による脳波記録では異常波が捕捉できないこともある。蝶形骨洞電極を留置すると、内側部よりの突発波の記録が可能になる。てんかん外科においては、必須な術前検査である[11]。

3.2 脳磁図検査(magnetoencephalogram：MEG)

電流により周囲に磁場の変化が生じることより、大脳の神経細胞が活動する際に発生する磁気を測定する検査法である。脳波と近い検査であるが、脳溝などの脳表面に対して垂直な大脳皮質の活動を検出し、頭蓋骨の影響を受けないために、てんかん焦点の診断性能が高いなどの有用性がある。特に脳表にある焦点の局在には、威力を発揮する。

3.3 神経画像検査

(1) MRI (magnetic resonance imaging) 検査

　脳波検査とともに、てんかん発作の原因を知るために、てんかん診断には必須の検査である。てんかんの器質的な原因には、海馬硬化、皮質形成異常、脳血管奇形、脳腫瘍などがあり、MRI 検査は、脳の微細な器質的異常も描出する（図13.6）。特に、外科治療の適応を判断するために、高磁場で、T1WI、T2WI、flair 法の撮像条件で、細かなスライス幅の撮像が望ましい。小さい皮質形成異常などを見落とさないような読影も重要である。脳の血流の変化を調べることで、言語や運動機能の局在を調べる Functional MRI 検査も、外科治療の前に実施され、てんかん焦点切除術を安全に施行するために重要な検査である。

(2) PET (positron emission tomography) 検査

　PET 検査においては、^{18}F-2-フルオロ-2-デオキシグルコース（^{18}F-FDG）を用いることで、脳代謝を評価することが可能である。てんかん焦点部は、脳障害を受けていることが多く、発作間欠期においては、低代謝であり、^{18}F-FDG の集積は低下する（図13.7）。MRI で器質的病変が描出されない患者において、外科治療を検討する際に、特に有用な指標となる。

(3) SPECT (single photon emission computed tomography)

　脳血流を測定する SPECT 剤として、99mTc-HMPAO、99mTc-ECD、131I-IMP がある。発作間欠期には、てんかん焦点は、脳血流が低下する。てんかん発作時には、脳血流が増加するために、核種を発作時に注射する発作時 SPECT も、てんかん焦点検索に有用である。また、脳内のベンゾジアゼピン受容体をイメージする123I-iomazenil を用いた SPECT 検査（以下、IMZ SPECT）は別名焦点シンチと称される。中枢性ベンゾジアゼピン受容体イメージングが、てんかん焦点における抑制系の障害を描出することによる。

(4) NIRS (Near-Infrared Spectroscopy)

　近赤外光分光法により、脳皮質の脳血流変化を、非侵襲的に評価する検査である。脳深部の測定は困難であったり、空間分解能は低い問題もあるが、簡便に検査が可能である。

3.4 血液生化学検査

　てんかん発作を誘発する原因として、電解質や糖代謝異常などがある。併発する疾患の診断のためにも、肝機能、腎機能、内分泌機能、末梢血液検査が必要である。抗てんかん薬を内服中は、副作用のモニターとして定期的な検査を行う。

3 てんかんの検査

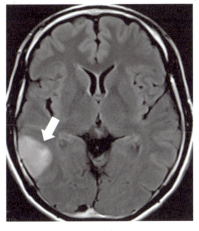
脳腫瘍

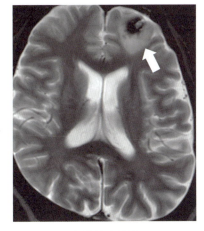
海綿状血管腫

図 13.6 MRI 検査

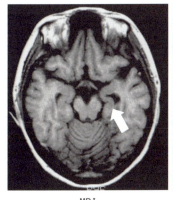
MRI
左海馬の萎縮

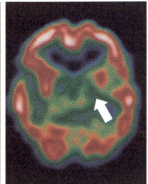
SPECT 脳血流検査
左海馬の血流低下

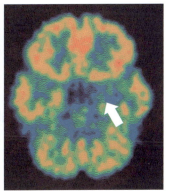
FDG-PET
左海馬の糖代謝低下

図 13.7 左内側側頭葉てんかん

3.5 髄液検査

てんかん発作の原因として、髄膜炎や脳炎（細菌性、ウイルス性、自己免疫性など）が疑われる場合、髄液検査が必要となる。腰椎穿刺により、髄液圧、細胞数、蛋白、糖値を測定する。

3.6 神経心理検査

心因性てんかん発作の鑑別を含めたてんかんの診断だけでなく、包括的に治療をするためにも重要な役割がある。性格検査としては、矢田部・ギルフォード性格検査（YG 性格検査）、Minnesota Multiphasic Personality Inventory（MMPI）、ロー

ルシャッハテストがある。知能検査には、田中・ビネー知能検査、Wechsler Adult Intelligence Scale（WAIS-R；成人用）、Wechsler Intelligence Scale for Children（WISC-R；児童用）がある。WAIS-R 検査では、言語性 Intelligence quotient（IQ）、動作性 IQ、全検査 IQ が評価される。

4 てんかんの治療

　初回の痙攣発作の 25〜30％は、急性の頭部外傷、代謝異常、薬物離断などに伴う急性症候性発作である。誘因のない最初の発作の再発率は、30〜50％とされる。2回目の発作があった場合には、治療を開始するが、1 回目の発作後でも、神経学的異常や脳波上てんかん性異常放電が記録されたり、家族歴がある場合などは、再発する可能性が高く、治療を検討する。てんかん治療は、てんかん発作の消失のみならず、QOL（Quality of life）を向上することが目標となる。

　てんかんの治療には、内科的治療と外科的治療がある。内科的治療の中心は、薬物療法であるが、小児においては、ACTH 療法、ステロイド療法やケトン食療法もてんかん症候群によっては試みられる。薬物治療が開始された場合、QOL を考慮して、発作の抑制のみならず、副作用の発現についても、十分注意する。抗てんかん薬に共通する副作用として、めまい、眠気、ふらつきがある。その他、各薬剤に特徴的な副作用があるため、十分な薬剤に関する知識が必要となる。

　発作が抑制されない場合は、まず、てんかんの診断が正しいか、発作型にあった薬剤が使用されているかを検討することが重要である。多剤併用しても、てんかん発作の抑制が困難である難治性てんかんでは、外科的治療が検討される。外科的治療は、根治療法と緩和療法がある。最近は、画像診断や手術技術の進歩により、外科的治療の安全性や確実性が向上している。手術で治療可能である海馬硬化症に伴う内側側頭葉てんかん、限局した器質病変によるてんかんや、乳幼児では発達の後退を防ぐために、半球性病変による難治性てんかんなどにおいては、積極的に手術が検討される。

4.1 内科的治療

(1) 薬物療法

　薬物療法の原則として、非誘発性初回発作では、抗てんかん薬治療は開始しない。しかしながら、発作が再発のするリスクが高い場合（神経学的異常、脳波異常、てんかん家族歴、高齢者など）は、抗てんかん薬を開始する。抗てんかん薬は、定期

4　てんかんの治療

的に血液検査をして、血中濃度をモニターする必要があり、定常状態（体内で薬物動態が一定となることで、半減期の約5倍の時間で達する）、服用時間、測定時間などを考慮することが重要となる。

　薬剤の選択は、てんかん発作型、症候群をもとにするが、年齢（小児、成人、高齢者）、性別（若年女性は特に）、併存する疾患、併用薬などを考慮して、選択される。部分発作にはカルバマゼピン、ラコサミド、レベチラセタム、ラモトリギンなど、全般てんかんはバルプロ酸、レベチラセタム、ラモトリギンなどが最初に選択される（表13.2）。一般的に、てんかん発作が抑制されない場合には、少なくとも、第二選択薬までは単剤投与を試み、併用する場合は作用機序の異なる薬剤を組み合わせ、合理的多剤併用を行うのがよいとされる（表13.3）。

表 13.2　てんかん大分類別の治療方針と予後[7]

てんかん大分類	寛解率	第一選択薬
1　年齢依存性焦点性てんかん群	10 割	必要があれば、CBZ
2　特発性全般てんかん	8 割	VPA
3　年齢非依存性焦点性てんかん群	5 割	CBZ
4　てんかん性脳症群	2 割	VPA ＋ α

CBZ：カルバマゼピン、VPA：バルプロ酸

表 13.3　抗てんかん薬の作用機序

	SV2A	細胞内 Ca^{2+} 遊離	Ca^{2+} チャネル					Na^+ チャネル	GABA 神経系	グルタミン酸神経系
			N	L	P	T	$\alpha2\sigma$			
LEV	◎	○	○	－	－	×	－	×	×	×
LTG	－	－	○	－	○	－	－	◎	－	○
TPM	－	－	－	○	－	－	－	◎	○	○
GBP	×	－	－	－	－	－	◎	－	∪	○
CLB	－	－	－	－	－	－	－	－	◎	－
ZNS	×	－	－	－	－	○	－	○	－	－
CZP	×	×	－	－	－	－	－	－	◎	－
CBZ	×	×	－	－	－	－	－	◎	－	－
PHT	×	－	－	－	－	－	－	◎	－	－
VPA	×	－	－	－	－	○	－	◎	○	－
PB	×	－	－	－	－	－	－	－	◎	○

LEV：レベチラセタム　LTG：ラモトリギン　TPM：トピラマート　GBP：ガバペンチン　CLB：クロバザム　ZNS：ゾニサミド
CNZ：クロナゼパム　CBZ：カルバマゼピン　PHT：フェニトイン　VPA：バルプロ酸ナトリウム　PB：フェノバルビタール
出典）臨床精神薬理 13(4),823-840

355

第13章　てんかん

　　抗てんかん薬による発作消失率は、1剤で47%、2剤併用で13%、3剤併用で4
%とされており、4剤以上の併用は好ましくない[1]。妊娠可能な女性には、胎児の催
奇形性を考慮して、単剤が望ましく、普段から葉酸の内服を考慮する[7]。一般的に、
特発性全般性てんかんは、薬物療法で発作がコントロールしやすいのに比べ、症候
性局在関連てんかんは、難治になりやすい。特に、側頭葉てんかんと前頭葉てんか
ん、全般・症候性てんかんのレノックス・ガストー症候群は、難治化しやすいてん
かん症候群である。

(2) ACTH療法など

　　点頭てんかんのepileptic spasmで、抗てんかん薬よりも、高い有効性がある。
クッシング症状などの副作用が出るので、十分な監視下で治療する必要がある[4]。

(3) ケトン食療法

　　West症候群などの幼児難治性てんかんを対象として、高脂肪、低糖質（炭水化物
から食物繊維を除く）で、ケトン血症を保てるように計画した食事療法である。発
作の消失が15%、半減するのが20%と期待される[4]。

4.2 外科治療

(1) 難治性てんかんおよびその手術適応

　　適切な薬物療法が施行されているのに、発作が月に1度以上出現し、患者の日常
生活活動を著しく障害しているものを難治性てんかんと称する。真の難治性てんか
んと診断するには、怠薬や、服用方法、薬剤の選択や量が適切でないことにより発
作がコントロールされないことを除外することは極めて重要である。

　　外科治療を考慮するうえでは、発作が、患者の生活の障害になっているかも重要
である。外科治療の適応については、1974年にWalkerが表13.4のような基準を提
唱している[12]。近年、画像診断機器の進歩によりてんかん焦点の同定がより確実に
行えるようになり、脳神経外科手術の安全性はコンピューター技術が導入されて飛
躍的に向上したことにより、この適応基準も変わりつつある（図13.8）。

　　小児の難治性てんかんにおいては、繰り返しの発作が、脳の発達障害を起こす。
したがって、外科治療の目的も、発作の抑制のみならず、発達障害の予防も重要に
なる。急激に発達遅滞が表れたときには、外科治療の時期を逸することがないよう
にしないといけない[11]。

(2) てんかん外科の評価法

　　てんかん外科手術の適応を検討するためには、てんかん発作が起始する部位（焦
点）を正確に評価することが重要である。その評価方法として、表13.5に示す検査

が施行される。ビデオ脳波同時記録検査、MRI検査、SPECT、PET検査などは、必須の検査である（図13.9）。

表13.4　てんかん外科の適応基準（Walker AE、1974）

(1) 発作の焦点が脳の一部に限定されること
(2) 発作が適切な薬物療法によってもコントロールされないこと
(3) 発作の初発より少なくとも3～4年たっており、また自然寛解の傾向がみられないこと
(4) 患者の全身状態が手術に耐え得るとともに、術後麻痺や失語症など重大な後遺症の可能性が少ないこと
(5) 患者が術前検査や術後投薬を受け入れる状態にあること

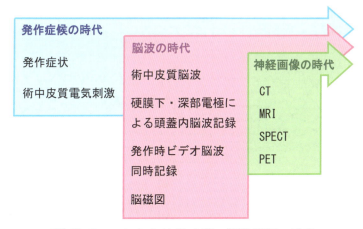

図13.8　てんかん外科手術の術前評価の進歩

表13.5　難治性てんかんの評価方法

第1相（非侵襲的検査方法）
　　　脳波（頭皮上電極と蝶形骨導出を用いる脳波記録）と同時ビデオ記録
　　　画像診断（CT、MRI、SPECT、PET）
　　　神経心理検査（知能、記憶など）
　　　脳磁図
第2相（外科的処置を要する検査方法）
　　　脳波（頭蓋内電極を用いる脳波記録）と同時ビデオ記録
　　　脳血管撮影
　　　和田テスト（アミタールテスト）
　　　脳機能分布検査

第13章 てんかん

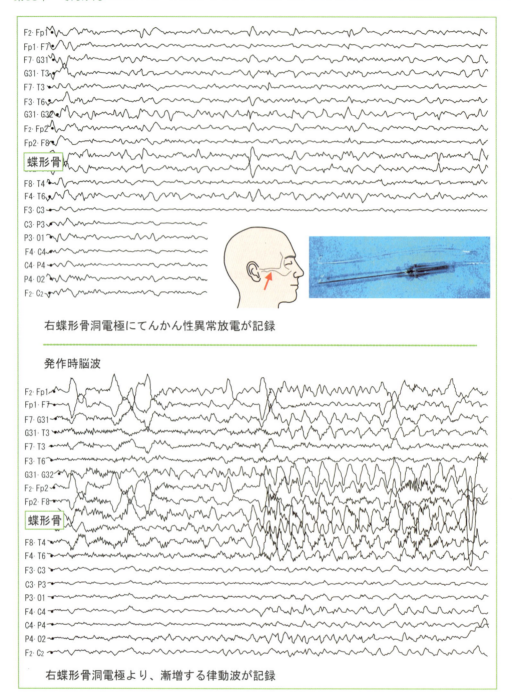

図13.9 右内側側頭葉てんかんの発作間欠期の脳波

　また、神経心理テストでは、知能、記憶などをWAIS-R、WMS-R（Wechsler Memory Scale-revised）などがよく用いられる[13]。手術前後において、知能や記憶能力を比較する。小児においては、てんかん発作のコントロールに加えて、脳障害の程度

の外科治療の検討に重要な要因であり、神経心理テストにて重篤な脳障害が疑われたならば、早期外科治療が望ましくなる。

外科治療の術前評価として、特殊な検査に和田テストがある。脳血管撮影時に、カテーテルよりアミタール（近年は、プロポフォールなどで代用）を注入し、半側の大脳半球を休ませ、言語の検査を施行する。注入側に言語野があると被験者は、言葉が出なくなることで、優位半球（言語野）の側方性を判定する。上記検査にて、1) てんかん焦点の局在が十分でない場合、2) てんかん焦点が、言語や運動機能などの重要な脳機能部位の近傍に存在する場合、3) 側頭葉てんかん（temporal lobe epilepsy）において焦点の側方性が十分でない場合には、頭蓋内電極（硬膜下電極や脳深部電極）を留置して、長時間ビデオ脳波記録や、脳機能マッピング検査を行う。

頭蓋内脳波記録は、脳表に置いたシート状電極より、非常に明瞭な発作波の記録を得ることができる。あわせて、言語野などの重要な脳機能部位の近傍に焦点があると疑われた場合には、頭蓋内電極を用いて、電気刺激を行い、言語や運動マッピング検査を行う[14]。

(3) てんかん手術

てんかん外科手術は、てんかん焦点を切除する根治外科とてんかん焦点からの連絡を遮断したり、発作閾値を下げるような緩和外科に区別される。外科治療が可能である難治てんかんと代表的な術式を表 13.6 に示す。

表 13.6　外科治療可能な難治てんかんと代表的な術式[1]

難治てんかん	代表的術式
内側側頭葉てんかん	前部側頭葉切除術、選択的扁桃体海馬切除術
器質病変を有する新皮質てんかん	病変切除術、焦点切除術
器質病変を認めない新皮質てんかん	焦点切除術
半球性病変を有する新皮質てんかん	大脳半球離断術
脱力発作を有する難治てんかん	脳梁離断術
開頭術の対象とならない難治てんかん	迷走神経刺激術

1) 皮質焦点切除術 (cortex focus resection)

　皮質焦点切除術においては、CT、MRI などの画像診断で腫瘍、血管奇形などの病巣を認める場合、手術成績はよい。MRI などの画像診断や術前の頭皮電極や頭蓋内電極による脳波記録などをもとに診断されたてんかん原性領域を脳回単位で切除する手術である。てんかん原性域が、運動野や言語野などの重要な脳回に及んでいる場合には、切除不可能であるために、後述する軟膜下多切術などを追加する。特に、内側側頭葉てんかんの扁桃体海馬切除術の術後発作成績はよく、約 70〜80％の症例で長期にわたる発作消失が見込める [15]（図 13.10）。

2) 大脳半球離断術 (hemispherotomy)

　半球切除術の適応となるのは、HHE (hemiconvulsion-hemiplegia-epilepsy) syndrome、Sturge-Weber diease、ラスムッセン脳炎 (Rasmussen's encephalitis)、片側巨脳症 (hemimegalencephaly) などの半側大脳半球に広汎なてんかん原性域が推定される症例である。皮質の切除を少なくして、左右の大脳半球、内包、側頭葉内側構造を分離する（図 13.11）。

3) 脳梁離断術 (callosotomy)

　脳梁は、左右の大脳半球を結ぶ連絡繊維である（図 13.12）。左右のてんかん波が、急激に同期化し、両側大脳半球がてんかん波に巻き込まれると、患者は激しく転倒する。脳梁を離断する手術によりほとんどの場合、転倒する発作を止めることができる。

4) 迷走神経刺激術 (vagal nerve stimulation)

　迷走神経刺激療法は、左頸部迷走神経を刺激する体内植込み型の電気刺激装置で、てんかん発作を緩和する治療法である（図 13.13）。発作を消失することは難しいが、発作は 50％と減少する。咳、嗄声、咽頭部違和感などの副作用に気をつけながら、治療を継続すると、発作減少率は、経時的に増加する。

5 てんかんの包括治療

　包括医療とは、多職種の専門家が連携して、疾患だけではなく、患者の QOL の向上を目指す医療である。てんかんは、発作のみならず、併発する身体、精神症状や認知障害で、日常生活や社会生活に支障を来すことも少なくない。このような随伴症状を診断し適切に対応するためには、臨床神経心理士、臨床検査技師、ソーシャルワーカー、薬剤師、理学療法士、作業療法士による包括的医療の実践が望まれる。

5 てんかんの包括治療

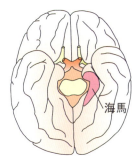
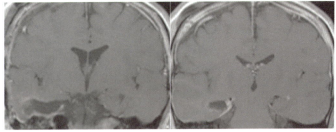

術後のMRI

図 13.10　扁桃体海馬切除術

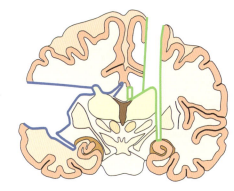
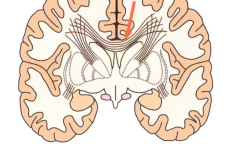

出典）Neurosurg Focus 25(3):E14, 2008

図 13.11　大脳半球切除術　　　　　図 13.12　脳梁

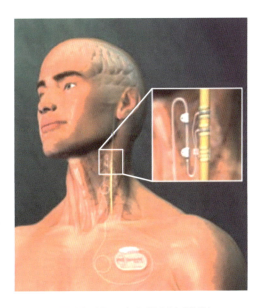

図 13.13　迷走神経刺激術

5.1 てんかんと作業・理学療法

　難治てんかんの患者は、併発している身体、精神、知的障害が、生活の妨げとなることが少なくない。難治てんかん患者が、このような能力の障害を適切に評価され、円滑な日常生活活動から、就労に向かうにあたり、作業・理学療法の役割は大である。一方、てんかん発作による受傷の危険があるため、適切な行動制限も重要である。このように、てんかん患者のリハビリテーションは、難しい問題があるものの、作業・理学療法士のてんかん包括医療における積極的な関与が期待される。

6 てんかんと社会

6.1 運転免許

　車の運転は、日常生活のみならず、就労などさまざまな場面で必要となることが多く、運転の制限は、てんかん患者にとり深刻な問題である。一方、車の事故により大きな自己責任や社会的責任が生じることも、てんかん患者はよく理解しないといけない。現行の道路交通法では、免許の拒否、取り消しの対象となる疾患にてんかんも含まれる。運転免許の取得や更新には、主治医または、臨時適性検査医の判定が必要となる。表13.7に定められた運転適性の判断を受けて、公安委員会に自己申告する。大型免許や第2種免許に関しては、服薬しない状態で5年間発作がなく、かつ再発の恐れがないというさらに厳しい基準が設けられている。1回のみのてんかん発作（機会発作、状況関連発作）に対する基準は今のところない。欧米では発作抑制期間は1年とされている。

表 13.7　運転適正の条件

1) 発作が過去5年以内に起こったことがなく、「今後、発作が起こる恐れがない」と判断される場合

2) 発作が過去2年以内に起こったことがなく、「今後、X年程度であれば発作が起こる恐れがない」と判断される場合

3) 1年間の経過観察の後、「発作が意識障害および運転障害を伴わない単純部分発作に限られ、今後症状の悪化の恐れがない」と判断される場合

4) 1年間の経過観察の後、「発作が睡眠中に限って起こり、今後症状の悪化の恐れがない」と判断される場合

6.2 てんかん患者の受けられる医療支援制度

　自立支援医療制度（精神通院）、精神障害者保健福祉手帳、障害年金制度がある。自立支援医療制度は、通院医療費の負担が1割となり、さらに、低所得者の負担が減ずるように、所得に応じた負担の上限が定められている。精神障害者保健福祉手帳は、発作の内容や頻度によって、等級が判定される。所得税や住民税などの減免、自治体独自のさまざまなサービスがあり、生活が支援される。障害年金制度は、等級に応じた年金が支給され、患者の生活費を支援する。いずれも、慢性疾患であるてんかん患者が、長期に適切な医療を継続するために設けられた支援制度であるために、有効に活用することが望ましい。

7　おわりに

　てんかんは、有病率が高いcommon diseaseである。小児と高齢者に発生率が高い。成人のてんかん患者は、運転免許取得に制約があるため、就労やQOLに大きく影響する。そのため、てんかんの診断は、脳波、MRI検査により、非てんかん発作を確実に除外することが重要である。てんかん発作と診断された場合には、症候群分類を行い、適切な薬物療法を開始する。近年、新しい抗てんかん薬が多数市販されてきたことより、治療薬の選択肢が広がっている。薬物療法を十分に行っても、発作が月に1度以上出現する場合には、外科治療を考慮する。最近のMRI、PET、SPECT検査などの画像診断機器の向上は、脳の器質的異常の描出のみならず、脳機能評価にも多大に貢献している。脳神経外科手術においても、コンピューター技術に支援され、手術の安全性は飛躍的に向上している。特に、小児のてんかん外科治療においては、脳機能に致命的な障害を残す前に、てんかん焦点の切除術を施行することがすすめられている。小児から高齢者まで発病する可能性のある慢性疾患であることより、小児科医、神経内科医、精神科医、脳神経外科医の連携が必須である。また、てんかん患者は、てんかん発作の抑制のみならず、併発する精神症状や薬の副作用でQOLが低下することも多い。小児や若年患者では、就学、就労などの社会生活への障害を抱える。医師以外の、作業・理学療法士、臨床神経心理士、臨床検査技師、ソーシャルワーカー、薬剤師などによる包括的医療の実践が望まれる。

参考文献

1) 亀山茂樹 他「てんかん専門医ガイドブック」診断と治療社　2014

2) 兼子　直「てんかん教室」新興医学出版社　2013

3) 岡　明「小児科臨床ピクシス　小児てんかんの最新医療」中山書店　2018

4) 藤原健樹「小児てんかん診療マニュアル」診断と治療社　2012

5) 大槻泰介他「稀少難治てんかん診断マニュアル　疾患の特徴と診断のポイント」診断と治療社　2013

6) 松浦雅人「てんかん診療のクリニカルクエスチョン」診断と治療社　2009

7) 兼本浩祐「てんかん学ハンドブック」医学書院　2012

8) 辻省次「アクチュアル脳・神経疾患の臨床 てんかんテキスト」中山書店　2012

9) 大熊輝雄「臨床脳波学」医学書院　1999

10) 一條貞雄「脳波判読に関する 101 章」医学書院　1998

11) 大槻泰介他「難治性てんかんの外科治療　プラクテイカル・ガイドブック」診断と治療社　2007

12) 真柳佳昭「機能脳神経外科てんかん 脳神経外科学」大田富雄編　金芳堂　1996

13) 朝倉哲彦「てんかんの開頭術、脳神経外科疾患の手術と適応」朝倉書店　1990

14) 清水弘之「てんかんの診断と手術」朝倉書店　東京　1997

15) Long term seizure outcomes following epilepsy surgery: a systematic review and meta-analysis. Brain 128:1188-1198, 2005

第14章

精神科薬物療法

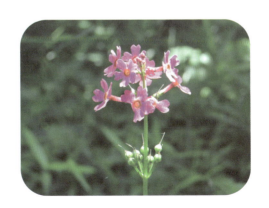

1 概念・定義

　精神科薬物療法は、今日の精神科治療のなかでも重要な柱のひとつである。特に、統合失調症や双極性障害といった精神疾患で認められる、幻覚妄想、精神運動興奮、躁状態などといった病像には欠かせない治療法となっている。精神科薬物療法は心理療法や作業療法に比べて効果発現が早く、こうした症状に有用性が高い治療法である。精神科薬物療法は、急性期の症状に有効であるばかりか、維持期においても継続して服薬することで、再発予防効果を有することも立証されている。特に、精神疾患は再発率が高いことが知られており、継続した服薬が不可欠となる。しかしながら、精神科薬物療法のみで回復する程、精神疾患の治療は簡単なものではなく、心理療法や作業療法もそれぞれ異なる治療効果を有することから、治療上の重要な役割を担っており、薬物療法に傾倒し過ぎず、それぞれの治療を相補的に実施することを忘れてはならない。

　精神科薬物療法の基本原則として、先ず、単剤治療があげられる。同じカテゴリーに分類される薬剤は、1種類に限って使用されるべきであり、併用することでより効果が得られるとする証左はない。むしろ、薬剤を併用することで、効果判定が難しくなるばかりか、副作用が生じるリスクが高まる。また、薬剤の用量については、十分かつ適切な用量であることが求められる。用量不足では、長期間服用したとしても有効性が発揮されず、一方で、過量であれば副作用が生じるリスクが高まる。一般的に、効果と忍容性を評価しながら投与量を漸増するが、至適用量については個人差が存在することを念頭に置く。この有効性の判定には十分な観察期間を要し、一般に薬剤が十分量に達した後4〜8週間といわれている。また、薬物療法は正確な診断に基づいて実施されることが重要であり、もし、診断が異なっていれば、薬物療法は効果が得られないばかりか、病態悪化や副作用を惹起し得る。そのため、症状評価や診断の見直しを常に念頭において実施される必要がある。

　標準的な薬物療法については、証左に基づいて作成された治療ガイドラインが諸外国のみならず、近年は、わが国からも公表されており参考になる。しかしながら、患者の臨床像は個別性が高く、画一的治療が最適ではない状況も存在するため、薬物療法は証左に加えて、医師の臨床経験や患者の希望も踏まえ実践されるべきである。特に薬剤選択にあたっては、薬剤の副作用プロフィールと、年齢や合併症、併用薬の有無など患者の個人特性から選択される。忍容性に関しては、投与初期に認められる急性の副作用ばかりではなく、長期投与に伴う副作用も考慮する。特に精

神疾患の特性から長期投与の視点が欠かせないが、服薬アドヒアランス（アドヒアランス：医療者の指示に従って治療を行うのではなく、患者自身が病気を受容して積極的に治療に参加すること）も考慮する。アドヒアランスに影響する要因はさまざまだが、病識や副作用に加え、薬剤の剤型や投与回数も考慮すべき要因である。

　急性期と維持期では、好ましい剤型が異なる場合もあり、同一薬剤で剤型が豊富に存在することは、薬剤を切り替える必要がなく、臨床的に有用であることがある。剤型としては、経口投与の錠剤が一般的であるが、近年は内用液、口腔内崩壊錠、徐放製剤、舌下錠、さらには持効性注射製剤といった剤型選択が可能となっている。特に、持効性注射製剤に関しては内服の有無を確認する必要もなく、経口製剤に比べて再発予防効果に優れることが立証されている。

　また、投与回数もアドヒアランスに影響する要因であり、1日1回投与が可能であれば最も簡便であり、服薬を忘れるリスクも減る。逆に、1日複数回の投与が必要であると、服薬管理が難しくなり服薬し忘れるリスクが高くなる。精神科薬物療法は、こうした科学的証左や患者ごとの状況を総合的に考え、常に最適化を目指す努力を要する治療法であるといえる。

2　向精神薬の分類

　精神科薬物療法で用いられる、中枢神経系に作用して精神機能に変化を及ぼす薬物を向精神薬（psychotropic drugs）（表14.1）とよぶ。この向精神薬には、広義には麻薬や覚醒剤、アルコールも含まれるが、ここでは治療薬に限定して概説する。開発経緯から、適応疾患・症状に基づいた分類となっているが、実臨床では保険適応外で使用されることも少なくなく、各種薬剤がさまざまな疾患や症状に応用されるようになっており、一対一対応しにくくなっているのが現状である。

2.1　抗精神病薬（antipsychotics）

　抗精神病薬は、神経遮断薬（neuroleptics）あるいは強力精神安定薬（major tranquilizers）ともよばれ、抗幻覚・妄想作用と鎮静作用を示す。主に統合失調症の治療に用いられるが、それ以外の疾患における幻覚妄想状態や精神運動興奮状態、双極性障害、うつ病、自閉症にも使用される。

　1952年のクロルプロマジンの抗幻覚・妄想作用の発見に始まり、必ずしもその開発の歴史は長くはない。1958年には強力な抗幻覚・妄想作用を示すが鎮静作用は弱いハロペリドールが開発され、統合失調症の薬物療法が急速に発展した。当時は薬

表 14.1　向精神薬の分類

向精神薬			
精神治療薬	抗精神病薬	定型（第1世代）抗精神病薬： 　フェノチアジン系、ブチロフェノン系、ベンズアミド系	
		非定型（第2世代）抗精神病薬： 　セロトニン・ドパミン拮抗薬（SDA）、多元受容体標的化抗精神病薬（MARTA）、ドパミンD_2受容体部分作動薬（DPA）	
	抗うつ薬	三環系	
		四環系	
		セロトニン拮抗・再取込み阻害薬（SARI）	
		選択的セロトニン再取り込み阻害薬（SSRI）	
		セロトニン・ノルアドレナリン再取り込み阻害薬（SNRI）	
		ノルアドレナリン作動性・特異的セロトニン作動性抗うつ薬（NaSSA）	
	気分安定薬		
	抗不安薬	ベンゾジアゼピン系／チエノジアゼピン系	
		セロトニン5-HT$_{1A}$受容体部分作動薬	
	睡眠薬	ベンゾジアゼピン系／非ベンゾジアゼピン系	
		バルビツール酸系／非バルビツール酸系（尿素系）	
		メラトニン受容体作動薬	
		オレキシン受容体作動薬	
	抗酒薬・飲酒欲求抑制薬		
	禁煙補助薬		
	精神刺激薬	中枢神経刺激薬	
		非中枢神経刺激薬	
	抗認知症薬	アセチルコリンエステラーゼ阻害薬	
		N−メチル−D−アスパラギン酸（NMDA）受容体阻害薬	
	抗てんかん薬	バルビツール酸系	
		ヒダントイン系	
		イミノベンジル系	
		スルホンアミド系	
		ベンゾジアゼピン系	
		その他	
精神異常発現薬	麻薬		
	幻覚薬		
	アルコール類		

理作用が解明されていなかったが、1988年に統合失調症の病態にはドパミン神経伝達過剰状態が関与するというドパミン仮説が提唱され（図14.1）、抗精神病薬の作用機序がドパミンD_2受容体遮断作用であることが解明された。ドパミンD_2受容体遮断作用を基に今日の抗精神病薬の開発が進められてきた。

(1) 抗精神病薬の種類

　抗精神病薬（表14.2）は、定型抗精神病薬（typical antipsychotics）（第1世代抗精神病薬；first generation antipsychotics）と非定型抗精神病薬（atypical

2 向精神薬の分類

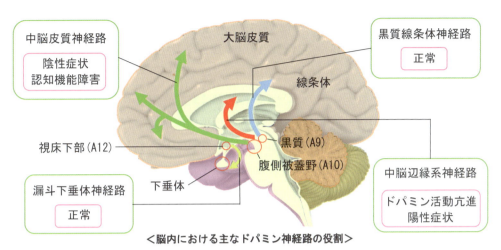

<脳内における主なドパミン神経路の役割>

1. 黒質線条体神経路は黒質から基底核に投射し、運動機能の調節に関与している。
2. 中脳辺縁系神経路は中脳腹側被蓋野から脳内辺縁系の側坐核に投射し、快感や乱用薬による強い多幸感、統合失調症の陽性症状（妄想や幻覚）などに関与している。
3. 中脳皮質神経路は中脳腹側被蓋野から前頭前皮質に投射し、統合失調症の陰性症状や認知機能障害に関与している。
4. 漏斗下垂体神経路は視床下部から下垂体前葉に投射し、プロラクチンの分泌を調節している。

図 14.1　統合失調症におけるドパミン神経伝達

表 14.2　主な抗精神病薬

分類			代表的な薬物		
			一般名	商品名	用量（mg/日）
定型抗精神病薬（第1世代抗精神病薬）	フェノチアジン系	低力価	クロルプロマジン	ウインタミン、コントミン	50～450
			レボメプロマジン	ヒルナミン、レボトミン	25～200
			プロペリシアジン	ニューレプチル	10～60
		高力価	フルフェナジン	フルメジン	1～10
			ペルフェナジン	トラリホン、ピーゼットシー	6～48
	ブチロフェノン系	高力価	ハロペリドール	セレネース	3～6
			ブロムペリドール	インプロメン	3～36
			スピペロン	スピロピタン	1.5～4.5
	ベンズアミド系	低力価	スルピリド	ドグマチール	300～1,200
			スルトプリド	バルネチール	300～1,800
		高力価	ネモナプリド	エミレース	9～60
非定型抗精神病薬（第2世代抗精神病薬）	セロトニン・ドパミン拮抗薬（SDA）	高力価	リスペリドン	リスパダール	2～12
			パリペリドン	インヴェガ	6～12
			ペロスピロン	ルーラン	12～48
			ブロナンセリン	ロナセン	8～24
	多元受容体標的化抗精神病薬（MARTA）	低力価	クエチアピン	セロクエル	150～750
			クロザピン	クロザリル	200～600
		高力価	オランザピン	ジプレキサ	5～20
			アセナピン	シクレスト	10～20
	ドパミン D_2 受容体部分作動薬（DPA）	高力価	アリピプラゾール	エビリファイ	6～30

antipsychotics)（第2世代抗精神病薬；second generation antipsychotics）に大きく分類され、ドパミン D_2 受容体遮断作用の強さにより、高力価薬と低力価薬に分類されることもある。定型抗精神病薬は、筋固縮や振戦などの錐体外路症状を発現しやすいことが知られていたが、1961年に開発されたクロザピンは錐体外路症状の発現が少なく、他の抗精神病薬治療に抵抗性を示す症例にも有効性が確認されたため、非定型抗精神病薬として区別された。1990年代以降、錐体外路症状が少なく、抗幻覚・妄想作用以外に陰性症状や認知機能障害に対する効果も期待されて非定型抗精神病薬が開発されるようになり、現在では統合失調症の薬物治療の中心となっている。

1）定型抗精神病薬（第1世代抗精神病薬）

定型抗精神病薬は、強力なドパミン D_2 受容体遮断作用により幻覚・妄想などの陽性症状を改善するが、錐体外路症状が発現しやすい。化学構造からフェノチアジン系抗精神病薬、ブチロフェノン系抗精神病薬、ベンズアミド系抗精神病薬などに分類される。

（i）フェノチアジン系抗精神病薬

クロルプロマジン（chlorpromazine）はドパミン D_2 受容体選択性が低い低力価薬であり、ムスカリン性アセチルコリン受容体遮断作用（抗コリン作用）、ヒスタミン H_1 受容体遮断作用（抗ヒスタミン作用）、アドレナリン α_1 受容体遮断作用（抗アドレナリン作用）がある。適度な抗幻覚・妄想作用と鎮静作用に加え、さまざまな受容体への結合特性を有するために、便秘、口渇、立ちくらみ、体重増加といった副作用が発現しやすい。クロルプロマジンと類似構造をもつレボメプロマジン（levomepromazine）は、鎮静催眠作用が強いため睡眠改善目的で使用されることがある。

（ii）ブチロフェノン系抗精神病薬

ハロペリドール（haloperidol）は、強力なドパミン D_2 受容体遮断作用をもつ高力価薬であり、抗幻覚・妄想作用に優れるが錐体外路症状が発現しやすく、鎮静催眠作用は弱い。

（iii）ベンズアミド系抗精神病薬

スルピリド（sulpiride）は、中枢移行性が低いため低力価薬に分類されるが、選択的ドパミン D_2 受容体遮断作用を示す。低用量で抗うつ作用、高用量で穏和な抗幻覚・妄想作用を示す。制吐作用や胃運動促進作用があるため胃機能調節薬としても使用される。鎮静催眠作用や自律神経作用は弱いが、高プロラクチン血症を発現しやすく、高用量では錐体外路症状を起こしやすい。

2）非定型抗精神病薬（第2世代抗精神病薬）

　非定型抗精神病薬は、ドパミンD_2受容体遮断作用に加え、セロトニン5-HT_{2A}受容体などの他の神経伝達物質受容体にも作用することで、幻覚・妄想などの陽性症状の改善のみならず、錐体外路症状が発現しにくく、無気力や感情鈍麻などの陰性症状や認知機能障害に対する効果も期待されている。薬理作用の特徴からセロトニン・ドパミン拮抗薬（serotonin-dopamine antagonist：SDA）、多元受容体標的化抗精神病薬（multi-acting receptor targeted antipsychotic：MARTA）、ドパミンD_2受容体部分作動薬（dopamine D_2 receptor partial agonist：DPA）に分類される。

（ⅰ）セロトニン・ドパミン拮抗薬（SDA）

　リスペリドン（risperidone）、ペロスピロン（perospirone）、パリペリドン（pariperidone）は、ドパミンD_2受容体遮断作用による抗幻覚・妄想作用に加え、強力なセロトニン5-HT_{2A}受容体遮断作用により錐体外路症状の発現が軽減されている。ブロナンセリン（blonanserine）は、ドパミンD_2受容体への作用がセロトニン5-HT_{2A}受容体よりも強い。

（ⅱ）多元受容体標的化抗精神病薬（MARTA）

　クエチアピン（quetiapine）、オランザピン（olanzapine）は、ドパミンD_2受容体、セロトニン5-HT_{2A}受容体に加え、ムスカリン性アセチルコリン受容体、アドレナリンα_1受容体、ヒスタミンH_1受容体などさまざまな受容体に作用して抗幻覚・妄想作用を示す。体重増加、糖質・脂質代謝異常の副作用頻度が高く、糖尿病患者、糖尿病の既往歴のある患者には禁忌となっている。アセナピン（asenapine）は、抗コリン作用や糖質・脂質代謝への影響が少ない。剤型が舌下錠であることから効果発現が速やかであるが、正しく服用できるように指導する必要がある。クロザピン（clozapine）は、治療抵抗性統合失調症が適応症であり、患者モニタリングサービスに定められた基準に則り、無顆粒球症、血糖値の上昇、および体重増加などに注意して慎重にモニターしながら使用する。

（ⅲ）ドパミンD_2受容体部分作動薬（DPA）

　アリピプラゾール（aripiprazole）は、ドパミンD_2受容体に結合するが、完全に遮断するのではなく部分的な刺激作用を有し、ドパミン神経の活動が過剰である場合には遮断薬として、活動が低下している場合には刺激薬として作用する。ドパミン神経伝達を調整することにより抗幻覚・妄想作用を示し、錐体外路症状は発現しにくい。

(2) 抗精神病薬の適応

統合失調症の初発時や再発時の急性症状に対し、精神医学的な状態像と身体状態を勘案して抗精神病薬が選択される。非定型抗精神病薬は定型抗精神病薬と比較して陰性症状に対し有効である可能性がある。急性症状が緩和した後、再発を防止するために維持療法が有効である。双極性障害においては躁病相の治療や躁病相・うつ病相の再発を予防する効果がある。また、うつ病や自閉スペクトラム症、その他のさまざまな精神・神経疾患に伴う幻覚・妄想、不穏・せん妄、興奮、易刺激性などに対して使用される。

(3) 抗精神病薬の副作用

1) 錐体外路症状

黒質線条体神経路のドパミン D_2 受容体の遮断作用が原因で発現する。短期使用で出現するパーキンソン（Parkinson）症状、アカシジア（akathisia）、急性ジストニア（acute dystonia）と長期使用で出現する遅発性ジスキネジア（tardive dyskinesia）と遅発性ジストニア（tardive dystonia）がある。

（ⅰ）パーキンソン症状

四肢の筋硬直、手指振戦、寡動、仮面様顔貌、小刻み前屈歩行などが服薬して数日から数週で出現することが多い。

（ⅱ）アカシジア

静座不能ともよばれ、じっと座っていることや立っていることが困難な状態で焦燥感を伴う。下肢のムズムズした異常知覚や絶えず動いていたいという衝動があり、手足を落ち着きなく動かしたり、足踏みやうろうろ歩いたりする。

（ⅲ）ジストニア

筋緊張の異常な亢進状態であり、筋の不随意収縮により舌の突出捻転、頸部痙性捻転、四肢体幹の捻転、眼球上転などが服薬して数日あるいは長期間の服薬で出現する。

（ⅳ）ジスキネジア

顔面、口部、上下肢、躯幹の不規則な不随意運動であり、舌の突出や口をもぐもぐする、四肢や体幹の舞踏病様運動などがみられる。遅発性ジスキネジアは服用して数年以上してから出現する。

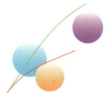

2) 悪性症候群

まれであるが重篤な副作用であり、致死的になる可能性がある。筋強剛、高熱、血圧上昇、頻脈などの自律神経症状や意識障害などが急激に発現する。検査所見では血清クレアチニンキナーゼ値の上昇、高ミオグロビン血症、白血球増多、肝機能検査値異常などが認められる。抗精神病薬を中止し、十分な補液と全身状態管理が必要である。

3) 代謝・内分泌系副作用

体重増加や肥満、血糖値上昇などがあり、クエチアピンとオランザピンは糖尿病患者に禁忌である。高プロラクチン血症により、乳汁分泌、月経異常、男性の女性化乳房、性機能障害などが現れる。

4) その他

抗コリン作用、抗アドレナリン作用による自律神経系副作用（起立性低血圧、心電図異常、口渇、尿閉、便秘など）や抗ヒスタミン作用による鎮静、アレルギー性の肝機能障害、水中毒、巨大結腸症などがある。クロザピンでは顆粒球減少症（無顆粒球症）や心膜炎・心内膜炎などの重篤な副作用が現れることがある。

2.2 抗うつ薬 (antidepressants)

抗うつ薬は、抑うつ症状の改善を目的として使用される治療薬の総称である。主にうつ病の治療に用いられるが、パニック症や強迫症といった不安症にも使用される。

1956年にクロルプロマジンと類似の三環構造をもつ、イミプラミンの抗うつ効果が確認され、三環系抗うつ薬（tricyclic antidepressants）が開発されるようになった。1964年頃には三環系抗うつ薬が脳内のセロトニンとノルアドレナリンの前シナプスへの取り込みを阻害する作用が確認され、うつ病の病態に脳内モノアミンの減少が関与するというモノアミン仮説が提唱されるようになった。三環系抗うつ薬は、非選択的なモノアミン再取り込み阻害作用に加え、抗コリン作用や抗アドレナリン作用に伴う自律神経系や心循環器系の副作用の頻度が高く、過量服用に伴う致死性が大きな問題になっていた。1960年代後半からはより安全性の高い四環系抗うつ薬、1990年代には抗コリン作用、鎮静作用、心伝導系への作用がきわめて少ない選択的セロトニン再取り込み阻害薬（SSRI）とセロトニン・ノルアドレナリン再取り込み阻害薬（SNRI）が相次いで臨床導入され、2009年にはモノアミンの再取り込み阻害作用を示さずに、神経伝達物質受容体の遮断のみを介して抗うつ作用を発揮するノルアドレナリン作動性・特異的セロトニン作動性抗うつ薬が開発された。抗

うつ効果の発現には、シナプス間隙におけるセロトニンとノルアドレナリンの神経伝達を増強する作用が関与する（図14.2）。効果発現に数週間を要することから、抗うつ薬の長期的使用により増加したモノアミンが受容体への刺激を繰り返すことにより、受容体の感受性が低下すること（受容体ダウンレギュレーション）が抗うつ効果発現に関与するという仮説も存在する。

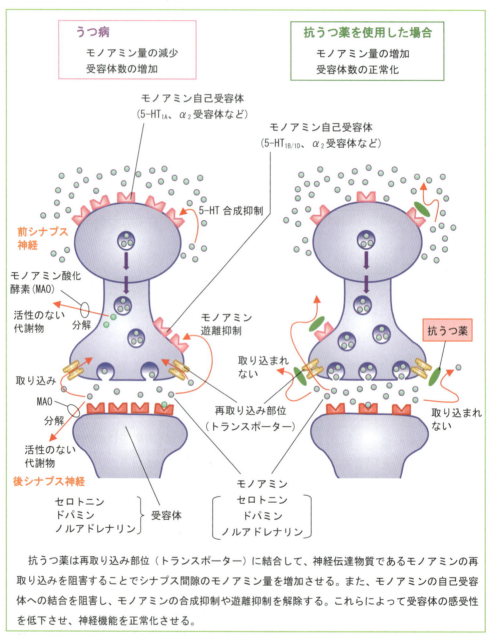

図14.2 モノアミン作動神経における抗うつ薬の作用

(1) 抗うつ薬の種類 （表14.3）

　化学構造および薬理作用から三環系抗うつ薬（tricyclic antidepressant：TCA）、四環系抗うつ薬（tetracyclic antidepressant）、セロトニン拮抗・再取込み阻害薬（serotonin 2 antagonist/reuptake inhibitor：SARI）、選択的セロトニン再取り込み阻害薬（selective serotonin reuptake inhibitor：SSRI）、セロトニン・ノルアドレナリン再取り込み阻害薬（serotonin-noradrenaline reuptake inhibitor：SNRI）、およびノルアドレナリン作動性・特異的セロトニン作動性抗うつ薬（noradrenergic and specific serotonergic antidepressant：NaSSA）に分類される。

表14.3　主な抗うつ薬

分類	代表的な薬物			保険適応症					
	一般名	商品名	うつ病に対する用量（mg/日）	うつ病	パニック症	強迫症	社交不安症	全般不安症	心的外傷後ストレス障害
三環系	イミプラミン	イミドール、トフラニール	25〜300	●					
	クロミプラミン	アナフラニール	50〜225	●					
	アミトリプチリン	トリプタノール	30〜300	●					
	ノルトリプチリン	ノリトレン	30〜150	●					
	アモキサピン	アモキサン	25〜300	●					
四環系	マプロチリン	ルジオミール	30〜75	●					
	ミアンセリン	テトラミド	30〜60	●					
	セチプチリン	テシプール	3〜6	●					
SSRI	フルボキサミン	デプロメール、ルボックス	50〜150	●		●	●		
	パロキセチン	パキシル	20〜40	●	●	●	●	■	●
	セルトラリン	ジェイゾロフト	25〜100	●	●	■	■		●
	エスシタロプラム	レクサプロ	10〜20	●			●	■	
SNRI	ミルナシプラン	トレドミン	25〜100	●					
	デュロキセチン	サインバルタ	20〜60	●				■	
	ベンラファキシン	イフェクサー	75〜225	●					
NaSSA	ミルタザピン	リフレックス、レメロン	15〜45	●					

●：国内、　■：米国のみ

1) 三環系抗うつ薬

　化学構造に三環構造をもつ抗うつ薬であり、セロトニンとノルアドレナリンの再取り込みを阻害して抗うつ作用を示す。その他にヒスタミン H_1 受容体、ムスカリン性アセチルコリン受容体、アドレナリン α_1 受容体などの受容体を遮断することから、自律神経系副作用（口渇、便秘、尿閉、起立性低血圧など）、抗ヒスタミン作用（眠気、倦怠感、食欲増進に伴う体重増加など）が問題となる。心伝導障害の副作用があり、過量服薬した場合には心毒性による不整脈が原因で重篤かつ致死的な状態となり得る。

2) 四環系抗うつ薬

　化学構造に四環構造をもち、マプロチリンはノルアドレナリン再取り込み阻害作用、ミアンセリンとセチプチリンはシナプス前部のアドレナリン α_2 自己受容体遮断作用によりシナプス間隙へのノルアドレナリン放出を促進する。抗うつ効果は三環系抗うつ薬より弱いが、抗コリン作用、抗アドレナリン作用が軽減されている。

3) 選択的セロトニン再取り込み阻害薬

　セロトニン再取り込みを選択的に阻害することで抗うつ効果を示す。神経伝達物質受容体への作用が弱いため、抗コリン作用、抗アドレナリン作用、抗ヒスタミン作用による副作用は少ない。副作用に消化器症状（嘔気、下痢、食欲不振など）、精神神経症状（傾眠、不眠、頭痛など）、性機能障害、体重増加などがある。まれではあるが、賦活症候群、セロトニン症候群、中止後症候群（めまい、四肢の感覚異常、不眠など）が発現することがある。肝薬物代謝酵素の阻害作用があるため、薬物相互作用には注意を要する。若年層では自殺リスクを増加するとの報告があるため慎重に投与する。

4) セロトニン・ノルアドレナリン再取り込み阻害薬

　セロトニンとノルアドレナリンの再取り込みを阻害して抗うつ効果を示す。セロトニンに加えてノルアドレナリンに作用するため、意欲低下に対する効果が期待されている。また、脊髄の疼痛路でセロトニンとノルアドレナリンの機能を促進し、下行性抑制経路を賦活する作用を有することから疼痛にも使用される。ノルアドレナリン系を賦活することから血圧上昇、頻脈、頭痛、尿閉などの副作用を伴い、心循環器疾患がある場合には慎重に投与する。

5) ノルアドレナリン作動性・特異的セロトニン作動性抗うつ薬

　ミルタザピン（mirtazapine）は、モノアミン再取り込み阻害作用がなく、シナプス前部のアドレナリン α_2 自己受容体の阻害によりセロトニンとノルアドレナリンの遊離を促進することで抗うつ効果を発揮する。効果発現が比較的早い。抗ヒスタ

ミン作用による眠気や体重増加などの副作用があるが、不眠や食欲低下などの症状がある場合に選択されやすい。

(2) 抗うつ薬の適応

　中等症以上のうつ病では積極的に使用されるが、重症度を評価し、治療歴を参考に抗うつ薬を選択する。副作用が少ない SSRI、SNRI、ミルタザピンを第一選択として、忍容性を確認しながら漸増し、十分量を十分期間（少なくとも 4〜6 週間）服用して効果を判定する。寛解した後も、初発例では治療量を 6 カ月程度継続し、再発を繰り返す反復例では長期間の維持療法（少なくとも 1〜2 年）を行う。また、強迫症、パニック症、社交不安症などの不安症に対して SSRI が用いられる。その他、慢性疼痛やがん性疼痛、夜尿症、心的外傷後ストレス障害、摂食障害、ナルコレプシーの情動脱力発作、チックなどに対して抗うつ薬が用いられることがある。

(3) 抗うつ薬の副作用

1) 精神神経系副作用

（ⅰ）眠気・過鎮静

　抗ヒスタミン作用や抗アドレナリン作用に関連し、ミアンセリン、トラゾドン、ミルタザピンは睡眠障害の改善に用いられることがある。

（ⅱ）せん妄

　中枢性の抗コリン作用に関連し、三環系抗うつ薬を高齢者に対して使用する場合には注意が必要である。

（ⅲ）賦活症候群（アクチベーションシンドローム）

　抗うつ薬の投与初期や増量時に、不安、焦燥、興奮、パニック発作、不眠、易刺激性、敵意、攻撃性、衝動性、アカシジア・精神運動不穏、軽躁、躁などが出現または増悪することがあり、賦活症候群（activation syndrome）とよばれる。自殺念慮、自殺企図、衝動行為などにつながることがあるため、患者の状態と病態の変化を注意深く観察する。

（ⅳ）中止後症候群

　抗うつ薬の中断または減量後 7〜10 日以内に、不安、焦燥、興奮、めまい、ふらつき、頭痛、悪心などが現れることがある。抗うつ薬を中止する場合は急激な減量や突然の中止は避け、患者の状態を観察しながら漸減する。

（ⅴ）自殺関連行動

　児童思春期では自殺関連行動や自殺念慮、攻撃性増加のリスクが高まることが報告されており、24 歳以下の若年者に対する使用は慎重に判断する。

2) 消化器症状

抗コリン作用に関連して口渇、嚥下障害、便秘、麻痺性イレウスなどが現れることがある。SSRI や SNRI では、投与開始初期に悪心、嘔吐、下痢などが現れることが多いが、多くの場合は 1 週間程度で軽快する。

3) 循環器系副作用

三環系抗うつ薬でしばしば認められるが、他の抗うつ薬では比較的頻度が少ない。抗コリン作用や抗アドレナリン作用などに関連して起立性低血圧、動悸、頻脈、心電図変化（QT 間隔延長）などが現れることがある。

4) 代謝・内分泌系副作用

抗ヒスタミン作用に関連して体重増加や肥満が現れることがある。

5) セロトニン症候群

神経・筋症状、自律神経症状や精神症状が認められ、ごくまれに重篤な状態に至る場合があるため十分に注意する。

2.3 気分安定薬 (mood stabilizers)

気分安定薬は、躁症状や抑うつ症状を改善し、気分の波を抑制して安定化を図る目的で使用される治療薬の総称である。主に双極性障害の治療に用いられるが、特定の薬理作用により治療効果を示すものではなく、特有の機序を介して抗躁効果、抗うつ効果、病相（躁病相・うつ病相）の再発予防効果を示すが、作用機序の詳細は明らかになっていない。

痛風の治療薬として用いられていたリチウム塩であったが、1949 年に炭酸リチウムが躁病患者に有効であることが示され、1963 年には双極性障害の病相予防効果が確認された。抗てんかん薬であるバルプロ酸は、1966 年に躁病の急性期に対する有効性が確認され、1990 年代に躁状態の治療薬として用いられるようになった。1971年にはカルバマゼピンの抗躁効果および病相予防効果、2011 年にはラモトリギンの抗うつ効果、病相予防効果が確認され双極性障害の治療に用いられている。近年では、オランザピンやクエチアピン、アリピプラゾールなどの非定型抗精神病薬に気分安定効果が確認され、気分安定薬としての臨床導入と研究開発が進められている。

(1) 気分安定薬の種類 (表 14.4)

1) 炭酸リチウム (lithium carbonate)

リチウムは 1817 年に発見された金属元素であり、生体内では一価のイオンとして存在する。治療に用いられる炭酸リチウムは、抗躁効果、抗うつ効果、躁病相・うつ病相の予防効果があるが、鎮静作用が弱く即効性はない。標準的な投与量は 400〜

1,200 mg/日であり、有効血中濃度は 0.4〜1.0 mEq/L である。

表 14.4　主な気分安定薬

分類	代表的な薬物			保険適応症
	一般名	商品名	用量(mg/日)	
抗躁薬	炭酸リチウム	リーマス	400〜1,200	双極性障害における躁症状の改善
抗てんかん薬	バルプロ酸	セレニカ、デパケン	400〜1,200	
	カルバマゼピン	テグレトール	200〜1,200	
	ラモトリギン	ラミクタール	200〜400	双極性障害における気分エピソードの再発・再燃抑制
抗精神病薬	オランザピン	ジプレキサ	うつ症状：5〜20 躁症状：10〜20	双極性障害における躁症状及びうつ症状の改善
	クエチアピン	ビプレッソ	300	双極性障害におけるうつ症状の改善
	アリピプラゾール	エビリファイ	12〜30	双極性障害における躁症状の改善

2) 抗てんかん薬

(i) バルプロ酸 (valproic acid)

　バルプロ酸は、抗躁効果に優れ、急速交代型、焦燥感の強い患者や混合状態に有効である。標準投与量は 400〜1,200 mg/日であり、有効血中濃度は 50〜125 µg/mL とされ、躁状態に対して血中濃度 70 µg/mL 以上必要であるとの報告がある。

(ii) カルバマゼピン (carbamazepine)

　抗躁効果と鎮静効果に優れ、興奮や精神病症状を伴う躁状態および躁病相の再発予防に有効である。標準投与量は 200〜1,200 mg/日であり、有効血中濃度域は 1〜12 µg /mL とされる。

(iii) ラモトリギン (lamotorigine)

　躁病相・うつ病相の再発・再燃を予防する効果があり、抗うつ効果に優れる。躁転や急速交代を引き起こすことはなく、他の気分安定薬と比較して副作用が少なく忍容性が高いが、まれに重篤な皮膚障害を起こすことがあり注意を要する。標準投与量は 200〜400 mg/日であるが、バルプロ酸と併用する場合は 100〜200 mg/日に減じる。

(2) 気分安定薬の適応

炭酸リチウム、バルプロ酸、カルバマゼピンのいずれも躁病相に有効であるが、鎮静催眠作用は弱く効果の発現に2～3週間程度の時間を要する。早急な鎮静効果が必要な場合など状況に応じて非定型抗精神病薬（オランザピン、アリピプラゾール、クエチアピン、リスペリドン）の併用あるいは単剤投与を考慮する。また、リチウムとラモトリギンがうつ病相に有効であり、両者が併用されることもある。双極性障害の維持療法としては、炭酸リチウムは躁病相・うつ病相の再発予防効果があり、自殺予防効果も優れている。バルプロ酸は躁病相の予防に、ラモトリギンはうつ病相の予防に効果が認められる。

(3) 気分安定薬の副作用

1) 炭酸リチウム

治療濃度と中毒濃度が近接しているため、過量服薬や脱水により血中濃度が容易に中毒域に達するため、投与開始時や増減時などは特に注意して数週間おきに血中薬物濃度のモニタリングを行う。1.5 mEq/L 以上で消化器症状（食欲不振、悪心、下痢）や中枢神経系症状（筋力低下、傾眠、運動失調、粗大振戦、筋痙攣）などが認められ、2.0 mEq/L 以上では失見当識や意識障害が生じる。中毒時には胃洗浄と補液を行い、重篤な場合には血液透析を行う。

長期間の服用により、甲状腺機能障害や腎機能障害が生じることがある。心血管系の催奇形性や乳汁中移行性があり、妊娠・授乳中は投与を避ける。

2) 抗てんかん薬

(ⅰ) バルプロ酸

胃腸障害、汎血球減少、脱毛、体重増加、眠気などが現れることがある。重篤な肝機能障害が生じることがあるため、定期的に肝機能検査を行う。催奇形性があり、神経管欠損（二分脊椎、無脳症）、外表奇形（前頭部突出、両眼離開など）、心血管系奇形、口唇・口蓋裂などが生じ得るため、妊娠可能性のある女性には原則使用しない。

(ⅱ) カルバマゼピン

胃腸障害や眠気が現れることがある。顆粒球減少症や再生不良性貧血が生じ得るため、定期的に血液検査を行う。皮疹の発現率が高く、皮膚粘膜眼症候群（スティーブンス-ジョンソン症候群；Stevens-Johnson syndrome）などの重篤な副作用の発現に注意する。二分脊椎などの催奇形性の報告があり、妊娠可能な女性に対しては投与の是非を慎重に判断する。

（iii）ラモトリギン

中毒性表皮壊死症（toxic epidermal necrolysis：TEN）やスティーブンス-ジョンソン症候群などの重篤な皮膚障害が現れることがある。初期投与量と増量に際しては、医薬品添付文書を遵守して急激な増量を避ける。

2.4 抗不安薬（anxiolytics）

穏和精神安定薬（minor tranquilizer）ともよばれ、不安や緊張を緩和する治療薬の総称である。不安症や身体症状症、その他の精神疾患以外にも身体疾患に伴う不安症状に対して幅広く用いられる。

1940年代まではバルビツール酸系薬物の鎮静効果が利用されていたが、連用により耐性や身体依存を形成することが問題になっていた。1957年にこれまでの薬剤よりも副作用が少ない最初のベンゾジアゼピン系薬物であるクロルジアゼポキシド（chlordiazepoxide）が登場した。1970年代後半までベンゾジアゼピン系薬物や類似構造をもつ薬物が数多く合成され、抗不安作用の強いものは抗不安薬として、鎮静・催眠作用の強いものは睡眠薬として、抗痙攣作用の強いものは抗てんかん薬として幅広い用途で用いられるようになった。しかし、1980年代以降に耐性や依存性、記憶障害の問題が明るみになり、適正使用に関する注意喚起やガイドラインの作成が進められた。

一方、1986年に抗精神病薬として開発が進められていたアザピロン系薬物のブスピロン（buspirone）に抗不安作用があることが見出され、抗不安薬として登場した。その作用がベンゾジアゼピン系薬物とはまったく異なり、セロトニン5-HT$_{1A}$受容体の部分刺激作用を介することが明らかになり、1996年に日本でタンドスピロン（tandospirone）が発売された。抗不安作用とセロトニン神経系との関連性が注目され、選択的セロトニン再取り込み阻害薬やセロトニン・ノルアドレナリン再取り込み阻害薬などの抗うつ薬が不安症の治療に有効であることが報告され、広義の抗不安薬として使用されている。

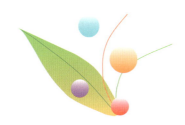

第14章　精神科薬物療法

（1）抗不安薬の種類（表14.5）

　化学構造および薬理作用から、ベンゾジアゼピン（benzodiazepine）系抗不安薬、チエノジアゼピン（thienodiazepine）系抗不安薬、セロトニン5-HT$_{1A}$受容体部分作動薬に分類される。チエノジアゼピン系抗不安薬はベンゾジアゼピン系抗不安薬と類似構造をもち、同様の生化学的・薬理学的特性を示すため、ベンゾジアゼピン系抗不安薬として扱われることが多い。

1）ベンゾジアゼピン系抗不安薬/チエノジアゼピン系抗不安薬

　血中濃度半減期より短時間型、中間型、長時間型、超長時間型に分類される。また、作用点であるベンゾジアゼピン結合部位（受容体）に対する結合力の強さによって、高力価型、中力価型、低力価型に分類される。

　抑制性神経伝達物質であるγ-アミノ酪酸（gamma-amino-butyric acid：GABA）の機能を賦活することにより、興奮した中枢神経系の活動を抑制して抗不安作用を発揮する（図14.3）。情動を調節している大脳辺縁系の神経活動を抑制して不安を緩解するが、その他の脳領域における神経活動も抑制するため、抗不安作用以外に鎮静催眠作用、筋弛緩作用、抗痙攣作用、自律神経調整作用などさまざまな作用を示す。短時間型では薬物の体内蓄積が起こりにくいが、作用の維持には反復投与が必要であり、減量・中断時の反跳現象や離脱症状が生じやすい。長時間型では薬物の体内蓄積が起こりやすいため、少ない服薬回数で効果が持続し、減量・中断時の反跳現象や離脱症状が生じにくい。しかし、眠気や作業能率の低下などが生じやすく、特に高齢者においてはふらつきや転倒・転落に注意が必要である。

2）セロトニン5-HT$_{1A}$受容体部分作動薬

　タンドスピロン（tandospirone）はその化学構造からアザピロン（azapirone）系抗不安薬ともいわれる。大脳辺縁系に局在するセロトニン5-HT$_{1A}$受容体に選択的に作用することから、ベンゾジアゼピン系抗不安薬と比較して中枢神経抑制作用が弱いため、鎮静催眠作用、筋弛緩作用、抗痙攣作用などが少ない。作用の発現に時間がかかるため即効性の点で劣り、抗不安作用も比較的弱い。

（2）抗不安薬の適応

　全般性不安症、社交不安症、パニック症などの不安症、強迫症、身体症状症の他、統合失調症、双極性障害、うつ病、他の医学的疾患に影響する心理的要因などに伴う不安症状に用いられる。うつ病の不安や焦燥に対しては、抗うつ薬の効果発現に時間を要するため、即効性のあるベンゾジアゼピン系抗不安薬が用いられることがある。また、ベンゾジアゼピン系抗不安薬は統合失調症の興奮や焦燥などに対しても有効であり、抗精神病薬投与量の抑制、それによる錐体外路症状の軽減に有用で

2　向精神薬の分類

表14.5　主な抗不安薬

分類			代表的な薬物		
			一般名	商品名	標準投与量 (mg/日)
ベンゾジアゼピン系／チエノジアゼピン系	短時間型	低力価	クロチアゼパム	リーゼ	1.5～3
			フルタゾラム	コレミナール	12
		高力価	エチゾラム	デパス	1.5～3
	中間型	中力価	ブロマゼパム	セニラン、レキソタン	3～15
			クロラゼプ酸	メンドン	9～30
		高力価	ロラゼパム	ワイパックス	1～3
			アルプラゾラム	コンスタン、ソラナックス	1.2～2.4
	長時間型	低力価	オキサゾラム	セレナール	30～60
			クロルジアゼポキシド	コントール	20～60
			メダゼパム	レスミット	10～30
		中力価	ジアゼパム	セルシン、ホリゾン	4～20
			クロキサゾラム	セパゾン	3～12
		高力価	フルジアゼパム	エリスパン	0.75
			メキサゾラム	メレックス	1.5～3
	超長時間型	高力価	ロフラゼプ酸エチル	メイラックス	2
			フルトプラゼパム	レスタス	2～4
セロトニン 5-HT$_{1A}$受容体部分作動薬 （アザピロン系抗不安薬）			タンドスピロン	セディール	30～60

ある。ただし、長期使用により依存形成や乱用などの問題が生じることがあるため、漫然と投与を継続することは推奨されない。抗うつ薬の選択的セロトニン再取り込み阻害薬やセロトニン・ノルアドレナリン再取り込み阻害薬には抗不安作用があり、不安症の治療薬として用いられる。

　その他、抗痙攣作用が強いジアゼパムやクロナゼパムが痙攣やてんかんに用いられ、ジアゼパムはてんかん重積発作の第一選択薬となっている。また、ベンゾジアゼピン系抗不安薬はアルコールとの交差耐性をもつことから、アルコール依存症の離脱症状の予防と治療に有効である。

(3) 抗不安薬の副作用

1) ベンゾジアゼピン系抗不安薬/チエノジアゼピン系抗不安薬

(ⅰ) 眠気、ふらつき

　鎮静催眠作用や筋弛緩作用により、眠気、ふらつき、頭重感、倦怠感、脱力感などが認められる。

(ⅱ) 奇異反応（逆説反応）

　抗不安作用や鎮静催眠作用とは逆に、不安や緊張が高まり、焦燥、興奮、攻撃性、

第14章 精神科薬物療法

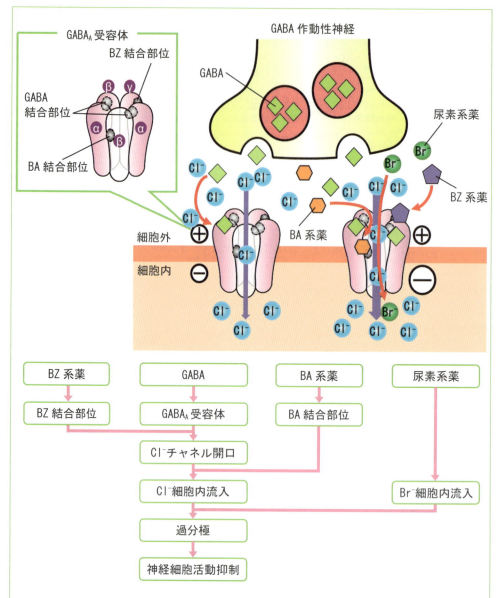

ベンゾジアゼピン（BZ）系薬はGABA_A受容体－塩化物イオン（Cl⁻）チャネル複合体のBZ結合部位に作用して、抑制性神経伝達物質であるγ-アミノ酪酸（GABA）のGABA_A受容体への結合性を高めることで、Cl⁻の細胞内流入を促進して過分極を起こし、抑制性神経機能を亢進させる。

バルビツール酸(BA)系薬はGABA_A受容体－Cl⁻チャネル複合体のBA結合部位に作用し、少量ではGABA_A受容体を介してCl⁻チャネルを開口するが、大量では直接Cl⁻チャネルに作用して、抑制性神経機能を亢進させる。

尿素系薬は血中で臭化物イオン（Br⁻）を遊離して体内のCl⁻と置換して脳脊髄中へ移行し、Cl⁻と類似した作用を示すことにより、大脳皮質機能の抑制および脳幹網様体賦活系を抑制して中枢抑制作用を発揮すると考えられている。

図 14.3 抗不安薬（ベンゾジアゼピン系）と睡眠薬（ベンゾジアゼピン系、バルビツール酸系、尿素系）の作用

脱抑制行動などを示すことがある。

（iii）依存

　長期間の漫然投与により依存を形成し、減量・中断時に不安、焦燥、不機嫌、振戦、動悸、めまい、発汗、視覚・聴覚・嗅覚・触覚・痛覚の過敏性、痙攣、せん妄、反跳現象などの離脱症状を生じることがある。長期使用、高用量、多剤併用、短時間型、高力価型などが要因となるが、治療用量においても依存が形成される常用量依存が問題となることがある。

（iv）記憶障害

　服薬後にある時点以降の記憶が想起できない前向性健忘が現れることがある。

（v）急性中毒

　安全性の高い薬物であるが用量依存的に過鎮静や呼吸抑制が生じ、ときに致命的となり得る。過量服薬時にはベンゾジアゼピン受容体拮抗薬のフルマゼニル（flumazenil）を用いる。

2）セロトニン 5-HT$_{1A}$ 受容体部分作動薬

　過鎮静、筋弛緩作用、依存性などベンゾジアゼピン系抗不安薬で問題となる副作用がほとんどない。頻度は少ないが食欲不振、悪心、倦怠感、気分不快感などがあり、肝機能障害、黄疸、セロトニン症候群、悪性症候群といった重大な副作用には注意が必要となる。

2.5　睡眠薬（hypnotics）

　鎮静催眠薬（sedative hypnotics）ともよばれ、中枢神経系の興奮を抑制して睡眠の導入を促す薬物であり、睡眠障害や鎮静催眠作用が必要な状態に用いられる。

　1903年にバルビツール酸系薬物であるバルビタール（barbital）が臨床で用いられるようになり、興奮などの精神病症状に対してもバルビツール酸系薬物が用いられていたが、重篤な昏睡と致死性が問題になった。そこで、1957年に最初のベンゾジアゼピン系薬物であるクロルジアゼポキシドが登場して以降、抗不安作用、鎮静催眠作用、抗痙攣作用、筋弛緩作用をもつベンゾジアゼピン系薬物が数多く合成された。そのうち、鎮静催眠作用を主作用とする一群を睡眠薬として、広く使用されるようになった。しかし、1980年代以降に耐性、依存性、記憶障害などの問題から規制が強化されるようになった。そのため、非ベンゾジアゼピン系薬物が開発され、1986年にゾピクロン、1992年にゾルピデム、1999年にザレプロン、2005年にゾルピデムのS-鏡像異性体であるエスゾピクロンが登場した。近年、作用機序の異なる鎮静催眠薬の開発が進められ、日本でも2010年にメラトニン受容体作動薬のラメル

テオン（ramelteon）、2014 年にオレキシン受容体拮抗薬のスボレキサント（suvore-xant）が臨床導入された。

(1) 睡眠薬の種類（表 14. 6）

化学構造および薬理作用の違いから、ベンゾジアゼピン系睡眠薬、非ベンゾジアゼピン系睡眠薬、バルビツール酸系睡眠薬、非バルビツール酸系睡眠薬（尿素系睡眠薬）、メラトニン受容体作動薬、オレキシン受容体拮抗薬に分類される。非ベンゾジアゼピン系睡眠薬はベンゾジアゼピン系薬物とは異なる化学構造をもつが、ベンゾジアゼピン結合部位（受容体）に作用して同様の生化学的・薬理学的特性を示す（図 14.3）。

1) ベンゾジアゼピン系睡眠薬/非ベンゾジアゼピン系睡眠薬

血中濃度半減期より超短時間型、短時間型、中間型、長時間型に分類される。大脳辺縁系（海馬、扁桃核など）や視床下部の神経活動を抑制して催眠作用を示す。入眠潜時を短縮して中途覚醒時間を減らし、睡眠を安定化させる。レム睡眠の抑制が少なく、非ベンゾジアゼピン系睡眠薬では徐波睡眠の増加作用を有する。

超短時間型・短時間型は作用時間が短いため翌朝への持ち越し効果が少なく、目覚めがよいため入眠障害に用いられるが、長期間使用後に中断すると反跳性不眠が生じやすい。中間型・長時間型は中途覚醒、早朝覚醒、熟眠障害に用いられるが、持ち越し効果による眠気が残ることがある。一方、中断後の反跳性不眠が生じにくいため、睡眠薬の減量・中断時に離脱症状の防止目的で用いられることもある。

2) バルビツール酸系睡眠薬/非バルビツール酸系睡眠薬（尿素系睡眠薬）

大脳皮質や脳幹網様体賦活系などの中枢神経系全体を抑制して催眠作用を示す（図 14.3）。バルビツール酸系睡眠薬にはレム睡眠を抑制する作用があるため、中断時に悪夢を伴う不眠などが現れやすい。高用量では脳幹の呼吸中枢を抑制するため、致命的となる場合がある。ブロムワレリル尿素（ブロモバレリル尿素）（bromovale-rylurea）は、有効成分であるブロムの血中濃度半減期が 12 日間と著しく長く、長期間使用すると体内に蓄積して中毒症状を来す。

3) メラトニン受容体作動薬

松果体ホルモンであるメラトニン（melatonin）は、夕方から夜にかけて分泌されて催眠作用を示し、朝に太陽光を浴びることで分泌が抑制されて覚醒作用を示す。ラメルテオン（ramelteon）は、メラトニン MT_1/MT_2 受容体を刺激することにより、メラトニンと同様に睡眠－覚醒サイクルを是正し、概日リズム調節作用を示す。

図 14.6　主な睡眠薬

分類		代表的な薬物		
		一般名	商品名	用量 (mg/回)
ベンゾジアゼピン系	短時間型	トリアゾラム	ハルシオン	0.25〜0.5
	中間型	ロルメタゼパム	エバミール、ロラメット	1〜2
		ブロチゾラム	レンドルミン	0.25
		リルマザホン	リスミー	1〜2
	長時間型	ニトラゼパム	ネルボン、ベンザリン	5〜10
		エスタゾラム	ユーロジン	1〜4
		ニメタゼパム	エリミン	3〜5
		フルニトラゼパム	サイレース、ロヒプノール	0.5〜2
	超長時間型	フルラゼパム	ダルメート	10〜30
		クアゼパム	ドラール	20〜30
		ハロキサゾラム	ソメリン	5〜10
非ベンゾジアゼピン系	超短時間型	ゾピクロン	アモバン	7.5〜10
		ゾルピデム	マイスリー	5〜10
		エスゾピクロン	ルネスタ	2〜3
バルビツール酸系	短時間型	セコバルビタール	アイオナール	100〜500
		ペントバルビタール	ラボナ	50〜100
	中時間型	アモバルビタール	イソミタール	100〜300
	長時間型	フェノバルビタール	フェノバール	30〜200
非バルビツール酸系（尿素系）		ブロムワレリル尿素（ブロモバレリル尿素）	ブロバリン	0.5〜0.8
メラトニン受容体作動薬		ラメルテオン	ロゼレム	8
オレキシン受容体拮抗薬		スボレキサント	ベルソムラ	20 (高齢者は15)

4) オレキシン受容体拮抗薬

　覚醒促進神経ペプチドであるオレキシン（orexin）は、食欲、報酬系の他に睡眠や覚醒を制御している。スボレキサント（suvorexant）は、オレキシン1（OX1）受容体とオレキシン2（OX2）受容体に拮抗することにより、オレキシンの覚醒維持作用を抑制して催眠作用を示す。

(2) 睡眠薬の適応

　睡眠障害は、入眠までに時間がかかる入眠障害（入眠困難）、夜間に何度も目が覚めて再入眠しにくい中途覚醒（睡眠持続障害）、朝早くに目が覚める早朝覚醒、眠りが浅く不十分に感じる熟眠障害などがある。入眠障害には超短時間型・短時間型、中途覚醒・早朝覚醒・熟眠障害には中間型・長時間型など、睡眠障害の種類に応じ

第14章　精神科薬物療法

て、睡眠薬の作用時間や患者の年齢や身体状況、合併症などを考慮して使い分ける。概日リズム睡眠－覚醒障害に対してラメルテオンが有効であり、ジェットラグやシフトワーカーなどにも用いられる。

(3) 睡眠薬の副作用

1) ベンゾジアゼピン系抗不安薬/チエノジアゼピン系抗不安薬

ベンゾジアゼピン系抗不安薬に共通して、持ち越し効果による翌日の眠気やふらつき、倦怠感、常用量依存、前向性健忘などの記憶障害、過量服薬による呼吸抑制に注意が必要である。

2) バルビツール酸系睡眠薬/非バルビツール酸系睡眠薬（尿素系睡眠薬）

習慣性があり耐性や依存を形成しやすいため、中断時に不眠、発汗、痙攣、せん妄などの離脱症状（退薬症状）が現れやすい。過量服薬により脳幹網様体賦活系を抑制して強力な中枢抑制作用を示し、血圧低下や呼吸抑制のため死に至る危険性がある。

3) メラトニン受容体作動薬/オレキシン受容体拮抗薬

傾眠、頭痛、浮動性めまい、疲労・倦怠感などがある。筋弛緩作用、前向性健忘、反跳性不眠、呼吸抑制、耐性、依存性などの副作用は少ない。

2.6 薬物依存治療薬（アルコール依存治療薬、ニコチン依存治療薬）

薬物依存の治療は原因薬物の使用を中止し、断薬を継続することが基本となる。薬物療法は原因薬物からの離脱の補助や随伴する精神症状の改善を目的として行われる。

(1) アルコール依存治療薬の種類 （表 14.7）

アルコール依存症の治療は本人の意志により断酒を継続することが望ましいが、困難な場合には抗酒薬（ジスルフィラム、シアナミド）あるいは飲酒欲求抑制薬（アカンプロサート）が用いられる。

1) 抗酒薬

飲酒欲求を抑える効果はないが、アルコールの代謝産物であるアセトアルデヒドを分解する酵素、アルデヒド脱水素酵素の阻害作用により、アセトアルデヒドを体内に蓄積させ、頻脈、顔面紅潮、悪心、嘔吐などの不快感をもたらすことにより断酒を促すため、嫌酒薬ともよばれる（図 14.4）。ジスルフィラムは効果発現が遅く、効果が 1〜2 週間持続する。シアナミドには即効性があるが、効果の持続が 12〜24 時間と短く飲酒抑制効果が乏しい。

表14.7 主な薬物依存治療薬

分類		代表的な薬物		
		一般名	商品名	用量(mg/日)
アルコール依存治療薬	抗酒薬	ジスルフィラム	ノックビン	100〜500
		シアナミド	シアナマイド	50〜200
	飲酒欲求抑制薬	アカンプロサート	レグテクト	1回666mgを1日3回(1998mg/日)
ニコチン依存治療薬	禁煙補助薬	バレニクリン	チャンピックス	0.5〜2

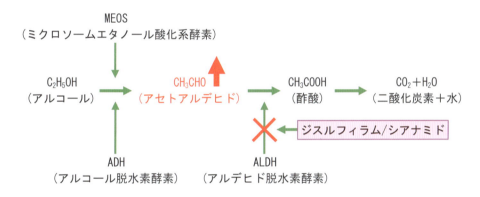

図14.4 抗酒薬の作用機序

2) 飲酒欲求抑制薬

アカンプロサート（acamprosate）は、アルコール依存症で過活動状態にあるグルタミン酸作動性神経を抑制し、抑制性神経のGABA作動性神経活動との均衡を回復することで飲酒欲求を抑制する。

(2) アルコール依存治療薬の適応

抗酒薬は、アルコール依存症患者の断酒・節酒目的で使用され、飲酒欲求抑制薬は断酒維持の補助を目的に使用される。薬物療法の適応には、本人がアルコール依存症を治療するという強い意志が必要であり、服薬アドヒアランスを維持するために長期的な治療の見通しについて十分に説明し、信頼関係を構築しておく。

(3) アルコール依存治療薬の副作用

シアナミドでは発疹、発熱、悪心、嘔吐の他、血球減少、肝機能障害などが現れることがある。ジスルフィラムでは発疹、食欲不振、熱感、肝機能障害の他、せん

妄、幻覚・妄想状態などがあり、使用されることが少ない。アカンプロサートでは傾眠の他、下痢、腹部膨満、嘔吐などの消化器症状が現れることがある。

(4) ニコチン依存治療薬の種類 （表 14.7）

バレニクリンは脳内の $\alpha_4\beta_2$ ニコチン受容体に結合して、部分作動作用（刺激作用と拮抗作用）を示す。刺激作用は部分的でニコチンより弱く、ニコチン受容体を軽度に刺激することで少量のドパミンを遊離させ、禁煙に伴うニコチン離脱症状や喫煙に対する欲求を軽減する。拮抗作用はニコチン受容体に対するニコチン作用を減弱することでドパミン遊離を抑制し、喫煙により得られる快感を乏しくすることにより離脱症状や喫煙欲求を軽減して禁煙を促す。

(5) ニコチン依存治療薬の適応

禁煙意志のあるニコチン依存症の喫煙者に対して、禁煙の補助を目的としてニコチン依存治療薬が用いられる。

(6) ニコチン依存治療薬の副作用

バレニクリンでは頭痛、嘔気、鼓腸、不眠、異常な夢などが現れることがある。

2.7 精神刺激薬 （psychostimulants）

中枢神経系の大脳皮質を刺激して覚醒水準を高め、精神機能や活動性を亢進させる。モノアミン作動性神経終末のシナプス間隙における神経伝達物質（ドパミンやノルアドレナリン）の放出促進あるいは前シナプスにおける神経伝達物質の再取り込み阻害により、神経伝達を亢進させて覚醒作用を示す（図 14.5）。

(1) 精神刺激薬の種類 （表 14.8）

日本で使用される精神刺激薬には、中枢神経刺激薬のメチルフェニデート、ペモリン、モダフィニル、非中枢神経刺激薬のアトモキセチンがある。アトモキセチンを精神刺激薬に含めるか否かに議論があるが、ここでは便宜的に非中枢神経刺激薬として扱う。

1) 中枢神経刺激薬

メチルフェニデートやペモリンは、ドパミン神経やノルアドレナリン神経の活動を調節することにより、主にシナプス間隙のドパミン濃度を増加させことで、覚醒効果を示して注意力・集中力を高め、多動性や衝動性を抑える作用がある。モダフィニルは、弱いドパミン再取り込み阻害作用と二次的な視床下部からのヒスタミンとオレキシンの遊離により、覚醒作用を示すと考えられているが詳細な作用機序は明らかにされていない。

2 向精神薬の分類

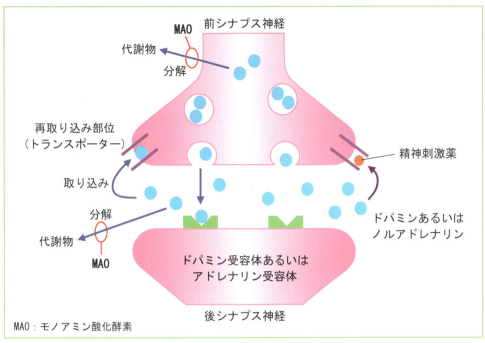

出典）野田幸裕，吉見　陽「薬剤師レジデントライブラリー　臨床精神薬学」p.49　一部改変　南山堂　2013

図 14.5　精神刺激薬の作用

表 14.8　主な精神刺激薬

分類	代用的な薬物			保険適応症
	一般名	商品名	用量(mg/日)	
中枢神経刺激薬	メチルフェニデート	リタリン	20～60	ナルコレプシー
		コンサータ	18歳未満：18～54 18歳以上：18～72	注意欠如・多動症
	ペモリン	ベタナミン	10～30	軽症うつ病、抑うつ神経症
			20～200	ナルコレプシー・ナルコレプシーの近縁傾眠疾患に伴う睡眠発作、傾眠傾向、精神的弛緩の改善
	モダフィニル	モディオダール	200～300	ナルコレプシー、持続陽圧呼吸(CPAP)療法等による気道閉塞に対する治療を実施中の閉塞性睡眠時無呼吸症候群
非中枢神経刺激薬	アトモキセチン	ストラテラ	18歳未満： 1.2～1.8(mg/kg)、120mg/日を超えないこと 18歳以上：80～120	注意欠如・多動症

2）非中枢神経刺激薬

アトモキセチンは、前頭前野のノルアドレナリンとドパミンの再取り込みを阻害して、ノルアドレナリンやドパミンの濃度を増加させることにより、注意欠如・多動症の不注意、多動性、衝動性を改善する効果を示す。一方、運動機能に関わる線条体と依存形成に関わる側坐核ではドパミン濃度を増加する作用が弱いため、依存や乱用につながるリスクは極めて低い。

(2) 精神刺激薬の適応

1）中枢神経刺激薬

短時間作用型のメチルフェニデート製剤（リタリン®）は、依存や乱用など不適切な使用が社会的問題となり、2007年に難治性うつ病への適応が取り消されナルコレプシーの治療に限り使用される。長時間作用型（徐放性製剤）のメチルフェニデート製剤（コンサータ®）は、依存形成のリスクが低減されており、2007年に注意欠如・多動症（AD/HD）が保険適応となった。モダフィニルはナルコレプシーや閉塞性睡眠時無呼吸症候群に伴う過度の眠気に用いられる。

2）非中枢神経刺激薬

アトモキセチンは注意欠如・多動症に用いられ、不注意、多動性、衝動性のために学業、仕事、対人関係の形成に困難があり、環境調整により問題解決が困難な6歳以上の児童および成人に用いられる。

(3) 精神刺激薬の副作用

1）中枢神経刺激薬

中枢神経刺激薬の副作用として、食欲減退、体重減少、頭痛などの他、自律神経症状（発汗、血圧上昇など）や精神症状（不眠症、不安、幻覚、気分変動など）があり、メチルフェニデートは連用により耐性や強い精神依存が形成されることがある。モダフィニルは使用開始時の頭痛、めまい、悪心、動悸などの他、口渇や不眠が現れることがある。連用により薬物依存が生じる恐れがあり、幻覚、妄想、自殺念慮などに注意が必要である。

2）非中枢神経刺激薬

アトモキセチンの副作用として、消化器症状（食欲減退、悪心、腹痛など）、傾眠、性機能障害、易刺激性、気分変動、血圧や心拍数の上昇などがある。重度の肝機能障害が現れる場合があるため、黄疸や肝機能異常が認められる患者には、使用を避ける。

2.8 抗認知症薬 (antidementia drugs)

認知症の中核症状（記憶障害、見当識障害、失語、失行、実行機能障害など）の改善あるいは進行の抑制に効果を示す。

(1) 抗認知症薬の種類（表14.9）

日本で使用される抗認知症薬は脳内アセチルコリンの分解を阻害するアセチルコリンエステラーゼ（acetylcholinesterase：AChE）阻害薬のドネペジル、リバスチグミン、ガランタミンとN-メチル-D-アスパラギン酸（N-methyl-D-aspartic acid：NMDA）受容体拮抗薬のメマンチンがある。

表14.9　主な抗認知症薬

分類	代表的な薬物			保険適応症			
	一般名	商品名	標準投与量(mg/日)	AD			DLB
				軽度	中等度	高度	
アセチルコリンエステラーゼ阻害薬	ドネペジル	アリセプト	AD（軽度〜中等度）：5 AD（高度）：10 DLB：5〜10	●	●	●	●
	リバスチグミン	イクセロン リバスタッチ	18	●	●		
	ガランタミン	レミニール	16〜24	●	●		
NMDA受容体拮抗薬	メマンチン	メマリー	20		●	●	

AD：アルツハイマー型認知症、DLB：レビー小体型認知症、NMDA受容体：N-メチル-D-アスパラギン酸受容体

1）アセチルコリンエステラーゼ阻害薬

ドネペジルはアセチルコリンエステラーゼを阻害してシナプス間隙におけるアセチルコリンの量を増加させ、コリン作動性神経の働きを高めることにより認知症症状の進行を遅らせる作用を示す（図14.6）。中枢移行性が高く、神経組織に存在するアセチルコリンエステラーゼに対する阻害作用が強い。

リバスチグミンはアセチルコリンエステラーゼだけでなくブチリルコリンエステラーゼに対する阻害作用もあり、認知症症状がある程度進行してからも効果が維持されると考えられている。最高血中濃度到達時間と血中濃度半減期がともに1時間と短く、アセチルコリンエステラーゼ阻害薬のなかでは吸収と排泄が最も早い。一方、酵素からの解離が遅い（偽非可逆性）ため、約10時間程度は阻害作用が持続する。剤型が貼付剤であることから拒薬や嚥下困難など経口剤での治療が困難な場合に有用であり、服薬を目視にて確認することができる。

第14章 精神科薬物療法

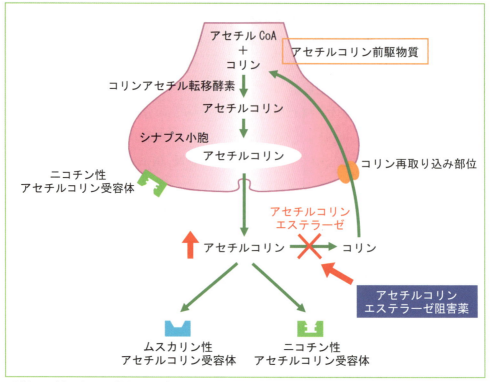

出典）野田幸裕, 吉見 陽「薬剤師レジデントライブラリー 臨床精神薬学」p.60 一部改変 南山堂 2013

図14.6 アセチルコリンエステラーゼ阻害薬の作用

　ガランタミンはアセチルコリンエステラーゼ阻害作用以外にニコチン性アセチルコリン受容体の感受性を高める作用がある。

2) NMDA受容体拮抗薬

　メマンチンは興奮性神経伝達物質であるグルタミン酸の受容体のサブタイプであるNMDA受容体を非競合的に阻害することにより神経細胞の傷害を抑制し、認知症症状の進行を遅らせる作用を示す。周辺症状としての行動および心理症状（behavioral and psychological symptoms of dementia：BPSD）に有効であり、妄想、幻覚、焦燥、攻撃性、易刺激性などの改善や増悪防止作用を示す。

(2) 抗認知症薬の適応

1) アセチルコリンエステラーゼ阻害薬

　ドネペジルはアルツハイマー型認知症（Alzheimer's disease：AD）においてすべての重症度に対する保険適応があり、低用量（1日5 mg）では軽度および中等度、高用量（1日10 mg）では重度に用いられる。2014年にレビー小体型認知症（dementia with Lewy body：DLB）に対する保険適応が追加された。ガランタミンとリバスチグミンは、軽度および中等度のアルツハイマー型認知症に対する保険適応がある。

2) NMDA 受容体拮抗薬

メマンチンは中等度および高度のアルツハイマー型認知症に対する保険適応があり、アセチルコリンエステラーゼ阻害薬との併用が可能である。

(3) 抗認知症薬の副作用

1) アセチルコリンエステラーゼ阻害薬

末梢組織のアセチルコリン作動性神経の機能が亢進し、消化器症状（食欲不振、悪心、嘔吐、下痢など）が現れることがある。有効用量よりも低用量から開始して漸増することにより発現を抑えることができる。通常一過性であり、1週間程度で消失する。その他に循環器症状（徐脈、動悸、不整脈、QT 延長など）や精神症状（焦燥、易怒性など）などが現れることがある。

2) NMDA 受容体拮抗薬

傾眠、めまい、頭痛、便秘などが現れることがある。

2.9 抗てんかん薬 (antiepileptic drugs)

脳の神経細胞における過剰な興奮を抑制し、異常放電の伝播を抑えることでてんかん発作を抑制する。

(1) 抗てんかん薬の種類（表 14.10）

化学構造、薬理作用、臨床効果の違いからさまざまに分類される。作用機序として、電位依存性イオンチャネル（Na^+ チャネル、T 型 Ca^{2+} チャネル、L 型 Ca^{2+} チャネル）遮断、グルタミン酸遊離抑制などによる興奮性神経伝達系の抑制によるもの、GABA 濃度の上昇などによる抑制性神経伝達系の増強により神経細胞の過剰興奮を抑制するものが知られているが、複数の作用機序を介して効果を示す薬物が多い。

1) バルビツール酸系抗てんかん薬（フェノバルビタール、プリミドン）

抑制性神経の GABA 作動性神経活動を増強することにより神経の過剰興奮を抑える作用を示し、部分発作や強直間代発作の第二選択薬として使用される。フェノバルビタールは血中濃度半減期が長いため定常状態に達するまでに 2～3 週間を要する。肝薬物代謝酵素（チトクローム P450）の誘導作用があるため薬物相互作用に注意を要する。

2) ヒダントイン系抗てんかん薬（フェニトインなど）

神経細胞膜の Na^+ チャネル遮断作用により神経の過剰興奮を抑える。フェニトインは部分発作、強直間代発作、てんかん重積状態の第二選択薬として使用される。投与量と血中濃度が非線形の薬物動態を示すため、治療薬物モニタリング（Therapeutic drug monitoring：TDM）を行い慎重に投与量を決定する。

表14.10 主な抗てんかん薬

分類	代表的な薬物			部分発作	全般発作			てんかん重積状態
	一般名	商品名	標準投与量（mg/日）		欠神発作	ミオクロニー発作	強直間代発作	
バルビツール酸系	フェノバルビタール	フェノバール	30〜200	■			■	■
	プリミドン	プリミドン	1,500〜2,000	■			■	
ヒダントイン系	フェニトイン	アレビアチン ヒダントール	200〜300	■			■	■
イミノスチルベン系	カルバマゼピン	テグレトール	200〜1,200	●	×	×		
スルホンアミド系	エトスクシミド	エピレオプチマル、ザロンチン	450〜1,000	×	■			
	ゾニサミド	エクセグラン	200〜600	■			■	
ベンゾジアゼピン系	ジアゼパム	セルシン ホリゾン ダイアップ	5〜10					●
	クロナゼパム	ランドセン リボトリール	2〜6			■		
	クロバザム	マイスタン	10〜40	併用		併用	併用	
その他	バルプロ酸	セレニカ デパケン	400〜1,200	■	●	●	●	
	ガバペンチン	ガバペン	1,200〜2,400	併用	×	×		
	トピラマート	トピナ	200〜600	併用			■	
	ラモトリギン	ラミクタール	100〜400	■	■		■	
	レベチラセタム	イーケプラ	1,000〜3,000	■		■	併用	

● : 第一選択薬、■ : 第二選択薬以降、■ : 第二選択薬以降（保険適応なし）、併用 : 多剤との併用、
× : 無効または増悪

3）イミノスチルベン系抗てんかん薬（カルバマゼピン）

　Na⁺チャネル遮断作用により神経の過剰興奮を抑え、部分発作の第一選択薬として使用される。欠神発作、ミオクロニー発作に対しては増悪する可能性があるため使用しない。チトクローム P450 の誘導作用があるため薬物相互作用に注意を要する。

4) スルホンアミド系抗てんかん薬（エトスクシミド、ゾニサミド）

エトスクシミドはT型Ca^{2+}チャネル遮断作用、ゾニサミドはNa^+チャネル遮断作用、T型Ca^{2+}チャネル遮断作用により興奮性神経伝達系を抑制する。エトスクシミドは欠神発作の第二選択薬、ゾニサミドは部分発作、強直間代発作の第二選択薬として使用される。

5) ベンゾジアゼピン系抗てんかん薬（ジアゼパム、クロナゼパム、クロバザムなど）

GABA作動性神経活動を増強して神経の過剰興奮を抑え、ほとんどの発作型に有効性を示す。ジアゼパムはてんかん重積状態の第一選択薬として使用される。クロナゼパムはミオクロニー発作、欠神発作に有効であり、クロバザムは部分発作、強直間代発作の併用療法に使用される。

6) その他

（ⅰ）バルプロ酸

Na^+チャネル遮断作用、T型Ca^{2+}チャネル遮断作用により興奮性神経伝達系を抑制し、GABAトランスアミナーゼ阻害作用によりGABAの分解を抑制して抑制性神経伝達系を増強することにより大脳神経細胞の過剰興奮を抑制する。すべての発作型に保険適応があり、全般発作の第一選択薬として使用される。

（ⅱ）ガバペンチン

L型電位依存性Ca^{2+}チャネル遮断作用により興奮性神経伝達系を抑制し、GABA分解抑制により抑制性神経伝達系を増強して神経の過剰興奮を抑制する。部分発作の併用療法に使用されるが、欠神発作やミオクロニー発作を増悪する可能性があるため全般発作には使用しない。

（ⅲ）トピラマート

Na^+チャネル遮断、L型Ca^{2+}チャネル遮断、グルタミン酸受容体機能抑制、$GABA_A$受容体機能増強など多様な作用により神経の過剰興奮を抑え、部分発作、欠神発作、強直間代発作の併用療法に使用される。

（ⅳ）ラモトリギン

Na^+チャネル遮断作用により神経の過剰興奮を抑え、部分発作、欠神発作、強直間代発作、レノックス・ガストー症候群（Lennox-Gastaut syndrome）の併用療法に使用される。皮膚粘膜眼症候群（Stevens-Johnson syndrome）や中毒性表皮壊死症（toxic epidermal necrolysis：TEN）などの重篤な皮膚障害が現れることがある。

ラモトリギンはグルクロン酸抱合による代謝を受けるため、グルクロン酸抱合を阻害（バルプロ酸）または誘導（フェノバルビタール、プリミドン、フェニトイン、カルバマゼピン）する薬物との併用には注意を要する。

（ⅴ）レベチラセタム

シナプス小胞蛋白質（SV2A）に結合して興奮性神経伝達物質であるグルタミン酸の放出を抑制することにより神経細胞の過剰興奮を抑え、部分発作、ミオクロニー発作、強直間代発作の併用療法に使用される。腎排泄型の薬物であるため、腎機能の低下がある場合には減量する必要がある。

(2) 抗てんかん薬の適応

発作型に応じて薬物を選択する。単剤療法が原則であり、適宜血中濃度をモニタリングしながら有効量まで増量する。発作が抑制されない場合は、抗てんかん薬を変更または追加する。多剤併用により薬物相互作用や副作用の増強が生じ得るため、併用する場合には作用機序や副作用が異なる薬物を選択する。

(3) 抗てんかん薬の副作用

抗てんかん薬の副作用として眠気、めまい、ふらつき、消化器症状（食欲低下、悪心など）、小脳性運動失調などがある。長期間の服用により、体重増加・減少、多毛・脱毛、尿路結石、小脳萎縮、歯肉増殖などが現れることがあり、バルプロ酸では骨粗鬆症に注意を要する。

アレルギー性機序により皮膚障害（皮膚粘膜眼症候群、中毒性表皮壊死症など）、汎血球減少、骨髄抑制、肝機能障害などが現れることがある。投与開始1～2週間から2～3カ月以内は副作用の発現に十分注意する。

多くの抗てんかん薬は催奇形性があるため、妊娠を希望する場合には原則単剤療法を行い最小限の有効用量で治療を継続する。

参考文献

1) 野村総一郎、樋口輝彦　監修、尾崎紀夫、朝田隆、村井俊哉　編集. 標準精神医学第6版. 医学書院、東京、2015

2) 日本臨床精神神経薬理学会専門医制度委員会　編集. 臨床精神神経薬理学的テキスト　改訂第3版. 星和書店、東京、2014

3) 樋口輝彦、市川宏伸、神庭重信、朝田隆、中込和幸　編集. 今日の精神疾患治療指針　第2版. 医学書院、東京、2016

4) 田中千賀子、加藤隆一、成宮周編集. NEW薬理学改訂　第7版. 南江堂、東京、2017

5) 神庭重信　監修. 山田和男、黒木俊秀　監訳. カプラン精神科薬物ハンドブック　エビデンスに基づく向精神薬療法　第5版. メディカル・サイエンス・インターナショナル、東京、2015

6) 仙波純一、松浦雅人、太田克也　監訳. ストール精神薬理学エセンシャルズ　神経科学的基礎と応用　第4版. メディカル・サイエンス・インターナショナル、東京、2015

7) 野田幸裕、吉尾隆　編. 薬剤師レジデントライブラリー　臨床精神薬学. 南山堂、東京、2013

第 15 章
精神科リハビリテーション

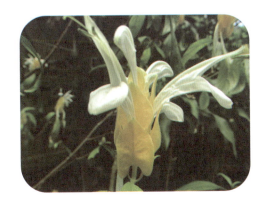

第15章　精神科リハビリテーション

1　概念・定義

1.1　精神科リハビリテーションの歴史

　精神障害とリハビリテーションの関係は深く、最も古い精神科リハビリテーションの始まりは18世紀のフランスにおけるmoral treatmentであったといわれている。この時期は、後の精神科医療の大きな分岐点である精神科医ピネルらのビセートル病院およびサルペトリエール病院における患者解放が行われていた時期であり、患者を収容の対象から治療の対象とした転換点でもあった[1]。その後20世紀の初頭に呉周三らによって、それらがわが国に持ち帰られ、リハビリテーション（作業療法）の原型となった。

　精神疾患では、歴史的にみても、その当時の社会の在り方が、医療制度や疾患の在り方、患者の権利や処遇に関係することから、リハビリテーションと社会は強い関係にあるといえる。また患者が復帰する社会、すなわちリハビリテーションのゴールとなる社会がどのような社会か、ということもリハビリテーションには影響を及ぼすことはいうまでもない。

　これまでの歴史の流れのなかで、さまざまな視点から、さまざまな形態で、精神疾患患者のリハビリテーションが行われてきた。ここでは現在のリハビリテーションに最も大きな影響を及ぼしていると考えられる20世紀後半からのリハビリテーションモデルを提示し、現在のさまざまなリハビリテーションについて紹介する。

1.2　リハビリテーションでのモデル変化

（1）リカバリー概念の登場

　リハビリテーションの領域での大きなモデル転換は1980年代後半よりアメリカで提唱されたリカバリー概念の登場によって引き起こされた。この概念は1980年代に精神疾患を抱えた当事者（ユーザー・サバイバー）たちが中心となって、精神医療の在り方に異議を唱える運動を起こしたことや、当事者の体験を手記として公開したことが契機となっている。

　リカバリー概念の提唱者の一人であるPatricia. E. Deeganの手記から引用すると、リカバリーとは、「ひとつの過程、生活の仕方、姿勢、日々の課題への取り組み方である。それは、完全な直線的過程ではない。ときに私たちの進路は気まぐれで、私たちはたじろぎ、後ずさりし、取り直し、そして再出発するのだ。必要なのは障害に立ち向かうことであり、新たな価値ある一貫性の感覚、障害のなかで、あるい

はそれを超えた目的を回復させることである。熱望（aspiration）は、意義ある貢献ができる地域で生活し、仕事をし、人を愛することである。」[2]とされている。

また Anthony はリカバリーとは「きわめて個人的なもの、自分の態度、価値観、感じ方、目標、技能、役割を変化させる独自の課程である。たとえ病気による限界はあっても、満足し、希望のある、貢献できる生活の仕方である」[3]としている。すなわち、リカバリーとは症状が消えたことや精神保健サービスの利用がなくなったことなどをさすのではなく、その人自身が自分の望む人生を、葛藤を抱えながら生きていく過程やその結果のことをさす。

精神障害ということによって引き起こされるさまざまな抑圧やスティグマから解放され、自分自身を第一義的に精神障害者と捉えるのではなく、肯定的な自我を取り戻すことを意味している。

(2) ストレングスモデル

またリカバリーの登場と同じくして、ストレングスモデルが登場した。これはアメリカのカンザス大学を中心に Charles A. Rapp と Richard J. Goscha らが提唱したものである。ストレングスとは本人と本人を取り巻く環境のもっている長所、強みのことを意味している。

この当時、アメリカではケアマネジメント（後述）が注目を集め、その手法が用いられていたが、その中心的視点は医学モデルに影響を受けたブローカーモデルが主流であった。これらのモデルでは対象者にはサービスのニーズがあることが前提であり、対象者の欠陥に焦点をあて評価を行い、サービスと結びつけていた。

しかし、その方法では対象者が、医療者らの対象者の問題点をベースとした悲観的な見方を受け入れてしまうため、自身に対して否定的になってしまうことが分かってきた。その結果、対象者の QOL や地域での生活する力を伸ばすことができなくなってしまっていたのである[4]。

その問題を超えるため登場してきたのがストレングスモデルである。ストレングスモデルでは人は欠陥と強み（ストレングス）の 2 つを必ずもっているという前提に立ち、ストレングスはその人を成長させる要因と考える。具体的には本人のもつストレングス（熱望（aspirations）、能力（competencies）、自信（confidence））と環境にあるストレングス（資源（resources）、社会関係（social relations）、機会（opportunities））をあげている[2]。それらに焦点をあてることで、初めてその援助や支援に効果が得られるとしている。これはリカバリー概念と非常に強く共鳴する理論といえるだろう。

第15章 精神科リハビリテーション

　図15.1において、ストレングスを意識しない抑圧された場合の象徴的状況とストレングスモデルでの特徴を比較する。モデルによって支援や治療の在り方が異なることが示唆される。

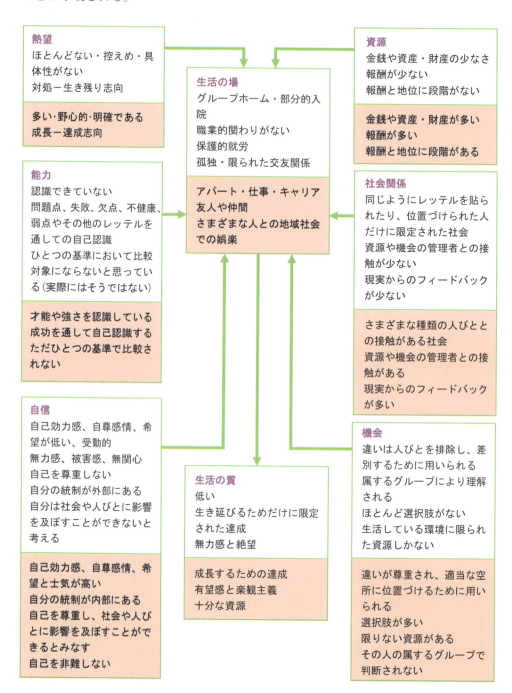

図15.1 ストレングスを意識しない抑圧された場合（各枠上段）とストレングスを意識しエンパワメントした場合（下段）の特徴[2]

(3) リハビリテーションへの影響

　これら2つの概念・モデルの登場はこれまでのリハビリテーションの手段を大きく変える見方であった。それまでのリハビリテーションでは、対象者を、障害を持った人と捉え、主として医学モデルをベースに、障害や疾病をよりよい状態にすることに焦点をあててきたためである。これらのモデルの登場により精神科リハビリテーションは、より本来のリハビリテーションの意味合いに近い全人的な復権、生活全体の再構築を視野に入れることができるようになったといえよう。またヨーロッパ、日本、アメリカの過去35年間の7つの調査研究によれば、精神障害者の46〜68%がリカバリーを達成していることが示唆され、リカバリーが特異的な対象者のみに起こることではなく、ひとつのリハビリテーションゴールであることを明確にした[3]。

　しかし一方では、2013年に発表された論文では1823年からのリハビリテーションの介入報告の複数の論文においてどの程度リカバリーに到達できたかということを検討したところ、高いリカバリー率を報告した論文が必ずしも新しい論文ではないということを報告している[5]。すなわちこの領域のこれまでの介入結果を、リカバリーという視点でみたとき、まだ改善の余地が大きく、今後の発展が望まれる領域であることが示唆される。リハビリテーションの歴史の中で蓄積してきた手技やその方法をより発展させていくことが望まれている。

2 個人に対するリハビリテーションの介入と評価

　精神科リハビリテーションでは対象者のリカバリーを目標に、対象者のストレングスやさまざまな生活障害に対して、評価を行い介入していくことが求められる。対象者の生活上の困難や障害を考えたとき、その障害像はさまざまなレベルで捉えることができる。

　例えば、一人で生活ができないという社会機能レベルでの障害を抱えるとき、その背景には一人で買い物ができないというひとつの活動レベルでのパフォーマンスの障害が存在している。また、買い物ができないという背景には、スーパーマーケットの陳列棚から自分の必要なものを選ぶことができない、必要なものを段取りよく買えず探し回って疲れてしまう、といった生活障害が含まれている。そしてその生活障害の背景には、ひとつのものに注意を向け続けることができない注意機能障害や、段取りよく物事を進められないといった遂行機能障害などのベースとなる認知機能障害が含まれていることもある。また、そもそも買い物や一人暮らしに対し

第15章　精神科リハビリテーション

てどれほどの意欲や目的を持っているかといった動機づけや好みといった個人因子や、スーパーマーケットの広さなどの規模、混雑の程度という環境要因も関連している（図 15.2）。実際の生活ではこれらのいくつもの要素が有機的に関係し、生活のなかでの障害や能力の発揮を形成していると考えられる。

　リハビリテーションでは、対象者のリカバリーをひとつのゴールとして、対象者の抱える生活上の困難や社会生活の問題に対して、さまざまなレベルで介入や評価が行われる。ここではその切り口について、①ベーシックな認知機能、②活動レベルでのパフォーマンス、③全般的な社会機能、④環境因子としてのシステム、の4つのレベルに分け、紹介していく。なおそれぞれのレベルでの介入や評価はアプローチの入り口としてのレベルであり、そのレベルでの効果・改善を目的に留まるのではなく、対象者のより総合的なリカバリーを目指すことに変わりはない。

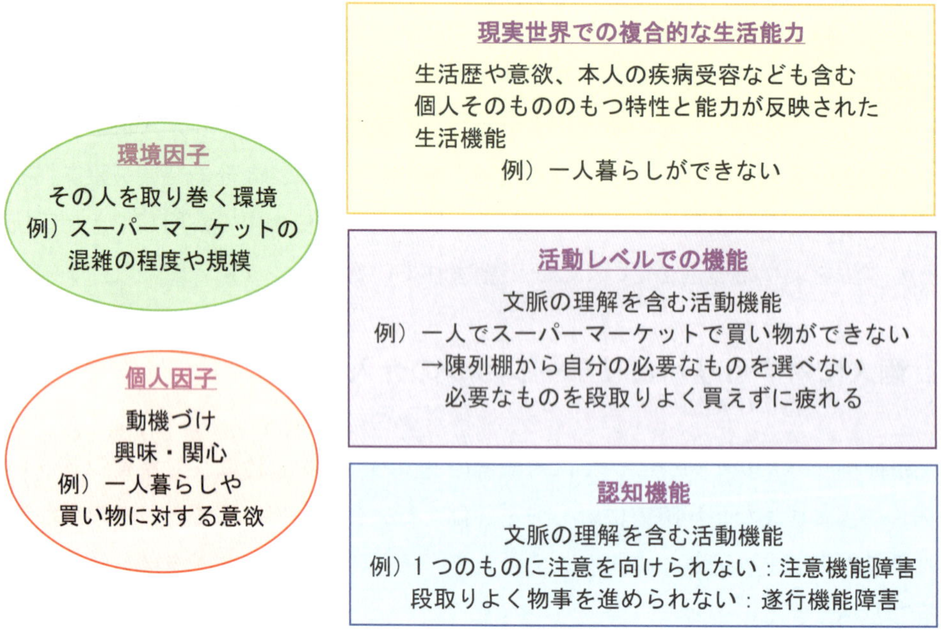

現実世界での複合的な生活能力
生活歴や意欲、本人の疾病受容なども含む
個人そのもののもつ特性と能力が反映された
生活機能
　　例）一人暮らしができない

環境因子
その人を取り巻く環境
例）スーパーマーケットの
混雑の程度や規模

活動レベルでの機能
文脈の理解を含む活動機能
　例）一人でスーパーマーケットで買い物ができない
　　→陳列棚から自分の必要なものを選べない
　　　必要なものを段取りよく買えずに疲れる

個人因子
動機づけ
興味・関心
例）一人暮らしや
買い物に対する意欲

認知機能
文脈の理解を含む活動機能
　例）1つのものに注意を向けられない：注意機能障害
　　　段取りよく物事を進められない：遂行機能障害

図 15.2　対象者の障害像

2.1 ベーシックな認知機能からの評価・介入

(1) 精神疾患による認知機能障害と認知リハビリテーション

　精神疾患では種々の認知機能障害が報告されている。特に統合失調症においては、処理速度、注意機能、ワーキングメモリー、言語もしくは視覚での学習、問題解決に関する遂行機能、社会認知の障害が報告されている[6)7)]。これらの障害と活動レベルでのさまざまな日常生活技能や社会生活との関係は非常に強く、認知機能の問題

406

は実生活での能力に大きな影響を及ぼす[8,9]。

これらの認知機能障害に対して、アプローチをする認知リハビリテーションはその解決を目指した手法のひとつである。神経の可塑的な変化に着目し、認知機能のトレーニングを行うことで改善を目指す。さまざまな活動のベースのひとつとなる認知機能を改善させることで、対象者の日常生活を変化させ、生活障害を改善しようとするアプローチである。

認知リハビリテーションは欧米を中心に非常に多くの研究が実践され、その効果が報告されている。またその効果は認知機能の改善に留まらず、対象者の個人的なリカバリーに関係があることも報告されている[10,11]。また薬物療法を補完し、大きな改善を及ぼすリハビリテーションの手法であることも報告されている[12]。わが国においても新たなリハビリテーション手法として、近年定着しつつある手技のひとつである。

(2) 具体的な介入手法

認知リハビリテーションには複数の手法があり、そのひとつひとつにおいて、その方法は異なる。本章ではその手法のひとつを紹介し、ベーシックな認知機能への働きかけを含むアプローチの考え方を示す。

1) NEAR (Neuropsychological Educational Approach to Cognitive Remediation)

NEAR は学習理論や教育心理学、神経心理学を背景に発展した手法である。パソコンを用いたトレーニングと言語セッションの2つからなるプログラムで構成されている。対象者は個別でパソコンに向かい、認知機能を強化するパソコンゲームでトレーニングを行う。その後、言語セッションにて自分のトレーニングした認知機能が日常生活にどう活かされるのかをディスカッションする。この言語セッションは認知機能と生活機能との橋渡しという意味でブリッジングセッションとよばれる。また NEAR では対象者自身の内発的な動機づけを重要視し、自発的に対象者がプログラムに取り組むことを推奨している。

例えば、ある患者さんは、喫茶店で皿洗いのアルバイトをしているが、店が混雑してくると手際よくできず注意を受けてしまうという生活上の困難を語った。具体的には引き揚げてきた皿がシンクに溜まり、次に出すお皿がない・どの皿を優先して洗うのか分からない・どんどん気持ちが焦ってしまうということが問題点の詳細であった。

NEAR のセッションでは、注意機能や記憶、遂行機能を利用するソフトを実施した。そのソフトでは、画面上部からさまざまなカテゴリーの単語が降りてきて、単語が画面下に届くまでに、いくつかのボックスにマウスを使って仕分けするというもの

であった。患者さんは知らない単語が出てきたときに仕分けが間に合わないと、どうするかという点を中心に、ソフトを使ってトレーニングを行った。ブリッジングセッションでは、ソフト実施時に何を工夫したかということを中心に共有し、それらを皿洗いに活かせないかという振り返りを行った。その結果、対象者は焦らないことや、分かることから進めるなどいくつかの工夫をすることができるようになり、実際のアルバイトでも活用することができるようになった（図15.3）。

このように日常生活上の困難のなかにある認知機能障害に着目し、トレーニング、工夫を重ねることで改善を図っていくプログラムである。なお、このプログラムは週に2回以上、半年以上実施すること、また包括的な治療としてではなく、他の心理社会的プログラムと併用することでより効果を発揮することが報告されている[13]。

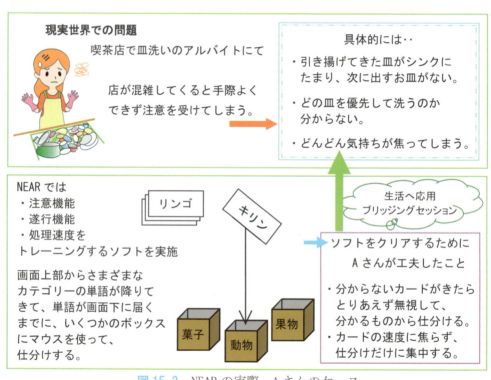

図15.3　NEARの実際　Aさんのケース

(2) 評価

介入を実施する際には、認知機能面の評価が最も重要である。統合失調症の認知機能評価には、統合失調症認知機能簡易評価尺度日本語版（BACS-J：The brief assessment of cognition in schizophrenia Japanese version）やマトリックス・コンセンサス認知機能バッテリー（MATRICS Consensus Cognitive Battery：MCCB）などがある。BACS-Jでは、言語性記憶、ワーキングメモリー、運動機能、注意、言語

流暢性、遂行機能が測定可能であり、対象者の認知機能の特徴をつかみ、実施することが望ましい。また、各プログラムの成果が日常生活技能にどの程度反映されているかを検討するためにも、後述する社会機能や日常生活技能の評価も同時に行うことが望ましいであろう。

2.2 活動レベルでのパフォーマンスを切り口とした評価・介入

日常生活での障害を切り口としたリハビリテーションはこれまで最も多くの実践があるアプローチである。特に作業療法士などのコメディカルが中心となって実施する生活上の困難に対する評価と介入は、精神科リハビリテーションの中核である。ここでは作業療法を中心としたアプローチといくつかの手法について紹介する。

(1) 作業療法を中核としたリハビリテーション

作業療法を中心とするリハビリテーションでは、対象者の日常生活での活動（ADLやIADL　第10章を参照）を中心に、評価と介入が実施される。具体的な活動対象者とともに行い、実際の場面で行われることが特徴である。例えば、昼食づくりをともに行う活動では、メニューの選定、食材の買い出し、調理、後片づけまですべての活動をともに行うなかで、対象者の興味の幅や、普段どのように買い物をしているか、どの程度一人で可能か、安全性、耐久力などさまざまな側面を評価する。また具体的な問題に対して、その場で支援や治療的介入を行う。対象者の生活障害をその場で捉えることができるため、正確な評価が可能である。

他のリハビリテーション手法では、ある一定の枠組みや想定の場面をつくって行うのに対し、作業療法を中心とするリハビリテーションでは、実際に対象者が生活する場所、活動する場面で実施される。そのため、非常にタイムリーな実施が可能である。統合失調症の対象者に関していえば、汎化することの障害が報告されており、ある部分で身につけた方法をその他の場面に応用することの困難がある。そのため、実際の場での評価・介入は有効であると考えられる。また、現実場面での介入は対象者の高いモチベーションにつながりやすく、よりスムーズな展開が可能である。こういった作業療法を中核とするリハビリテーションは精神科リハビリテーションのベーシックな手段、視点であり、長い歴史をもつ。他のリハビリテーション技法の多くは作業療法と併用する、もしくは作業療法のプログラムのひとつとして用いられることも多い。

(2) 疾病の自己管理を目的とした心理教育

対象者自身の疾病自己管理を目的とした心理教育はさまざまな疾患において有用である。その多くは講義形式やディスカッション、グループワークなどの手法を用

いて、自身の疾病やその関連する情報を学ぶことが目的である。一般的には回復過程・薬物療法や精神療法を始めとする治療内容・再発予防・社会資源の利用などが取り上げられることが多い[14]。統合失調症の心理教育を実施した対象者においては、再発率・再入院率が低く、服薬のコンプライアンスも向上することが報告されており、精神医療サービスの満足度も高いことが報告されている[15]。うつ病でも同様に予後の改善が報告されている[16]。

また、当事者の家族に対する心理教育も有用な手段である。一般的には当事者に実施するものと同様に、疾患教育や服薬、社会資源についてなどが取り上げられるが、家族自身の健康やQOLもトピックのひとつである[17]。特に、家族に対する心理教育はより早期であることが望まれ、家族が心理教育プログラムを通して、知識を得ることともに、他の当事者家族と経験を共有できることが重要である[18]。また摂食障害やうつ病[16]においても家族への心理教育は高い効果を有する。

また、関連するプログラムとして、Illness Management and Recovery（IMR）を紹介する。IMRは、重度の持続的な精神障害をもつ人が、疾病自己管理のための情報や技術を学び、リカバリーを目指す心理社会的なプログラムである。アメリカのEvidence-Based Practiceのひとつとして、開発されたものであり表15.2（2.3（1）1））に掲載）の8つのモジュールで構成されている。リカバリーの概念を中心にもち、「実践者が希望をもつ」、「当事者自身が自分の疾患についての専門家である」、「個人の選択が最優先される」、「実践者が当事者と協働して取り組む」、「実践者は精神疾患に悩む人に敬意を示す」ことを中核的な価値としてもっている。

すなわち従来型の心理教育と比較すると、専門職主導ではなく当事者自身が選択しゴールを選びながら、その人のもつ力に焦点をあてる点が特色である。例えば、本人の望む生活のなかであれば、例えストレスの高い生活であっても、ストレス対処機能を強化し、その生活を支援する方策が選ばれる[19]。

(3) 行動への変容を促す認知行動療法・行動療法

1) 認知行動療法（Cognitive Behavioral Therapy：CBT）

認知行動療法は1970年代にアメリカのベックらがうつ病の精神療法のひとつとして開発したものである。高い効果が示され、わが国では2010年4月より診療報酬化された。認知行動療法では、その人のものの見方や感じ方（認知）が行動や気分に影響を及ぼしていることに着目して、よりバランスのよい考え方ができるようになることを目的とする。

ある出来事や状況に対して、その人の個人的なバックグラウンドや経験から、まず感じること（自動思考）に着目する。うつ病では、自分や周囲、将来に対して必

2 個人に対するリハビリテーションの介入と評価

要以上に否定的になる、また恣意的な推論（証拠が少ない状態で先走って推論する）、白黒思考（物事をどちらかに判定しないと気が済まない）、選択的抽出（自分が関心のあることばかりに目を向けて結論づける）、拡大視・縮小視（自分の関心のあることは大きく捉え、そうでないことはことさらに小さくみる）などの歪んだ認知の傾向をもつ。プログラムを通して対象者がそれらの傾向に気づき、自身の感情や行動の変容に至れるよう、促していく。一般的に多く用いられているコラム法（表15.1）では、対象者の気分や感情が大きく揺れ動いたときの状況やそのときの生じていた考え（自動思考）や感情に着目する。

表15.1 認知行動療法でのコラム法の一例 [20]

コラム名	例）Aさんの場合 Aさんは新しい職場に移ってしばらくたってから、これまでなじみのない仕事を任されました。分からないことが出てきて、周りの人に聞こうと思うのですが、みんな忙しそうにしているので、つい聞きそびれてしまいます。
状況 問題が生じたとき（気持ちが動揺したり、つらくなったり、不適当な行動をとったとき）の状況。	これまでなじみのない仕事をしていて、分からないことが出てきてしまった。周りの人に聞こうと思うが、みんな忙しそうにしていて聞きそびれてしまった。
気分 そのときの気分や感情。 今までで一番強い気分の状態を100とし、どの程度の強さか。	①無力感（80%） ②みじめ（70%）
自動思考 体験したときに頭に浮かんでいた考えやイメージ。	①どうして積極的になれないのだろう。こんな消極的では仕事が先に進んでいかない。 ②引っ込み思案な自分が情けない。仕事も人間関係も上手くできない自分は、社会人として失格だ。
根拠 自動思考を裏づける事実	①仕事の内容がよく分からない。実際に仕事が停滞している。 ②人に話しかけるとき、いつも緊張する。 　いいたいことがいえないことがよくある。
反証 自動思考と矛盾する事実	①慣れていない仕事には誰でも戸惑うが、少し慣れてきた部分もある。同僚も上司も、時間があるときは教えてくれるし、少しずつ仕事は進んでいる。 ②自分は聞き上手といわれることもある。ためらっていても、本当に必要なことは最後にいえる。
適応的思考 根拠と反証に書き込んだことを利用した自動思考に代わる現実的で柔軟な考え。	①どんな仕事でも上手くいかないことはあるが、少しずつ仕事は進んでいるから、まずはその経過をみることが大切だ。慣れてくればスムーズにいきそうだし、周りの人たちも協力的だ。 ②緊張するのは事実だが、いうべきことをいえばいい。むしろ聞き上手なほうが人間関係は上手くいく。
心の変化 考え方を変えてみて、感情や気持ちがどのように変化したか。	①無力感（50%） ②みじめ（30%）

第15章　精神科リハビリテーション

　対象者はそれらの状況に関してコラムを用いて整理し、より適応的な思考や感情の移行が可能かどうか、治療者とともに検討していく。これらの多くは集団・個別の両者で実施されている[20]。うつ病から発展した技法ではあるが、現在では多くの疾患で応用されている。特に不安障害[21]、強迫性障害[22]、摂食障害[23,24]では高い効果が報告されている。

2) メタ認知 (the Metacognitive Training program for schizophrenia patients : MCT)

　MCT は、2007 年にドイツ、ハンブルク大学の S. Moritz らが開発した統合失調症向けの認知行動療法的アプローチである。目的は統合失調症の陽性症状のひとつである妄想をベースとした認知を変化させることである。次の 8 つの特徴的な認知をセッションで取り扱い、自分の持つ認知のバイアスに気づくことを目的にしている。具体的には、帰属（原因帰属の偏り）、結論への飛躍（少ない情報で結論を下してしまう）、思い込み（自分の判断は間違っていないと思い込む）、共感すること（他者の感情を理解する）、記憶（記憶の誤りと記憶の限界）、自尊心（自分を尊重する気持ち）などをセッション内で取り扱う。さまざまな例を通して、陥りやすい認知バイアスへの気づきを促していく手法である[25]。

3) 社会認知並びに対人関係のトレーニング (social cognition and interaction training : SCIT)

　SCIT は「他者の意図や気持ちを理解する能力を含む対人関係の基礎となる精神活動」である社会認知に着目した統合失調症向けの認知行動療法のひとつである。参加者の個人的な課題を取り上げながら、ビデオやホームワークを使い、表情や感情の推測などの社会的な認知課程への着目を促す[26]。

　統合失調症に対する認知行動療法をベースとした MCT や SCIT などの介入では、これまでにいくつかの方法でその効果が報告されているが、一方では対象者の重症度や介入群のバイアスにより、厳密性の乏しさから効果の影響の少なさも報告されている。これからより多くの実践や研究が待たれる領域である[27,28]。

4) Social Skills Training (SST)

　日本語では生活技能訓練ともよばれる。R. P. リバーマンによって学習理論や行動理論などを組み込んだ対人スキルのトレーニングである。リバーマンは「慢性の精神障害者が生活のなかで体験する問題の大部分は、自分の生活にとって大切な人びとに感情を表現したり、関心や欲求を伝達することができないことから生じている。社会的、対人的なコミュニケーション能力の欠如によって欲求が満たされないとき、彼らの生活の質（QOL）は低下する」とし、対象者の対人関係技能の向上を図ること

を目的としている。SST には「基本訓練モデル」、「問題解決技能訓練」などのいくつかのモジュールがあり、集団プログラムを基本としながらも個別プログラムなど必要に応じて応用することができる。また統合失調症を中核としつつも、現在では発達障害やうつ病などへの応用も行われている。

　基本訓練モデルにおける実際のプログラムでは、参加者がリラックスして取り組むためのウォーミングアップから始まり、前回の宿題の報告、その日の課題設定、ロールプレイの練習、フィードバック、再ロールプレイ、宿題の設定という順番で進む。SST では参加者個々の日常生活で抱える問題、例えば「同じ病棟の患者さんに自然に挨拶ができない」、「職場の同僚から頼まれた仕事を断ることができない」といった個別の課題をロールプレイの題材として取り上げる。課題を提示した参加者のロールプレイを他の参加者がみて基本的にはよかった点を正のフィードバックとしてロールプレイを実施した参加者に伝える。その後改善点についても検討し、再度ロールプレイを行う。また実生活でロールプレイしたことをやってみることがホームワークとして課される[29]。

　これまでの研究では SST による陰性症状の減少、実際の活動を伴う社会生活技能の向上などが報告されている[30]。

(4) 評価

　日常生活レベルでの行動の改善からアプローチすることから、日常生活全般に対する評価、活動レベルでの評価が必要である。日常生活全般に関しては精神障害者社会生活評価尺度（Life Assessment Scale for the Mentally Ill : LASMI）などがある。LASMI は日常生活・対人関係・労働と課題遂行・持続性と安定性・自己認識の5軸からなる客観評価である。

　また、活動レベルでの評価については、UCSD performance-based skills assessment（UPSA）や、Assessment Mortar and Process Skill（AMPS）などがあげられる。

　UPSA では、電話をかける課題や金銭のやり取りなどのロールプレイを通じて、達成度を測定する。また、AMPS では複数の課題のなかから対象者が日常的に行っている活動を選び、いつも通りのやり方で実施してもらう。検査者はその様子を観察し、一定の評価項目に従って、レベルを判定するものである。

　これらの評価尺度の利用と併用して、精神症状の評価や後述する全般的社会機能の評価を利用し、対象者が日常生活のなかでどのような内容に困り、どういった部分で改善を求めているのかを検証し、介入していくことが非常に重要である。

2.3 全般的な社会機能を切り口としたリハビリテーション

対象者の社会参加は、リハビリテーションでのより最終的なゴールのひとつである。それらに対するリハビリテーションの実際として、職業リハビリテーションと当事者が主体となったリハビリテーションを紹介する。

(1) 重度の精神疾患患者を対象とした職業リハビリテーション

過去には就労が対象者のストレス源となるとされ、症状悪化につながるものと考えられていた。そのため、リハビリテーションにおいても、就労というストレスに耐え得ることができるような職業準備性を高め、それが可能になったら次の段階に進むという段階的な視点で実施されていた。そのためアセスメントも日常生活から作業能力まで幅広い項目で行われ、どちらかといえば対象者のできないことに着目し、その部分をトレーニングして改善できるようにするという目的であった。

しかしその後の報告で疾病の診断名や症状の重症度、入院期間などは就労率と関係がなく、むしろ対象者のモチベーションが影響を及ぼしていることが明らかになった。また職業前訓練の重要度についても、関連性の乏しさを指摘する報告も現れるようになった。これらに加え、リカバリーやストレングスモデルからも、対象者のできることに着目して支援することの重要性が問われるようになっていった。

1) Individual placement and support (IPS)

これはアメリカのEvidence-Based Practiceのひとつとして開発された就労支援プログラムである。「働くことは治療的であり、リカバリーの重要な要素である」ということを中核としている。IPSは、リカバリー概念を中心に持ち、表15.2の8つの原則を掲げ基本的に症状の重症度にかかわらず、一般就労を目標に取り組む[31,32]。また、そのトレーニングも従来型である訓練してから就労する (train-then-place) のではなく就労してから訓練する (place-then-train) という明確な違いをもつ。そのためアセスメントについても、職場で必要とされるスキルについて実施すればよい。できることや本人の希望を最も重視し、一般就労を目的に、オーダーメイドの支援を提供する。

2008年の海外調査では　一般就労率は伝統的手法が23%に対し、IPSでは61%であったことが報告されている。現在、わが国でも普及が進んでいる手法のひとつである。また、わが国では現場で対象者を支援するジョブコーチの充実も進んでおり、職場での実践的なトレーニングを後押ししている。

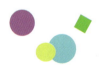

2 個人に対するリハビリテーションの介入と評価

表 15.2 IPS における原則 [31]

1. **競争的雇用に焦点があてられている**
   重い精神障害をもつ人たちは目標を一般雇用において、それを達成することができると考える。

2. **仕事探しをいつ始めるかは対象者の選択に基づいている**
   働く準備ができているかどうかの評価・診断・症状。不法薬物の使用歴・精神科病院への入院歴・障害の程度または刑事罰を受けた過去などによって、働くことを望む人びとを排除しない。

3. **リハビリテーションと精神保健サービスの統合**
   IPS プログラムは精神保健治療チームと統合されている。

4. **対象者の好みを尊重する**
   サービス提供者は仕事やサービスを提供してくれる人よりもむしろ対象者の好みと選択に基づいている。

5. **個別の経済的カウンセリング**
   支援者は対象者のために、社会保障や公的な援助などを対象者にあうように調整し、その情報を分かりやすく対象者に提供する。

6. **迅速な職探し**
   IPS では就職のためのアプローチとして長期にわたる職業前訓練や評価、カウンセリングを行うよりもむしろ、対象者が仕事を得るのを助けるために、迅速な職探しをするアプローチを用いる。

7. **系統的な職場開拓**
   支援者は計画的に地元の雇用者と接触をもつことによって、対象者の興味に基づく雇用者のネットワークを構築する。

8. **無制限の個別支援**
   対象者が望み、必要とする限り、フォローアップ支援は個別に判断されて継続される。

(2) うつ病による休職者に対する復職支援

　わが国では 2016 年には労働災害請求のうち、精神疾患によるものが 1,515 件となり過去最多となり、2015 年以降は 50 人以上の職場での従業員に対するストレスチェックが義務化されている。就労による休職件数は年々増加し、その復職は社会的な課題のひとつとなっている。

　リハビリテーション領域においては、わが国では 2000 年代前半より、うつ病求職者に対する復職支援に着目が集まった。仕事を休職し、通常の診療を受けているだけの状態と、実際に職場に勤務する状態には、身体・精神的負荷に大きな乖離があ

415

る。そのため、休職期間中から徐々に復帰に向けて、リハビリテーション（リワーク支援）を行っていくことが必要である。わが国では主に精神科クリニックのデイケアなどで実施されることが多い。

実際のプログラムでは、復職後の生活にあった生活リズムの獲得、作業能力や作業体制の獲得、再発のない安定した復職が目的とされる。そのため、疾病自己管理を目的とした心理教育や、実際の職場をイメージしたオフィスワークなどの作業、体力づくりのための運動プログラム、職場での葛藤に着目した認知行動療法などが行われる。それぞれのプログラムを複合的に利用しながら復職を目指す。

特に、認知行動療法はリワークにおいても効果が報告されている。また、わが国ではまだ実施が少ないが、復職する予定の職場に作業療法士などのスタッフが直接出向いて職業内容の評価や調整を行う work-directed intervention の効果が報告されており[33]、復職支援の分野においても、現場でのリハビリテーションが求められている。

(3) 当事者参加・主体型のプログラム

最後に当事者が主体となって行われるプログラムについて紹介する。精神疾患を経験した者（ピア）同士のサポートをピアサポートとよぶ。ピアサポートでの実践はいくつかの形があり、ピアのメンバーだけで行うもの、専門職と協働して行うものなどさまざまである。対象者がピアのメンバーになることで、共通した経験を語りあえること、誰かを支えることで受け身的な精神疾患患者役割から脱却できることなどが報告されている[34]。

当事者参加・主体型のプログラムは複数あり、IMRなど、前述したいくつかのプログラム内にも、当事者がファシリテーターとなるセッションが含まれるものもある。ここでは代表的なピアのプログラムであり、わが国でも多く実践されているWRAPを紹介する。国外ではWRAP以外にも複数の当事者主体のプログラムがあり、今後の発展が期待される領域である。

1) Wellness Recovery Action Plan (WRAP)

1990年代後半にCopelandらによって開発されたピアサポートのプログラムである。日本語では「元気行動回復プラン」とされ、当事者自身が困難を伴う状態を自分でチェックしてプランに沿った対処方法を作成し、困難を軽減することを目的としたセルフモニタリングのプログラムである。またそのなかには自身で判断・実施できなくなったときのために他の人に実施してもらいたいことについてもプランニングを行う。具体的には、日常生活管理プランの作成、調子を乱すきっかけになる状況や出来事（「引き金」）のチェック、調子を崩しつつあるかもしれないときにあ

らわれる注意サインの確認、クライシスプランなどを取り扱う。

　グループは研修を受けたピアの WRAP ファシリテーターによって行われる。なお、WRAP のなかでは、ピアとは人生の試練を乗り越え、成し遂げていくために WRAP を使っているもののことをいうため、疾患や社会的立場によって区別されない。すなわちリカバリーや自己決定の原則に基づいて、WRAP を学ぶものであるため、治療的介入を行う治療者ではないと考えられている[35]。海外では、WRAP 参加者が自分の行動や生活に対して、前向きに自己有能感をもつことができたとの報告もあり、エビデンスが示されている[36]。

　わが国では 2005 年に導入され、2007 年から WRAP ファシリテーター養成研修が開催され、本格的に実施されるようになった。現在では 500 名以上のファシリテーターが活動しグループは 20 を超えている。

(4) 評価

　全般的な社会機能を測定する指標として、The Global Assessment of Functioning (GAF Scale；機能の全体的評定尺度) があげられる。0（最低）〜100（最高）の間で対象者の重症度（病気の症状）と機能レベル（社会や職業上で果たす役割）の 2 項目を評価する。そのどちらかの低い方のコードを得点とするものである。

　また職業リハビリテーションでは厚生労働省編一般職業適性検査（GATB）や VPI 職業興味検査、職業レディネステストなどが用いられることがある。これらは対象者の能力の査定として行われるのではなく、個性や適性を活かせる分野の開拓という意味で使用されることが望ましいであろう。

2.4 環境（全体のシステムや取り組み）を切り口としたリハビリテーション

　精神科リハビリテーションにおいては、環境も対象者にとって非常に重要な要素である。環境調整に関わるいくつかの特徴的な方法や取り組みを紹介する。

(1) ケアマネジメント

　1960 年代のアメリカで州立の精神科病院が縮小され、精神障害者や知的障害をもつ人びとが地域で暮らすことになり、彼らを支援するために生まれた方法である。ケアマネジメントとは複数の領域（医療や福祉、介護など）にまたがって、さまざまなサービスを同時に利用する人びとに対して、適切なサービスを結びつけるための方法論である[37]。後述する ACT（包括型地域生活支援）など包括的な支援サービスを利用する場合において、多く利用されている。現在では、精神障害だけでなく、高齢者の地域生活支援においても中心的な手法として介護保険下で用いられている。

　ケアマネジメントでは、ケアマネジメントの対象者であることが決定すると、本

人の希望や生活能力、環境因子などの要素が評価される。その後複数のサービスを総合的な視点からみて、必要なタイミング、量、スタッフの役割などをマネジメントし、対象者が地域で安定して暮らせることができるようにケアプランを作成する。ケア会議とよばれるプラン策定のための会議には、対象者に関連する専門職、家族、本人が参加する。プランに基づいた介入が行われ、その後再評価が実施される。ケアマネジメントでは本人の長所や強み（ストレングス）に基づく視点から、リカバリーに結びつく対象者の支援を行っていくことが基本である。

(2) Assertive Community Treatment：ACT

ACT とは重篤な精神障害を抱え、頻回な入院や長期入院をしていた対象者が地域で暮らしていけるように、さまざまな専門職種から構成するチームが援助するプログラムである。(1)で示したケアマネジメントのなかでも、最も集中的で包括的なプログラムであり、すべてのサービスは対象者が暮らす地域で行われる（アウトリーチサービス）。

アメリカで 1975 年に予備研究が実施されてからさまざまな研究が実施され、ACT による入院利用の減少と、費用対効果が明らかとなった。日本では 1990 年代から少しずつ知られるようになり、2002 年から千葉県市川市でモデルプロジェクトとしてACT-J が開始された。その後、全国各地で ACT チームが発足するようになった[38]。

ACT の特徴としては、表15.3 に示した通りであり、実際には薬の処方や、疾病や服薬の自己管理を目的とした支援、個別の支持的療法、危機介入、入院期間中の継続支援、住居に関する支援、日常生活支援、身体的健康への支援、経済的サービスに対する支援、家族支援、就労支援、社会的なネットワークの回復と維持に対する支援など、多岐にわたる支援が行われる[39]。

3 まとめ

現在の精神科のリハビリテーションでは、対象者の生活や希望に対して、従来の医学モデルをベースとしたボトムアップでのアプローチと、リカバリー概念やストレングスに着目し、対象者のゴール像からアプローチするトップダウンアプローチの 2 つが存在する。それぞれのアプローチのメリット、デメリットを意識しながら、適切なアプローチを選択する必要があるだろう。

一方で、医療者側が対象者の生活像や将来をさまざまな情報から規定するようなパターナリズムが受け入れられる時代は終わり、対象者自身のもつ希望や権利に着目して、ともに歩んで行くリハビリテーションが求められていることは明らかであ

る。また、精神科リハビリテーションは、社会への参加、復権を目的にしているため、その時代の社会構造からも大きな影響を受ける。広い視点から対象者に取って、最も望ましいリハビリテーションのアプローチや形を選択していくことが重要であろう。

表 15.3 ACT プログラムの特徴 [38]

1. 伝統的な精神保健・医療・福祉サービスの下では地域生活を続けることが困難であった重い精神障害を抱えた人を対象としている。

2. 看護師、ソーシャルワーカー、作業療法士、職業カウンセラー、精神科医など、さまざまな職種の専門家から構成されるチーム（多職種チーム）によってサービスが提供される。

3. 集中的なサービスが提供できるように、10 人程度のスタッフからなるチームの場合、100 人程度に利用者数の上限を設定している。

4. 担当スタッフがいないときでも質の高いサービスを提供できるように、チームのスタッフ全員で一人の利用者のケアを共有し、支援していく。

5. 必要な保健・医療・福祉サービスのほとんどをチームが責任をもって直接提供することでサービスの統合性を図っている。

6. 自宅や職場など、利用者が実際に暮らしている場所でより効果の上がる相談・支援が行われるように、積極的に訪問が行われる。

7. 原則としてサービスの提供に期限を定めず継続的な関わりをしていく。

8. 1 日 24 時間・ 365 日体制で、危機介入にも対応する。

参考文献

1) 鎌倉矩子、山根寛、二木淑子「OT の世界　OT を知りたい・考えたい人のために　第 2 版」三輪書店　2004

2) カタナ・ブラウン「リカバリー　希望をもたらすエンパワーメントモデル」金剛出版　2012

3) チャールズ・A・ラップ、リチャード・J・ゴスチャ「ストレングスモデル 第 3 版 リカバリー志向の精神保健福祉サービス」金剛出版　2014

4) 伊東香純 ： ストレングスモデルにおけるリカバリー概念の批判的検討.　Core ethics, 12. 2016

5) Jääskeläinen E, Juola P, Hirvonen N, McGrath JJ, Saha S, Isohanni M, Veijola J, Miettunen J.： A systematic review and meta-analysis of recovery in

schizophrenia. Schizophr Bull, 39(6), 2013.

6) K. H. Nuechterlein, D. M. Barch, J. M. Gold, T. E. Goldberg, M. F. Green, and R. K. Heaton: Identification of separable cognitive factors in schizophrenia. Schizophrenia Research, 72(1), 2004.

7) D. M. Barch, C. S. Carter, A. Arnsten et al.: Selecting paradigms from cognitive neuroscience for translation into use in clinical trials: proceedings of the Third CNTRICS meeting. Schizophrenia Bulletin, 35(1), 2009.

8) M. F. Green, K. H. Nuechterlein, R. S. Kern et al.: Functional co-primary measures for clinical trials in schizophrenia: results from the MATRICS Psychometric and Standardization Study. The American Journal of Psychiatry, 165(2), 2008.

9) C. R. Bowie, W. W. Leung, A. Reichenberg et al: Predicting Schizophrenia patients' real-world behavior with specific neuropsychological and functional capacity measures. Biological Psychiatry, 63(5), 2008.

10) David J Castle : Where to for Australian mental health services? Promoting self-efficacy. Australian & New Zealand Journal of Psychiatry, 47(8), 2013.

11) Thorsen AL, Johansson K, Løberg EM : Neurobiology of cognitive remediation therapy for schizophrenia: a systematic review. Front Psychiatry, 15, 2014.

12) T. S. Woodward, J. C. Whitman, K. Arbuthnott, T. L. Kragelj, J. Lyons, and E. Stip: Visual search irregularities in schizophrenia depends on display size switching. Cognitive Neuropsychiatry, 10(2), 2005.

13) アリス・メダリア、ナディン・レヴハイム、ティファニー・ハーランズ著　中込和幸・最上多美子 監訳「精神疾患に置ける認知機能障害の矯正法 臨床家マニュアル」星和書店　2008

14) NPO法人地域精神保健福祉機構・コンボ　発行者大島巌: 統合失調症を知る心理教育テキスト当事者版　あせらず・のんびり・ゆっくりと　自分の夢希望への一歩. NPO法人地域精神保健福祉機構・コンボ. 2009.

15) Xia J, Merinder LB, Belgamwar MR : Psychoeducation for schizophrenia. Cochrane Database Syst Rev. 15(6), 2011

16) Tursi MF, Baes Cv, Camacho FR, Tofoli SM, Juruena MF.: Effectiveness of psychoeducation for depression: a systematic review. Aust N Z J Psychiatry, 47(11), 2013 .

17) NPO 法人地域精神保健福祉機構・コンボ　発行者大島巌：統合失調症を知る心理教育テキスト家族版　上手な対処・今日から明日へ　〜病気・薬・くらし〜. NPO 法人地域精神保健福祉機構・コンボ, 2009

18) Sin J, Norman I J：Psychoeducational interventions for family members of people with schizophrenia:a mixed-method systematic review. Clin Psychiatry, 74(12), 2013

19) 吉見明香、加藤大慈、藤田英美、中村亮太、平安良雄: 15. Illness Management and Recovery（IMR：疾患管理とリカバリー）. 精神科治療学, 31 巻増刊号　統合失調症のベストプラクティス, 2016.

20) 大野裕：こころが晴れるノート—うつと不安の認知療法自習帳. 創光社、2003.

21) Antonia N. Kaczkurkin：Cognitive-behavioral therapy for anxiety disorders:an update on the empirical evidence. Dialogues Clin Neurosci, 17(3), 2015

22) McKay D, Sookman D, Neziroglu F, Wilhelm S, Stein DJ, Kyrios M, Matthews K, Veale D:Efficacy of cognitive-behavioral therapy for obsessive-compulsive disorder. Psychiatry Res. 227(1), 2015.

23) C Dalle Grave R, El Ghoch M, Sartirana M, Calugi S.：Cognitive Behavioral Therapy for Anorexia Nervosa: An Update. Curr Psychiatry Rep, 18(1), 2016.

24) 日本摂食障害学会、摂食障害治療ガイドライン作成委員会「摂食障害治療ガイドライン」医学書院　2012

25) Steffen Moritz. Todd S. Woodward Marit Hauschildt. Takuma Ishigaki: 統合失調症のためのメタ認知トレーニング（MCT）日本語版マニュアル第 6.0 版. Meta cognition Study Group Van Ham Campus Press, 2010 年.

26) デイビッド・ロバーツ、デイビット・ペン、デニス・コームズ著　中込和幸・兼子幸一・最上多美子　監訳「社会認知並びに対人関係のトレーニング（SCIT Social Cognition and Interaction Training) 治療マニュアル」星和書店　2011

27) Oosterhout B, Smit F, Krabbendam L, Castelein S, Staring AB, Gaag M: Metacognitive training for schizophrenia spectrum patients: a meta-analysis on outcome studies. Psychol Med, 46(1), 2016.

28) Henderson AR: The impact of social cognition training on recovery from psychosis. Curr Opin Psychiatry., 26(5), 2013.

29) 柴哲次郎・皿田洋子「精神科領域における社会生活技能訓練の実際　事例で学ぶSST」福岡県 SST 協会編　日総研　2000

第15章　精神科リハビリテーション

30) Kurtz MM1, Mueser KT. J：A meta-analysis of controlled research on social skills training for schizophrenia. Consult Clin Psychol, 76(3), 2008.

31) 中谷真樹・重廣泰世：24.就労支援② IPS（ Individual Placement and Support:個別職業紹介とサポート）援助付き雇用.精神科治療学31巻増刊号　2016

32) デボラ・R・ベッカー，ロバート・E・ドレイク「精神障害を持つ人たちのワーキングライフ　IPS:チームアプローチに基づく援助付き雇用ガイド」金剛出版　2004

33) Nieuwenhuijsen K, Faber B, Verbeek JH, Neumeyer-Gromen A, Hees HL, Verhoeven AC, van der Feltz-Cornelis CM, Bültmann：Interventions to improve return to work in depressed people. Cochrane Database of Systematic reviews, 12, 2014.

34) Kim T. Mueser, Frances Deavers, David L. Penn, and Jeffrey E. Cassisi Annu：Psychosocial Treatments for Schizophrenia. Rev. Clin. Psychol, 9, 2013.

35) 坂本明子：16.WRAP-ピア主導のリカバリーツール-. 精神科治療学31巻増刊, 2016.

36) Duckworth K1, Halpern L. ：Peer support and peer-led family support for persons living with schizophrenia. Curr Opin Psychiatry, 27(3), 2014.

37) 野中猛「精神科リハビリテーション論　リカバリーへの道」岩崎学術出版社 2006

38) 西尾雅明：21.ACT(Assertive Community Treatment)の現状と課題. 精神科治療学,31巻増刊号.2016.

39) 西尾雅明「ACT入門　精神障害者のための包括型地域生活支援プログラム」金剛出版　2004

第 16 章

精神医療関連法規

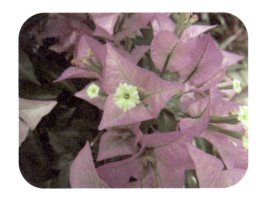

1 はじめに

　精神医療の場においては、しばしば患者の人権を侵害するような処遇を取らざるを得ない事態に遭遇する。そのような行為は患者の医療と保護に必要だという名目で、パターナリズム（父権主義）の精神のもとで行われてきた。パターナリズムは古くから医療従事者に根差した精神であるが、近年では患者およびその家族などから批判を受けることもある。パターナリズムは、弱者を守るために強者に与えられた権限として理解されている。しかし必ずしも弱者の意思に沿ったものではないし、その同意を得ることも想定していない。精神障害者は歴史的にみても社会から不必要に隔離されたり、必要な保護を受けられなかったりした事実が存在する。さらに医療システムでは、医療者は患者より身体的あるいは心理的に強い立場にある。したがって、そのような不平等な関係性を当然のことのように感じてしまう構造になっているのである。

　古くから存在する患者と医療者の関係性には、さまざまな分野で疑問が投げかけられてきた。例えば、終末期の延命治療に関する自己決定権や、治療方針に関するインフォームドコンセントの問題などがそうである。精神医療においても患者あるいは家族などの自己決定権を重視し、より開放的で社会復帰を目指した治療システムの構築が期待されている。しかし自己決定権を重視する立場と反対に、精神障害によって判断力が低下あるいは欠如することがあるのも事実である。この相反する立場を和解させるには、医療モデルよりも司法モデルを応用することが必要になってきたのである。すなわちそれぞれの意見をもとにして、両者の合意が得られるような法律的な枠組みを作成するのである。医療システムにおける司法モデルの重要性に鑑み、本章では最初に精神医療に関連する法規の歴史的変遷について述べる。次いで日常臨床で患者の処遇に必要な精神保健福祉法について、さらに心神喪失者等医療観察法と発達障害者支援法について概要を述べる。

2 精神医療関連法規の歴史的変遷

　わが国では明治政府による近代化政策の以前には、国内で適応される精神医療に関連する法規は存在しなかった。しかし実際的に精神障害者は、親類預けや家庭内監置などの処遇を受けていたと考えられている。明治維新の後に政府は数々の法律を制定したが、そのなかで精神医療に関する最初の法律は 1900（明治 33）年に公布

された精神病者監護法であった。この法律が制定される契機となったのは、当時の旧相馬藩主が精神疾患を発症したことに端を発するいわゆる相馬事件であった。この事件では旧藩主側とそれに対抗する派閥との間で抗争が続き、医師、大学教授、マスメディアなどを巻き込んだ一大事件となった。精神病者監護法の目的は精神障害者の不法監禁などの防止であったが、結局は私宅監置を合法化することになったとされている。

　当時の帝国大学教授であった呉秀三は精神障害者の実態調査を行い、その悲惨な状況について報告した。その結果として政府は 1919（大正 8）年に精神病院法を制定し、精神科病院における治療や保護の必要性が定められた。しかし現実的には精神障害者の処遇に大きな改善はみられず、さらに昭和に入り戦時体制化が進むと患者の処遇も悪化していった。この時代の精神科病院の様子は、小説家北杜夫の書いた「楡家の人びと」に詳細に描かれている。

　太平洋戦争における敗戦の後に多くの法律が新たに制定されたが、精神医療に関しては 1950（昭和 25）年に精神衛生法が公布された。この法律の制定により明治以来の精神病者監護法と精神病院法は廃止され、現在まで続く患者本位の精神医療の基礎が築かれた。しかし 1964（昭和 39）年に、東京で駐日アメリカ大使のライシャワーが精神障害者にナイフで刺されて重傷を負うという事件が発生した。これをきっかけとして 1965（昭和 40）年に精神衛生法が改正され、いわゆる自傷他害の恐れのある患者の通報についての規定が加えられた。

　その当時のわが国は経済的な高度成長期にあり、また 1961（昭和 36）年に国民皆保険制度となったこともあり、全国で数多くの民間精神科病院が開院した。そのため精神医療は入院と隔離が主体となり、通院や社会復帰は後回しになったとされている。そのような状況が長年にわたり続いた後 1984（昭和 59）年に、民間精神科病院において患者の暴行死が相次いで起こっていたことが報道された。この事件は海外でも報道され、わが国の精神医療の閉鎖性に対する国際的な批判が相次ぐことになった。このため政府は 1987（昭和 62）年に精神保健法を制定し、任意入院の新設などを含む患者の人権保護と社会復帰を精神医療の主眼とすることにした。この法律は 1995（平成 7）年に精神保健福祉法となり、現在に至っている。また 2001（平成 13）年に小学生無差別殺傷事件が起きたことを契機として、2003（平成 15）年に心神喪失者等医療観察法が制定されている。

　このような歴史的変遷をみると、わが国が明治維新と太平洋戦争という 2 回の困難を経て、近代化と経済発展を成し遂げたことと精神医療の関連が明らかになってくる。すなわち欧米に比して近代国家の成立が遅れた日本においては、まず医療の

近代化として感染症を含む身体疾患への対応が優先された。その結果として当時は治療方法のなかった精神障害に対しては、医療はもとより保護的措置さえも顧みられなかったのである。その後国力が増大するに従い、身体疾患への対応については欧米との差は縮小したが、残念ながら戦争により灰塵に帰することになった。

日本の戦後復興は目覚ましかったが、政策的には精神医療に対する優先順位は低かったといわざるを得ない。なかでも精神科病院においては、医師・看護師と病床数の比率が一般病院よりも低くてもよいという特例が長年にわたり維持されている。そのため内科・外科などよりも少ないマンパワーで診療にあたることとなり、結果としては患者の利益が損なわれることになる。また政策決定においても常に後回しとなることから、対応が後手にまわり世間の耳目を集める事件などが起こってから対処することが繰り返されている。21世紀の日本では社会保障費の増大が懸念されているが、精神医療の重要性は高まる一方である。このような厳しい状況のなかで、精神障害者に対する質の高い医療と福祉をいかにして実現し継続していくのか課題は山積している。

3 精神保健及び精神障害者福祉に関する法律（以下、精神保健福祉法とする）

以下に同法を抜粋して、実際の診療場面で留意すべき点について解説する。

> **第一章　総則**
>
> （この法律の目的）
> **第一条**　この法律は、精神障害者の医療及び保護を行い、障害者の日常生活及び社会生活を総合的に支援するための法律（平成十七年法律第百二十三号）と相まってその社会復帰の促進及びその自立と社会経済活動への参加の促進のために必要な援助を行い、並びにその発生の予防その他国民の精神的健康の保持及び増進に努めることによって、精神障害者の福祉の増進及び国民の精神保健の向上を図ることを目的とする。

基本的に本法の最終的な目的は精神障害者の社会復帰の促進と、国民全体の精神的健康の維持増進にあることが明確に述べられている。そのための手段として後に述べるような、強制的な入院などの措置があることを忘れてはならない。

> **（定義）**
>
> **第五条**　この法律で「精神障害者」とは、統合失調症、精神作用物質による急性中毒又はその依存症、知的障害、精神病質その他の精神疾患を有する者をいう。

　精神障害者の定義が述べられているが、現在の診断基準（DSM‐5など）に比して単純で内容も乏しい。一方では「その他の精神疾患」という部分で、すべての精神障害を網羅しているという考え方もある。

> ## 第五章　医療及び保護
>
> **第一節　任意入院**
>
> **第二十条**　精神科病院の管理者は、精神障害者を入院させる場合においては、本人の同意に基づいて入院が行われるように努めなければならない。
>
> **第二十一条**　精神障害者が自ら入院する場合においては、精神科病院の管理者は、その入院に際し、当該精神障害者に対して第三十八条の四の規定による退院等の請求に関することその他厚生労働省令で定める事項を書面で知らせ、当該精神障害者から自ら入院する旨を記載した書面を受けなければならない。
>
> ２　精神科病院の管理者は、自ら入院した精神障害者（以下「任意入院者」という。）から退院の申出があつた場合においては、その者を退院させなければならない。
>
> ３　前項に規定する場合において、精神科病院の管理者は、指定医による診察の結果、当該任意入院者の医療及び保護のため入院を継続する必要があると認めたときは、同の規定にかかわらず、七十二時間を限り、その者を退院させないことができる。

　第五章は主に入院形態について述べられており、臨床業務には極めて重要な部分である。基本的に精神障害者に対しては、まず患者本人の同意に基づいて入院が行われる必要があることが示されている。すなわち初めから強制的な入院を考慮するのではなく、あくまで患者の同意が得られるように説得する義務がある。自ら入院の意思がある場合には任意入院とするが、これについて患者には文書で説明しなければならない。任意入院では開放的処遇を行い、患者から退院の申し出があれば退院させなければいけない。

　しかし一方で指定医が入院を継続する必要があると判断した場合には、72時間に限り退院を制限することができる。この72時間の退院制限については、臨床場面ではしばしば行われる制限である。この処遇は入院時の説明文書に記載されているが、

多くの患者は十分に理解していない。この項の目的は、退院させることで、患者の医療と保護が十分に行えなくなることを防ぐことにある。しかし自らの意思で入院した患者としては、退院が制限されることへの不満が生じることは理解すべきであろう。

第二節　指定医の診察及び措置入院

（診察及び保護の申請）

第二十二条　精神障害者又はその疑いのある者を知つた者は、誰でも、その者について指定医の診察及び必要な保護を都道府県知事に申請することができる。

（警察官の通報）

第二十三条　警察官は、職務を執行するに当たり、異常な挙動その他周囲の事情から判断して、精神障害のために自身を傷つけ又は他人に害を及ぼすおそれがあると認められる者を発見したときは、直ちに、その旨を、最寄りの保健所長を経て都道府県知事に通報しなければならない。

（検察官の通報）（保護観察所の長の通報）（矯正施設の長の通報）省略

（都道府県知事による入院措置）

第二十九条　都道府県知事は、第二十七条の規定による診察の結果、その診察を受けた者が精神障害者であり、かつ、医療及び保護のために入院させなければその精神障害のために自身を傷つけ又は他人に害を及ぼすおそれがあると認めたときは、その者を国等の設置した精神科病院又は指定病院に入院させることができる。

（入院措置の解除）

第二十九条の四　都道府県知事は、第二十九条第一項の規定により入院した者（以下「措置入院者」という。）が、入院を継続しなくてもその精神障害のために自身を傷つけ又は他人に害を及ぼすおそれがないと認められるに至つたときは、直ちに、その者を退院させなければならない。この場合においては、都道府県知事は、あらかじめ、その者を入院させている精神科病院又は指定病院の管理者の意見を聞くものとする。

　本節では、主に自傷他害の恐れのある患者に対する措置入院について述べられている。しかしその前に、誰でも精神障害者もしくはその疑いのある者を知った場合には、その者が診察または保護を受けるように申請することが可能である。次いで警察官や矯正施設長は、自傷他害の恐れのある者を発見した場合には通報する義務

がある。この例として往来で保護した人や矯正施設から退所する人が、該当するような状態にある場合に本項が適応される。

　診察の結果精神障害のため自傷他害の恐れがある場合には、患者本人や家族などの同意がなくとも当人を精神科病院に入院させることができる。この場合には、2名の指定医の診察を経なければならない。このような入院形態を措置入院という。自傷他害の恐れがなくなった場合には患者を退院させなければならないが、場合によっては後に述べる医療保護入院に変更して入院を継続することがある。措置入院を解除して直ちに退院させることも可能であるが、その場合は慎重な判断が求められるだろう。

第三節　医療保護入院等

（医療保護入院）

第三十三条　精神科病院の管理者は、次に掲げる者について、その家族等のうちいずれかの者の同意があるときは、本人の同意がなくてもその者を入院させることができる。

一　指定医による診察の結果、精神障害者であり、かつ、医療及び保護のため入院の必要がある者であつて当該精神障害のために第二十条の規定による入院が行われる状態にないと判定されたもの

（医療保護入院者の退院による地域における生活への移行を促進するための措置）

第三十三条の四　医療保護入院者を入院させている精神科病院の管理者は、精神保健福祉士その他厚生労働省令で定める資格を有する者のうちから、厚生労働省令で定めるところにより、退院後生活環境相談員を選任し、その者に医療保護入院者の退院後の生活環境に関し、医療保護入院者及びその家族等からの相談に応じさせ、及びこれらの者を指導させなければならない。

　医療保護入院は強制的な入院のうち、最も頻度が高い入院形態である。精神障害のため医療と保護が必要であると1名の指定医により判断され、かつ家族などの同意が得られた場合には患者の同意がなくとも入院させることができる。ここで家族等のうちいずれかのものとは、配偶者、親権者、扶養義務者（直系血族、同胞、三親等内の親族）、後見人、保佐人などをさしている。任意入院では患者が退院請求をしても、72時間はそれを制限することが可能である。その間に家族などの同意を得て、医療保護入院へ変更することは臨床場面でよく行われている。また医療保護入

院患者に対しては、退院後生活環境相談員を選任することが定められている。退院後生活環境相談員は精神保健福祉士、保健師、作業療法士、その他、が担当することができる。

（応急入院）

第三十三条の七　厚生労働大臣の定める基準に適合するものとして都道府県知事が指定する精神科病院の管理者は、医療及び保護の依頼があつた者について、急速を要し、その家族等の同意を得ることができない場合において、その者が、次に該当する者であるときは、本人の同意がなくても、七十二時間を限り、その者を入院させることができる。

実際の臨床場面では精神障害のために医療と保護が必要と判断されても、患者の同意が得られず、また家族などの同意も得られない場合がある。このような例では医療保護入院の要件を満たせないので、代わりに72時間に限り応急入院として入院させることができる。この間に家族などの同意を得るなどの対応を行い、医療保護入院へ変更することがある。また家族などが不明の場合も、一時的にこの入院形態をとることができる。

第四節　精神科病院における処遇等

（処遇）

第三十六条　精神科病院の管理者は、入院中の者につき、その医療又は保護に欠くことのできない限度において、その行動について必要な制限を行うことができる。

２　精神科病院の管理者は、前項の規定にかかわらず、信書の発受の制限、都道府県その他の行政機関の職員との面会の制限その他の行動の制限であつて、厚生労働大臣があらかじめ社会保障審議会の意見を聴いて定める行動の制限については、これを行うことができない。

第四節では入院中の精神障害者に対して、医療と保護のために必要な行動の制限を行うことができると定めている。しかしいかなる場合でも、信書の発受は制限することができない。また行政機関の職員との面会についても、制限できないものがあることは知っておく必要がある。

> **（退院等の請求）**
>
> **第三十八条の四** 精神科病院に入院中の者又はその家族等（その家族等がない場合又はその家族等の全員がその意思を表示することができない場合にあつては、その者の居住地を管轄する市町村長）は、厚生労働省令で定めるところにより、都道府県知事に対し、当該入院中の者を退院させ、又は精神科病院の管理者に対し、その者を退院させることを命じ、若しくはその者の処遇の改善のために必要な措置を採ることを命じることを求めることができる。
>
> **（退院等の請求による審査）**
>
> **第三十八条の五** 都道府県知事は、前条の規定による請求を受けたときは、当該請求の内容を精神医療審査会に通知し、当該請求に係る入院中の者について、その入院の必要があるかどうか、又はその処遇が適当であるかどうかに関し審査を求めなければならない。

　精神科病院に入院中の者あるいはその家族などは、その者の退院や入院中の処遇の改善を請求することができる。この場合はまず患者本人または家族などから都道府県に対して、退院請求または処遇改善請求が提出される。それに基づいて各都道府県に設置された精神医療審査会が、その内容を審査して対応を決定し関係者に通知する。その際に審査会の委員らは、患者、家族など、担当医と面接し状況を調査する。

4　隔離と身体拘束

　入院中の患者に対して行われる行動制限のうち、隔離と身体拘束はその制限の程度が極めて高いため慎重に行う必要がある。これらの処遇は、指定医の指示のもとに開始される。

　隔離とは内側から本人の意志により出ることができない部屋へ一人だけ入室させることで、12時間を超えるものをさす。この場合は1日に1回は診察し、カルテの記載を行うことが定められている。また2名以上の患者を、同じ部屋へ入れることはできない。対象となる患者としては、① 他患者との関係が病状に著しい影響を与える、② 自殺企図や自傷行為が切迫している、③ 他害行為や迷惑行為、器物破損がある、④ 不穏、多動、爆発性が目立つ、⑤ 身体合併症の検査や処置が必要、などである。

身体拘束とは衣類または綿入り帯などを利用して、一時的に患者の身体を拘束し運動を抑制することである。この方法は行動制限の最も強いものであるため、他に代替方法がない場合に限られている。身体拘束を行っている場合は、頻回に診察しカルテ記載を行うことと定められている。対象となる患者は、① 自殺企図や自傷行為が切迫している、② 多動・不穏が顕著である、③ 生命に危険がある場合、などである。

一方で車いすからの転落防止、就寝時の転落防止、点滴中の四肢の固定、感染症拡散防止などは隔離や身体拘束には該当しないとされている。

5 心神喪失等の状態で重大な他害行為を行った者の医療及び観察等に関する法律（以後、医療観察法とする）

本法について概要を述べる前に、心神喪失および心神耗弱という言葉について説明する。これらは刑法第三十九条にある、「心神喪失者の行為は、罰しない。心神耗弱者の行為は、その刑を減軽する。」という条文に基づいている。精神障害によりまったく善悪の判断ができない状態（心神喪失）で行われた行為は、例え法律に触れていても罰することはできない。またそれほど重度ではないが、やはり善悪の判断力が低下していた場合（心神耗弱）には、刑の程度を軽減すると決められている。

このため重大な他害行為を行ったとしても、心神喪失者であれば不起訴になるか、裁判で無罪になることが問題となっていた。さらにこのような場合に、触法行為を行った精神障害者は刑に服することも治療を受けることもなく放置される可能性も指摘されていた。このような医療と司法の境界にある精神障害者に対して、適切な医療を受けさせて社会復帰に向かわせることを目的として本法が制定されたのである（図 16.1）。

この法律の対象となる重大な他害行為とは、殺人、放火、強盗、強制性交等、強制わいせつ、傷害（傷害以外は未遂も含む）である。対象となる精神障害者は、心神喪失または心神耗弱の状態で重大な他害行為を行い、不起訴となるか無罪等が確定した人である。これらの人に対して、検察官が医療観察法による医療および観察を受けさせるべきかどうかを地方裁判所に申立てを行う。これにより医療機関で精神鑑定が行われ、合議体による審判で処遇の要否と内容の決定が行われる。

審判の結果、入院による医療の決定を受けた人に対しては、指定入院医療機関において専門的な医療の提供が行われる。入院中から社会復帰調整官により、退院後の生活環境の調整が実施される。審判で入院以外の決定（外来通院など）を受けた

人、および退院を許可された人は、原則として3年間指定通院医療機関で治療を受ける。2017（平成29）年10月の時点で、全国で745名に対して本法に基づいた入院治療が行われている。

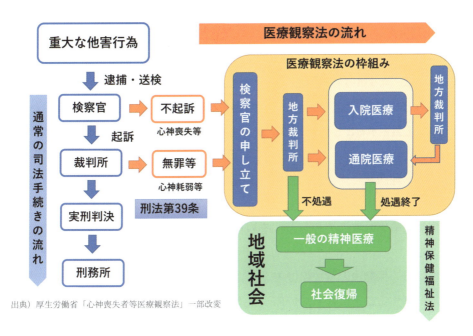

図16.1　医療観察法制度の仕組み

6 発達障害者支援法

従来から発達の上で知的能力障害のある者に対する法律的な支援はあったが、それ以外の発達障害をもつ者に対する支援法はなかった。しかし学校教育や精神医療の場面で、自閉スペクトラム症、注意欠如・多動症、限局性学習症などへの対応がますます重要視されるようになってきた。その支援のために定められた法律が、発達障害者支援法（平成16年施行、平成28年改正）である。この法律では、発達障害者の心理機能の適正な発達および円滑な社会生活の促進のため、早期にかつ切れ目なく支援を行うことが特に重要であるとしている。

> （定義）
> 第二条　この法律において「発達障害」とは、自閉症、アスペルガー症候群その他の広汎性発達障害、学習障害、注意欠陥多動性障害その他これに類する脳機能の障害であってその症状が通常低年齢において発現するものとして政令で定めるものをいう。

第16章　精神医療関連法規

　　従来の障害者基本法などでは十分に対応ができなかった点を鑑みて、発達障害の定義を定めている。さらにこの法律は発達障害者に対する「社会的障壁」にも言及しており、日常生活または社会生活を営む上で障壁となる社会における事物、制度、慣行、観念その他一切のものとされている。

（基本理念）

第二条の二　発達障害者の支援は、全ての発達障害者が社会参加の機会が確保されること及びどこで誰と生活するかについての選択の機会が確保され、地域社会において他の人々と共生することを妨げられないことを旨として、行われなければならない。

　　法律の基本理念として発達障害者の支援が、社会的障壁を除去し個々の状態に応じた形で、関係各機関の連携のもとに行われるべきだとしている。さらに国民の責務として発達障害の特性の理解と、その自立および社会参加に協力するようによびかけている。

　　市町村は母子保健法と学校保健安全法に基づき、健康診査において発達障害の早期発見に留意することになっている。保育所や学校教育において、障害者が自らの特性を踏まえた保育や教育を受けられるよう、適切な支援を行うように定めている。また大学や高等専門学校は、個々の発達障害者の特性に応じ、適切な教育上の配慮をすることになっている。

（就労の支援）

第十条　国及び都道府県は、発達障害者が就労することができるようにするため、発達障害者の就労を支援するため必要な体制の整備に努めるとともに、（略）個々の発達障害者の特性に応じた適切な就労の機会の確保、就労の定着のための支援その他の必要な支援に努めなければならない。

3　事業主は、発達障害者の雇用に関し、その有する能力を正当に評価し、適切な雇用の機会を確保するとともに、個々の発達障害者の特性に応じた適正な雇用管理を行うことによりその雇用の安定を図るよう努めなければならない。

　　就労支援には公的機関の対応とともに、民間の事業主に対しても発達障害者の雇用機会の確保と個々の特性にあわせた職場環境を整備するように定めている。また希望する地域での自立した生活を支援し、いじめや虐待を受けることを防止するための支援を明言している。

コラム　生物学的精神医学

　精神疾患の原因を科学的に解明することは、その疾患に起因するスティグマを解消し患者の社会復帰に大きく貢献することは議論の余地がない。そのような研究領域のひとつとして、生物学的精神医学（Biological psychiatry）がある。20世紀後半から医学研究の中心は米国に移ったが、そのなかでも生物学的精神医学の隆盛は1980年代以降に始まった。

　それまでの米国では力動的精神医学が主流であり、精神分析などを用いた神経症や境界例の理解と治療が進んでいた。しかし米国精神医学会による操作的診断基準であるDSM-Ⅲが発表され、まず神経症の概念の解体が生じた。同じ頃にドーパミンを始めとする脳内神経伝達物質の研究が進み、パーキンソン病の治療方法が開発された。それに伴い統合失調症のドーパミン仮説が提唱され、世界的にも脳科学的な精神疾患の理解が急速に進展したのである。加えてブッシュ米国大統領は1990年代をDecade of the brain（脳の10年）として、脳研究に多額の国家予算をつぎ込んだ。ここで脳画像などが研究手法として一般化し、統合失調症における前頭葉仮説が提唱された。さらにHuman Genome Project（ヒトゲノム計画）によりヒトゲノムの全塩基配列が解明されたことで、その後は精神疾患に関する遺伝子研究に弾みがついた。

　最近では脳画像研究と遺伝子研究を組み合わせた、Imaging genetics研究が生物学的精神医学の主要な方法として確立している。

参考文献

1)　上島国利、立山萬里、三村將 編集「精神医学テキスト　改訂第4版　―精神障害の理解と治療のために―」南江堂

2)　厚生労働省「心神喪失者等医療観察法」

第 17 章

国試問題と解説

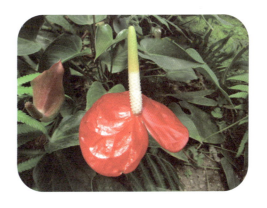

第17章 国試問題と解説

1 統合失調症

基礎編

1 統合失調症の亜急性期と回復期とに共通する作業療法の目的はどれか。

1. 役割行動　　2. 欲求の充足　　3. 自信の回復　　4. 達成感の獲得　　5. 生活リズムの回復

2 統合失調症で現れにくいのはどれか。

1. 幻声　　2. 思考奪取　　3. 被影響体験　　4. 解体した会話　　5. 夜間の意識変容

3 統合失調症患者の特徴で正しいのはどれか。2つ選べ。

1. 合理的な理由づけ　　2. 作業能率の低下　　3. 持続性の維持　　4. 社交性の高さ

5. 認知のゆがみ

4 統合失調症の予後について正しいのはどれか。

1. 男性の方がよい。　　2. 若年発症の方がよい。　　3. 陰性症状が優位な方がよい。

4. 緩徐に発症したものの方がよい。　　5. 発症から治療開始までの期間が短い方がよい。

5 統合失調症の再発時にみられる前駆症状でないのはどれか。

1. 集中力が高まる。　　2. 緊張感が強くなる。　　3. 物音に過敏になる。

4. 身体に不調を感じる。　　5. 些細なことでイライラする。

6 統合失調症について正しいのはどれか。

1. 男性が女性より3倍多い。　　2. 緊張型では昏迷がみられる。　　3. 病前性格は循環気質が多い。　　4. 死亡率は健常者と同じである。　　5. 妄想型は破瓜型より発症年齢が低い。

7 自我の障害はどれか。

1. アンヘドニア　　2. 観念奔逸　　3. 妄想気分　　4. 離人症　　5. 連合弛緩

8 統合失調症患者が「自分は不老不死の薬を開発して人類を救うと突然分かった」と述べた。この症状はどれか。2つ選べ。

1. 誇大妄想　　2. 作為体験　　3. 妄想気分　　4. 妄想知覚　　5. 妄想着想

9 統合失調症の認知機能を評価するために用いる尺度はどれか。

1. GAF　　2. BPRS　　3. Rehab　　4. PANSS　　5. BACS-J

10 統合失調症の前駆期にみられるのはどれか。

438

1. 聴覚過敏　　2. 奇異な妄想　　3. 滅裂な思考　　4. 感情の平板化　　5. 緊張病症候群

11 幻覚の精神症状評価を含む尺度はどれか。2つ選べ。

1. BPRS　　2. CDR　　3. FAST　　4. LASMI　　5. PANSS

症例問題

1 21歳の女性。統合失調症。大学でグループ課題の実習中に錯乱状態となり入院した。入院後2週からベッドサイドでの作業療法が開始され、入院後7週で症状が落ち着いたため退院することになった。しかし、眠気やだるさ、疲労感があり、一方で復学への焦りが強い。
① この時期の患者の回復状態はどれか。

1. 急性期　　2. 亜急性期　　3. 回復期前期　　4. 回復期後期　　5. 維持期

② この時期の作業療法士の対応で適切でないのはどれか。

1. デイケアでの集団活動を促す。　　2. 自宅での過ごし方を指導する。　　3. 復学準備の開始時期を話し合う。　　4. 作業遂行の特徴を家族に伝える。　　5. 外来作業療法で支援を継続する。

2 16歳の女子。約6カ月前から、壁に向かってぶつぶつと独りで話をしている。悪口が聞こえる、と周囲を怖がる様子がみられ、学校に行かず自宅に閉じこもることが多くなった。両親に説得されて病院を受診したが、自分は病気ではないと治療に抵抗するため、ACT（Assertive Community Treatment）による訪問が開始された。この患者に優先すべきなのはどれか。

1. SSTを実施する。　　2. 復学に向けた検討を行う。　　3. 治療の必要性を納得させる。
4. 集団心理教育プログラムを行う。　　5. 患者の興味を話題にして関係性を築く。

3 19歳の男性。統合失調症。幻覚妄想がみられ、両親に付き添われて精神科病院を受診した。病識は曖昧であったが、外来医師と両親の説得で本人が入院に同意した。入院2日目の夜になって「こんなところにいては、お前はダメになる。薬を飲むと頭が変になってしまうぞという声が聞こえる。一刻も早く退院したい。入院時の同意は取り下げる」と強く訴え興奮したため、精神保健指定医の判断によって、両親の同意の下、非自発的な入院形態に変更された。この患者の変更後の入院形態はどれか。

1. 医療保護入院　　2. 応急入院　　3. 緊急措置入院　　4. 措置入院　　5. 任意入院

2 うつ病・双極性障害

第17章　国試問題と解説

基礎編

1　気分障害について正しいのはどれか。

1．うつ病は男性に多い。　2．うつ病の生涯有病率は3％である。　3．気分変調性障害はうつ病よりも短期間で治癒する。　4．季節性感情障害は日照時間が短くなると再燃しやすい。　5．脳内セロトニンの増加がうつ病の発症に関係している。

2　気分障害でみられやすい妄想はどれか。2つ選べ。

1．心気妄想　2．誇大妄想　3．被害妄想　4．嫉妬妄想　5．追跡妄想

3　うつ病でみられやすい訴えはどれか。

1．「テレビカメラで見張られている」　2．「何か恐ろしいことが起こりそうだ」
3．「新しいアイデアが次々と湧いてくる」　4．「自分の考えがみんなに知れ渡っている」
5．「取り返しのつかない罪を犯してしまった」

4　気分（感情）障害の特徴について正しいのはどれか。2つ選べ。

1．うつ病は男性に多い。　2．うつ病の生涯有病率は約1％である。　3．身体疾患を有する患者でうつ病の有病率が高い。　4．双極性感情障害はうつ病より遺伝的素因の関与が強い。
5．双極性感情障害はうつ病より平均初発年齢が高い。

5　双極性障害患者の作業療法においてみられやすいのはどれか。

1．多幸　2．過活動　3．せん妄　4．両価性　5．感情失禁

6　うつ状態の患者の作業療法中にみられる訴えはどれか。

1．「考えが次々に浮かんできます」　2．「考えが声になって聴こえます」　3．「考えが他人に知られます」　4．「考えがまったく浮かびません」　5．「考えが急に止められます」

7　うつ状態の評価を含む尺度はどれか。2つ選べ。

1．BPRS　2．POMS　3．TEG　4．WAIS-Ⅲ　5．WCST

8　双極性障害について正しいのはどれか。

1．発症率は女性が2倍多い。　2．気分安定薬が用いられる。　3．Ⅱ型では重度の躁状態がみられる。　4．単極性うつ病より遺伝的素因が少ない。　5．同一個人では躁病相の回数はうつ病相の回数より多い。

9　双極性障害と比較した場合のうつ病の特徴はどれか。

1．有病率が低い。　2．平均初発年齢が低い。　3．有病率の男女差が小さい。

440

3　不安症・強迫症・心的外傷後ストレス障害

4．一卵性双生児の罹患一致率が低い。　5．状況要因が誘因となって発症することが少ない。

症例問題

1　35 歳の女性。現在、6 カ月児の子育て中であるが、1 カ月前からテレビも新聞も見る気が起こらないほど周囲への興味・関心が低下し、子と触れ合うこともおっくうになった。物事の判断が鈍くなり、子育てに自信をなくし、自分を責め、ささいなことから不安になりやすくなったため、子を祖母に預けて精神科病院に入院した。入院翌日から不安の軽減を目的に作業療法が開始された。

① この患者に対する作業療法士の対応で適切なのはどれか。

1．体力の増強を図る。　2．趣味をみつけるよう促す。　3．子育てへの関心を高める。

4．日中の過ごし方を話し合う。　5．共同作業で他者と役割を分担させる。

② この患者に用いる作業活動で適切なのはどれか。

1．就労準備活動　2．会話を促す活動　3．創造力を要する活動　4．決断力を要する活動　5．短時間で完結する活動

2　55 歳の男性。うつ病。3 カ月前に昇格し研修部門の責任者となった。最近になり睡眠障害と気分の落ち込みとが出現した。職場では研修予定が立てられない、報告書の提出が遅れるなど仕事がこなせなくなった。心配した上司に勧められて精神科を受診し、休職することになった。この時点の作業療法で適切なのはどれか。2 つ選べ。

1．楽しい体験を勧める。　2．休息の重要性を伝える。　3．作業活動時間は短くする。

4．生活課題への取り組みを始める。　5．能力向上のための課題を提供する。

3 不安症・強迫症・心的外傷後ストレス障害

基礎編

1　作業療法中に「隣の人に触れるのが汚い」といい、プログラムを中断してしまった。この患者にみられる障害はどれか。

1．解離性障害　2．強迫性障害　3．身体表現性障害　4．妄想性パーソナリティ障害

5．非社会性パーソナリティ障害

2　強迫性障害について誤っているのはどれか。

1．曝露反応妨害法が用いられる。　2．強迫行為はさせられ体験による。　3．対称性へのこだわりがみられる。　4．不合理な観念が繰り返し浮かぶ。　5．選択的セロトニン再取り込

441

第17章　国試問題と解説

み阻害薬が用いられる。

---

3 PTSD（外傷後ストレス障害）について誤っているのはどれか。

1．アンヘドニアがみられる。　　2．アルコール乱用の要因となる。　　3．小さな物音にも敏感に反応する。　　4．症状は外傷後 1 カ月以内に改善する。　　5．原因となる出来事は、ほとんど誰にでも大きな苦悩を引き起こす。

---

4 雑踏の中で強い不安が生じ、その場所を避けるようになるのはどれか。

1．適応障害　　2．解離性障害　　3．強迫性障害　　4．広場恐怖症　　5．社交恐怖症

---

5 厳粛な場所で「バカヤロー」と叫んでしまわないか、繰り返し気にしている患者の病態はどれか。

1．社会恐怖　　2．広場恐怖　　3．解離性障害　　4．強迫性障害　　5．身体化障害

---

6 転換性障害の性格傾向はどれか。2 つ選べ。

1．強迫性　　2．依存性　　3．愛他性　　4．演技性　　5．攻撃性

---

7 パニック障害の患者に対する作業療法の目的で適切なのはどれか。

1．病識の獲得　　2．身辺処理能力の向上　　3．対人交流技能の向上　　4．不安対処能力の向上　　5．現実感喪失からの回復

---

8 神経症性障害について正しいのはどれか。2 つ選べ。

1．全般性不安障害では疾病利得がみられる。

2．強迫行為では不合理と思いながらも繰り返し手を洗う。

3．離人症では自分がとても重い病気ではないかと心配する。

4．社交恐怖では自分が見捨てられるのではないかと心配する。

5．予期不安ではパニック発作がまた起きるのではないかと心配する。

症例問題

1 28 歳の女性。電車を待つホームで突然動悸が激しくなり、死ぬのではないかという恐怖と息苦しさに襲われ、しゃがみこんでしまった。後日精神科を受診し、外来作業療法が開始された。

① この患者の疾患として適切なのはどれか。

1．解離性障害　　2．強迫性障害　　3．パニック障害　　4．注意欠陥/多動性障害

5．境界性パーソナリティ障害

442

② この患者への作業療法で適切でないのはどれか。

1. 内省を促す。　2. 心理教育を取り入れる。　3. 屋外でのプログラムを含める。

4. コラージュで自己表現を促す。　5. リラクセーションを指導する。

2　16歳の女子。6カ月前から特にきっかけはないのに次第に手洗いと入浴の時間が長くなった。1カ月前から手洗いに1時間半以上を使う状況となり、自分でもおかしいと感じるようになった。母親が途中でやめさせると余計に不安になり、最近ではやめさせようとすると反発して暴言を吐くようになった。そのため父親が本人を説得して精神科を受診した。

① この患者が示す症状はどれか。

1. 心気妄想　2. 強迫行為　3. 常同行為　4. チック障害　5. 精神運動興奮

② 作業療法中にたびたび手洗いを続けている。対応として最も適切なのはどれか。

1. 手を汚す作業に参加を促す。　2. 作業療法をしばらく中断する。　3. なぜ手洗いをしてしまうのか話し合う。　4. 手洗い行動を見守りながら作業復帰を待つ。

5. 手洗い行動が出たときに水道の蛇口を閉める。

4 摂食障害

基礎編

1　神経症性無食欲症と神経症性大食症の患者に共通してみられやすいのはどれか。

1. 過活動　2. 低栄養　3. 肥満恐怖　4. 病気の認識　5. 集中力の低下

2　摂食障害患者の作業療法で特徴的にみられるのはどれか。

1. 従順　2. 不注意　3. 易怒性　4. 表面的対応　5. 他者への干渉

3　神経性無食欲症について正しいのはどれか。2つ選べ。

1. 骨密度は増加する。　2. 消化管の吸収不全がある。　3. 食物に対する関心は低下する。

4. 自ら誘発する嘔吐がみられる。　5. ボディイメージのゆがみがある。

4　摂食障害患者の作業療法でみられる特徴はどれか。

1. 強迫性　2. 過大評価　3. 自己満足　4. 自己肯定　5. 自己主張

5　摂食障害患者の作業療法でみられる特徴はどれか。

1. 周囲に対する過剰適応　2. 課題の頻回な変更　3. 中途での投出し

4. 集中力の低下　5. 意欲の低さ

第17章　国試問題と解説

6 　神経性大食症について正しいのはどれか。

1．女性より男性に多い。　　2．高カリウム血症がみられる。　　3．神経性無食欲症からの
移行はない。　　4．カロリーの低いものを過食することが多い。　　5．代償行動で最も多い
のは自己誘発性嘔吐である。

症例問題

1 　17歳の女子。高校2年生。高校入学時、身長158cm、体重55kgであったが、同級生に
「太っている」といわれ、食事を制限して半年間に12kgやせた。高校1年の秋頃から月経が
不順になり、半年前から無月経となった。このため無月経と体重減少とを主訴に入院治療が
開始されたが各種検査を受けることに抵抗感が強い。母親は「もともと太ってなどいなかっ
たと説得して欲しい」と希望する。作業療法士の患者に対する治療的態度として適切なのは
どれか。2つ選べ。

1．心理的な問題には触れない。　　2．食事については、本人の判断に任せる。

3．受容的態度で、健康状態についての本人の考え方を尋ねる。

4．母親の希望を受け入れてもとの体重でも肥満でなかったことを説明する。

5．全身的な健康状態を確認する必要性を伝え、臨床検査を受けることを勧める。

2 　18歳の女子。身長160cm、体重35kg。交際していた相手から太っているといわれ、51
kgだった体重を1年半で現在の体重まで減量した。月経は停止している。「まだまだ太ってい
るのに私は意志が弱くてやせられない」といい、体重減少が著明となったため、精神科を受
診し、入院した。患者の評価として適切なのはどれか。

1．妄想がある。　　2．解離性の症状がある。　　3．転換性の症状がある。　　4．注意力が障
害されている。　　5．ボディイメージが障害されている。

5 物質関連障害

基礎編

1 　アルコール依存症で正しいのはどれか。

1．女性に多い。　　2．病期の進行に伴い、以前よりも少量の飲酒で酔いが回る。

3．振戦せん妄は飲酒中止後12時間以内にみられることが多い。

4．Wernicke脳症はアルコールの毒性が原因である。　　5．集団療法が有効である。

2 　アルコール依存症の患者が、作業療法の際に「お酒の飲み方以外は何も問題はない」と
主張した。この防衛機制はどれか。

1．昇華　　2．退行　　3．投射　　4．否認　　5．抑圧

3　アルコールによる精神障害に関連が強いのはどれか。

1．解離　　　2．過食　　　3．健忘　　　4．強迫　　　5．離人

4　アルコールの離脱症候群はどれか。2つ選べ。

1．病的酩酊　　2．痙攣発作　　3．複雑酩酊　　4．振戦せん妄　　5．Wernicke 脳症

症例問題

1　46歳の男性。アルコール依存症。以前から大酒家で、糖尿病、高脂血症、脂質異常症および肝機能障害を指摘されていた。出張先で連続飲酒状態になり、家族と会社嘱託医師の勧めでアルコール専門病棟に初めて入院した。離脱症状が治まって1週後、作業療法を開始することになった。作業療法参加時の観察事項として適切でないのはどれか。

1．飲酒要求による無断外出　　2．睡眠不足による注意力散漫　　3．肝機能障害による易疲労感　　4．フラッシュバックによる幻覚　　5．末梢神経障害による歩行障害

2　53歳の男性。アルコール依存症。34歳から頻回の入院を繰り返し、仕事も失い、妻とも離婚した。1週前から終日飲酒して、食事も摂らない状態が続くため入院となった。入院後は振戦せん妄がみられたが、3週後には状態が安定し、体力強化を目的に作業療法が処方された。作業療法場面でみられやすいのはどれか。

1．柔軟な判断　　2．高い目標設定　　3．共感的な感情表出　　4．熟慮に基づく行動
5．円滑な対人関係の構築

3　アルコール依存症の患者の離脱症状を示す発言はどれか。

1．「自分は飲酒量を減らさなければならない」　　2．「二日酔いで子供の運動会に行けなかった」　　3．「飲酒した晩の翌朝、迎え酒をすると汗が収まる」　　4．「妻が自分の飲酒についてあれこれいうのが不愉快だ」　　5．「自分は昔に比べて、ずいぶん酒が強くなったと思う」

6 パーソナリティ障害

基礎編

1　境界性パーソナリティ障害の特徴で正しいのはどれか。2つ選べ。

1．女性より男性に多い。　　2．自己像が不安定である。　　3．完全主義の傾向がみられる。
4．慢性の空虚感が支配している。　　5．有病率は統合失調症より低い。

第17章　国試問題と解説

2　見捨てられ不安を特徴とするのはどれか。

1．演技性パーソナリティ障害　　2．境界性パーソナリティ障害　　3．強迫性パーソナリティ障害　　4．非社会性パーソナリティ障害　　5．統合失調質パーソナリティ障害

3　作業療法中に簡単な作業であっても頻回に助言を求めるのはどれか。

1．依存性パーソナリティ障害　　2．演技性パーソナリティ障害　　3．妄想性パーソナリティ障害　　4．非社会性パーソナリティ障害　　5．自己愛性パーソナリティ障害

4　パーソナリティ障害と特徴の組み合わせで正しいのはどれか。

1．依存性パーソナリティ障害　—　嗜癖

2．演技性パーソナリティ障害　—　被暗示性

3．回避性パーソナリティ障害　—　冷淡

4．統合失調質パーソナリティ障害　—　攻撃性

5．非社会性パーソナリティ障害　—　几帳面

5　境界性パーソナリティ障害にみられないのはどれか。

1．不安定な感情　　2．孤立への欲求　　3．持続的な空虚感　　4．不明瞭な自己像

5．繰り返す自傷行為

6　「自分は劣っている」と自信がもてず、他人からの批判や拒絶に敏感で対人関係や社会参加が損なわれている。最も考えられるパーソナリティ障害はどれか。

1．妄想性　　2．依存性　　3．非社会性　　4．統合失調質　　5．不安性(回避性)

症例問題

1　20歳の女性。幼少時に両親が離婚した後、友人関係が不安定となりトラブルが絶えなかった。中学入学後から些細なことでリストカットするようになり、精神科を受診し、その後、入退院を繰り返していた。男女関係のもつれをきっかけに過量服薬し救急車で搬送された。入院後は、医療者に対して依存的だが要求が通らないと激しく責める状態である。

① 最も考えられるのはどれか。

1．身体表現性障害　　2．気分変調性障害　　3．統合失調感情障害　　4．演技性パーソナリティ障害　　5．境界性パーソナリティ障害

② この患者に作業療法を導入する際の対応で適切なのはどれか。

1．作業療法に参加する上での枠組みを明示する。　　2．初回の面接で対人関係を中心に取り上げる。　　3．患者からの面接の要求は満たすようにする。　　4．攻撃的になる場合は担当者

を交代する。　5. 課題集団での協調行動を促す。

7 認知症

基礎編

1　Alzheimer 型認知症の作業療法場面で特徴的なのはどれか。

1. 多動傾向　　2. 固執傾向　　3. 模倣行動　　4. 感情失禁　　5. 構成失行

2　Lewy 小体型認知症患者に特徴的にみられるのはどれか。

1. 失　認　　2. 易怒性　　3. 記憶障害　　4. 小刻み歩行　　5. 見当識障害

3　認知症の行動観察評価はどれか。2 つ選べ。

1. Clinical dementia rating(CDR)　　2. 認知症状評価尺度(GBS スケール)

3. Mini mental state examination (MMSE)　　4. 国立精研式認知症スクリーニングテスト

5. 改訂長谷川式簡易知能評価スケール (HDS-R)

4　認知症の症状とその作業特徴の組み合わせで正しいのはどれか。

1. 失　行 —— 手順に固執する。　　2. 失　語 —— 聞いてないことを始める。

3. 失　認 —— 作業対象を取り違える。　　4. 見当識障害 —— 作業の指示に泣き出す。

5. 遂行機能障害 —— 他人の作品を持ち帰る。

5　認知症の BPSD (behavioral and psychological symptoms of dementia) の評価尺度はどれか。

1. CDR (clinical dementia rating)　　2. Ｎ式老年者用精神状態評価尺度

3. NPI (neuropsychiatric inventory)　　4. MMSE (mini mental state examination)

5. HDS－R (改訂長谷川式簡易知能評価スケール

6　MMSE (mini mental state examination) に含まれ、HDS－R (改訂長谷川式簡易知能評価スケール) には含まれない項目はどれか。

1. 計　算　　2. 見当識　　3. 遅延再生　　4. 構成課題　　5. 言語流暢性課題

7　Alzheimer 型認知症と比較して Lewy 小体型認知症に特徴的なのはどれか。

1. 常同行動　　2. 取り繕い　　3. 物盗られ妄想　　4. 繰り返される幻視

5. 初期からの記憶障害

第17章　国試問題と解説

8　認知症を来す疾患で脳外科的手術によって認知機能が改善する可能性があるのはどれか。2つ選べ。

1．Lewy 小体型認知症　　2．進行性核上性麻痺　　3．慢性硬膜下血腫　　4．Wernicke 脳症
5．正常圧水頭症

9　わが国の認知症対策として適切でないのはどれか。

1．介護者への支援　　2．施設入所の促進　　3．若年性認知症施策の強化
4．認知症に関する知識の普及　　5．リハビリテーションモデルの研究開発

10　67歳の女性。作業療法中に傾眠傾向が続いた日があるかと思えば、声かけにはきはきと受け答えをする日もある。部屋の間違いや道に迷うことも多い。あるとき突然「カーテンの陰に人がいる」と怯えだした。この患者の原因疾患として最も可能性が高いのはどれか。

1．Alzheimer 型認知症　　2．Lewy 小体型認知症　　3．前頭側頭型認知症
4．正常圧水頭症　　5．血管性認知症

8 神経発達症

基礎編

1　小学二年生の女児。学校では一言も話さない。うなずきなどのジェスチャーでコミュニケーションは可能。自宅では普通に会話できる。考えられるのはどれか。

1．読字障害　　2．選択性緘黙　　3．Rett 症候群　　4．広汎性発達障害
5．Tourette 症候群

2　Asperger 症候群患者の作業療法にみられる特徴はどれか。

1．コミュニケーションが得意である。　　2．流動的状況を好む。　　3．独自の手順がある。
4．曖昧条件を好む。　　5．臨機応変である。

3　全般的な知能に大きな低下はなく、文字を読めば分かるが書くことができない。このような症状がみられるのはどれか。

1．学習障害　　2．行為障害　　3．広汎性発達障害　　4．Tourette 症候群
5．注意欠如・多動性障害

症例問題

1　10歳の男児。学業成績は中位だが授業中に落ち着きがなく、隣の子に一方的に話しか

ける、落書きをする、忘れ物をするなどでよく注意を受けていた。片付けも苦手で自室は乱雑であった。心配した母親とともに精神科を受診し、外来作業療法が開始された。

① この男児に予測される作業療法での様子はどれか。

1. 同じ動作を繰り返す。　　2. 根拠のない自信を示す。　　3. 道具をしばしばなくす。

4. 詳細を作業療法士に確認する。　　5. 手順にこだわって作業をする。

② この男児に対する作業療法での対応で適切なのはどれか。

1. 小集団活動に導入する。　　2. 強い口調で指示を伝える。　　3. ほめずに見守りを重視する。

4. 作業手順を詳細に説明する。　　5. 問題行動には触れずにおく。

9 てんかん

基礎編

<u>1</u>　欠神発作について正しいのはどれか。

1. 知的障害を伴う。　　2. チアノーゼを伴う。　　3. 学童期の発症が多い

4. 部分発作に分類される。　　5. 痙攣は一側性上肢から全身に広がる。

<u>2</u>　12歳の女児。寝不足の朝、突然顔面や上肢にぴくつきが生じて物を落とす。この時に意識消失はない。脳波で光過敏性を認める。考えられるのはどれか。

1. 覚醒時大発作てんかん　　2. 若年性ミオクローヌスてんかん　　3. 小児欠神てんかん

4. 側頭葉てんかん　　5. Lennox-Gastaut 症候群

<u>3</u>　てんかんについて正しいのはどれか。

1. 単純部分発作では意識障害を伴う。　　2. 複雑部分発作では自動症がみられる。

3. 高齢になるとてんかんの発症率は低下する。　　4. 症候性てんかんは突発性てんかんに比べ予後がよい。　　5. 認知症を来す変性疾患がてんかんの原因となることはない。

10 治療技法・リハビリテーション技法

基礎編

<u>1</u>　長期入院後の統合失調症患者の就労における作業内容として適切なのはどれか。

1. 対人交流が多い。　　2. 精密な作業を含む。　　3. 勤務時間の変更が多い。

4. スピードを求められない。　　5. 自身の判断で手順を決められる。

第17章　国試問題と解説

2　ACT（Assertive Community Treatment）の特徴はどれか。

1．休日を除き毎日提供される。　　2．作業療法士が中心となり実施する。

3．地域の福祉施設の利用時に実施する。　　4．原則的にサービス提供は無期限である。

5．対象は比較的軽度の精神障害者である。

3　精神障害者の就労支援について正しいのはどれか。

1．就労継続支援Ｂ型事業所では最低賃金が保障されていない。　　2．障害者就業・生活支援センターでは職場実習を斡旋しない。　　3．ジョブコーチは事業主への支援を行うことはできない。　　4．精神障害者は障害者雇用率に算定できない。　　5．精神障害者は障害者職業能力開発校の支援対象ではない。

4　認知行動療法において重視されるのはどれか。

1．無意識の葛藤　　2．全身の弛緩状態　　3．あるがままの生活態度

4．幼少期の養育者との関係　　5．認知が感情に与える影響

5　Rogers によるカウンセリングの方法はどれか。　2つ選べ。

1．自由連想　　2．抵抗分析　　3．来談者中心　　4．非指示的態度　　5．系統的脱感作法

6　訓練療法はどれか。

1．催眠療法　　2．絵画療法　　3．森田療法　　4．精神分析療法　　5．来談者中心療法

7　認知療法について正しいのはどれか。

1．認知の歪みに働きかける。　　2．認知機能の改善効果がある。　　3．幼少期のこころの問題を主な対象とする。　　4．自動思考は無意識であるため同定しない。

5．悲観的な思考を楽観的な思考に置き換える。

8　技法としてホームワーク（宿題）を用いるのはどれか。

1．内観療法　　2．森田療法　　3．現存在分析　　4．認知行動療法　　5．精神分析療法

9　再発に高 EE（Expressed　Emotion）が深く関与している統合失調症患者の治療に有効なのはどれか。

1．自律訓練法　　2．認知行動療法　　3．生活技能訓練　　4．家族心理教育

5．レクリエーション

10　認知行動療法で正しいのはどれか。

1．入院中に行う治療法である。　　2．主な対象疾患は認知症である。

3. 考え方の癖に気づく練習をする。　　4. グループミーティングを重視する。
5. 評価には認知機能検査が用いられる。

> 11　症状や問題が少ないほど点数が高くなる評価尺度はどれか。

1. 陰性症状評価尺度 SANS　　2. 機能の全体的評定尺度 GAF　　3. 簡易精神症状評価尺度 BPRS　　4. 精神障害者社会生活評価尺度 LASMI
5. 精神科リハビリテーション行動評価尺度 Rehab

> 12　「1本の実のなる木を描いてください」と指示する検査はどれか。

1. バウムテスト　　2. P-Fスタディ　　3. Rorschach テスト
4. Trail making test（TMT）　　5. Behavioral inattention test（BIT）

症例問題

> 1　25歳の男性。統合失調症。大学卒業後、営業職に就いたものの、まもなく発症して入院となった。退院後、就労支援を受けたいという本人の希望があり、現在は配食サービスを行う事業所に通っている。事業所とは雇用契約を交わしており、職業指導員の指導の下に調理と配達業務を担当し、業務以外の悩みについては生活支援員に相談している。この患者が利用している就労支援サービス事業所として適切なのはどれか。

1. 障害者就業・生活支援センター　　2. 就労継続支援A型事業所　　3. 就労継続支援B型事業所　　4. 障害者職業能力開発校　　5. 就労移行支援事業所

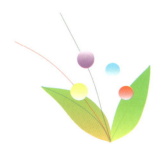

解答と解説

解答と解説

1 統合失調症
基礎編

| 1 | 5. | 徐々に陰性症状が緩和し、生活の立て直しをベースから行う時期であるため、生活リズムの改善がその始めとなる。 |

| 2 | 5. | 統合失調症においては日内変動や時間帯による症状の変動は起こりにくい。 |

| 3 | 2. 5. | 認知全般にわたる機能低下や、独特のゆがみが特徴である。 |

| 4 | 5. | 発症から治療開始までの期間が長いほど予後が悪化することが報告されている。 |

| 5 | 1. | 前駆症状では、感覚の過敏さが高まる一方で集中が困難になる。 |

| 6 | 2. | 緊張型では興奮と昏迷を繰り返すことが多い。 |

| 7 | 4. | 離人症は自分自身に関する意識（自我意識）の障害である。 |

| 8 | 1. 5. | 誇大的な考えが、何の脈絡もなく出現することがある。 |

| 9 | 5. | BACS−J は統合失調症認知機能簡易評価尺度である。 |

| 10 | 1. | 感覚の過敏性が症状のひとつである。 |

| 11 | 1. 5. | BPRS と PANSS には「幻覚による行動」が評価項目に含まれる。 |

症例問題

| 1 | ① 3. | 回復には向かっているが、まだその前期の状態である。 |
| | ② 1. | 集団活動へ移行は時期尚早である。 |

| 2 | 5. | 閉居している場合、治療に結びつける全段階として対象者との信頼関係の樹立が必要であるため。 |

| 3 | 1. | 任意入院から医療保護入院へ入院形態を変更することがある。 |

2 うつ病・双極性障害
基礎編

| 1 | 4. | 季節性感情障害は緯度の高い地域で冬期に起こりやすい。 |

| 2 | 1. 2. | うつ状態では心気妄想が、躁状態では誇大妄想がそれぞれ起こりやすい。 |

| 3 | 5. | うつ病で引き起こされやすい罪業妄想に該当する。 |

| 4 | 3. 4. | うつ病は女性に多く、生涯有病率は約 6 ％とされている。 |

| 5 | 2. | 躁状態では過活動がみられることが多い。 |

| 6 | 4. | うつ病の思考の障害では、思考制止が特徴的である |

| 7 | 1. 2. | BPRS には「抑うつ気分」の項目があり、POMS は気分の自己評価尺度である。 |

| 8 | 2. | 双極性障害は遺伝的要素が強く、Ⅱ型では軽度の躁状態がみられる。 |

解答と解説

| 9 | | 4. | うつ病のほうが有病率は高く、発症年齢は遅く、状況要因は多い。 |

症例問題

1	① 4.	自身の生活を少しずつ取り戻すために、日中の不安を解消し、安心して過ごすことができるよう関わりを行う。
	② 5.	疲れや抑うつ症状を引き起こさないよう、短時間の作業から開始することが望ましい。
2	2. 3.	うつ病の治療の基本である休息と活動負担の軽減が求められる。

3 不安症・強迫症・心的外傷後ストレス障害

基礎編

1	2.	不潔恐怖の症状であり、強迫性障害が該当する。
2	2.	作為体験は統合失調症に特徴的であり、強迫性障害には伴わない。
3	4.	症状の改善にはより長期間を要する。
4	4.	広場恐怖では家の外で一人でいるときなどに強い不安を感じる。
5	4.	自分でも不合理と思う考えが繰り返し生じることが特徴である。
6	2. 4.	他者への依存傾向と、演技的な症状が特徴である。
7	4.	現実世界での実際の不安の対処方法についてともに学習していくことが重要である。
8	2. 5.	予期不安はパニック障害などでしばしばみられる症状である。

症例問題

1	① 3.	
	② 1.	不安の原因について内省を促すのではなく、具体的な対処技法の習得（心理教育）や気分転換、自己表現ができるプログラムの実施、リラックスできる活動などを取り入れるようにする。
2	① 2.	
	② 4.	作業療法プログラム中の強迫行為に対しては無理に中止させることはしない。その後現実的な活動にスムーズに戻れるように援助することが重要である。

4 摂食障害

基礎編

| 1 | 3. | 肥満への恐怖は両疾患によくみられる症状である。 |
| 2 | 4. | 実際に抱えている問題や内面について容易に治療者に明かすことは少なく、表面的な対応になりやすい。 |

解答と解説

3	4. 5.	ボディイメージの歪みと自己誘導性嘔吐は、本疾患にしばしばみられる症状である。
4	1.	細部へのこだわり、自身のやり方のこだわりなどがあり、強迫性を示す。
5	1.	周囲の状況に対して過剰に気を使い、過剰に適応しようとする。
6	5.	本疾患は女性に多く、神経性無食欲症からの移行も多い。

症例問題

| 1 | 3. 5. | 心理的な問題に大きく踏み込むことなく、本人の身体的な健康面にアプローチすることが基本である。健康状態に関して問い、問題となっている部分がある場合には身体的健康を維持するために検査を受けるように勧める。 |
| 2 | 5. | 十分にやせた体形にあっても、太っていると判断していることからボディイメージの障害が予測される。 |

5 物質関連障害

基礎編

1	5.	治療には断酒会やAAなどへの参加が有効である。
2	4.	否認はアルコール依存症によくみられる心理機制である。
3	3.	コルサコフ症候群では健忘や作話がみられる。
4	2. 4.	痙攣発作は離脱の初期にみられることがある。

症例問題

1	4.	フラッシュバックは覚醒剤依存に特徴的である。
2	2.	自身の具体的な課題やアルコール依存症によって引き起こされている自身の変化に気づくことができにくく、高い目標を設定しやすい。
3	3.	飲酒後の離脱による発汗などの症状を、新たに飲酒することで抑えている。

6 パーソナリティ障害

基礎編

1	2. 4.	女性に多く、有病率は高くて5%前後と推測される。
2	2.	境界性パーソナリティ障害では見捨てられ不安が特徴である。
3	1.	依存性パーソナリティ障害では他者への依存傾向がみられる。
4	2.	演技性パーソナリティ障害では被暗示性により症状が影響されやすい。
5	2.	他者から見捨てられることに強い不安を示すことが多い。
6	5.	自尊心が低く、否定的評価に過敏である。

解答と解説

症例問題

1　① 5.

　② 1.　境界性パーソナリティ障害の患者に対しては、作業療法の枠組みを明確にし、患者の余分な不安や、逸脱行動を防ぐよう意識する。

7 認知症

基礎編

1　　5.　視覚的空間認知の障害により、行為の障害（失行）を生じる。

2　　4.　パーキンソン症状が特徴的である。

3　1. 2.　CDR と GBS には患者の行動を観察する評価項目がある。

4　　3.　失認では対象が何か分からないので、間違えることがある。

5　　3.　NPI には幻覚、妄想、興奮などの評価項目が含まれる。

6　　4.　MMSE には図形の模写課題が含まれる。

7　　4.　小動物などの幻視がみられることが多い。

8　3. 5.　血腫を除去したり、シャントをつくることで症状が改善することがある。

9　　2.　わが国では地域生活の維持や、地域生活への復帰を打ち出している。

10　　2.　幻視が出現することが特徴である。

8 神経発達症

基礎編

1　　2.　言葉の理解や話す能力には問題はないが、限定された場所や社会的場面で話すことを拒否している状態であるため。

2　　3.　こだわりから独自の手順で進めたがることが多い。

3　　1.　学習障害には、聞く、話す、読む、書く、計算と推論の各領域が含まれる。

症例問題

1　① 3.　対象児は注意欠陥・多動性障害であると考えられる。

　② 1.　現実的な活動のなかでセラピストが対象児を支えながら体験を重ね、さまざまな側面での練習を積み重ねることが重要である。

9 てんかん

基礎編

1　　3.　欠神発作：全般性発作に分類。学童期の女児に多く成人以降の発作はまれであり、運動発作を伴わない。

455

解答と解説

| 2 | 2. | このような発作型をミオクロニーという。早朝に起こることが多い。 |

| 3 | 2. | 複雑部分発作は側頭葉てんかんともよばれ自動症が特徴である。 |

10 治療技法・リハビリテーション技法

基礎編

| 1 | 4. | 認知機能障害による作業遂行の障害が予測されるため、処理速度が要求される仕事は適さない。 |

| 2 | 4. | ACT（包括型地域生活支援プログラム）は通院などが困難な重症患者を対象とする。 |

| 3 | 1. | 最低賃金が保障されるのは就労継続支援 A 型事業所である。 |

| 4 | 5. | うつ病や不安障害に対する認知行動療法は感情へ働きかける。 |

| 5 | 3. 4. | Rogers は米国の臨床心理学者で、来談者を中心とした心理療法を提唱した。 |

| 6 | 3. | 森田療法では絶対臥褥期、作業期などを経て社会復帰期へ至る。 |

| 7 | 1. | 認知のゆがみに基づく自動思考をチェックし、より適応的な思考になるよう働きかける。 |

| 8 | 4. | 学習した内容を汎化し、日常生活で活かすためにホームワークを使用する。 |

| 9 | 4. | 高 EE とは患者家族の高い感情表出を意味し、再発の因子のひとつである。家族心理教育では正しい対応の仕方を学ぶ。 |

| 10 | 3. | 自身の考え方を見直し、違った捉え方に気づき、適応的な見方に修正していくための技法である。 |

| 11 | 2. | GAF は 100 点に近いほど、機能レベルが高くなる。 |

| 12 | 1. | バウムとはドイツ語で「木」を意味する。 |

症例問題

| 1 | 2. | 雇用契約を交わすことのできる施設は就労継続支援 A 型事業所である。 |

索　引

数字索引

1 型糖尿病·················160
2 型糖尿病·······83, 117, 226
10-20法··················350
22q11.2欠失症候群·········68

ギリシャ文字索引

α シヌクレイン···········274
α 波··················46, 241
β セクレターゼ···········266
β 波·····················46
γ -アミノ酪酸············382
γ セクレターゼ···········266
γ 線··················50, 52
δ 波·····················46
θ 波··················46, 241

和文索引

あ

アウトリーチサービス·········418
アカシジア·········18, 86, 336, 372
アカンプロサート·····388, 389, 390
亜急性硬化性全脳炎··············46
アクチグラフ
············237, 238, 239, 240, 247
アクチベーション症候群········121
アクチベーションシンドローム
··························377
悪夢·····················242
悪夢障害·················242
アスペルガー障害············288
アセチルコリンエステラーゼ阻害
薬············275, 393, 394, 395
アセチルコリン作動薬・拮抗薬
··························247
アセトアルデヒド·············388
アドヒアランス···············367
アトモキセチン······296, 390, 392
アドルフ・マイヤー···········16
アドレナリン作動薬・拮抗薬·247
アパシー··········107, 260, 261
あへん法···················192
アヘン類·················175
アマンタジン··············272
アミロイド·················269

アミロイド PET ·············269
アミロイド β ···········265, 266
アミロイド β 40············266
アミロイド β 42············266
アメリカ精神医学会
············67, 76, 189, 196
アメンチア···················18
アラノン···················186
アリピプラゾール
··········200, 292, 371, 378, 380
アルコーリックアノニマス····183
アルコール
····170, 174, 178, 179, 181, 183, 247
アルコール依存·············142
アルコール依存症
········176, 182, 183, 184, 186, 188
アルコール依存治療薬·········388
アルコール関連疾患···········185
アルコール幻覚症···········184
アルコール精神病····182, 184, 186
アルツハイマー型認知症
·····50, 252, 254, 256, 259, 265, 394
アレキシサイミア············29
安全域···················181
安全行動·················132
安定再発期··················82
アントン症候群···············57
アンフェタミン
············179, 182, 189, 190, 294

い

医原性薬物依存·············180
意志·····················26
意識清明··············17, 18, 20
異食症···················158
依存状態·················171
依存性パーソナリティ障害
··························117, 208
一次妄想··············23, 73
一過性全健忘···············350
一過性脳虚血発作···········350
遺伝因子·················160
意味記憶··············21, 258
意味性健忘··················22
意味性認知症······258, 276, 278
イミノスチルベン系抗てんかん薬

····························396
医薬品・物質誘発性抑うつ障害
··························105
医薬品誘発性レム睡眠行動障害
··························244
意欲低下···················57
医療観察法·················432
医療保護入院····164, 330, 429, 430
イレウス···················86
陰性症状·········72, 74, 75, 76, 80
インフォームドコンセント
··························269, 424

う

ヴァインランド適応行動尺度·286
ウィスコンシン カードソーティ
ング テスト···········59, 60
ウィルソン病···············44
ウェクスラー法·············52
ウェルニッケ・コルサコフ症候群
··························188
ウェルニッケ・リヒトハイムの失
語図式···················53
ウェルニッケ失語···········57
ウェルニッケ脳症··········188
迂遠·····················25
内田－クレペリン検査·········61
うつ病
·92, 97, 102, 121, 142, 181, 254, 338
うつ病エピソード···········332
うつ病性昏迷············27, 95
うつ病性障害群··············92
運動失語···················54
運動症群·················301
運動性失語·················259
運動チック·················303
運動マッピング検査·········359

え

鋭徐波複合··················46
鋭波··················46, 350
エーミール・クレペリン·······15
絵カード交換式コミュニケーショ
ンシステム···············292
易刺激性··············29, 44
易怒性···········140, 141, 247

457

エスゾピクロン………………385
エタノール…………………184
エトスクシミド………………397
エピソード……………………14
エピソード記憶………21, 258, 266
エフェドリン…………………192
遠隔記憶………………21, 258, 266
演技性パーソナリティ障害……207
エンドルフィン………………172

お

オイゲン・ブロイラー…………16
黄体ホルモン…………………224
応用行動分析学………………292
大うつ病性障害………………135
大田原症候群…………………348
オキシコドン…………………181
オピオイド
………175, 179, 181, 235, 247, 334
親ガイダンス…………………295
オランザピン……200, 371, 378, 380
オレキシン……………231, 387
オレキシン受容体拮抗薬
…………………386, 387, 388
音声チック……………………303
穏和精神安定薬………………381

か

外因……………………12, 13
絵画欲求不満テスト……………61
概日生物学的マーカー…………238
概日リズム………………238, 240
外傷性脳損傷…………………239
解体型……………………………76
回避・制限性食物摂取障害
………………157, 161, 162
回避性パーソナリティ障害……208
回復………………………………89
回復期……………………………80
解剖画像検査…………………49
解離………31, 145, 211, 214, 220
解離症…………………27, 316
解離症状………………140, 141
会話心迫…………………………98
替え玉妄想……………………275
拡散強調画像………………49, 50
学習………………………………22
学習障害………………296, 297
覚醒困難………………………230
覚醒剤……170, 175, 179, 182, 189
覚醒剤精神病…………………189

覚醒剤取締法………182, 189, 192
覚醒障害………………………241
カクテル・パーティー現象……20
隔離…………………431, 432
下行性疼痛抑制系……………322
過少診断………………………124
過剰診断………………………124
過食・排出型…………………152
過食性障害……158, 159, 161, 162
仮性認知症…………………23, 254
家族療法………………163, 324
カタレプシー…………………27, 78
学校保健安全法………………434
家庭崩壊………………………174
加藤普佐次郎……………………16
可動性……………………………43
ガバペンチン……………247, 397
過敏性腸症候群…………………83
カフェイン………175, 181, 182, 247
カプグラ症候群………………275
過眠障害………………………230
仮面様願貌……………………274
ガランタミン……269, 272, 393, 394
カルバマゼピン
………355, 378, 379, 380, 396, 397
簡易精神症状評価尺度………41, 75
寛解…………14, 82, 83, 89, 143
感覚性失語………………54, 259
感覚変容…………………………19
眼球運動による脱感作と再処理法
……………………………145
環境関連因子…………………160
関係念慮………………………205
関係妄想…………………24, 73
眼瞼亀裂………………………187
喚語困難………………………259
感情………………………………28
感情失禁…………………………29
感情的共感性……………………6,
感情伝染…………………………32
感情鈍麻………………29, 66, 67, 72
眼振……………………………188
肝性脳症…………………………46
関節炎…………………………226
感染症検査………………………44
がん対策基本法………………327
間代発作………………………349
冠動脈疾患………………226, 233
観念運動性失行……55, 259, 266, 278
観念性失行………………55, 259
観念奔逸…………………25, 98

鑑別診断…………………………36
緩和ケア………………………336

き

奇異性運動……………………234
奇異反応…………………228, 383
記憶………………………………21
記憶欠損………………………185
記憶障害………57, 254, 257, 270
危険因子…………………………14
危険ドラッグ
………170, 179, 182, 190, 191
既視感……………………………19
器質性精神障害………………331
器質性精神病……………………39
基準導出法………………………46
喫煙率…………………178, 179
吃音…………………298, 301
偽認知症…………………………23
機能性神経症状症………312, 316
機能的磁気共鳴画像………49, 161
機能の全般的評価尺度…………43
気分………………………………28
気分安定薬………………123, 378
気分エピソード………………114
気分循環性障害………………109
気分障害…………………79, 174
気分に一致した精神病症状……113
気分に一致しない精神病症状…114
気分プロフィール検査…………42
気分変調症………………135, 141
記銘………………………………21
逆行性健忘……………………188
逆説反応………………………383
ギャンブル依存………………173
急性アルコール障害…………182
急性アルコール中毒…………184
急性期……………………………80
急性ジストニア…………………86
急速眼球運動…………………224
休息期……………………………80
急速交代型……………………115
境界性人格構造………………196
境界性パーソナリティ障害
…117, 120, 141, 196, 197, 198, 211
共感……………………………214
共感性……………………………32
強直発作………………………349
強直間代痙攣……………………86
強直間代発作………349, 397, 398
共同注意…………………………33

強迫観念……………26, 129, 136	軽度認知障害……………23, 264	口唇ジスキネジア………………19
強迫行為…………………129	傾眠……………………17	構成失行………55, 259, 278
強迫症·117, 128, 136, 143, 159, 210	痙攣……………180, 184, 191	抗精神病薬………367, 368
強迫性障害……………26, 200	ケースマネジメント…………90	向精神薬…………………367
強迫性パーソナリティ障害	血液生化学検査………163, 352	厚生労働省編一般職業適性検査
……………………117, 210	血管性認知症………252, 256, 269	……………………417
強迫的飲酒行動……………185	月経前症候群………………107	考想化声…………………73
強迫的音読………………277	月経前不快気分障害……107, 123	構造化面接………………41
強迫的言語応答……………277	欠神発作………349, 396, 397	考想察知…………………74
恐怖症…………30, 31, 128	血清電解質検査………………44	考想吹入…………………26
強力精神安定薬……………367	ケトン血症………………356	考想奪取…………………26
逆向性健忘………………22	ケトン食療法………354, 356	考想伝播……………26, 74
虚偽性障害……………312, 317	ゲルストマン症候群……………57	交代人格…………………31
局在関連てんかん……………346	幻覚……57, 66, 72, 73, 76, 113	抗てんかん薬………344, 395
棘徐波複合………………46	幻覚剤…………………175	行動化…………………211
棘波……………………46, 350	幻覚妄想…………………79	行動障害型前頭側頭型認知症
拒食症…………………150	元気行動回復プラン…………416	……………………276, 277
拒絶……………………78	衒奇症……………27, 28, 83	後頭葉症候群……………57
拒絶症…………………27, 28	限局性学習症22, 295, 296, 298, 433	高二酸化炭素血症……………234
筋強剛…………………332	限局性恐怖症	抗認知症薬………393, 395
筋固縮……………274, 278, 332	……128, 130, 131, 142, 144	広汎性発達障害……………288
近時記憶…………………21, 258	言語……………………22	抗ヒスタミン薬………………247
近赤外線スペクトロスコピー…49	言語症……………298, 300	抗不安薬………175, 180, 381
禁断症状…………………171	言語障害…………………254	合法ドラッグ………………190
緊張型…………………78	言語性記憶………………75	合理的防衛機制………………173
緊張病……………16, 27, 78	言語性検査………………52	語音症……………298, 300
緊張病性興奮………………74	言語性知能指数………………52	コカイン………179, 181, 182
	言語理解…………………53	小刻み歩行………………274
【く】	顕在記憶…………………21	国際10-20法…………………46
グアンファシン塩酸塩徐放錠·296	幻視…………20, 57, 260, 332	国際抗てんかん連盟……346, 348
クエチアピン………371, 378, 380	幻臭……………20, 57	国際疾病分類………13, 175
クッシング病………………107	嫌酒薬……………188, 388	国際疾病分類第10版……39, 252
クリュバー・ビューシー症候群57	幻触……………………20	国際生活機能分類………………43
呉秀三……………16, 425	幻聴………20, 57, 73, 260	国際標準法…………………46
クレペリン………66, 82	見当識障害……254, 257, 258, 266	国立コロニーのぞみの園……285
クロイツフェルトヤコブ病46, 279	健忘……………………21	こころの理論………………32
クロザピン………86, 370	健忘失語…………………259	固縮……………………18
クロナゼパム……244, 275, 383, 397	幻味……………………20	語想起困難………………266
クロバザム………………397		コタール症候群……………114
クロミプラミン………………232	**【こ】**	誇大妄想………24, 73, 114
クロルジアゼポキシド………381	抗オレキシン系………………228	骨粗鬆症……………83, 84
クロルプロマジン………16, 370	高感情表出………………87	コデイン………180, 181, 192
	高機能自閉症………………288	言葉のサラダ………25, 73
【け】	後期不眠…………………226	孤発性睡眠麻痺………………242
ケアマネジメント………417, 418	膠原病…………………332	コミュニケーション症群……298
経口栄養補助食品……………157	抗酒薬…………………388	コラム法…………………411
軽症うつ病……………104, 108	甲状腺機能検査………………44	語流暢性課題………………59
軽躁状態………109, 108, 110, 115	甲状腺機能低下症……107, 252, 257	コルサコフ症候群………22, 188
軽躁病エピソード	甲状腺中毒クリーゼ……………332	コロニー…………………285
……93, 100, 102, 109, 110, 122	高照度光療法………122, 238, 239	混合状態………30, 113, 115
傾聴……………………214		コンサータ………………392

コンサルテーション…………326
コンサルテーション・リエゾン精
神医学…………325, 326, 327
コンサルテーション精神医学·326
昏睡…………………………17, 18
昏眠…………………………17
昏迷…………………27, 74, 83
昏蒙…………………………17

さ

猜疑性パーソナリティ障害……203
サイコオンコロジー……………337
サイコオンコロジスト……………337
罪業妄想…………………24, 113
再生…………………………21
再認…………………………21
再燃…………………………14
催眠剤…………………………180
サイレース…………………………180
作業記憶…………………21, 75
作業検査法…………………60, 61
作業療法……15, 89, 164, 402, 409
作業療法士……………416, 430
作為思考…………………………25
作為症…………312, 317, 318
作為体験…………………31, 74
錯語…………………………277
錯視…………………19, 57, 260
錯聴…………………………19
させられ思考…………………25
させられ体験…………………31, 74
錯覚…………………………19
作動記憶…………………53, 75
ザレプロン…………………………385
残遺期…………………………82
三環系抗うつ薬
………242, 322, 373, 375, 376, 378
産後うつ病…………………114, 123
算数障害…………………296, 298

し

ジアゼパム…………………383, 397
シアナミド…………………388, 389
自我意識…………………………31
視覚失認…………………55, 57
時間療法…………………………238
磁気共鳴画像…………………49
磁気共鳴スペクトロスコピー…49
嗜銀顆粒性認知症……………278
視空間失認…………………………57
視空間障害…………………………270

ジグムント・フロイト……………16
自己愛性パーソナリティ障害
…………196, 197, 200, 201
思考…………………………23
思考干渉…………………………74
思考吹入…………………………74
思考制止…………………………25
思考奪取…………………………74
思考途絶…………………………25
時刻表的生活…………………277
自己治療仮説…………………173
自己破壊の行動·140, 141, 211, 216
自殺…………………………83
ジスキネジア…………………372
ジストニア……278, 316, 372
ジスルフィラム…………388, 389
自生思考…………………………74
姿勢反射障害…………274, 332
肢節運動性失行…………………55
視線検知…………………………32
シゾイドパーソナリティ障害·204
持続エクスポージャー療法……145
持続気道陽圧療法…………235
持続性運動チック症……………303
持続性音声チック症……………303
持続性抑うつ障害………104, 107
持続陽圧呼吸療法…………234
失快感…………………………29
失感情症…………………………29
失語…………53, 259, 267, 270
失行…53, 55, 57, 59, 258, 267, 270
実行機能…………………………294
実行機能障害…………257, 260
失語症…………………22, 54
失算…………………………267
失神発作…………………………350
失声…………………………316
失読症…………………………22
嫉妬妄想…………………184, 260
失認…53, 55, 57, 58, 258, 270
失文法…………………………277
失名詞…………………259, 266
質問紙法…………………………60
失立…………………………316
視点取得…………………………33
シナプス小胞蛋白質…………398
自発性減退…………………………66
自閉…………………………74
自閉症…………………………288
自閉スペクトラム症
…32, 107, 142, 282, 288, 295, 433

自閉性…………………………67
自閉性障害…………………288
社会恐怖…………………………200
社会生活技能訓練…………85, 88
社会的コミュニケーション症
…………………298, 301
社会的認知…………………………32
社会的ひきこもり…………………66
社会認知並びに対人関係のトレー
ニング…………………………412
社会病質…………………………206
社会復帰調整官…………432
社会への参加…………………43
若年性パーキンソン病…………332
社交不安…………………………31
社交不安症
…117, 128, 129, 130, 132, 142, 144
ジャン・マルタン・シャルコー16
周期性四肢運動…………246
重症うつ病…………………104
集団療法…………………164
重篤気分調節症…………107
重篤気分調節障害…………123
十二誘導心電図…………163
重複記憶錯誤…………275
周辺症状…………………260
終末期医療…………………339
就労支援プログラム…………414
出眠時幻覚…………………232
シュナイダー…………………67
シュナイダーの1級症状……67, 68
障害児通所支援施設……287
障害者差別解消法…………308
障害者就業・生活支援センター
…………………………292
障害年金制度…………………363
小血管病性認知症…………270
症候性局在関連てんかん……344
症候性てんかん…………346
症状性精神障害…………331
焦燥…………………………261
情動…………………………29
常同…………………………78
常同運動…………………291
常同運動症…………301, 303
衝動行為…………………………27
常同行動…………………276, 291
常同症…………………27, 28
情動障害…………………………57
情動脱力発作………230, 231, 232
常道的食行動異常……………277

情動麻痺……………………29	心神喪失者等医療観察法・424, 425	スキゾイドパーソナリティ障害
小児期発症流暢症………298, 301	心神耗弱………………………432	………………………204
小児期崩壊性障害……………288	深睡眠………………224, 227	スキゾタイパルパーソナリティ障
小児欠神てんかん……………348	真性妄想……………………23	害………………………79
小児てんかん…………………348	振戦18, 132, 180, 191, 274, 316, 332	スティーブンス-ジョンソン症候
承認……………………………214	振戦せん妄……………22, 184, 186	群………………………380, 381
小脳失調歩行…………………188	身体化障害……………………313	スティグマ………………90, 403
静脈血栓塞栓症…………………83	身体拘束…………………431, 432	ステロイド療法………………354
除外診断………………………267	身体失認………………………55	ストレングスモデル……403, 404
職業レディネステスト………417	身体症状症………142, 236, 312, 313	スペクトラム…………3, 4, 282
書字表出障害…………………296	身体的依存……………………171	スボレキサント…………386, 387
処遇改善請求…………………431	心的外傷…………129, 130, 137	スルピリド……………………370
触覚失認…………………………55	心的外傷後ストレス障害	スルホンアミド系抗てんかん薬
徐波……………………………46	………128, 143, 200, 227	………………………397
徐波群発………………………46	シンナー………………170, 181	
徐波睡眠………224, 226, 230, 241	深部体温リズム………………238	
処理速度………………………53	心理社会的アプローチ………186	**せ**
自立支援医療制度……………363	心理症状………………………394	生活技能訓練…………………412
支離滅裂………………………25		生活の質………………………337
思路……………………………25	**す**	正座不能症………………………86
心因…………………………12, 13	髄液検査………………………353	制止……………………………95
心因性非てんかん発作………316	遂行機能障害……57, 257, 260, 270	脆弱 X 症候群…………………290
人格異常………………………196	錐体外路症状……85, 86, 278, 370	脆弱性-ストレス-対処モデル71
人格変化………………………33	随伴症状………………………260	正常圧水頭症……252, 257, 262, 279
新規抗うつ薬…………………121	睡眠・覚醒リズム障害………260	精神医療審査会………………431
心気妄想…………………24, 114	睡眠維持困難…………………227	精神運動興奮…………………27
神経画像検査…………………352	睡眠維持不眠…………………226	精神運動焦燥…………………98
神経原線維変化型老年期認知症	睡眠衛生指導……………228, 246	精神運動制止…………………27
………………………279	睡眠覚醒概日リズム…………238	精神衛生法……………………425
神経遮断薬……………………367	睡眠慣性………………………230	精神科診断面接………………36
神経心理学……………………53	睡眠関連食行動………………240	精神科薬物療法… 366
神経性過食症	睡眠時驚愕エピソード………241	精神科リハビリテーション…405
……150, 154, 158, 159, 161, 162, 164	睡眠時驚愕症……………240, 241	精神刺激薬……………………390
神経精神ループス……………333	睡眠時驚愕症型………………240	精神疾患の診断・統計マニュアル
神経性睡眠障害………………245	睡眠持続障害…………………387	………………………13, 16
神経性大食症	睡眠時無呼吸…………………235	精神疾患の診断・統計マニュアル
……………154, 158, 161, 162, 164	睡眠時無呼吸症候群…………46	第5版…………………39, 252
神経生物学的因子… 160	睡眠時遊行エピソード………241	精神腫瘍学……………………337
神経性無食欲症………150, 158, 159	睡眠時遊行症…………………240	精神障害者社会生活評価尺度・413
神経性やせ症	睡眠時遊行症型………………240	精神障害者保健福祉手帳……363
……150, 152, 155, 157, 158, 159, 162	睡眠潜時……………………239, 246	精神神経症状…………………170
神経伝達物質…………………172	睡眠潜時反復検査	精神生理学的不眠……………236
神経梅毒………………………262	………230, 232, 234, 247	精神遅滞………………………23
神経発達症………282, 307, 308	睡眠相後退型……………236, 238	精神薄弱児育成会……………285
神経発達障害仮説……………70	睡眠相前進型…………………238	精神薄弱者福祉法……………285
神経発達症群……………282, 307	睡眠日誌…237, 238, 239, 240, 247	精神病質…………………196, 206
進行性核上性麻痺……………278	睡眠ポリグラフ検査	精神病者監護法………………425
進行性非流暢性失語……276, 278	……227, 230, 232, 234, 241, 246, 275	精神病性………………………13
心室駆出率……………………235	睡眠麻痺………………………232	精神病発症危険状態……………82
心身症…………………………320	睡眠酩酊………………………230	精神病未治療期間………………82
心神喪失………………………432	睡眠薬……………………175, 385	精神分析的精神療法…………324
		精神分裂病………………67, 90

461

精神保健福祉士·····················430
精神保健福祉法········16, 330, 425
精神保健法······················425
生体リズム···················225, 240
生物学的精神医学···············16
生物心理社会的モデル·········198
生理活性························172
生理的依存·····················171
世界保健機関
······13, 39, 175, 193, 252, 336, 344
世界保健機関能力低下尺度第2版
·····························43, 76
摂食障害·········28, 150, 160, 200
摂食制限型·····················152
セットシフティングの障害·····161
セルフケア······················43
セロトニン··················322, 374
セロトニン・ドパミン拮抗薬·····371
セロトニン・ノルアドレナリン再
取り込み阻害薬·322, 375, 376, 383
セロトニン5-HT1A 受容体部分作
動薬·······················382, 385
セロトニン作動薬・拮抗薬·····247
線維筋痛症·····················226
前駆期·······················80, 81
全検査知能指数··················53
全健忘···························21
前向性健忘·················22, 188, 228
全国手をつなぐ育成会連合会·285
潜在記憶·························21
全身性エリテマトーデス
·························107, 332, 333
浅睡眠···························227
全生活史健忘····················22
選択的セロトニン再取り込み阻害
薬······117, 143, 242, 375, 376, 383
前頭側頭型認知症
·················107, 260, 261, 276
前頭側頭葉変性症·········276, 278
前頭葉機能検査···················59
前頭葉症候群·····················57
セントラルコヒーレンスの障害
·································161
全般性不安·······················30
全般的発達遅延·················284
全般てんかん··············346, 350
全般不安症·117, 128, 129, 135, 143
全般発作··············346, 348, 349
せん妄
······18, 44, 254, 333, 334, 336, 337

そ

躁うつ病·······················5, 109
爽快気分·························30
早期ミオクロニー脳症·········348
双極I型障害················109, 110
双極II型障害···········109, 110, 123
双極性障害
······14, 92, 109, 113, 141, 200, 366
双極性障害および関連障害群
·····························92, 108
双極導出························350
双極導出法·······················46
操作的診断基準···················41
躁状態·····92, 108, 109, 110, 115
総睡眠時間······················226
早朝覚醒·················95, 226, 227
早発性痴呆···················16, 67
躁病エピソード
······93, 97, 100, 109, 114, 122, 332
相貌失認························277
相馬事件························425
挿話···························14
ソーシャルスキルトレーニング
·································296
ソーシャルワーカー···········164
即時記憶···················21, 258
側頭葉症候群·····················57
側頭葉てんかん······351, 357, 359
措置入院·············330, 428, 429
ゾニサミド······················397
ゾピクロン······················385
ゾルピデム······················385

た

第1世代抗精神病薬········368, 370
第一次覚醒剤乱用期············189
体感幻覚······················20, 74
退行···························214
胎児性アルコール障害·········174
胎児性アルコール症候群·······187
対人関係療法···········122, 144, 164
対人恐怖症······················129
耐性·······171, 172, 174, 185, 187
代替医療························143
第2世代抗精神病薬·······370, 371
大脳半球離断術·················360
大麻····170, 175, 179, 182, 193, 247
大麻取締法·················182, 192
退薬症状························388
代理ミュンヒハウゼン症候群·318
対話性幻聴······················260

多因子疾患·····················118
タウ···························276
タウ蛋白···········265, 266, 278
ダウン症候群·············286, 290
多元受容体標的化抗精神病薬·371
多幸···························30
他者との交流····················43
多重人格·························31
多相性睡眠······················224
立ち去り行動····················277
脱法ドラッグ····················190
脱法ハーブ······················190
脱抑制·························27, 57
脱力発作························349
多動···························27
多動症························233
妥当性確認······················216
田中・ビネー知能検査····285, 354
田中・ビネー法···················53
たばこ·······175, 178, 179, 193, 247
多発梗塞性認知症···············270
ダルク··························190
単一遺伝子疾患·················118
単一光子放出断層撮影············49
短期記憶···················21, 258
短期精神病性障害············78, 79
単極性躁病······················109
単極導出························350
炭酸リチウム··············378, 380
単純性運動チック···············303
単純性音声チック···············303
単純導出法·······················46
タンドスピロン············381, 382
ダントロレン·····················86

ち

チアプリド······················272
チェーンストークス呼吸·234, 235
チエノジアゼピン系抗不安薬
·························382, 383, 388
知覚統合·························53
チック···························19
チック症··············295, 301, 303
知的能力障害
·····23, 239, 284, 287, 288, 291, 294
知的能力障害群··············282, 284
チトクローム P450 ········395, 396
知能···························23
知能検査·························52
知能指数··················23, 52, 284
知能測定尺度···················285

遅発性ジスキネジア················86
遅発性ジストニア················86
着衣失行·············55, 259, 266
治癒····························82
注意····························20
注意欠如························233
注意欠如・多動症
·········8, 20, 282, 291, 292, 295, 433
中核症状·················257, 260
注察妄想·····················24, 73
中止後症候群···················377
中止後症状·····················121
中枢性睡眠時無呼吸··············234
中等症うつ病···················104
中途覚醒·················95, 226
中途覚醒時間···················224
中毒性表皮壊死症···381, 397, 398
聴覚失認························55
長期記憶···················21, 258
蝶形紅斑·······················333
長時間ビデオ脳波記録············359
直面化·························217
治療的アプローチ···············4,
治療できる認知症·········252, 257
治療薬物モニタリング············395
陳述記憶···················21, 258
鎮静剤·····················180, 181
鎮静催眠薬·····················385
鎮痛薬·························175

つ
追跡妄想·······················184

て
低活動性せん妄··················18
低灌流性血管性認知症············270
デイケア···················89, 164
定型抗精神病薬········85, 368, 370
低カリウム血症·················156
ディスコイド疹·················333
手続き記憶··········21, 258, 260
デメンチア・プレコックス·······16
てんかん
········45, 187, 344, 348, 349, 350, 360
てんかん性異常波···············348
転換性障害···········16, 312, 316
てんかん性脳症·················348
てんかん発作·········344, 349, 353
転帰····························14
電気痙攣療法·······78, 86, 89, 122

と
投影法·······················60, 61
盗害妄想·······················260
冬期うつ病·····················114
統合失調型パーソナリティ障害
·························78, 79, 205
統合失調感情障害···········78, 79
統合失調症
········5, 20, 32, 66, 76, 81, 174, 260
統合失調症スペクトラム障害···78
統合失調症認知機能簡易評価尺度
····························75
統合失調症認知機能簡易評価尺度
日本語版·····················408
統合失調症様症状··········78, 184
動作性検査·····················52
動作性知能指数·················52
頭頂葉症候群···················57
動脈血酸素飽和度···············235
動脈血二酸化炭素分圧············235
同名半盲·······················57
トゥレット症···················303
疼痛性障害·····················313
ドーパミン
········69, 70, 172, 173, 189, 190
ドーパミン系···················161
ドーパミン神経細胞·············172
ドーパミントランスポーターシン
チグラフィー·············262, 275
読字障害·················296, 298
特発性全般てんかん·············344
特発性てんかん··········346, 368
毒物及び劇物取締法·············192
特別支援学級············287, 292
特別支援学校···················287
特別支援教育···················308
突発性異常波···················46
ドネペジル······269, 272, 393, 394
ドパミン·················390, 392
ドパミン D2受容体遮断作用
·························368, 370
ドパミン D2受容体部分作動薬371
ドパミン仮説···················368
ドパミン作動薬・拮抗薬·········247
ドパミン受容体作動薬···········247
トピラマート···················397
どもり·························301
トラゾドン·····················377
トリアゾラム···················180

な
内因·······················12, 13
内因性概日リズム···············239
内分泌検査·····················44
ナラノン·······················190
ナルコティックス アノニマス 190
ナルコレプシー
······46, 181, 230, 231, 232, 244, 392
喃語····························291
難治性の発作···················344

に
ニコチン·········170, 174, 178, 181
ニコチン依存治療薬·············390
ニコチン中毒···················174
二次妄想·····················24, 73
ニセルゴリン···················272
日常生活·······················43
日常生活動作···················340
日内変動·······················254
二分脊椎·······················380
入眠後覚醒時間·················227
入眠困難··········95, 226, 227, 387
入眠時幻覚·····················232
入眠時不眠··············226, 239
入眠時レム睡眠期·········230, 232
入眠潜時·················224, 227
認知····························43
認知機能·······················240
認知機能障害
······75, 226, 247, 252, 254, 298, 332
認知行動療法
········89, 122, 164, 180, 228, 324, 410
認知行動療法マニュアル·······144
認知症
·······23, 188, 239, 252, 256, 260, 262
認知的共感性·····················6,
認知リハビリテーション·······407

わ
熱性痙攣·······················350

の
脳画像検査·····················49
脳機能画像·····················50
脳機能マッピング検査···········359
脳局在症候群···················57
脳磁図検査·····················351
脳出血性血管性認知症············270
脳腫瘍·························252
脳性小児麻痺···················187

463

脳脊髄液検査…………………45
脳内報酬系…………………161
脳波検査………………45, 350
脳波賦活法…………………46
脳梁離断術…………………360
ノーマライゼイション………88
ノルアドレナリン
………………322, 374, 390, 392
ノルアドレナリン作動性・特異的
セロトニン作動性抗うつ薬
………………………375, 376
ノンレム睡眠
……224, 235, 240, 241, 243, 244

は

パーキンソン症状
……………86, 274, 275, 336, 372
パーキンソン病
…… 107, 172, 244, 256, 272, 274, 332
パーソナリティ………………33
パーソナリティ障害
……33, 117, 122, 174, 196, 197, 236
バイオマーカー…………12, 14
徘徊…………………257, 260, 261
肺血栓塞栓症…………………83
梅毒検査……………………44
バウムテスト…………………61
破瓜型………………………76
破瓜病………………………16
吐きだこ……………………156
迫害妄想…………………24, 73
橋本病………………………332
パターナリズム………………424
発達関連因子………………160
発達障害……………………174
発達障害支援センター………292
発達障害者支援法………424, 433
発達性協調運動症………301, 303
発達性失読症…………………22
パニック症
…… 117, 128, 129, 130, 133, 143, 312
パニック障害…………………200
パニック発作…3, 31, 129, 133, 202
ハビットリバーサル…………304
ハプロタイプ DQB1*06：02……232
ハミルトンうつ病評価尺度……42
ハミルトン不安尺度…………42
パリペリドン…………………371
ハルシオン…………………180
バルビタール………………385
バルビツール酸系抗てんかん薬

………………………………395
バルビツール酸系睡眠薬…386, 388
バルビツール酸系薬剤………181
バルプロ酸…200, 355, 379, 380, 397
パレイドリア…………………19
バレー兆候…………………270
バレニクリン………………390
ハロペリドール……………370
反響言語………………27, 28
反響動作………………27, 28
半空間無視…………………278
反社会性パーソナリティ障害
………………………141, 206
反芻症………………………158
反芻性障害…………………158
反跳性不眠…………………228
ハンチントン舞踏病…………279
反復性経頭蓋磁気刺激………122
反復性短期抑うつ……………108

ひ

ピアサポート………………416
ピアヘルプ…………………164
被害妄想……………73, 184, 260
引きこもり…………………202
微細脳損傷……………294, 296
皮質基底核変性症……………278
皮質焦点切除術……………360
皮質性感覚障害……………278
非自発的治療………………164
非社会性パーソナリティ障害・206
微小妄想……………………24
非処方精神賦活薬……………179
ヒステリー…………………16
ヒステリー球………………316
非ステロイド性抗炎症薬……324
ヒダントイン系抗てんかん薬・395
非陳述記憶……………21, 258
非定型うつ病………………115
非定型欠神発作……………349
非定型抗精神病薬85, 368, 370, 371
否定妄想……………………114
ビデオ脳波同時記録検査・351, 357
非てんかん発作……………344
被毒妄想………………24, 73
非突発性異常波………………46
ヒト白血球組織適合抗原……232
ヒト免疫不全ウイルス検査……44
否認の病………………185, 188
非バルビツール酸系睡眠薬
………………………386, 388

皮膚粘膜眼症候群………397, 398
非ベンゾジアゼピン系……228
非ベンゾジアゼピン系睡眠薬・386
ヒポクレチン………………231
憑依状態……………………32
憑依妄想……………………73
病気不安症……236, 312, 314
病識………………75, 78, 153
標準型失語検査………………58
標準高次視知覚検査…………58
病前期………………………81
病前性格……………………33
病相………………4, 109, 119
病的退行……………………219
病的賭博……………………173
広場恐怖症…………………133
貧困妄想………………24, 114

ふ

不安………………………30, 247
不安症………………142, 159
不安障害……………………227
不安神経症…………………129
フィリップ・ピネル…………15
フェニトイン…………395, 397
フェニルケトン尿症…………286
フェノチアジン系抗精神病薬・370
フェノバルビタール……395, 397
フェンサイクリジン…………175
不穏脚症候群…………………19
賦活症候群…………………377
副甲状腺機能検査……………44
複雑性運動チック……………303
複雑性音声チック……………303
複雑性心的外傷後ストレス障害
………………………………128
複雑な手段的日常生活動作……252
複雑部分発作………………348
複視…………………………316
副腎皮質機能検査……………44
副腎皮質ステロイド…………247
服薬アドヒアランス
………………85, 86, 367, 389
服薬コンプライアンス………85
父権主義……………………424
ブスピロン…………………381
ブチロフェノン系抗精神病薬・370
物質・医薬品誘発性睡眠障害・247
物質使用障害
…… 142, 143, 170, 172, 174, 175, 200
部分健忘……………………22

部分的閉塞性低換気…………234
部分てんかん……………350
部分発作……346, 348, 349
不眠…………226, 227, 233
不眠障害……………226, 228
プライミング…………21
プラセボ……………143
ブラックアウト………185
フラッシュバック………190
プリオン病…………279
ブリケ症候群…………313
ブリッジングセッション・407, 408
プリミドン…………395, 397
フルニトラゼパム…………180
フルマゼニル…………385
ブロイラー……………67
ブローカーモデル…………403
プロトン強調画像…………50
ブロムワレリル尿素…………386
ブロモバレリル尿素…………386
プロラクチン濃度…………84
分別もうろう状態…………18
分離不安症…………107

へ

ペアレントトレーニング……295
米国精神医学会
……13, 39, 152, 175, 252
閉塞性睡眠時無呼吸低呼吸
……232, 233, 234, 235
併存症…………142
ベックうつ病評価尺度………42
ペモリン…………390
ペラグラ…………189
ヘロイン……………182
ペロスピロン…………371
変換症…………312, 316
偏差知能指数……………53
ベンズアミド系抗精神病薬…370
片側巨脳症…………360
ベンゾジアゼピン
…………180, 181, 191, 228
ベンゾジアゼピン依存……180
ベンゾジアゼピン系抗てんかん薬
……………397
ベンゾジアゼピン系抗不安薬
…………382, 383, 388
ベンゾジアゼピン系睡眠薬…386
ベンゾジアゼピン系睡眠薬・抗不安薬………334
ベンゾジアゼピン系薬剤

…………242, 243, 247

ほ

防衛機制…………196
包括医療…………360
包括型地域生活支援………417
包括型地域生活支援プログラム90
報酬系…………172, 173, 294
保健師……………430
保持……………21
母子保健法…………434
保続……………25

ま

マイナートランキライザー……200
魔術的思考…………205
マタニティブルーズ………114
マトリックス・コンセンサス認知
機能バッテリー…………408
幻の同居人…………275
麻薬および向精神薬取締法
……………181, 192
麻薬取締法…………182
慢性……………14
慢性硬膜下血腫……252, 262
慢性重症 AN…………164
慢性髄膜炎…………262
慢性閉塞性肺疾患…………226

み

ミアンセリン…………377
ミオクローヌス…………279
ミオクロニー発作
…………349, 396, 397, 398
未視感……………19
見捨てられ感…………218, 221
見捨てられ妄想…………260
見捨てられ抑うつ………211
未成年者飲酒禁止法……188, 192
未成年者喫煙禁止法………192
ミネソタ飢餓実験…………160
ミネソタ多面人格検査………60
ミュラー・リヤー錯視…………19
ミュンヒハウゼン症候群……318
ミルタザピン…………377
ミルナシプラミン…………232

む

無為……………27, 83
無言症……………74
むずむず脚症候群………19, 245

無動……………78
無動・寡動…………332
無動性無言…………279
無脳症……………380

め

迷走神経刺激術……………360
命令性幻聴…………260
メタ認知……………32, 412
メタボリックシンドローム……85
メタンフェタミン・182, 189, 190
メチルフェニデート
…………181, 232, 390, 392
メチルフェニデート徐放剤……296
滅裂思考……………73
メマンチン・269, 272, 393, 394
メラトニン・224, 225, 238, 239, 386
メラトニン受容体作動薬
…………228, 386, 388
メランコリア…………115
メランコリー型…………115
メランコリー親和型…………33

も

妄覚……………19
妄想………66, 72, 76, 113, 332
妄想型……………78
妄想型統合失調症…………79
妄想気分…………23, 24, 73, 261
妄想性誤認症候群……261, 275
妄想性障害…………78, 79
妄想性パーソナリティ障害……203
妄想知覚…………23, 24, 73, 261
妄想着想…………23, 24, 73, 261
妄想病……………16
モーズレイ性格検査………60, 61
モダフィニル……232, 390, 392
持ち越し効果…………228
物盗られ妄想…………261
セリア……………277
森田療法…………129
モルヒネ……………181

や

夜間睡眠分断…………232
夜間せん妄…………18
夜驚……………240
薬物依存症…………178
薬物血中濃度検査…………44
薬物乱用…………178
矢田部・ギルフォード性格検査

······················60, 353
ヤング躁病評価尺度············42

ゆ

有機溶剤···············179, 182
幽門狭窄症·················158

よ

陽性・陰性症状評価尺度····42, 75
陽性症状············72, 75, 81
腰椎穿刺···················353
陽電子放出断層撮影··········49
抑うつ·········2, 44, 236, 247
抑うつエピソード
······93, 96, 102, 104, 106, 109, 110
抑うつ気分···················30
抑うつ障害
····102, 106, 107, 110, 111, 135, 141
抑うつ障害群················102
抑うつ状態
······83, 92, 106, 108, 109, 110, 115
抑制·······················95
欲動·······················26
予後·······················14
夜泣き····················240
四環系抗うつ薬·········375, 376

ら

ラクナ梗塞·················270
ラコサミド·················355
ラスムッセン脳炎············360
ラメルテオン·······385, 386, 388
ラモトリギン
····200, 355, 378, 379, 380, 381, 397
卵胞ホルモン················224

り

リエゾン···················326
リエゾンカンファレンス·328, 329
リエゾン精神医学············326
リカバリー··················89
リカバリー概念·402, 410, 414, 418
力動精神医学················196
力動的精神療法·········144, 164
離人症···········31, 74, 180
リスペリドン··········292, 371
離脱······················171
離脱・後遺症症状············171
離脱症状·········180, 184, 191
リタリン···················392
リバスチグミン·269, 272, 393, 394

リハビリテーション
······4, 402, 405, 409, 414, 416, 418
リボの法則·················258
療育センター···············287
療育手帳···················287
両価性··········28, 29, 67, 74
良性小児てんかん············348
良性新生児てんかん··········348
リワークプログラム··········124
臨床単位···················196
臨床用量依存···············228

る

ループス腎炎···············333

れ

冷蔵庫マザー···············288
レクリエーション療法·····15, 88
レジリエンスモデル···········71
レストレス・レッグ···········19
レストレスレッグス症候群
·····················245, 246
レット障害·············288, 290
レット症候群···············290
レノックス・ガストー症候群
·····················356, 397
レビー小体型認知症
·····20, 107, 244, 253, 260, 272, 394
レプチン···················161
レベチラセタム·········355, 398
レボドパ···················275
レボドパ製剤···············247
レム睡眠····224, 226, 242, 243, 244
レム睡眠行動障害············244
レム睡眠潜時···········226, 230
恋愛妄想····················73
連合弛緩···········25, 67, 73

ろ

蝋屈症·····················27
老人斑················265, 266
ロールシャッハテスト·····61, 353
ロヒプノール···············180

わ

ワーキング・メモリー·······21, 75
和田テスト·················359

英文索引

A

AA···············183, 186, 188
ABA·······················292
acamprosate···············389
acetylcholinesterase·········393
AChE·····················393
ACT···············90, 417, 418
ACTH療法············354, 356
activation syndrome ········377
ACT-J·····················418
AD·······················394
ADHD·············8, 9, 142
ADL················340, 409
AED······················344
affect·····················28
Agoraphobia···············133
AHA/ASA·················270
Alzheimer's disease·········394
Ambivalence···············67
American Psychiatric Association
·························39
amnestic MCI··············264
AMPS·····················413
AN ·········158, 159, 162, 164
AN-BP···············152, 156
Anorexia Nervosa ·········152, 158
AN-R·····················152
antidementia drugs··········393
antiepileptic drugs········344, 395
antipsychotics ·············367
Antisocial Personality Disorder
·························206
anxiety····················30
anxiolytics ················381
APA······················76
ApoE-ε4··················266
APP······················266
Applied Behavior Analysis ·····292
ARFID ·······157, 159, 161, 162
aripiprazole ···············371
ARMS ····················82
asomatognosia··············55
Assertive Community Treatment
····················90, 418
Assessment Mortar and Process
Skill·····················413
atonic seizure ·············349
At-Risk Mental State ··········82
attention ··················20

atypical absence·················· 349
atypical antipsychotics ········ 368
auditory agnosia ···················55
Autism ································67
Avoidant Personality Disorder 208
Avoidant/Restrictive Food Intake
Disorder ························· 157

B

BACS-J·······················75, 408
barbital ························· 385
Baum test ·························61
BDI································42
Beck Depression Inventory ······42
BECTS···························· 348
BED ············· 158, 159, 161, 162
behavioral and psychological
symptoms of dementia
····················· 257, 260, 394
behavioral variant frontotempo-
ral dementia ···················· 276
Benign childhood epilepsy with
centrotemporal spikes ········· 348
Benign neonatal epilepsy ······ 348
benzodiazepine ···················· 382
Binge Eating Disorder ·········· 158
binge-eating and purging type
······························· 152
Binswanger 病 ····················· 270
Biological ························· 172
bipolar and related disorders · 108
bipolar disorder and related dis-
orders ·····························92
bipolar lead ····················· 350
Bipolar I disorder ············· 109
Bipolar II disorder ············· 109
blunted Affection ···············67
BMI ····················· 150, 151
BN······ 154, 158, 159, 161, 162, 164
BNE ····························· 348
Body Mass Index ················· 150
Borderline Personality Disorders
····························· 196, 198
Borderline   Personality
Organization ····················· 196
BPD···· 196, 197, 198, 200, 201, 211
BPO································· 196
BPRS ·······················41, 75
BPSD ···················· 257, 260, 394
Brief Psychiatric Rating Scale
····························· 41, 75

Briquet's Syndrome············· 313
bromovalerylurea ··············· 386
Bulimia Nervosa 154, 158, 161. 162
buspirone ····················· 381
bvFTD································· 276

C

CAE ····························· 348
callosotomy ····················· 360
carbamazepine ··············· 379
CBT ·················· 144, 324, 410
CDR································· 269
Childhood absence epilepsy ··· 348
chlordiazepoxide ··············· 381
chlorpromazine ················· 370
Clinical Dementia Rating ······· 269
clonic seizure ················· 349
CNS ループス ····················· 262
Cognition·························43
Cognitive Behavioral Therapy
··················· 144, 324, 410
common disease················· 344
complex partial seizure ········ 348
complex posttraumatic stress dis-
order ····························· 128
Consultation····················· 326
Conversion Disorder ··········· 316
cortex focus resection ········· 360
Cotard syndrome················· 114
CPS ····························· 348
CPTSD 128, 129, 130, 131, 137, 140
Creutzfeldt-Jakob 病············ 262
CT ······· 49, 50, 262, 269, 278, 279
Cushing disease ················· 107
Cyclothymic disorder ··········· 109

D

DARC ····························· 190
delusion of guilt ················· 113
delusion of negation············· 114
delusion of poverty ············· 114
dementia praecox··················67
dementia with Lewy body····· 394
dependency ····················· 171
Dependent Personality Disorders
····························· 208
depressive disorder due to anoth-
er medical condition ··········· 106
depressive disorders ········92, 102
depressive state ···················92
depressive stupor ···············95

DESH ····························· 279
deviation intelligence quotient ·53
Diagnostic and Statistical Manual
of Mental Disorders ···· 13, 39, 312
DIQ ·····························53
Disruptive mood dysregulation
disorder ························· 107
DLB································· 394
DPA································· 371
drive·····························26
Drug-Addiction Rehabilitation
Center····························· 190
DSM ·····················13, 16, 39
DSM-5
·········39, 76, 93, 100, 129, 252, 288
DSM-Ⅲ····················· 288
DSM-Ⅳ-TR···················· 76, 93
DSM-Ⅳ ········· 270, 288, 296, 312
DUP·····························82
Duration of untreated psychosis
·····························82

E

Early myoclonic encephalopathy
····························· 348
ECT·····························86
Electro-convulsive therapy······86
electroencephalography ······· 350
EMDR ····························· 145
emotion·························29
emotional expression ········ 71, 87
epilepsy ························· 344
Epileptic discharge ············· 348
epileptic encephalopathy ······ 348
epileptic seizure ················· 344
Evidence-Based Practice· 410, 414
Eye movement Desentization and
Reprocessing···················· 145

F

Factitious Disorder ············· 317
Family Based Therapy ········· 163
FAS ····························· 187
FDG-PET ···················· 262, 269
Febrile convulsion ············· 350
Fetal alcohol syndrome········· 187
FIQ·····························53
first generation antipsychotics 368
FLAIR 画像·························50
flight of ideas·····················98
flumazenil························· 385

467

fMRI ·············· 49, 161
free T3 ·············· 262
free T4 ·············· 262
Full intelligence quotient ········ 53
functional magnetic resonance imaging ·············· 49
FUS ·············· 276

G

GABA ·············· 382, 397
GAF ·············· 43
GAF Scale ·············· 417
gamma-amino-butyric acid ··· 382
GATB ·············· 417
generalized anxiety disorder ·· 128
Generalized seizure ·············· 346
Getting along ·············· 43
Global Assessment of Functioning ·············· 43
going my way behavior ········ 276

H

haloperidol ·············· 370
HAM-A ·············· 42
HAM-D ·············· 42
Hamilton Anxiety Scale ········ 42
Hamilton Depression Scale ······ 42
HDS-R ·············· 269
hemiconvulsion-hemiplegia-epilepsy ·············· 360
hemimegalencephaly ·········· 360
hemispherotomy ·············· 360
HHEsyndrome ·············· 360
High EE ·············· 71, 87
Histrionic Personality Disorder ·············· 207
HIV 感染 ·············· 179
HIV 抗体検査 ·············· 262
HIV 脳症 ·············· 262
HLA ·············· 232
Huntintin 遺伝子 ·············· 279
hypnotics ·············· 385
hypochondriacal delusion ····· 114
hypomanic episode ·············· 100

I

IADL ·············· 252, 409
ICD ·············· 13, 39
ICD-10 ········ 39, 76, 108, 175, 252
ICD-11 ·············· 130, 141
ICF ·············· 43

Idiopathic generalized epilepsy ·············· 344
ILAE ·············· 346
Illness Anxiety Disorder ········ 314
Illness Management and Recovery ·············· 410
IMR ·············· 410, 416
Individual placement and support ·············· 414
inhibition ·············· 95
Instrumental Activities of Daily Living ·············· 252
intelligence ·············· 23
intelligence quotient ··· 23, 52, 284
International Classification of Diseases ·············· 13, 39
International Classification of Functioning, Disability and Health ·············· 43
International league against epilepsy ·············· 346
IPS ·············· 414
IQ ········ 23, 52, 284, 286, 288, 291

J

Japan Coma Scale ·············· 17

L

lamotorigine ·············· 379
language ·············· 22
LASMI ·············· 413
learning ·············· 22
learning difficulty ·············· 296
learning disabilities ········ 296, 297
learning disorders ·············· 296
Lennox-Gastaut syndrome ·············· 348, 397
Liaison ·············· 326
Life activities ·············· 43
Life Assessment Scale for the Mentally Ill ·············· 413
lithium carbonate ·············· 378
loosening Association ·············· 67

M

magnetic resonance imaging ·············· 49, 352
magnetic resonance spectroscopy ·············· 49
magnetoencephalogram ······ 351
major depressive episode ········ 95

major tranquilizers ·············· 367
manic episode ·············· 97
manic state ·············· 92
MARTA ·············· 371
MATRICS Consensus Cognitive Battery ·············· 408
Maudsley Personality Inventory ·············· 60, 61
MCCB ·············· 408
MCI ·············· 264, 269, 412
MEG ·············· 351
melatonin ·············· 386
memory ·············· 21
MIBG 心筋シンチグラフィー ·············· 262, 275
mild cognitive impairment ····· 264
Minnesota Multiphasic Personality Inventory ·······60, 353
Minnesota Starvation Study ··· 160
minor tranquilizer ·············· 381
Mixed states ·············· 112
MMPI ·············· 60, 353
MMSE ·············· 269
Mobility ·············· 43
monopolar lead ·············· 350
mood ·············· 28
mood stabilizers ·············· 123, 378
mood-congruent psychotic features ·············· 113
mood-incongruent psychotic features ·············· 114
MRI ···49, 50, 60, 262, 269, 278, 279
MRI 検査 ·············· 352, 357
MRS ·············· 49
multiple domain ·············· 264
Münchhausen Syndrome ······ 318
Münchhausen Syndrome by Proxy ·············· 318

N

NA ·············· 190
Nar-Anon ·············· 190
NaSSA ·············· 121, 375
National Institute on Aging-Alzheimer's Association workgroup ·············· 252
NEAR ·············· 407
Near-Infrared Spectroscopy ·············· 49, 352
neuroleptics ·············· 367
neuropsychiatric lupus ·········· 333

Neuropsychological Educational Approach to Cognitive Remediation ·················· 407
NIA-AA ···················· 252
NINDS-AIREN·············· 270
NIRS ·····················49, 352
NMDA ················ 179, 393
NMDA 受容体拮抗薬 275, 394, 395
N-methyl-D-aspartic acid ····· 393
non epileptic seizure ··········· 344
non-amnestic MCI ············· 264
Non-Steroidal Anti-Inflammatory Drugs ·················· 324
NPSLE ···················· 333
NSAIDs···················· 324
N-メチル-D-アスパラギン酸受容体拮抗薬···················· 393

O

obsessive compulsive disorder 128
Obssesive-Compulsive Personality Disorder ··········· 210
OCD ········ 128, 129, 130, 131, 140
olanzapine ·················· 371
orexin ···················· 387
OSFED ···················· 158
Other specified depressive disorder ························ 108
Other Specified Feeding or Eating Disorder ·················· 158

P

PaCO₂ ···················· 235
Pain Disorder ················ 313
Panayiotopoulus 症候群 ······· 348
panic disorder ················ 128
PANSS···················· 42, 75
Paranoid Personality Disorder 203
pariperidone ················ 371
Parkinson disease·············· 107
Partial seizure················ 346
Participation ················ 43
PE ······················ 145
PECS ···················· 292
perceptual organization ········· 53
Performance intelligence quotient ························ 53
perospirone ················ 371
persistent depressive disorder 104
personality·················· 33
PET ···················· 49, 52

PET 検査 ·················· 352, 357
P-F スタディ ················ 61
phobia ···················· 30
Physical dependence··········· 171
Physiological dependence ····· 171
pica ······················ 158
Picture Exchange Communication System ···················· 292
Picture-Frustration Study ······· 61
PIQ······················ 53
PNES ···················· 316
PO ······················ 53
POMS ···················· 42
positive and negative syndrome scale ···················· 42, 75
positron emission tomography ························ 49, 352
Posttraumatic stress disorder ···················· 128, 200
Premenstrual dysphoric disorder ························ 107
premenstrual syndrome ······· 107
pressured speech ·············· 98
processing speed·············· 53
Profile of Mood States ········· 42
Prolonged Exposure Therapy · 145
PS ······················ 53
PSEN1 ···················· 266
Psychogenic Non-Epileptic Seizure ···················· 316
psychomotor agitation ·········· 95
psycho-oncology ·············· 337
Psychopathic personalities ····· 196
Psychosomatic Disease ········· 320
psychostimulants ·············· 390
psychotic ···················· 13
psychotropic drugs ············ 367
PTSD ···· 107, 117, 129, 130, 137, 140, 200

Q

QOL···· 337, 339, 354, 360, 363, 403
quetiapine ·················· 371

R

ramelteon ·················· 386
Rasmussen's encephalitis ······ 360
refractory seizure ············· 344
refrigerator mother············· 288
resilience ···················· 71
restrictive type················ 152

retardation···················· 95
risperidone ················ 371
Rorschach test ················ 61
RPR ······················ 262
Rumination Disorder ··········· 158

S

safety behavior ·············· 132
SARI ···················· 375
Schizoid Personality Disorder· 204
Schizophrenia················ 16, 67
Schizotypal Personality Disorder ························ 205
SCIT ···················· 412
SDA ···················· 371
SEAN ···················· 164
second generation antipsychotics ························ 370
sedative hypnotics·············· 385
SEED-AN ···················· 164
Selective Serotonin Reuptake Inhibitors ·········· 144, 200, 201
self awareness ················ 31
Self-care ···················· 43
Serotonin and Noradrenalin Reuptake Inhibitor··········· 322
Severe and Enduring Anorexia Nervosa···················· 164
sharp & wave complex··········· 46
sharp wave ················ 46, 350
single domain ················ 264
single photon emission computed tomography ············ 49, 352
SLE······················ 333
slow wave burst ··············· 46
SLTA···················· 58
SNRI ········ 121, 322, 375, 377, 378
social anxiety disorder·········· 128
social cognition················ 32
social cognition and interaction training ···················· 412
social phobia ················ 129
Social Skills Training ····88, 412
Sociological··················· 174
soft neurological sign ··········· 71
Somatic Symptom Disorder ··· 313
Somatization Disorder ········· 313
specific phobia················ 128
SPECT······49, 50, 52, 278, 352, 357
spike ······················ 46
spike & wave complex ··········· 46

spike wave ·················· 350
SpO₂ ·························· 235
SPTA ··························· 59
SSRI
···· 117, 121, 144, 200, 201, 278, 375
SST················· 85, 88, 412, 413
Standard Language Test of
Aphasia ·······················58
Standard Performance Test for
Apraxia ·······················59
Stevens-Johnson syndrome
························· 380, 397
stigma··························90
structured interview ···········41
Sturge-Weber diease ·········· 360
Substance use disorder ········ 175
Substance/medication-induced
depressive disorder ··········· 105
Sudden Unexpected Death in
Epilepsy ····················· 345
SUDEP ······················· 345
sulpiride ······················ 370
suvorexant··············· 386, 387
SV2A··························· 398
Symptomatic localization-related
epilepsy ····················· 344
syncope······················· 350
Systemic lupus erythematosus 333

T

T1強調画像 ·····················50
T2強調画像 ·················· 49, 50
tactile agnosia ·················55
tandospirone··············· 381, 382
TCA ·························· 375
TDM ························· 395
TDP-43 ······················ 276
TEACCH ····················· 292
temporal lobe epilepsy ········ 359
TEN ····················· 381, 397
tetracyclic antidepressant ····· 375
TGA··························· 350
The brief assessment of cognition
in schizophrenia Japanese ver-
sion ······················· 408
The Global Assessment of
Functioning··················· 417
the Metacognitive Training pro-
gram for schizophrenia patients
························· 412
The World Health Organization

Disability Assessment Schedule
2.0 ···························43
Therapeutic drug monitoring · 395
thienodiazepine ················ 382
thinking ·······················23
TIA ·························· 350
TMT ···························59
tonic seizure ·················· 349
tonic-clonic seizure ············ 349
toxic epidermal necrolysis
························· 381, 397
TPHA 法 ····················· 262
Trail Making Test ··············59
Transient global amnesia ······ 350
Transient ischemic attack······ 350
treatable dementia········· 252, 257
tricyclic antidepressants ······· 373
TSH ························· 262
typical antipsychotics·········· 368

U

Uchida-Kraepelin test ···········61
UCSD performance-based skills
assessment ··················· 413
Unspecified Feeding or Eating
Disorder ····················· 158
UPSA ······················· 413

V

vagal nerve stimulation········· 360
Validation ················ 214, 216
valproic acid··················· 379
VC ····························53
VEEG ························ 351
verbal comprehension ···········53
verbal fluency test ··············59
Verbal intelligence quotient·····52
VFT ···························59
Video-EEG ···················· 351
VIQ ··························52
visual agnosia ··················55
Visual Perception Test for
Agnosia ·······················58
VPI 職業興味検査 ··············· 417
VPTA ·························58

W

WAB 失語症検査 ················58
WAIS-Ⅲ······················ 269
WAIS-R······················ 354, 358
washout rate ·················· 275

WCST ··························60
Wechsler Adult Intelligence Scale
························· 354
Wechsler Adult Intelligence Scale
Third Edition ················· 269
Wechsler Intelligence Scale for
Children ····················· 354
Wechsler Memory Scale-revised
························· 269, 358
Wellness Recovery Action Plan
························· 416
Western Aphasia Battery·········58
West 症候群 ·············· 348, 356
WHO
···13, 39, 43, 130, 175, 179, 184, 344
WHODAS 2.0 ···················43
will··························26
Wisconsin Card Sorting Test ···60
WISC-R······················· 354
WM····························53
WMS-R ················· 269, 358
work-directed intervention ··· 416
working memory·················53
World Health Organization······13
WRAP ·················· 416, 417

X

X-ray computed tomography···49

Y

Yale-Brown   Obsessive
Compulsive Scale ·············· 136
Y-BOCS ····················· 136
YG 性格検査 ··············60, 353
YMRS ·························42
Young Mania Rating Scale ·······42

メディカルスタッフ専門基礎科目シリーズ
精神医学

2018年8月27日　初版第1刷発行	
2023年11月10日　初版第2刷発行	

編著者　飯　高　哲　也

検印省略

発行者　柴　山　斐呂子

発行所　**理工図書株式会社**

〒102-0082　東京都千代田区一番町 27-2
電話 03 (3230) 0221 (代表)
FAX03 (3262) 8247
振替口座　00180-3-36087 番
http://www.rikohtosho.co.jp

© 飯高　哲也　2018　Printed in Japan　ISBN978-4-8446-0877-6
印刷・製本　丸井工文社

〈日本複製権センター委託出版物〉
＊本書を無断で複写複製（コピー）することは、著作権法上の例外を除き、
禁じられています。本書をコピーされる場合は、事前に日本複製権センター
（電話：03-3401-2382）の許諾を受けてください。
＊本書のコピー、スキャン、デジタル化等の無断複製は著作権法上の例外
を除き禁じられています。本書を代行業者等の第三者に依頼してスキャン
やデジタル化することは、たとえ個人や家庭内の利用でも著作権法違反で
す。

★自然科学書協会会員★工学書協会会員★土木・建築書協会会員

メディカルスタッフ専門基礎科目シリーズ

精神医学

DSM-5 簡易対応表

1. 神経発達症群/神経発達障害群

	DSM-5	注	DSM-IV-TR	注	ICD-10	注
			1. 通常、幼児期、小児期、または青年期に初めて診断される障害　注			
知的能力障害群	知的能力障害(知的発達症/知的発達障害)	従来のIQによる分類はなくなった	精神遅滞	IQによる重症度分類あり	精神遅滞	F7 精神遅滞
	全般的発達遅延	5歳未満に適応	—		—	
コミュニケーション症群/コミュニケーション障害群	言語症/言語障害		表出性言語障害・受容-表出混合性言語障害		受容性言語障害	F8 心理的発達の障害
	語音症/語音障害		音韻障害		特異的会話構音障害	
	小児期発症流暢症/小児期発症流暢障害(吃音)		吃音		吃音	F9 小児期および青年期に通常発症する行動および情緒の障害
	社会的(語用論的)コミュニケーション症/社会的(語用論的)コミュニケーション障害		—		—	
自閉スペクトラム症/自閉スペクトラム障害	自閉スペクトラム症/自閉スペクトラム障害		広汎性発達障害 / 自閉性障害・アスペルガー障害		小児自閉症	F8 心理的発達の障害
注意欠如・多動症/注意欠如・多動性障害	注意欠如・多動症/注意欠如・多動性障害		注意欠如および破壊的行動障害 / 注意欠如・多動性障害		多動性障害	F9 小児期および青年期に通常発症する行動および情緒の障害
限局性学習症/限局性学習障害	読字の障害・書字表出の障害・算数の障害		学習障害 / 読字障害・算数障害・書字表出障害		学力の特異的発達障害	F8 心理的発達の障害
運動症群/運動障害群	発達性協調運動症/発達性協調運動障害		運動能力障害 / 発達性協調運動障害		運動機能の特異的発達障害	F8 心理的発達の障害
	常同運動症/常同運動障害		常同運動障害		常同運動障害	F9 小児期および青年期に通常発症する行動および情緒の障害
チック症群/チック障害群	トゥレット症/トゥレット障害		トゥレット障害 / チック障害		チック障害	F9 小児期および青年期に通常発症する行動および情緒の障害
	持続性(慢性)運動または音声チック症/持続性(慢性)運動または音声チック障害		慢性運動性または音声チック障害		慢性運動性あるいは音声チック障害	
	暫定的チック症/暫定的チック障害		一過性チック障害		一過性チック障害	

2. 統合失調症スペクトラム障害および他の精神病性障害群 ／ 5. 統合失調症および他の精神病性障害

統合失調症スペクトラム障害および他の精神病性障害群	持続期間 等	統合失調症および他の精神病性障害	F2 統合失調症、統合失調型障害および妄想性障害	下位分類	コード
妄想性障害		妄想性障害		持続性妄想障害	
短期精神病性障害	持続期間が1か月未満	短期精神病性障害		急性一過性精神病性障害	
統合失調症様障害	持続期間が6か月未満	統合失調症様障害		他の統合失調症	
統合失調症	持続期間が6か月以上	統合失調症		統合失調症	
統合失調感情障害		統合失調感情障害		統合失調感情障害	
物質・医薬品誘発性精神病性障害		物質誘発性精神病性障害		精神作用物質による精神および行動の障害	F1x
緊張病	緊張型	統合失調症		緊張型統合失調症	
—		共有精神病性障害（二人組精神病）		感応型妄想性障害	

3. 双極性障害および関連障害群 ／ 6. 双極性障害：双極性障害

双極性障害および関連障害群	双極性障害：双極性障害	F3 気分障害	下位分類	コード
双極Ⅰ型障害	双極性感情障害		双極性感情障害	
双極Ⅱ型障害	—		—	
気分循環性障害	気分循環性障害		気分循環症	
物質・医薬品誘発性双極性障害および関連障害	物質誘発性気分障害		精神作用物質による精神および行動の障害	F1x
他の医学的疾患による双極性障害および関連障害	一般身体疾患による気分障害		他の双極性感情障害	

4. 抑うつ障害群 ／ 6. 気分障害：うつ病性障害

抑うつ障害群	特徴・持続期間	気分障害：うつ病性障害	持続期間・特徴	F3 気分障害	下位分類	コード
重篤気分調節症	かんしゃく発作	特定不能のうつ病性障害	発症は10歳以前		他の持続性気分障害	
うつ病／大うつ病性障害		大うつ病性障害			うつ病エピソード・反復性うつ病性障害	
		気分変調性障害			気分変調症	
持続性抑うつ障害（気分変調症）	純粋型気分変調症候群を伴う／抑うつエピソードを満たさない	気分変調性障害	大うつ病エピソードは満たさない		—	
	持続性抑うつエピソードを伴う／抑うつエピソードを満たす	大うつ病性障害（慢性）	大うつ病エピソードを満たす		うつ病エピソード	
	間欠性抑うつエピソードを伴う	—			—	
月経前不快気分障害	研究用基準案	月経前不快気分障害			月経前症候群	N94.3

DSM-5 病名	備考	ICD-10 病名	亜型・注記	ICD-10 大分類	ICD-10 病名	コード
物質・医薬品誘発性抑うつ障害		物質誘発性気分障害			精神作用物質による精神および行動の障害	F1x
他の医学的疾患による抑うつ障害		一般身体疾患による気分障害			—	
5. 不安症群/不安障害群						
分離不安症/分離不安障害		分離不安障害	通常、幼児期、小児期または青年期に初めて診断される障害に含む	F9 小児期および青年期に通常発症すると診断される障害および情緒の障害	小児期の分離不安障害	
選択性緘黙		選択性緘黙			選択性緘黙	
限局性恐怖症		特定の恐怖症	動物型・自然環境・血液/注射/外傷型・状況型・その他	F4 神経症性障害、ストレス関連障害および身体表現性障害	恐怖症性不安障害	
社交不安症/社交不安障害(社交恐怖)		社会恐怖(社会不安障害)			社交恐怖	
パニック症/パニック障害		パニック障害			パニック障害	
広場恐怖症		広場恐怖	広場恐怖		広場恐怖	
全般不安症/全般性不安障害		全般性不安障害			全般不安障害	
物質・医薬品誘発性不安症/物質・医薬品誘発性不安障害		物質誘発性不安障害			精神作用物質による精神および行動の障害	F1x
6. 強迫症および関連症群/強迫性障害および関連障害群		**7. 不安障害:強迫性障害**				
強迫症/強迫性障害		強迫性障害		F4 神経症性障害、ストレス関連障害および身体表現性障害	強迫性障害	
醜形恐怖症/身体醜形障害		身体醜形障害	身体表現性障害に含む		心気症	
ためこみ症		—	他のどこにも分類されない衝動制御の障害に含む		—	
抜毛症		抜毛癖		F6 成人のパーソナリティおよび行動の障害	抜毛症	
皮膚むしり症		—			—	
自己臭恐怖	日本でまに報告されてきた病態	—			—	
7. 心的外傷およびストレス因関連障害群		**7. 不安障害:外傷後ストレス障害**				
反応性アタッチメント障害/反応性愛着障害		反応性愛着障害	通常、幼児期、小児期または青年期に初めて診断される障害に含む	F9 小児期および青年期に通常発症すると診断される障害および情緒の障害	小児期の反応性愛着障害	
脱抑制型対人交流障害		脱抑制性愛着障害			小児期の脱抑制性愛着障害	

DSM-5 大分類・疾患名	備考	中間分類	ICD-10 大分類	ICD-10 疾患名
心的外傷後ストレス障害		不安障害に含む	神経症性障害、ストレス関連障害および身体表現性障害　F4	心的外傷後ストレス障害
急性ストレス障害		不安障害に含む		急性ストレス反応
適応障害		適応障害に含む		適応障害
8. 解離症群/解離性障害群				
解離性同一症/解離性同一性障害	解離性とん走を伴う		神経症性障害、ストレス関連障害および身体表現性障害　F4	多重人格障害
解離性健忘				解離性健忘
				解離性遁走
離人感・現実感消失症/離人感・現実感消失障害	離人症状性障害			離人・現実感喪失症候群
9. 身体症状および関連症群				
身体症状症		身体化障害、心気症（身体症状を伴うもの）	神経症性障害、ストレス関連障害および身体表現性障害　F4	身体表現性障害
病気不安症	疼痛が主症状のもの（従来の疼痛性障害）	疼痛性障害		—
		心気症（身体症状を伴わないもの）		心気障害
変換症/転換性障害（機能性神経症状症）		転換症		解離性(転換)性障害
作為症/虚偽性障害		虚偽性障害	成人のパーソナリティおよび行動の障害　F6	虚偽性障害
10. 食行動障害および摂食障害群				
異食症			小児期および青年期に通常発症する行動および情緒の障害　F9	異食症（成人の場合はF5）
反芻症/反芻性障害		通常、幼児期、小児期または青年期に初めて診断される障害に含む		乳児期および小児期の哺育障害
回避・制限性食物摂取症/回避・制限性食物摂取障害	哺育障害			他の摂食障害
神経性やせ症/神経性無食欲症	摂食制限型	制限型	生理的障害および身体的要因に関連した行動症候群　F5	神経性無食欲症
	過食・排出型	むちゃ食い/排出型		—

— 4 —

神経性過食症/神経性大食症		神経性大食症		神経性過食症
過食性障害	不適切な代償行為を伴わない	—		他の摂食障害
11. 排泄症群				
遺尿症		遺尿症	F9 小児期および青年期に通常発症する行動および情緒の障害（通常、幼児期、小児期または青年期に初めて診断される障害に含む）	非器質性遺尿症
遺糞症		遺糞症		非器質性遺糞症
12. 睡眠-覚醒障害群		**13. 睡眠障害**		
不眠障害		原発性不眠	F5 生理的障害および身体的要因に関連した行動症候群	非器質性不眠症
過眠障害		原発性睡眠過剰		非器質性睡眠過眠症
ナルコレプシー		ナルコレプシー		ナルコレプシー
呼吸関連睡眠障害群		呼吸関連睡眠障害		睡眠時無呼吸
概日リズム睡眠-覚醒障害群		概日リズム睡眠障害		睡眠・覚醒スケジュール障害
睡眠時随伴症群 ノンレム睡眠からの覚醒障害	睡眠時遊行症型	睡眠時遊行症	G47 睡眠障害	睡眠時遊行症
	睡眠時驚愕症型	睡眠時驚愕障害		睡眠時驚愕障害
悪夢障害（悪夢症）		悪夢障害		悪夢
レム睡眠行動障害		レム睡眠行動障害		レム睡眠行動障害
レストレスレッグス症候群（むずむず脚症候群）		レストレスレッグス症候群	G25 その他の錐体外路障害及び異常運動	下肢静止不能症候群
物質・医薬品誘発性睡眠障害		物質誘発性睡眠障害		睡眠障害または神経疾患(G)に含む
13. 性機能不全群		**11. 性機能不全**		
性機能不全		性機能不全	F5 生理的障害および身体的要因に関連した行動症候群	性機能不全
14. 性別違和		**11. 性障害および性同一性障害**		
性別違和		性同一性障害	F6 成人のパーソナリティおよび行動の障害	性同一性障害

15. 秩序破壊的・衝動制御・素行症群

	DSM	備考	ICD		
反抗挑発症/反抗挑戦性障害	反抗挑戦性障害		反抗挑戦性障害		反抗挑戦性障害
間欠爆発症/間欠性爆発性障害	間欠性爆発性障害	他のどこにも分類されない衝動制御の障害		F9 小児期および青年期に通常発症する行動および情緒の障害	—
素行症/素行障害	素行障害	通常、幼児期、小児期または青年期に初めて診断される障害に含む	小児期および青年期に通常発症する行動および情緒の障害		行為障害
放火症	放火癖	他のどこにも分類されない衝動制御の障害		F6 成人のパーソナリティおよび行動の障害	病的放火
窃盗症	窃盗癖	他のどこにも分類されない衝動制御の障害	成人のパーソナリティおよび行動の障害		病的窃盗

16. 物質関連障害

	DSM	備考	ICD		
アルコール関連障害群（その他の物質は省略）	アルコール使用障害		アルコール使用による		
	アルコール中毒			F1 精神作用物質使用による精神および行動の問題	アルコール使用による
	アルコール離脱				
非物質関連障害群	ギャンブル障害	病的賭博（他のどこにも分類されない衝動制御の障害）	成人のパーソナリティおよび行動の障害	F6 成人のパーソナリティおよび行動の障害	病的賭博

2. せん妄、認知症、健忘性障害、およびその他の認知障害

17. 神経認知障害群

		DSM	ICD		
せん妄		せん妄	せん妄		せん妄
認知症	アルツハイマー病による	アルツハイマー型認知症			アルツハイマー病型認知症
	前頭側頭型				
	レビー小体を伴う				
	血管性	血管性認知症		F0 症状性を含む器質性精神障害	他に分類されるその他の疾患による認知症
	外傷性脳損傷による	他の一般身体疾患による認知症			血管性認知症
	物質・医薬品誘発性	物質誘発性持続性認知症			
	HIV感染による	他の一般身体疾患による認知症			他に分類されるその他の疾患による認知症
	プリオン病による				
	パーキンソン病による				
	ハンチントン病による				
軽度認知障害	同上		—		—

18. パーソナリティ障害群 ／ 16. パーソナリティ障害

18. パーソナリティ障害群		16. パーソナリティ障害	
A群	猜疑性パーソナリティ障害／妄想性パーソナリティ障害		妄想性パーソナリティ障害
	シゾイドパーソナリティ障害／スキゾイドパーソナリティ障害	A群	スキゾイドパーソナリティ障害
	統合失調型パーソナリティ障害		統合失調質パーソナリティ障害
			統合失調型障害
B群	反社会性パーソナリティ障害		非社会性パーソナリティ障害
	境界性パーソナリティ障害	B群	情緒不安定性パーソナリティ障害
	演技性パーソナリティ障害		演技性パーソナリティ障害
	自己愛性パーソナリティ障害		他の特定のパーソナリティ障害
C群	回避性パーソナリティ障害		不安性（回避性）パーソナリティ障害
	依存性パーソナリティ障害	C群	依存性パーソナリティ障害
	強迫性パーソナリティ障害		強迫性パーソナリティ障害

（16. F6 成人のパーソナリティおよび行動の障害）

19. パラフィリア障害群 ／ 11. 性障害および同一性障害

19. パラフィリア障害群	11. 性障害および同一性障害	
パラフィリア	F6 成人のパーソナリティおよび行動の障害	性嗜好障害